64 別冊 整形外科 ORTHOPEDIC SURGERY

小児整形外科疾患
診断・治療の進歩

「整形外科」編集委員　監修
九州大学教授　岩本幸英　編集

2013
南江堂

《表紙説明》
左上　鎌田浩史 論文　（ 11 頁の図 1b）
左下　加藤智弘 論文　（191 頁の図 3b）
右上　石井　賢 論文　（ 54 頁の図 5c）
右下　衣笠真紀 論文　（147 頁の図 5）

序

　小児整形外科の対象疾患は，ここ20年程の間に大きく様変わりしました．かつて小児の三大疾患といわれた筋性斜頸，先天性股関節脱臼，内反足が減少の一途をたどる一方，大腿骨頭すべり症のように増加傾向を示している疾患もあります．対象とする年齢も拡大傾向にあり，小児疾患に続発する成長終了後の問題は小児整形外科関連学会のメインテーマの1つになっています．

　この間，小児整形外科領域における診断と治療の進歩にはめざましいものがありました．そこで，日々進歩する小児整形外科に関する知識を最新のものにする目的で，本特集「小児整形外科疾患診断・治療の進歩」を企画いたしました．幸い，経験豊富な先生方より多くのご投稿を得まして，レベルの高い内容に仕上がっています．「診断・評価の進歩」の項では高分解能MRIやCTの応用によって軟骨病変，腫瘍病変の描出が飛躍的に向上したことが示されています．脊椎側弯矯正の進歩には目を見張るものがありますし，内視鏡を用いた手術の低侵襲化はさらに進化しそうです．小児整形外科領域の最近のトピックスの1つは内反足に対するPonseti法の導入でしょう．本特集号では「先天性内反足の初期治療と遺残変形への対処」として，Ponseti法による矯正のコツと治療成績，さらには遺残変形への対処まで充実した特集を組むことができました．

　昨今の少子化傾向に伴い，小児整形外科を研修する機会が少なくなっています．本特集号によって小児整形外科領域の新しい知識が整理され，皆様の日常診療に役立つことを祈念いたします．

2013年10月

九州大学教授

岩本幸英

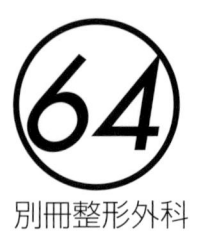

小児整形外科疾患 診断・治療の進歩

I. 診断・評価の進歩

1. MRI

2 ··· 投球肘障害の高分解能MRI
　　馬見塚尚孝

7 ··· 離断性骨軟骨炎と鑑別を要する
　　小児大腿骨遠位部骨端核不整像
　　久光淳士郎

11 ··· 発育性股関節形成不全における
　　三次元MRIを用いた三次元的評価
　　鎌田浩史

2. CT, PET-CT

18 ··· Volume rendering CTによる
　　離断性骨軟骨炎患者の軟骨評価
　　亀井豪器

23 ··· CTによる発育性股関節形成不全の
　　三次元的形態解析と治療への応用
　　中島康晴

30 ··· 小児期の悪性骨・軟部腫瘍に対する
　　PET-CTを用いた診断・治療の現状と今後の展望
　　須佐美知郎

3. 超音波, その他

37 ··· 新生児に対する超音波股関節検診
　　青木　恵

43 ··· 思春期特発性側弯症の術中X線像から
　　術後肩バランスは予測できるか
　　小林　祥

Ⅱ．保存的治療の進歩

1．頸　椎

50 … 環軸関節回旋位固定に対する新たな治療法
　　　　—— リモデリング療法
　　　石井　賢

56 … 環軸関節回旋位固定に対する牽引治療
　　　日下部　浩

2．四　肢

63 … 小児肘内障に対する前腕回内整復法に関する治療成績
　　　　—— 従来法との比較による有用性の検討
　　　森川圭造

67 … Perthes 病の入院免荷管理の重要性と外転装具適用法
　　　　—— 免荷装具開始と荷重装具移行・終了時のポイント
　　　千本英一

3．脳性麻痺

74 … 麻痺性下肢変形に対するボツリヌストキシン療法
　　　落合達宏

81 … 重症脳性麻痺例の骨代謝に対する発光ダイオード（LED）照射の影響
　　　朝貝芳美

Ⅲ．手術的治療の進歩

1．脊椎疾患

88 … 思春期特発性側弯症の後方矯正固定法の進歩
　　　山崎　健

94 … 特発性脊柱側弯症に対する uniplanar screw を用いた
direct vertebral rotation 法による変形矯正
関　庄二

100 … 内視鏡と経皮的椎弓根スクリューを用いた低侵襲分離部修復術
樫村いづみ

2．上肢の疾患

104 … 術中所見にて外側型の上腕骨小頭離断性骨軟骨炎に対する
病巣掻爬＋自家骨軟骨柱移植術の治療成績
戸祭正喜

112 … 先天異常手指に対する仮骨延長術の治療成績
射場浩介

3．股関節疾患

118 … 歩行開始後に診断された発育性股関節脱臼の手術 ── 広範囲展開法
遠藤裕介

124 … Salter 骨盤骨切り術における T-saw の応用
中村吉秀

129 … 安定型大腿骨頭すべり症に対する *in situ* pinning
小林大介

134 … 大腿骨頭すべり症に対する Hansson ピンによる *in situ* pinning
井上尚美

141 … 高齢発症 Perthes 病に対する大腿骨転子部屈曲骨切り術の短期成績
瀬川裕子

4．先天性内反足の初期治療と遺残変形への対処

146 … 先天性内反足に対する Ponseti 法
衣笠真紀

150 … 先天性内反足における従来法と Ponseti 法の初期治療成績の検討
平良勝章

153 … 足根骨バイオメカニクスを重視した Ponseti 法
　　　　垣花昌隆

158 … 月出法を行った先天性内反足ギプス終了時の MRI 所見と長期治療成績
　　　　岡安　勤

162 … 先天性内反足の遺残変形に対する手術的治療
　　　　町田治郎

166 … 先天性内反足遺残変形の病態と創外固定による治療
　　　　垣花昌隆

171 … 特発性先天性内反足遺残変形に対する
　　　　観血的軟部組織解離を併用した Ilizarov 法の臨床成績
　　　　中瀬尚長

176 … 先天性内反足の遺残変形に対する距骨下関節全周解離術
　　　　大関　覚

183 … 先天性内反足治療後の遺残変形
　　　　亀ヶ谷真琴

5．足部疾患

188 … 距骨離断性骨軟骨炎に対する関節鏡視下骨穿孔術
　　　　加藤智弘

195 … 足根骨癒合症に対する癒合部切除・遊離脂肪移植術の治療成績
　　　　蒲生和重

6．外　傷

200 … 小児前腕両骨骨幹部骨折に対する髄内固定法
　　　　山上信生

203 … 小児大腿骨骨幹部骨折に対する治療法の選択
　　　　川上幸雄

7．腫瘍性疾患

207 … 小児の色素性絨毛結節性滑膜炎の診断と治療
宮本健太郎

213 … 小児期に発生した類骨骨腫に対するCTガイド下経皮的手術
渡部逸央

8．脳性麻痺

218 … 脳性麻痺児の痙縮に対する選択的後根切断術
粟國敦男

9．変形矯正など

223 … 多発性軟骨性外骨腫症の前腕再建
森澤 妥

230 … 成長障害による下肢短縮変形に対する骨延長術の臨床成績
　　　── 創外固定装着期間と合併症発生リスクの予測に関する検討
中瀬尚長

233 … 難治性先天性脛骨偽関節症に対する緩徐矯正後内固定術
野村一世

Ⅰ．診断・評価の進歩

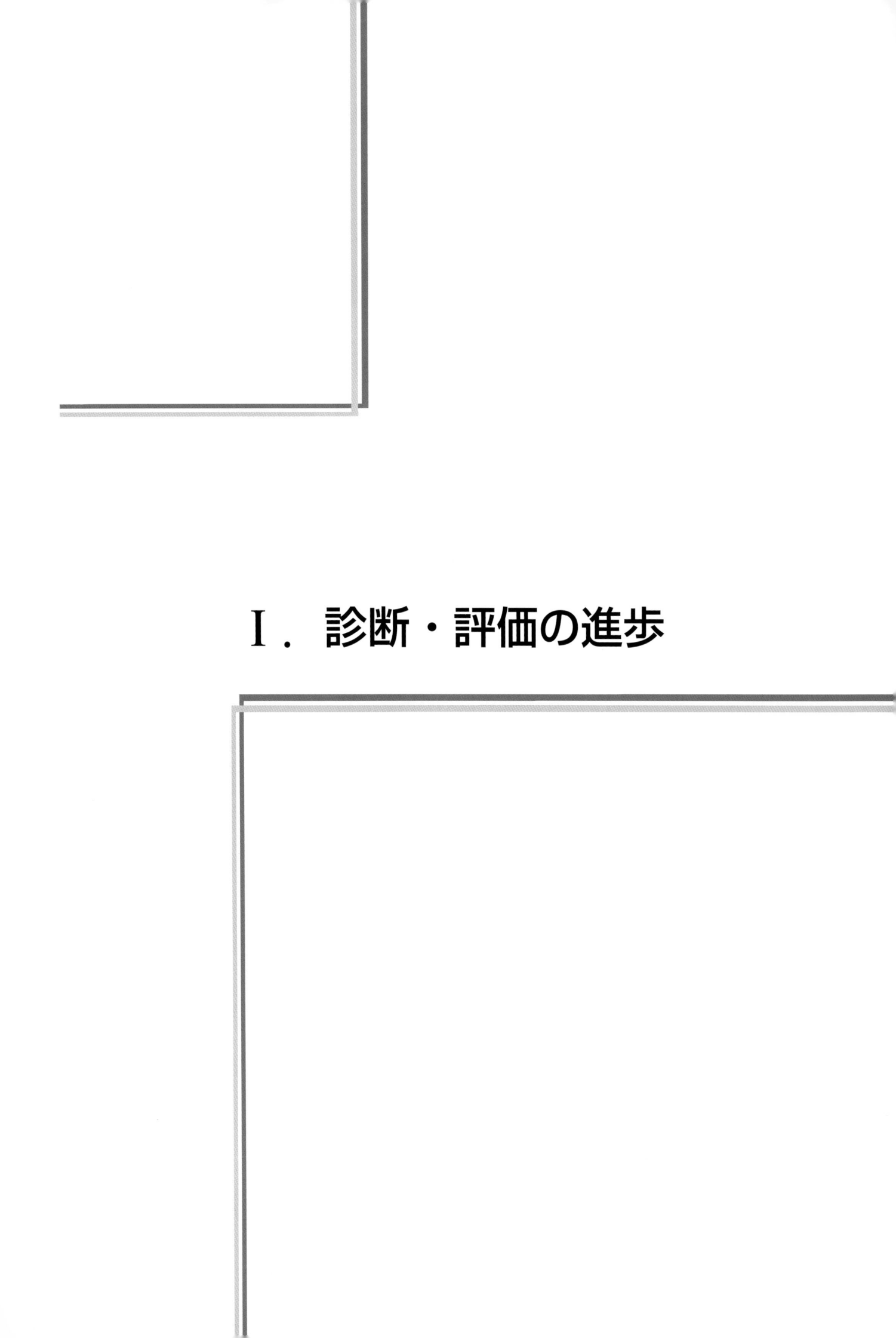

投球肘障害の高分解能 MRI

馬見塚尚孝　平野　篤　山崎正志

はじめに

　投球肘障害は，単純 X 線像，CT，エコー，MRI など画像診断機器の進歩に伴い，その病態が明らかにされてきた．当院では，1.5 T 臨床用 MRI と小関節用コイルを用いて小児期の投球肘障害例の MRI を撮像し，通常コイルを用いた場合に比べて分解能が高く鮮明な画像の描出が可能となった．本稿では，小児期の投球肘障害について症例を供覧し，画像所見および病態について概説する．

I．撮像方法

　本撮像法は分解能が高く詳細な診断が可能であるが，体動により画像の"ぶれ"が生じやすい点，肘関節は MRI のガントリーの中心に設置しにくく，ノイズがのりやすいなどの問題もある．このため，被験者にはなるべくガントリー内の非撮像側に仰臥位となり，体動を抑制するように指示した．検査技師は，被験者の肘から前腕にかけて砂嚢をのせることによって画質向上を図った．また，

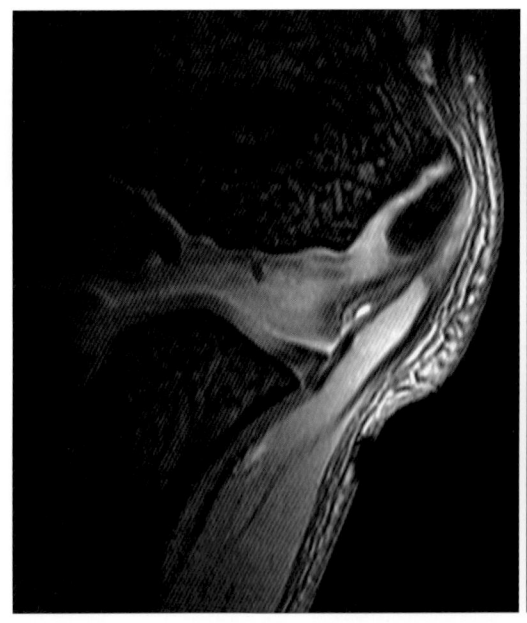
a．10 歳，男，健常側

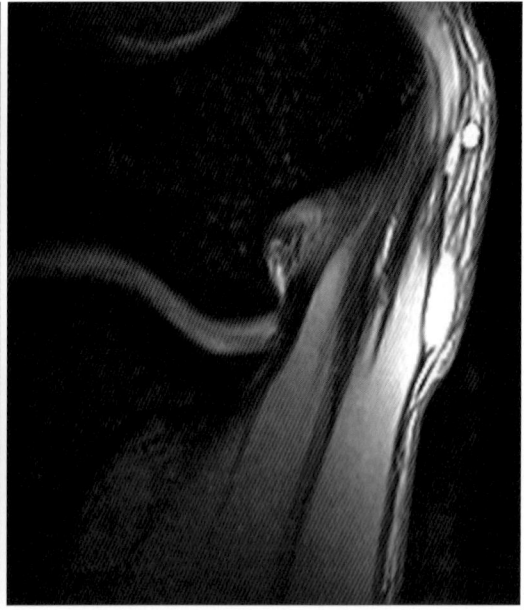
b．27 歳，男，健常側

図1．健常肘内側の T2*強調冠状断像

Key words

high-resolution MRI, baseball, elbow injury

*High-resolution magnetic resonance imaging for elbow injuries in youth baseball player
**N. Mamizuka（講師），A. Hirano（院長）：筑波大学附属病院水戸地域医療教育センター水戸協同病院整形外科（〒310-0015　水戸市宮町 3-2-7；Dept. of Orthop. Surg., Mito Medical Center, University of Tsukuba／Mito Kyodo General Hospital, Mito）；M. Yamazaki（教授）：筑波大学整形外科．

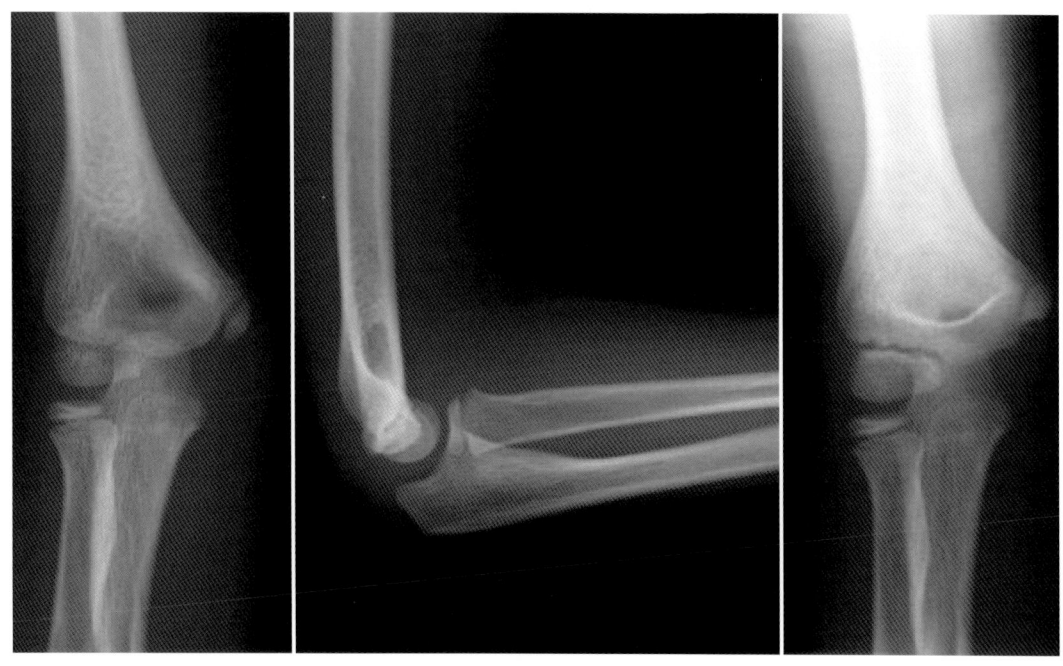

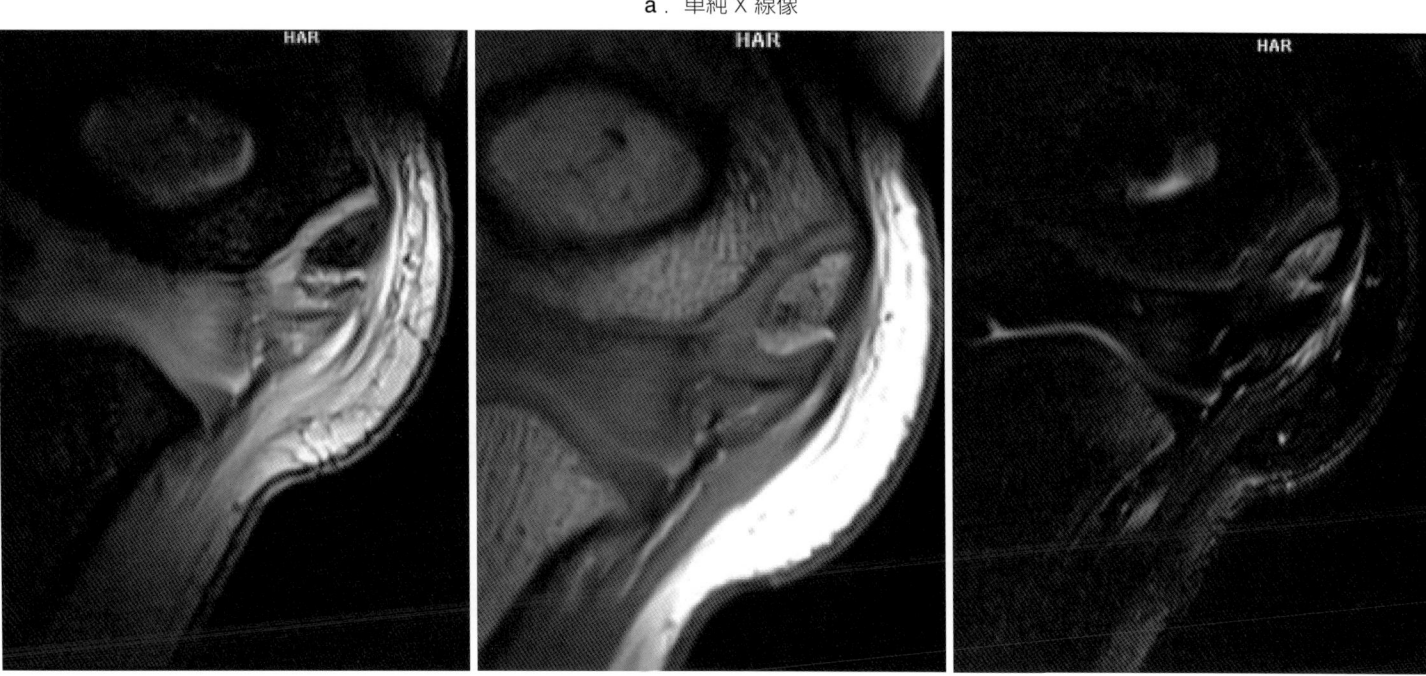

b. GE 法 T2*強調画像 (TR 495 ms, TE 26 ms)　　c. FSE 法プロトン密度強調画像 (TR 3,000 ms, TE 16 ms)　　d. FSE 法 T2 強調脂肪抑制画像 (TR 4,000 ms, TE 132 ms)

図 2. 投球時肘内側痛を訴える初発例. 9 歳, 男. 野球選手. 投球側の投球時痛を主訴に発症後 8 病日に来院し単純 X 線撮影 (a), 24 病日に高分解能 MRI 撮像 (b〜d) を行った. 45°屈曲位前後像では, 上腕骨内側上顆二次骨化中心下極に骨片を認める. MRI では, すべてのシークエンスで二次骨化中心の裂離を認める. プロトン密度強調画像では, 二次骨化中心から軟骨表面に存在する低信号線まで裂離が連続して存在する.

分解能を高くするとともに撮像時間を短くするため, スライス厚 1.5 mm, ギャップ 0.3 mm, 撮像範囲 (FOV) 60×60 mm とした. 撮像シークエンスは, 肘内側は冠状断像, 肘外側は矢状断像を基本とし, それぞれ高速スピンエコー法 (FSE 法) プロトン密度強調画像, グラジエントエコー法 (GE 法) T2*強調画像, FSE T2 強調脂肪抑制画像の 3 シリーズを撮像した. 必要に応じてほかの撮像条件を追加した.

I.診断・評価の進歩　◆　1. MRI

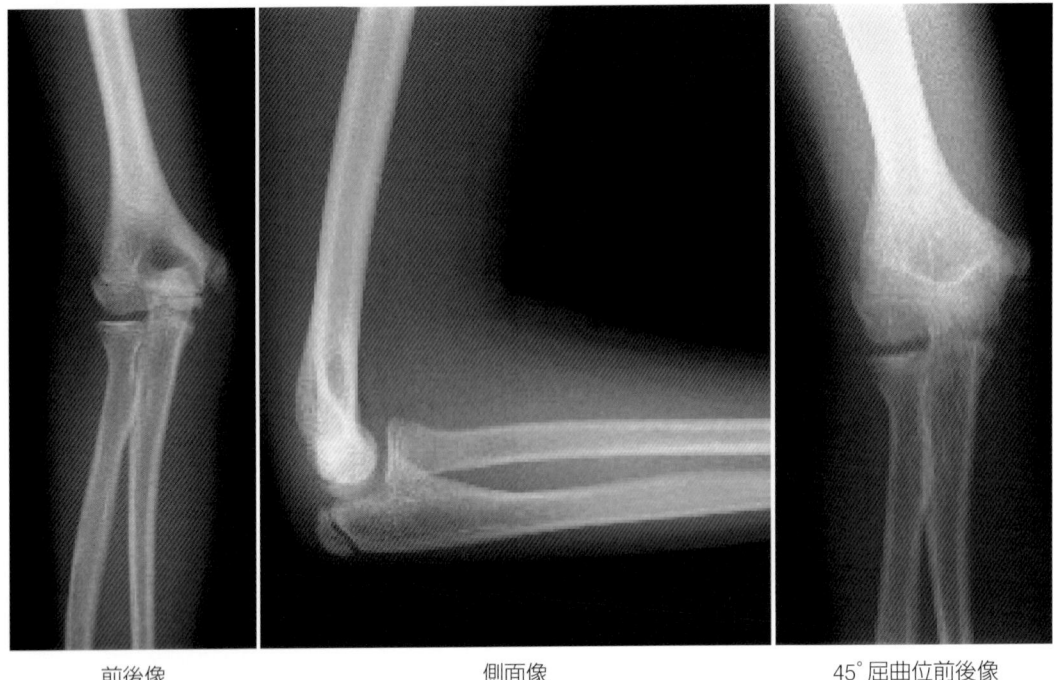

前後像　　　　　　　　　側面像　　　　　　　　　45°屈曲位前後像

a．単純X線像

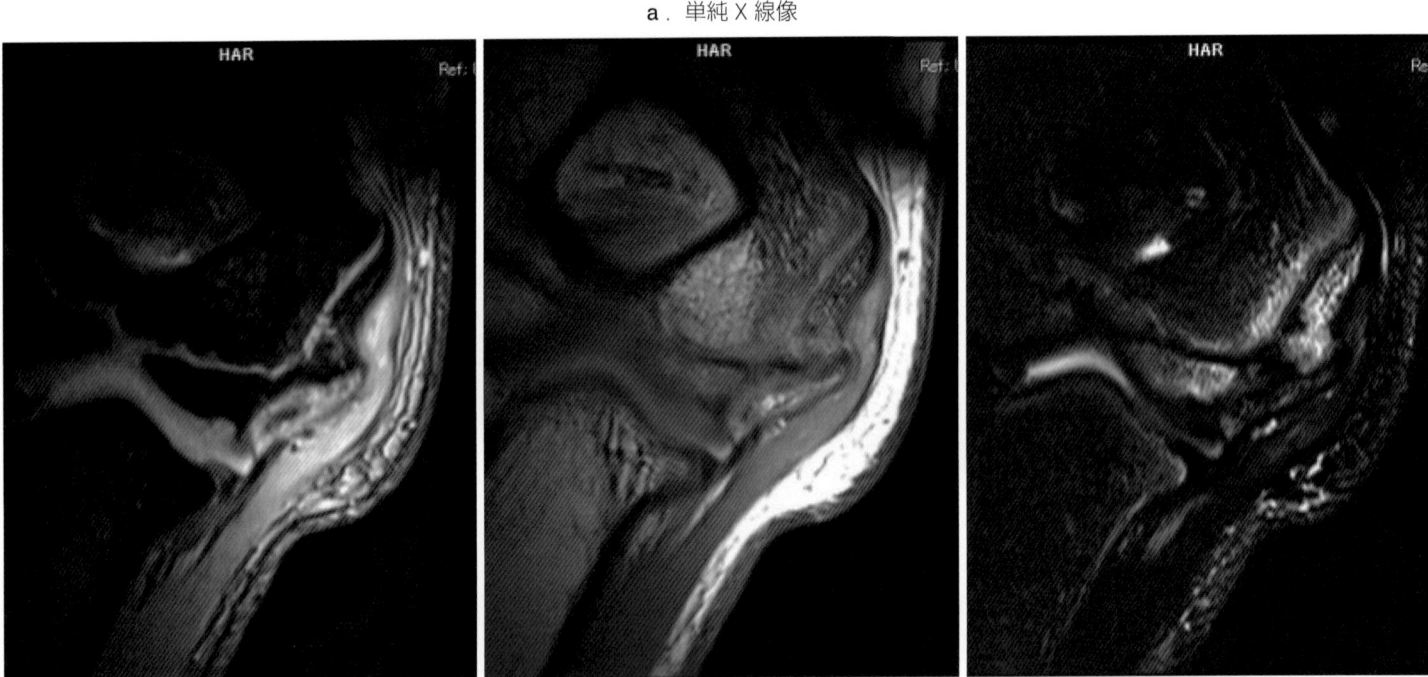

b．GE法T2*強調画像（TR 495 ms, TE 26 ms）

c．FSE法プロトン密度強調画像（TR 3,000 ms, TE 16 ms）

d．FSE法T2強調脂肪抑制画像（TR 4,000 ms, TE 132 ms）

図3．肘内側再発例．10歳，男．野球投手． 1年前に肘内側痛歴があり，再度肘痛が出現し受診した．初診時単純X線像では，上腕骨内側上顆下極に裂離骨片のようにみえるが，MRIでは上腕骨内側上顆二次骨化中心と上腕骨滑車との連続性のある変形治癒像を認める．肘内側側副靱帯の信号強度は近位部で増強し，肥厚も認められ，靱帯損傷と診断できる．T2強調脂肪抑制画像での高信号領域は，上腕骨内側上顆，滑車，骨端線周囲，靱帯周囲，尺骨鈎状結節周囲に広範囲に認められる．

II．小児内側投球肘障害

内側投球肘障害の病態には，いまだ議論がある．本稿では，健常例，初発例の急性期例，再発例の急性期例の高分解能MRI所見を紹介する．

❶健常例（図1）

小学生の健常例では，成長軟骨は上腕骨内側上顆から滑車にかけて連続して存在する．上腕骨内側上顆二次骨

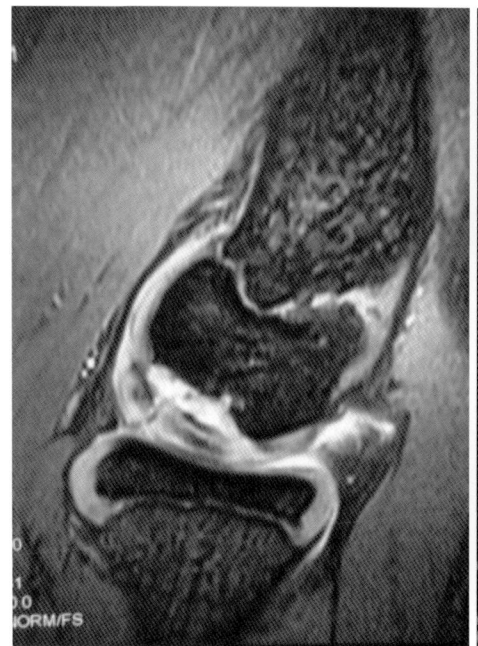

a．GE 法 T2*強調画像（TR 500 ms，TE 26 ms）

b．FSE 法プロトン強調画像（TR 3,000 ms，TE 17 ms）

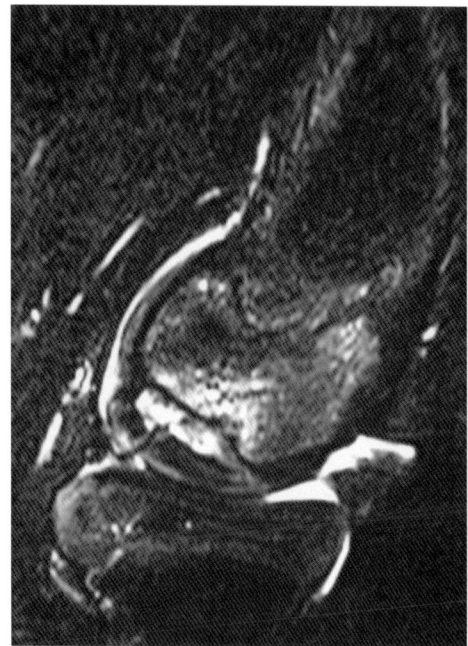

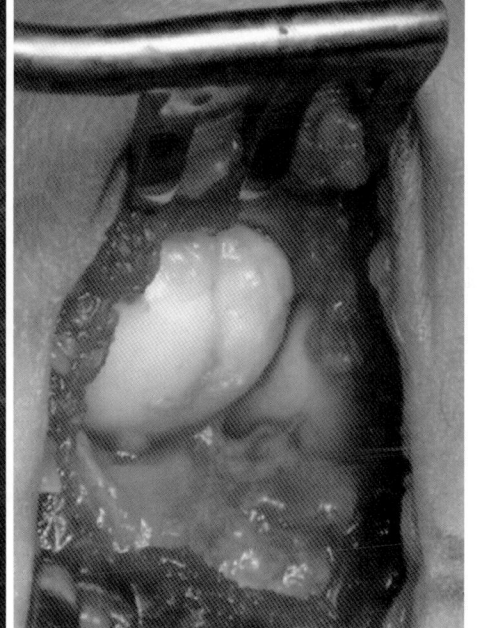

c．FSE 法 T2 強調脂肪抑制画像（TR 4,000 ms，TE 132 ms）

d．手術所見

図4．上腕骨小頭離断性骨軟骨炎．ICRS 分類 stageⅢ．MRI 肘外側矢状断像および手術所見．すべてのシークエンスで関節軟骨の描出が可能で，T2*強調画像およびプロトン密度強調画像では関節軟骨を縦断する低信号線を認める．手術所見と比較すると，関節軟骨の裂離部を描出しているものと推察した．

化中心は，小学生では辺縁が平滑な楕円形として描出され，成長するにつれて徐々に辺縁は不整となる．内側側副靱帯は上腕骨内側上顆から尺骨鉤状結節にかけて 4～5 スライスで描出され，肘関節成長軟骨の骨化が未熟な時期では，内側側副靱帯近位部は上腕骨内側上顆の二次骨化中心周囲にある軟骨表面の低信号線に付着する．こ

の低信号線は，上腕骨内側上顆から滑車の表面に存在し関節面近傍で途絶している．未熟な時期の膝内側側副靱帯やアキレス腱は，軟骨膜を介してそれぞれ大腿骨や踵骨の成長軟骨に付着することが報告されており[1]，上腕骨軟骨表面に存在する低信号線は軟骨膜を含むものと推察される．

成人期の健常例では，上腕骨の成長軟骨はすべて骨に置換される．肘内側側副靱帯は比較的均一な厚みで，近位部の信号強度がやや高い．

❷初発内側投球肘障害例（図2）

投球時の初発肘内側痛例では，上腕骨内側上顆表面の低信号線の裂離や偏位，上腕骨二次骨化中心下極の裂離を高頻度に認める．またこのような例の多くに，内側側副靱帯近位部の形態異常と信号強度増強を認めることから，靱帯損傷の初期変化はこの時期に生じているものと推察した．

❸再発内側投球肘障害例（図3）

肘内側痛再発例では，上腕骨内側上顆二次骨化中心の変形，内側側副靱帯の肥厚を多く認めるが，初発例で認められた上腕骨内側上顆二次骨化中心や軟骨膜の裂離はほとんど認められない．また，T2強調脂肪抑制画像での高信号領域は，上腕骨内側上顆，滑車，骨端線周囲，靱帯周囲，尺骨鉤状結節周囲に広範囲に認められる．すなわち，小児期の内側投球肘障害の初発例と再発例は別の病態として検討することが必要であろう．

III. 上腕骨小頭離断性骨軟骨炎（図4）

上腕骨小頭離断性骨軟骨炎の手術方法を決定する際には，術中所見で病変部の安定性，範囲，部位，軟骨の変性の程度などを参考にして決定することが推奨されている[2]．本法のMRI矢状断像では，プロトン密度強調画像やT2*強調画像で関節軟骨の亀裂，偏位を描出可能である．このため，術前MRIにより術中のInternational Cartilage Research Society（ICRS）分類の評価や病変部の大きさなどを予測可能である．

まとめ

1）本稿では，小関節用コイルと臨床用1.5 T MRIを用いた肘関節高分解能MRIについて，撮像条件，小児期の正常肘関節，小学生の初発内側投球肘障害および再発内側投球肘障害，上腕骨小頭離断性骨軟骨炎の症例を紹介した．

2）本法は，軟骨膜，関節軟骨，靱帯などこれまでのモダリティーに比べ高画質な画像の描出が可能であった．

3）本法による研究によって，今後投球肘障害の病態解明，診断精度の向上，手術前診断の精度向上などが図られるものと考えられた．

本撮像法の画質向上に協力いただいた当院放射線科スタッフに感謝申しあげる．

文 献

1) Wei X, Messner K：The postnatal development of the insertions of the medial collateral ligament in the rat knee. Anat Embryol（Berl）**193**：53-59, 1996
2) Takahara M, Mura N, Sasaki J et al：Classification, treatment, and outcome of osteochondritis dissecans of the humeral capitellum. J Bone Joint Surg **89-A**：1205-1214, 2007

*　　　*　　　*

I. 診断・評価の進歩　1. MRI

離断性骨軟骨炎と鑑別を要する小児大腿骨遠位部骨端核不整像*

久光淳士郎　亀ヶ谷真琴　森田光明**

はじめに

小児の膝関節単純X線像において，大腿骨遠位骨端核部に不整像がみられることがある．多くは未骨化な正常像であるが，離断性骨軟骨炎（osteochondritis dissecans：OCD）と診断されて手術を受けたり，保存的治療の成績良好例として報告されていることがある．これらの鑑別方法について解説する．

I. 疾患の概要

大腿骨遠位部骨端核の不整像（femoral condylar irregularities：FCI）は2～6歳に多く，一般には無症候性で，その発生頻度は40％以上と高く，いわゆる正常範囲内変異（normal variant）の一つとされる[1]．偶然に撮影された単純X線側面像で遠位骨端部後方に不整像がみられ，MRIが施行されることもある．好発部位は外側顆（外側顆のみが約40％）に多いが，内側顆にもみられる．

II. 診断

大腿骨遠位骨端部骨端核の骨化遅延による正常変異である．単純X線像では，典型的には骨端部軟骨下骨辺縁の不整または欠損として認められる．この欠損部には，分離した副化骨核（accessory ossification）と思われる数個の骨化がみられることがある．OCDと診断されることが多いが，本症の多くは反対側にも同様な所見があることから，FCIと改めて診断される．MRIでは，病変内に骨端軟骨と同じ信号強度の軟骨が認められること，軟骨

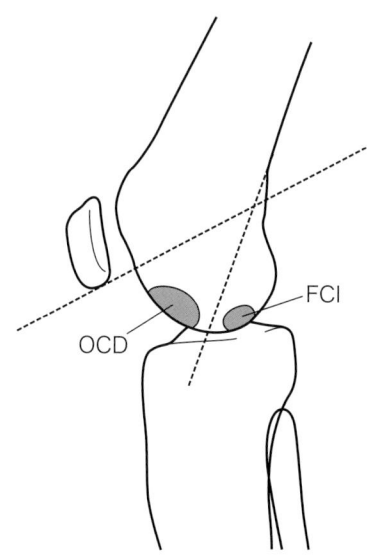

図1. OCDとFCIの好発部位

に異常がないこと，骨髄浮腫がないことを確認でき，OCDとの鑑別に有用である．

III. 単純X線像上の特徴

OCDの好発部位は大腿骨内側顆の顆間部寄りで，約85％はこの部位に認められる[2]．しかし，FCIはより後側に好発する．単純X線側面像で大腿骨屈側の骨皮質を遠位に延長した線より後方に存在することが多い[3,4]（図1）．この好発部位よりOCDとFCIのおおよその鑑別が可能である．通常の単純X線正面像では見逃されることがあり，顆間窩撮影が有効である．またFCIが疑われた場合には，反対側（無症候性）の単純膝関節3方向（正面・側面・顆間窩）撮影を行い，同様の所見があることを確認する

Key words
femoral condylar irregularity, osteochondritis dissecans, knee, normal variant

---

*Femoral condylar irregularities in children differentiated from osteochondritis dissecans of the knee
**J. Hisamitsu（副院長），M. Kamegaya（院長），M. Morita：千葉こどもとおとなの整形外科（〒266-0033　千葉市緑区おゆみ野南3-24-2；Chiba Children & Adult Orthopaedic Clinic, Chiba）．

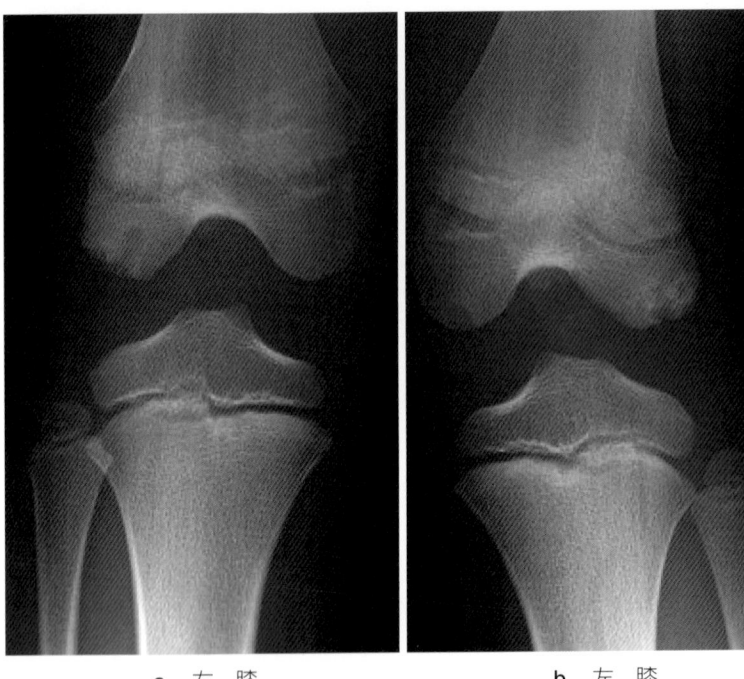
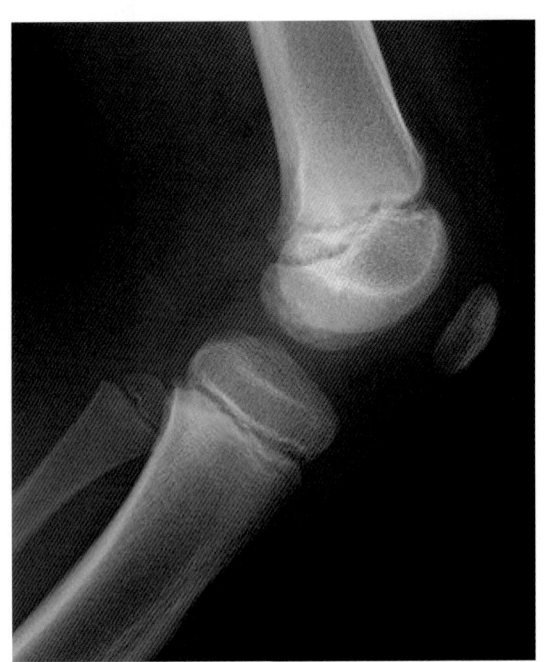

a. 右膝　　　　　b. 左膝
図2. 症例1. 7歳, 男. 初診時両膝単純X線顆間窩像

図3. 症例1. 初診時左膝単純X線側面像

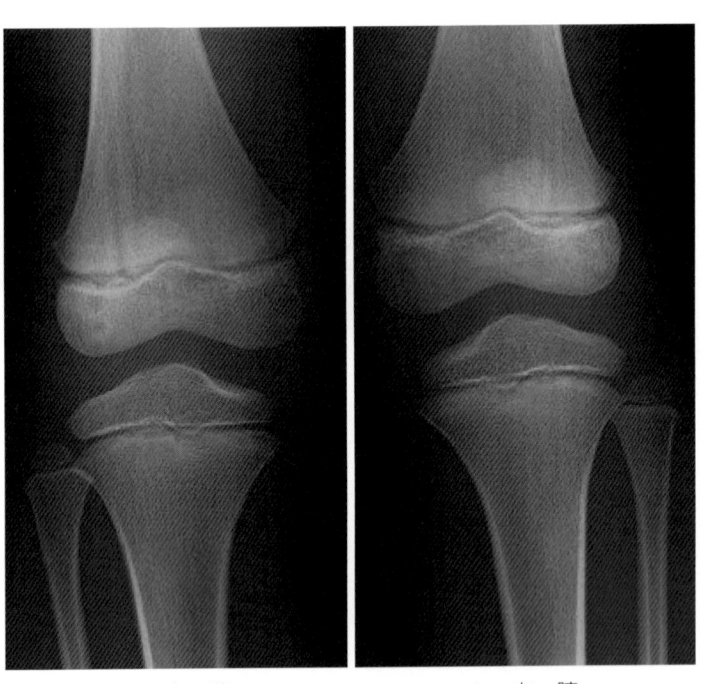
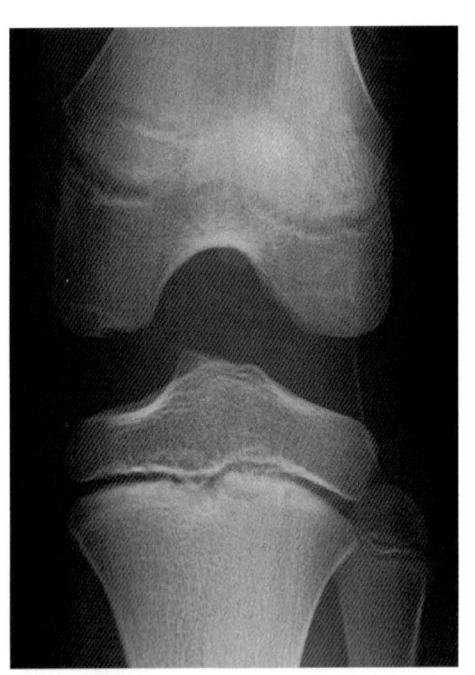

a. 右膝　　　　　b. 左膝
図4. 症例1. 初診時単純X線正面像

図5. 症例1. 最終観察時左膝単純X線顆間窩像

ことも重要である．通常，関節軟骨は正常であり，軟骨下骨の不整像は数年で自然消失する．

IV. 治　療

診断が確定すれば，保存的治療が適応となる．本症は通常無症候性で，偶然撮影したX線像でみつかることが多いが，なかには膝の痛みが主訴で受診する場合もある．使いすぎ症候群がその原因と考えられ，この場合は安静を指示し，消炎鎮痛薬の外用剤，スポーツ後のアイシングなどを指導する．

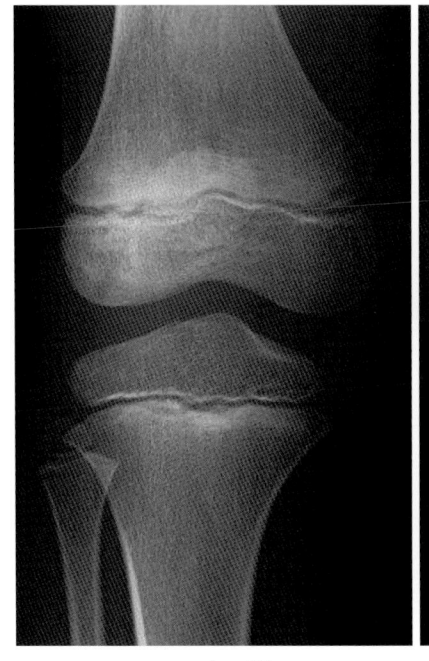
a．右膝

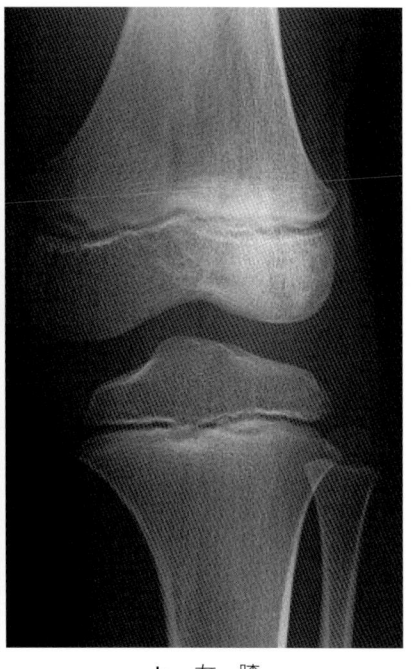
b．左膝

図6．症例2．7歳，男．初診時単純X線正面像

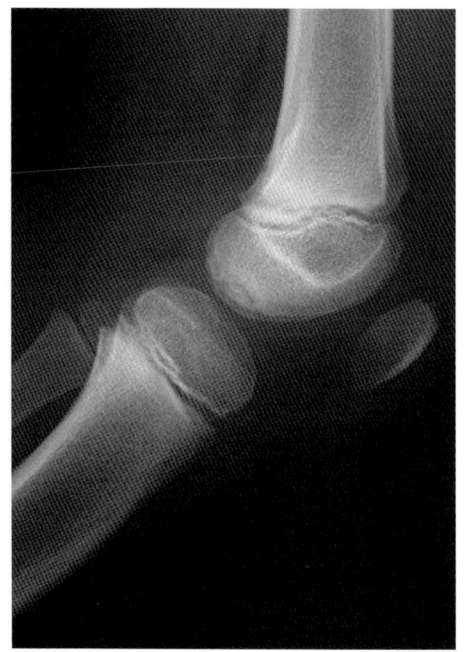
図7．症例2．初診時左膝単純X線側面像

V．症例提示

症例1．7歳，男．
主　訴：左膝関節痛．
家族歴・既往歴：特記すべきことはない．
現病歴：1ヵ月前から左膝関節痛が出現し，1週間前に近医を受診した．単純X線像で異常陰影が認められた（図2，3）ため，精査・加療目的で当院に紹介となった．
初診時身体所見：身長120 cm，体重20 kgであった．当科初診時には関節腫脹，膝の可動域（ROM）制限など特記すべき所見はなく，体育など日常生活動作（ADL）にも支障はなかった．スポーツはサッカー（1週間に4回）を行っていた．
画像所見：単純X線正面像（図4）では特記すべき所見はなく，両膝顆間窩撮影（図2）で右膝外側と左膝内外側に不整像を認めた．また，左膝側面像（図3）でも大腿骨屈側に不整像を認めた．不整像は両側性で後屈側に位置するため，FCIと診断し経過観察した．2年後の最終調査時の左膝顆間窩撮影像（図5）では内側に不整像が残存するものの，経過良好であった．

症例2．7歳，男．
主　訴：左膝関節痛．
家族歴・既往歴：特記すべきことはない．
現病歴：階段より転倒後，左膝関節痛が出現し，受傷後すぐに当院に来院した．

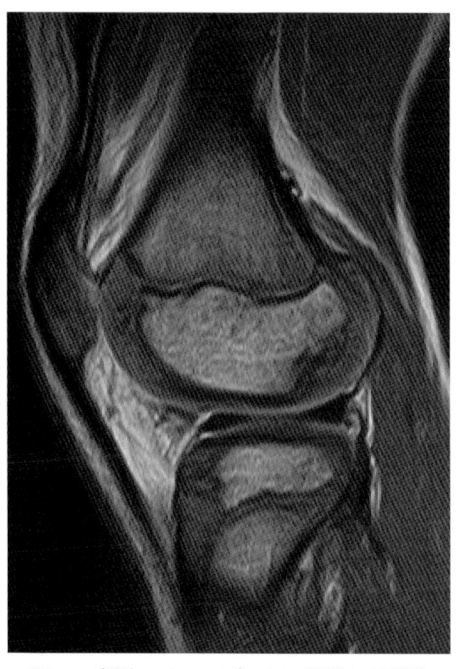
図8．症例2．MRIプロトン強調矢状断像

初診時身体所見：身長127 cm，体重26 kgであった．初診時には関節腫脹・膝のROM制限など特記すべき所見はなく，独歩可能であった．
画像所見：単純X線正面像（図6）では特記すべき所見はなく，側面像（図7）で大腿骨遠位部関節面に不整像が認められた．MRIを施行したところ，プロトン強調矢状断像（図8），T1強調冠状断像（図9）で大腿骨外側顆後方に異常所見を認めた．しかし，軟骨に異常がな

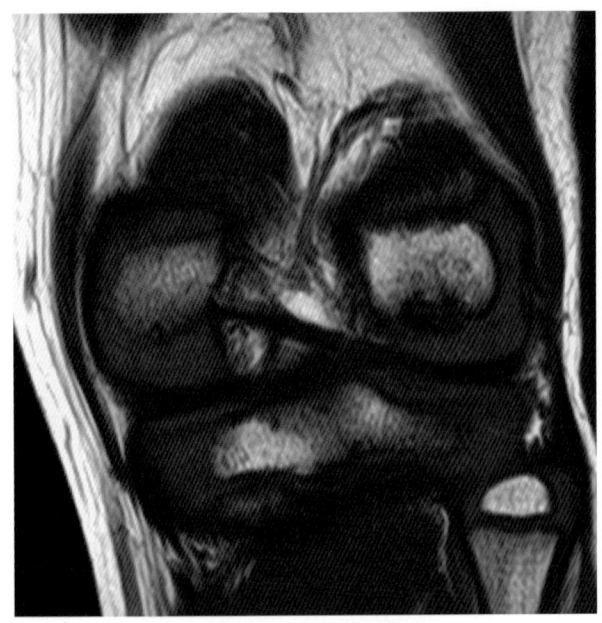

図9. 症例2. MRI T1強調冠状断像

いこと，骨髄浮腫がないことから，OCDではなくFCIと判断した．

ま と め

1）本症は膝関節痛を主訴として，単純X線像上に大腿骨遠位骨端部に骨欠損像を認めた小児のFCI（正常範囲内変異）であった．

2）本症は，時にOCDと誤診され手術の適応とされることもあり注意を要する．

文 献

1) Caffey J, Madell SH, Royer C et al：Ossification of the distal femoral epiphysis. J Bone Joint Surg **40-A**：647-654, 1958
2) Cahill BR：Osteochondritis dissecans of the knee；treatment of juvenile and adult forms. J Am Acad Orthop Surg **3**：237-247, 1995
3) Gebarski K, Hernandez RJ：Stage-Ⅰ osteochondritis dissecans versus normal variants of ossification in the knee in children. Pediatr Radiol **35**：880-886, 2005
4) Samora WP, Chevillet J, Adler B et al：Juvenile osteochondritis dissecans of the knee；predictors of lesion stability. J Pediatr Orthop **32**：1-4, 2012

*　　　*　　　*

Ⅰ. 診断・評価の進歩　　1. MRI

発育性股関節形成不全における三次元MRIを用いた三次元的評価*

鎌田浩史　竹内亮子　中川将吾　三島　初
坂根正孝　山崎正志　落合直之　岡本嘉一**

はじめに

　MRIは軟部組織のコントラストに優れ，さまざまな部位の情報を詳細に得ることができる．その技術は急速に進化し，整形外科領域において必要不可欠なものとなっている．小児整形外科疾患においても，被曝せずに軟骨や軟部組織を描出できることから，たいへん有用な検査であるといえる．われわれは，発育性股関節形成不全（developmental dysplasia of the hip；DDH）においてMRIを積極的に用いて評価を行っている[1]．得られた画像を再構築し3-D MRIとすることにより，より立体的に評価することが可能であり，診断・治療に有用であるものと考えている．

　本手法を用いて，DDHにおける整復障害因子の一つである関節唇および脱臼した骨頭の形態について評価を行ったので報告する．

Ⅰ. 3-D MRI評価方法

　MRI撮像にあたり，患児を鎮静させるため，当院ではトリクロホスナトリウム80 mg/kgを検査30分前に服用させている．追加として抱水クロラール坐剤30〜50 mg/kgを使用するが，鎮静の得られない場合には無理をせず，

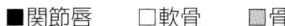
■関節唇　□軟骨　■骨

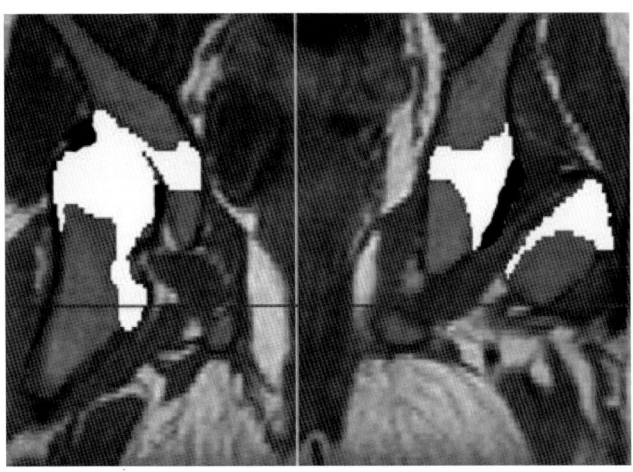

a．スライスごとの選択

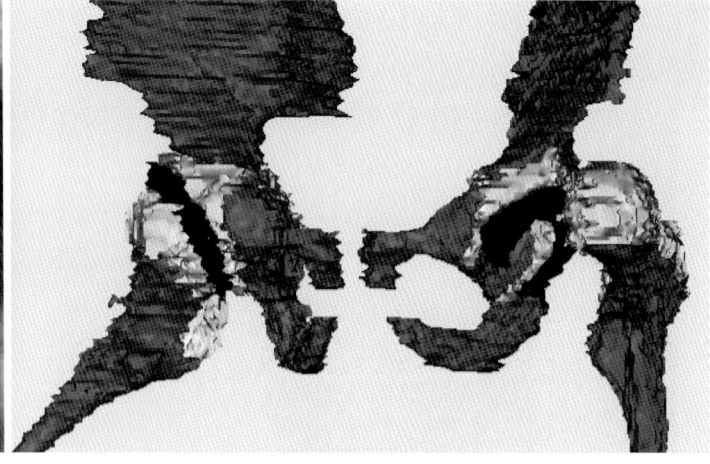

b．作成された三次元画像

図1. 3-D MRI作成．スライスごとに手動で関節唇・軟骨・骨を選択し，それぞれのスライスのデータを集積・計算させることにより立体的な画像（3-D MRI）を作成する．

Key words

developmental dysplasia of the hip（DDH），3-D MRI

---

*Three-dimensional magnetic resonance imaging for developmental dysplasia of the hip
　要旨は第22回，第23回日本小児整形外科学会において発表した．
**H. Kamada（講師），R. Takeuchi，S. Nakagawa，H. Mishima（講師），M. Sakane（准教授），M. Yamazaki（教授）：筑波大学整形外科（Dept. of Orthop. Surg., Faculty of Medicine, University of Tsukuba, Tsukuba）；N. Ochiai（外科系センター長）：キッコーマン総合病院整形外科；Y. Okamoto（講師）：筑波大学放射線科放射線診断・IVR．

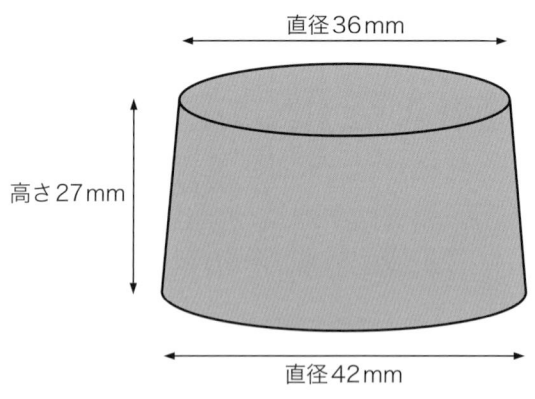

a．寒天で作成したファントムの形状

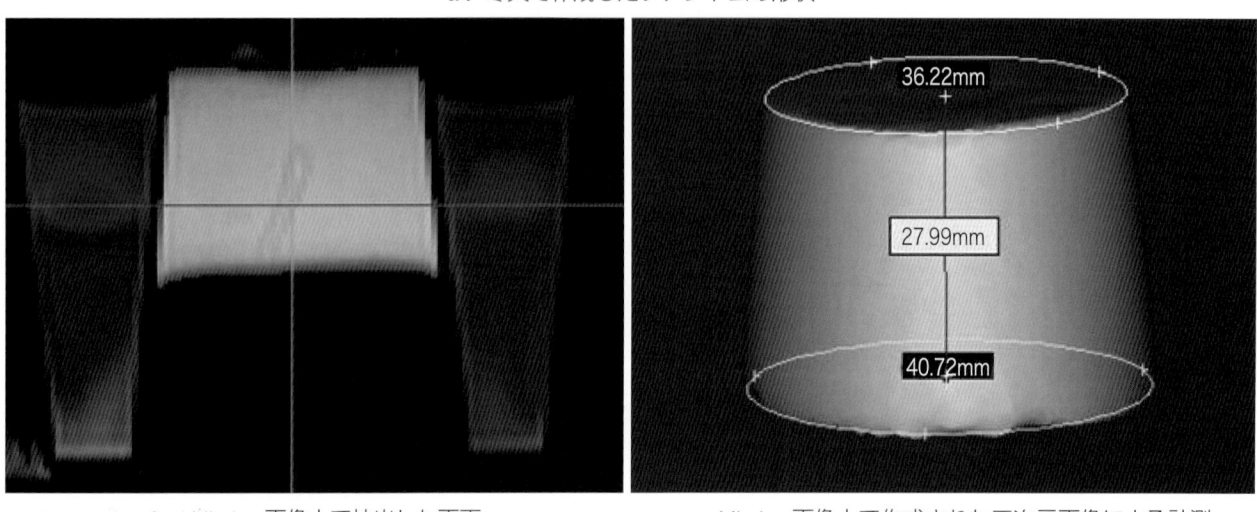

b．Mimics画像上で抽出した画面　　　　　　c．Mimics画像上で作成された三次元画像による計測

図2．ファントムによる画像解析．寒天にガドペンテト酸ジメグルミンを混注させたファントムを作成し，実際にMRIを撮像し計測を行う．

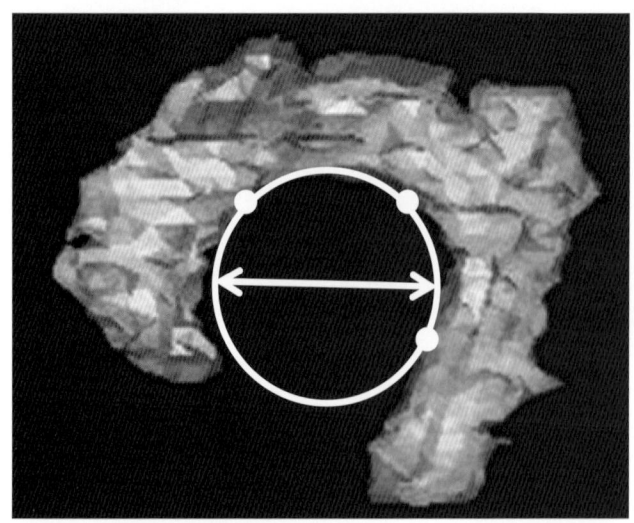

図3．関節唇の抽出と評価．得られた画像を関節唇の内縁がもっとも大きくみえる方向に動かし，関節唇の任意の3点から内縁に沿う円を作成し，その直径を大腿骨頭がおさまる入口であることから骨頭入口径として計測する．

別の日程で再検査を行うようにしている．副作用の発生などは看護師と慎重に確認しており，現在まで大きな副作用は発生していない．MRIはAchieva 1.5 Tまたは3.0 T（Royal Philips社，Best）を使用し，スピンエコー法，0.9 mmスライス厚，プロトン密度強調画像VISTA（Volume ISotropic T2W Acquisition：TE 18 ms，TR 1,200 ms前後，NEX1）条件で撮像した．得られたボリュームデータを三次元画像編集ソフトMimics（Materialise社，Leuven）で編集し，三次元画像構成を行った．CTでは一定の明るさのピクセルが自動的に選択され，同一組織を認識することができるが，MRIでは明暗や組織間の境界が近似しており自動抽出が不可能であるため，スライスごとに手動で関節唇・軟骨・骨などを選択し，それぞれのスライスのデータを集積・計算させることで，画像を作成することができた[1]（図1）．

実際の測定に先立ち，作成したファントムを用いてMRIを撮像し，これらの手順に従って三次元画像を作成し計測を行った．三次元再構成により作成された画像の計測では実際の値とほぼ一致し，本手法による整合性が

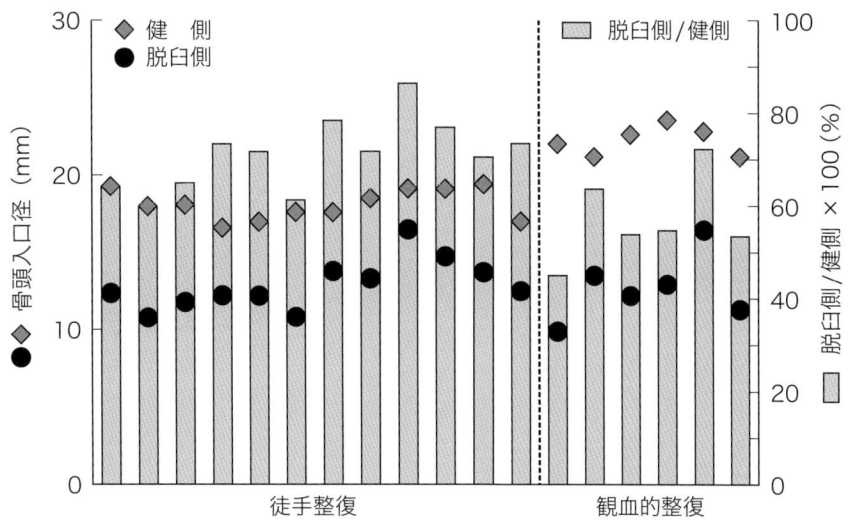

図4. 骨頭入口径の計測. 観血的整復を必要とした6例では, 徒手整復で整復された12例と比較して骨頭入口径が小さい傾向にある.

確認された[2] (図2).

Ⅱ. 対　象

2009年1月より当院で治療を行ったDDHのうち, リーメンビューゲル治療で整復不能でありMRI撮像を行った18 (男性1, 女性17, 右4, 左14) 例を対象とした. 検査時月齢は平均8.9 (4～19) ヵ月であった. 前述の撮像条件に従い関節唇・軟骨を抽出し, 3-D MRIによる評価を行った.

Ⅲ. 関節唇の形態

3-D MRIにより再構成した画像より, 関節唇を抽出した. 描出された関節唇では, 肥厚や菲薄化を認める部分や, 内反・外反している部分があるなど, 症例によりさまざまな形態を呈していることを立体的・視覚的に確認することができた. 得られた画像を関節唇の内縁がもっとも大きくみえる方向に動かし, 関節唇の任意の3点から内縁に沿う円を作成し, その直径を大腿骨頭がおさまる入口であることから骨頭入口径として計測した (図3). 非脱臼側を脱臼側と比較しその比率を求めたところ, 観血的整復を必要とした6例では徒手整復で整復された12例と比較し, 骨頭入口径が小さい傾向にあることが示された (図4). 骨頭入口径の対健側比を平均値で比較すると, 徒手整復群は71.0％, 観血的整復群では57.1％であり, 徒手整復による整復が困難で観血的整復を行った症例の入口径は有意に小さかった (図5).

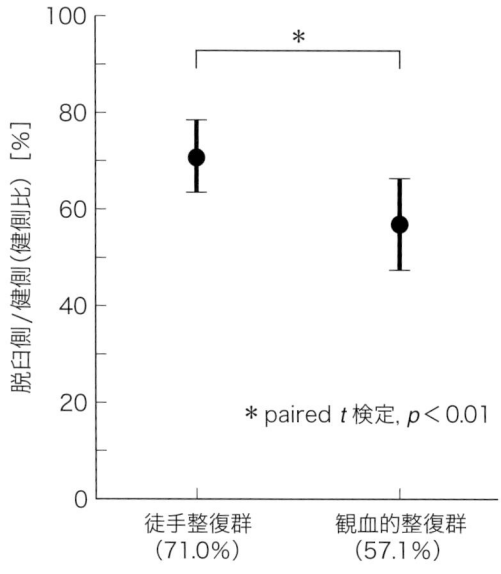

図5. 骨頭入口径の比較. 骨頭入口径の対健側比を平均値で比較すると, 観血的整復を必要とした症例は徒手整復で整復された症例と比較して有意に骨頭入口径が小さい.

Ⅳ. 脱臼骨頭の形態評価

上記症例のうち, 画像解析が可能であった15 (男1, 女14, 右3, 左12) 例を対象として評価を行った. 作成された画像より大腿骨頭軟骨を含む大腿骨を抽出し, 大腿骨頭中心と骨軸を通る面を図6のように冠状面と設定した. それに合わせて横断面を設定し, 画像編集ソフトMimics上に描出した. 軟骨を含んだ骨頭において, 冠状

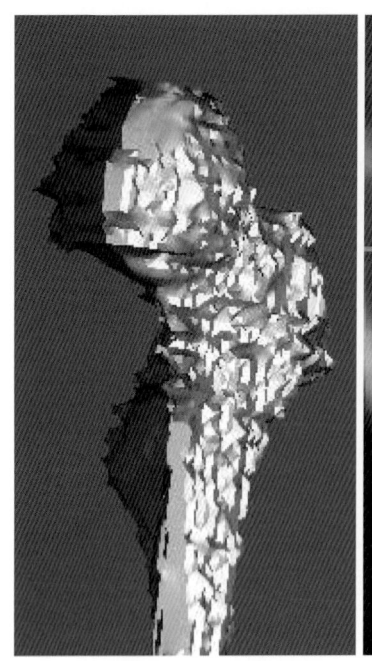
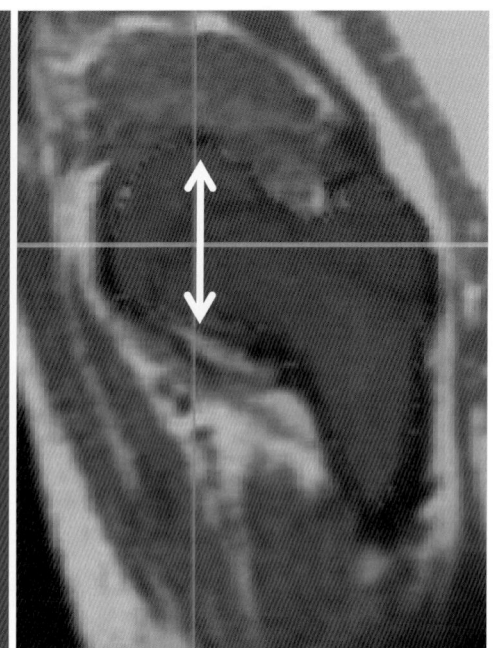

a. 大腿骨の抽出と断面の設定　　b. 冠状面

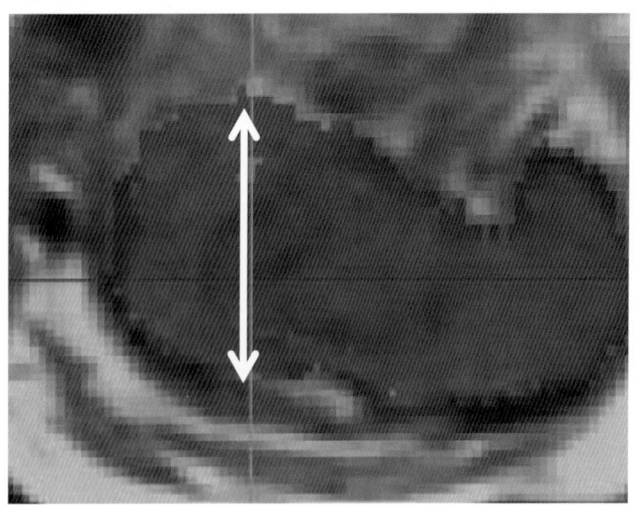

c. 横断面

図6. 大腿骨頭形態の測定． 大腿骨を抽出し，大腿骨頭中心と大転子，大腿骨の中心，骨軸を通る面を冠状面，骨軸に垂直な横断面と設定する．冠状面で頭尾側最大長（b 矢印），横断面で前後最大長（c 矢印）を計測する．

面では頭尾側長，横断面では前後長を計測した．連続した三つのスライスの中での最大値を求め，頭尾側最大長，前後最大長とした．それぞれの健側比を表したところ頭尾側最大長は 97.1% であり，頭尾側方向の変形は少ない傾向にあった．それに比較し前後最大長は 86.4% であり，頭尾側最大長とは有意差をもって小さい傾向にあった（図7）．

V. 症例提示

症例1． 初診時 2 ヵ月，女．

DDH と診断され，リーメンビューゲル治療を行うも整復されなかった．MRI により評価したところ，関節唇は全体的に肥厚・内反しており，骨頭入口径の健側比は 73.4% であった．麻酔下徒手整復術で整復された．徒手整復時に関節造影を行ったところ，内反していた関節唇は整復障害因子とはならず，安定した位置に整復されていることが確認された．2 歳 1 ヵ月時，わずかに臼蓋形成不全，骨頭の扁平化が残存するも求心性は維持されており，経過観察中である（図8）．

症例2． 初診時 10 ヵ月，女．

DDH と診断されリーメンビューゲル治療を行うも，整復されなかった．MRI を撮像したところ，関節唇は全体的に肥厚しており，骨頭入口径の健側比は 63.6% であっ

た．麻酔下徒手整復を行うも整復されず，観血的整復術が行われた．手術所見では，関節唇は内反して関節内に幅広く癒着し整復障害因子となっており，3-D MRI に一致する所見であった．関節唇を反転して整復したところ，安定した肢位を保つことができた．2 歳 1 ヵ月時，わずかに臼蓋形成不全，骨頭の扁平化が残存するも求心性は維持されており，経過観察中である（図 9）．

VI. 考　察

DDH 治療における脱臼整復困難な症例に対しては，整復障害因子の評価が重要であると思われる．これらの評価には関節造影が広く行われ，たいへん有用な検査である．しかしながら，関節造影検査では整復障害因子を直接的に描出することはできず，全体像を評価することは必ずしも容易でないといえる．また全身麻酔を必要とす

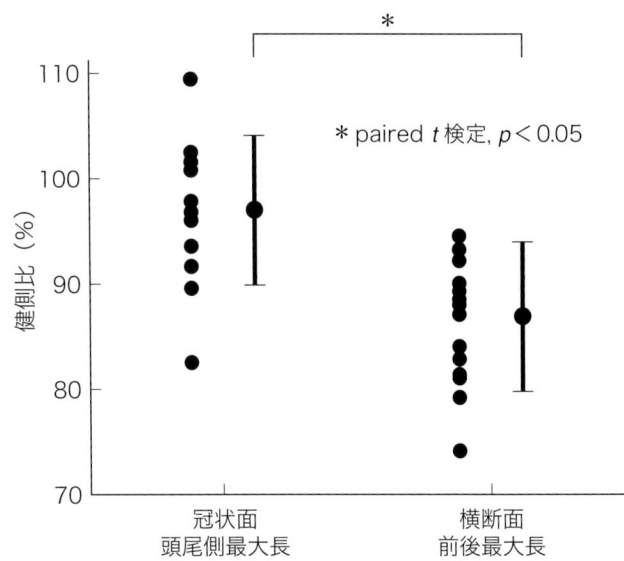

図 7．**骨頭最大長の健側比**．横断面における前後最大長は，冠状面における頭尾側最大長に比較して有意に小さい傾向にある．

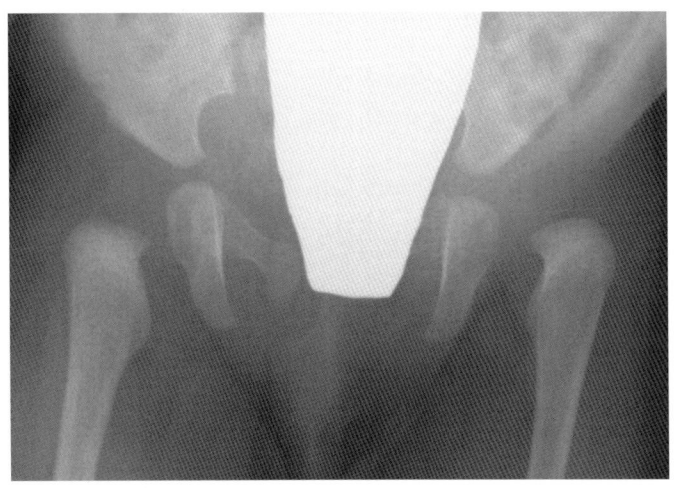

a．2 ヵ月時 X 線像

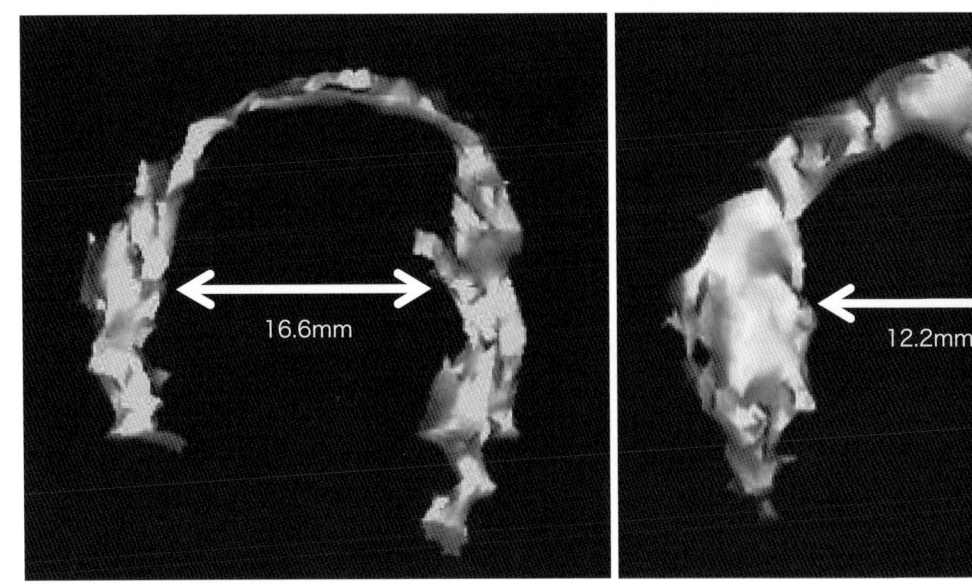

b．健側 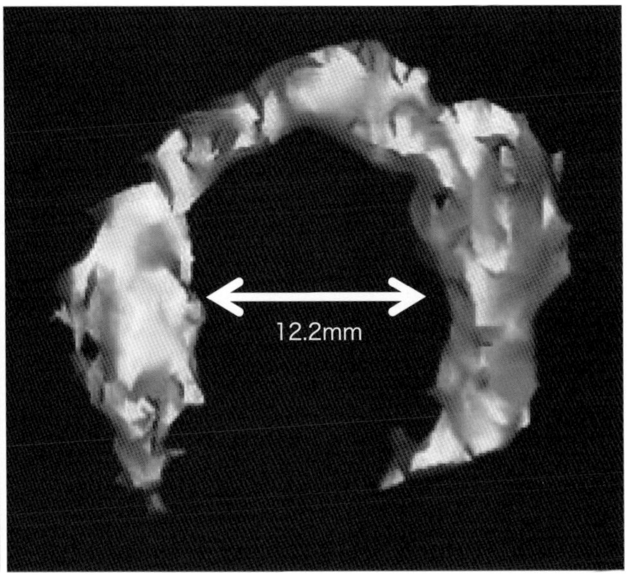　　　　　　　　　　　　　　　c．患側

図 8．**症例 1．初診時 2 ヵ月，女**．患側 12.2 mm／健側 16.6 mm＝骨頭入口径健側比 73.4％．麻酔下徒手整復で整復できた．

Ⅰ. 診断・評価の進歩 ◆ 1. MRI

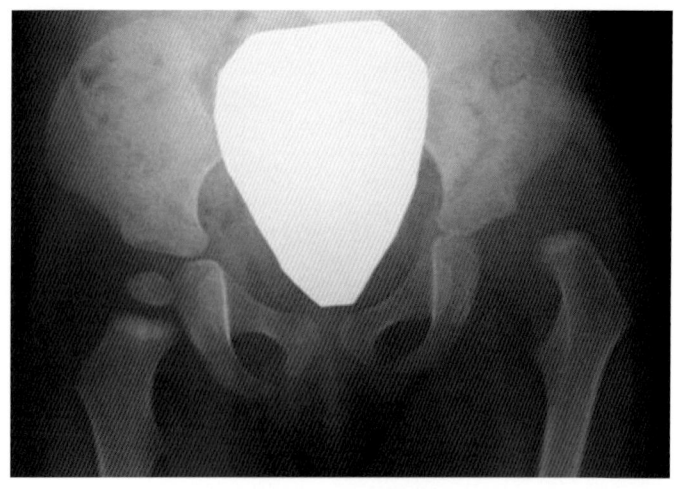

a. 10ヵ月時X線像

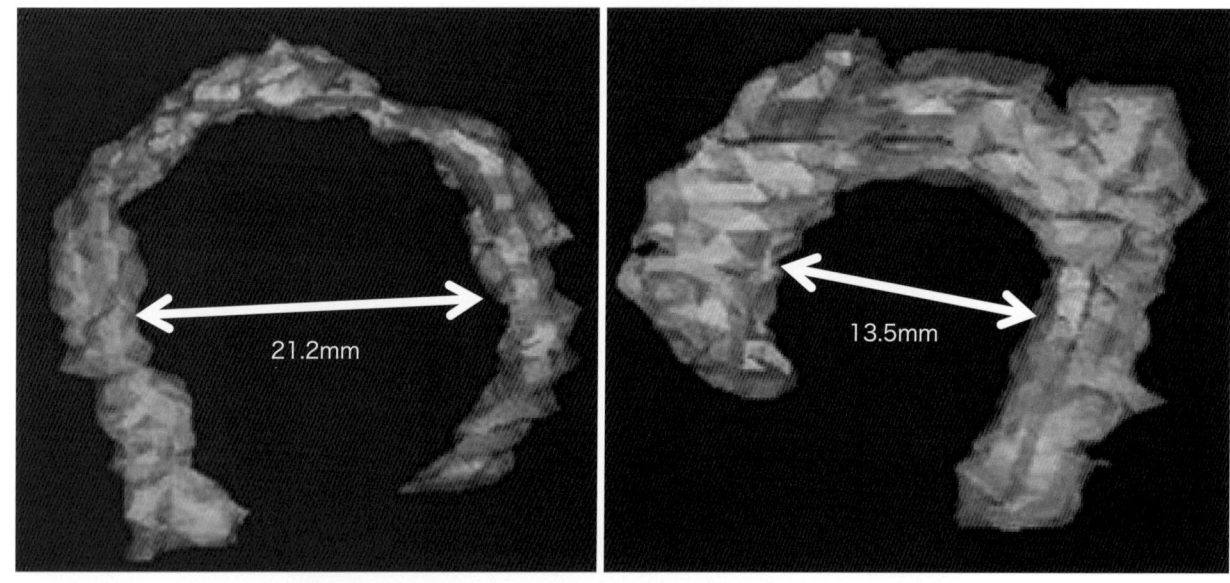

b. 健側　　　　　　　　　　　　　　　c. 患側

図9. 症例2. 初診時10ヵ月，女. 患側13.5 mm／健側21.2 mm＝骨頭入口径健側比63.6％．徒手整復では整復されず，観血的整復を行った．

る侵襲的な検査であること，事前に評価したうえで手術計画することが困難であること，手技上では造影剤の漏出など，いくつかの問題点がある．

そこでMRIによる軟部組織の評価が検討されるようになった．Johnsonら[3]は関節内外の評価を行い，MRIの特徴として，関節内の障害因子である関節唇や関節軟骨および関節外の障害因子の観察が可能であること，またギプスなどで固定中であっても検査可能であることを述べている．整復障害因子の一つである関節唇に関しては，いくつかの報告がある．Bosら[4]は関節唇の形態を外反・内反と表し，その形態による観血的整復術の必要性について述べている．杉ら[5]は，関節唇が外反型から介在型，内反型へと変化した症例では治療成績が悪化するとし，また北野ら[6]は，後方関節唇内反型と後方臼蓋軟骨肥厚型は関節鏡での関節唇の処置が必要であると述べている．

このようにMRIによって関節唇の評価がより簡便に行われることが，治療を行ううえでの重要な指標となるものと思われる．

そこでわれわれは軟部組織の評価に3-D MRIを用い，整復障害因子の一つである関節唇を立体的に評価することを試みた．3-D MRIの利点は，立体的に作成した画像を自由に動かすことにより，さまざまな角度から全体像を立体的に把握できることである．不要な部分や重なってみえにくい部分に関しては，必要なところのみを抽出しながら確認することができる利点もあり，場合によっては直視下より把握しやすい部分もある．さらに，立体的に判断しづらい関節唇の状態や程度などは，画面上で任意の面を作成しその断面像を確認することで，立体的なイメージを細かくとらえることができる．

本研究では一つの指標として骨頭が整復される関節唇

の内縁を骨頭の入口と考え，その入口径を測定した．その結果，徒手整復と観血的整復ではその大きさに有意差があることが示され，一つの客観的な指標になるのではないかと考えた．さらに骨頭の形態についても調査を行った．DDH例における脱臼側の骨頭変形，発育不良に関しては以前より指摘されており，Jooら[7]は3-D CTにより大腿骨頭外側方向の発育が不良となると述べている．また吹上[8]は3-D MRIを用いて体積を測定しているが，脱臼股の骨頭の体積は健側に比較して小さいと述べている．

もともと球ではない骨頭を評価しているため解釈はむずかしいが，本研究の3-D MRIによる三次元的評価では，脱臼側大腿骨頭は特に前後方向では健側比が小さく扁平化を認めた．しかし，頭尾側方向の大きさは健側に近い値を示し，頭尾側方向の形態は比較的保たれていると思われた．今回は大腿骨を基準とした冠状面・横断面の軸による評価を行ったため，内外側方向の測定方法の検討や，より正確な三次元的計測として真球度の測定方法についての検討が必要であると考えた．さらにSteppacherら[9]が報告しているように，大腿骨頭と臼蓋の適合性が成長への影響を及ぼしている可能性が高いため，整復後の骨頭の発育状態や臼蓋に対する影響を経時的にとらえる必要があるものと考えられた．

今後の展望と課題として，3-D MRIによる立体的評価がDDHにおける整復障害因子や脱臼骨頭，臼蓋の形態を評価する一つの目安になると思われた．また，整復後の軟部組織の評価，さらに発育における形態の変化を経時的に追跡評価することができれば，再脱臼や遺残性亜脱臼への移行を早期に確認し，適切な処置も早期に行うことができるのではないかと考えた．

しかし，画像を作成する際には多くの時間と細かい作業が必要である．また，軟部組織を抽出する際には，その境界の判断に難渋する部分もあった．より画一された画像を作成するにあたり，閾値（threshold）の設定などを検討することで，より簡単で画一された画像作成が可能になると思われた．画像の正確性を高めるためにもさらなる検討が必要である．

ま と め

1）DDHにおける3-D MRIによる三次元画像評価は，立体的・視覚的に全体像をとらえやすい．

2）非侵襲的に整復障害因子や骨頭の評価を行うことができ，診断・治療の指針となるとともに，治療後の形態変化についても容易に追跡評価ができるものと思われた．

文 献

1) 阿部亮子，鎌田浩史，三島 初ほか：先天性股関節脱臼における関節唇の3D MRIによる評価．日小整会誌 20：49-53，2011
2) 鎌田浩史，竹内亮子，三島 初ほか：3D MRIにより描出した先天性股関節脱臼における関節唇．日シミュレーション外会誌 20：54-55，2012
3) Johnson ND, Wood BP, Jackman KV：Complex infantile and congenital hip dislocation；assessment with MR imaging. Radiology 168：151-156, 1988
4) Bos CF, Bloem JL：Treatment of dislocation of the hip, detected in early childhood, based on magnetic resonance imaging. J Bone Joint Surg 71-A：1523-1529, 1989
5) 杉 基嗣，開地逸朗，国司善彦：先天性股関節脱臼のMRI像―整復位獲得前後像．整外と災外 40：1583-1585, 1992
6) 北野利夫，村上理子，中塚洋直ほか：開排位牽引整復法不成功例に対する治療前MRI像の検討．日小整会誌 9：102-106, 2000
7) Joo S, Oh C, Grissom L et al：Three-dimensional computerized tomographic analysis of the deformity of lateral growth disturbance of proximal femoral physis. J Pediatr Orthop 29：540-546, 2009
8) 吹上謙一，鈴木茂夫：先天性股関節脱臼における3D-MRIによる大腿骨頭体積測定法の開発とその意義．日小整会誌 19：160, 2010
9) Steppacher SD, Tannast M, Werlen S et al：Femoral morphology differs between deficient and excessive acetabular coverage. Clin Orthop 466：782-790, 2008

＊　　　＊　　　＊

Volume rendering CT による離断性骨軟骨炎患者の軟骨評価*

亀井豪器　安達伸生　石風呂実　出家正隆　中前敦雄
中佐智幸　越智光夫**

はじめに

　関節軟骨は血管・神経やリンパ管を欠き，また細胞密度が低いため，自己修復能力にきわめて乏しい組織である．関節軟骨はいったん損傷を受けると自然治癒は困難であり，放置されると二次的に周囲の軟骨変性を生じ，変形性関節症に進展していく[1]．従来，関節軟骨損傷の診断には MRI が用いられ，非侵襲的に関節軟骨損傷を描出することが可能であった．近年では T2 マッピング，遅延相軟骨造影 MRI（dGEMRIC）などの撮像方法の進歩がすすみ，より早期の関節軟骨変性を描出することも可能となり，早期の治療が可能となってきている[2,3]．しかし，T2 マッピング，dGEMRIC は特別なソフト，造影剤，3.0 T 以上の磁場などが必要なため，現時点では一般病院での検査は困難であり，普及していないのが現状と思われる．また，これらは二次元の評価で，関節軟骨損傷部を三次元的に描出することは困難である．特に離断性骨軟骨炎（OCD），外傷性軟骨損傷については，深層の母床骨を含めて，術前に関節軟骨損傷部を三次元的に評価することで，より詳細に治療方針を決定することが可能になると思われる．われわれは CT（volume rendering 法）を用いた，関節軟骨損傷を三次元的に描出する方法について検討した．

I. 対象および方法

❶ 対象

　MRI で軟骨損傷が疑われ，術中関節鏡で実際に軟骨損傷を認めた 5 例を対象とした．本検討では，深層の骨病変を描出している可能性を除外するため，CT の矢状断像，冠状断像，水平断像で明らかな骨損傷を認めない症例に限定した．

❷ 方法

　レトロスペクティブに volume rendering 法を用いて軟骨損傷部の 3-D CT の再構成を行い，軟骨損傷の描出が可能かどうかを検討した．続いて，軟骨損傷部の長径・短径を関節鏡もしくは肉眼所見，CT，MRI の 3 群で比較した．また，形態を関節鏡もしくは肉眼所見と CT 間で比較した．

II. 結　果

　全例で，レトロスペクティブに再構成した 3-D CT と関節鏡所見（肉眼所見）は同様の軟骨欠損形態を認めた．また，軟骨損傷部の長径・短径は関節鏡所見（肉眼所見）と CT でほぼ近似していた．MRI では短径・長径ともに大きくなる傾向を認めた．

III. 症例提示

症例 1． 19 歳，女．
　バスケットボール試合中に，特に誘因なく右膝痛を自覚し近医を受診した．伸展制限を認め，MRI で外側円板状半月，大腿骨外側顆軟骨損傷を指摘され，当科へ紹介となった．術中関節鏡で大腿骨外側顆に軟骨損傷を認めたため，骨軟骨柱移植術を施行した．術前 CT の再構成を

Key words

evalation of articular cartilage, cartilage injury, volume rendering CT

*Evaluation of cartilage injury using volume rendering computed tomography
**G. Kamei, N. Adachi（准教授）：広島大学大学院整形外科（Dept. of Orthop. Surg., Graduate School of Biomedical Sciences, Hiroshima University, Hiroshima）；M. Ishihuro（部門長）：同大学病院診療支援部高次医用画像部門；M. Deie（教授）：同大学大学院保健学専攻；A. Nakamae, T. Nakasa, M. Ochi（教授）：同大学大学院整形外科．

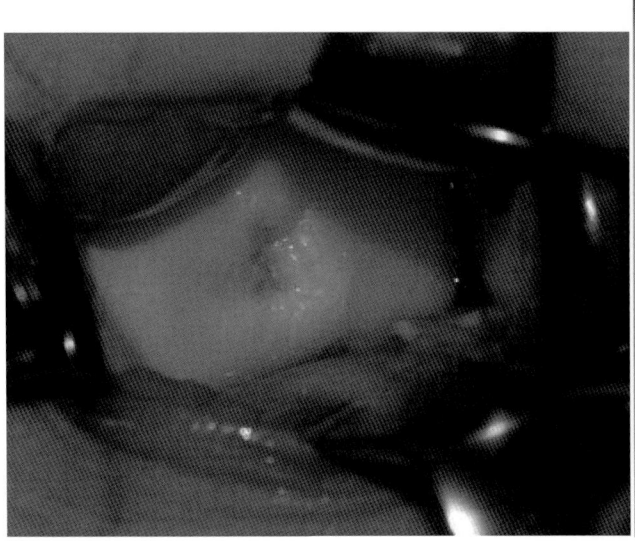
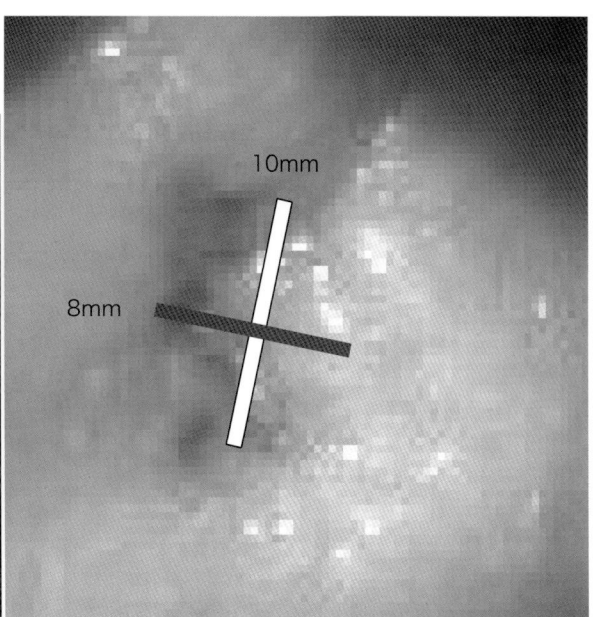

a. 術中関節鏡像

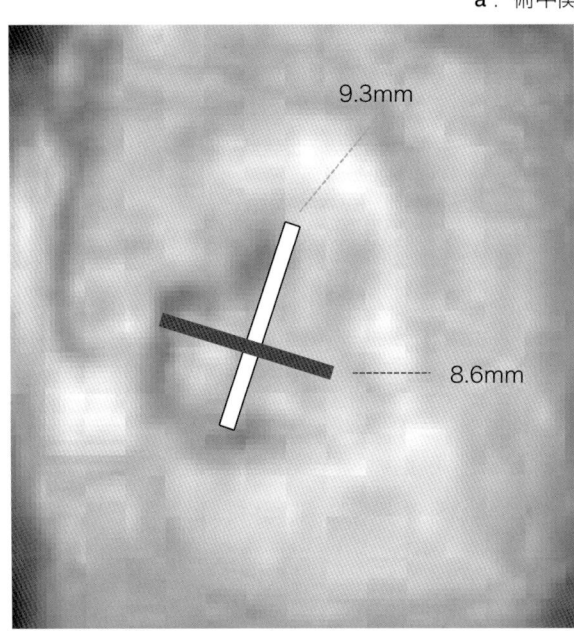
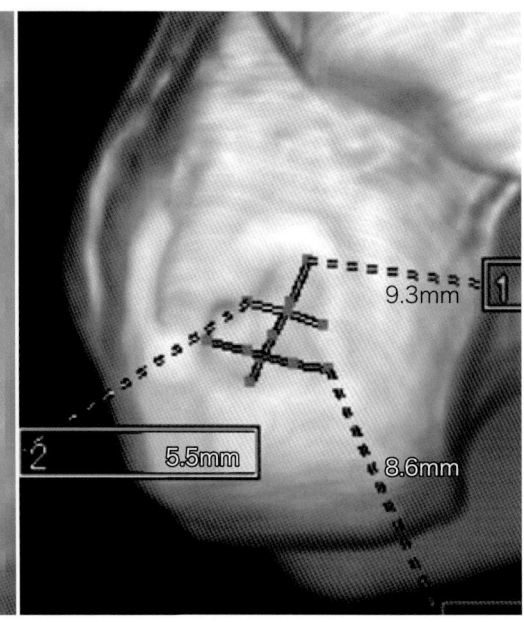

b. 術前 3-D CT

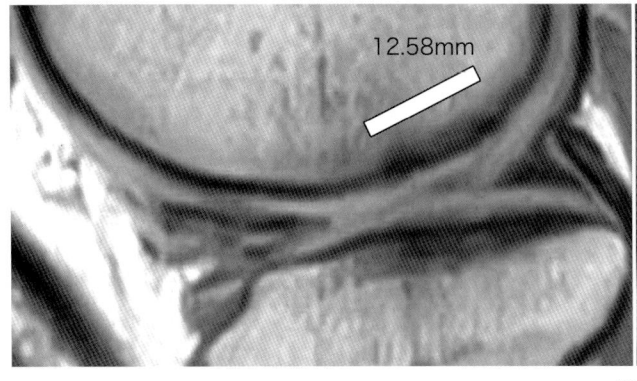
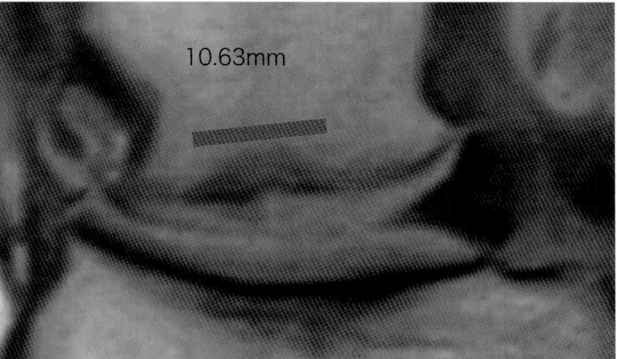

c. 術前 MRI

図 1. 症例 1. 19 歳, 女

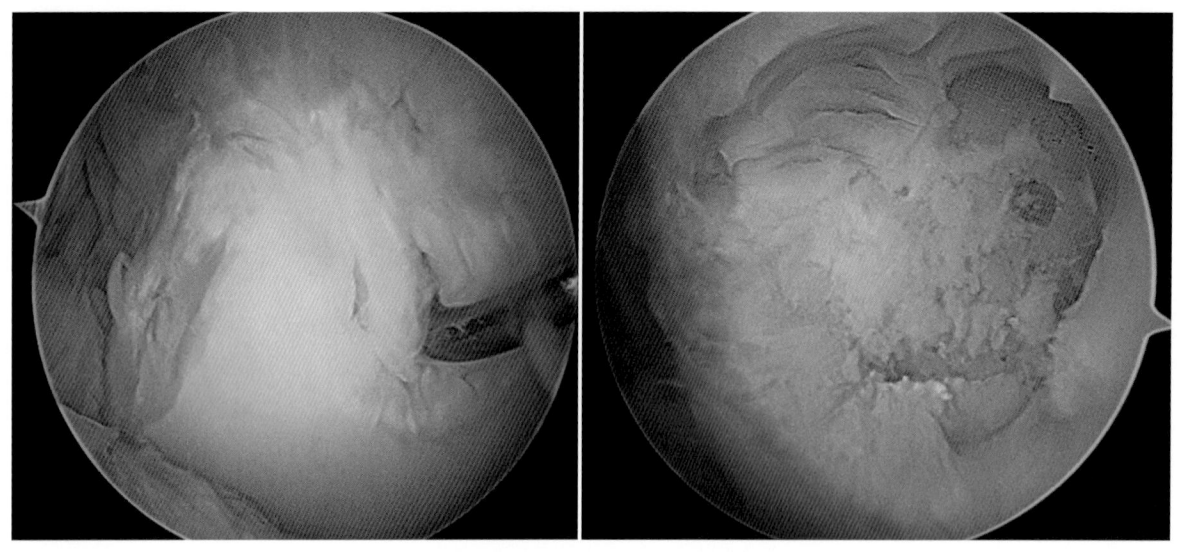

a. 軟骨採取時関節鏡像（損傷部郭清前後）

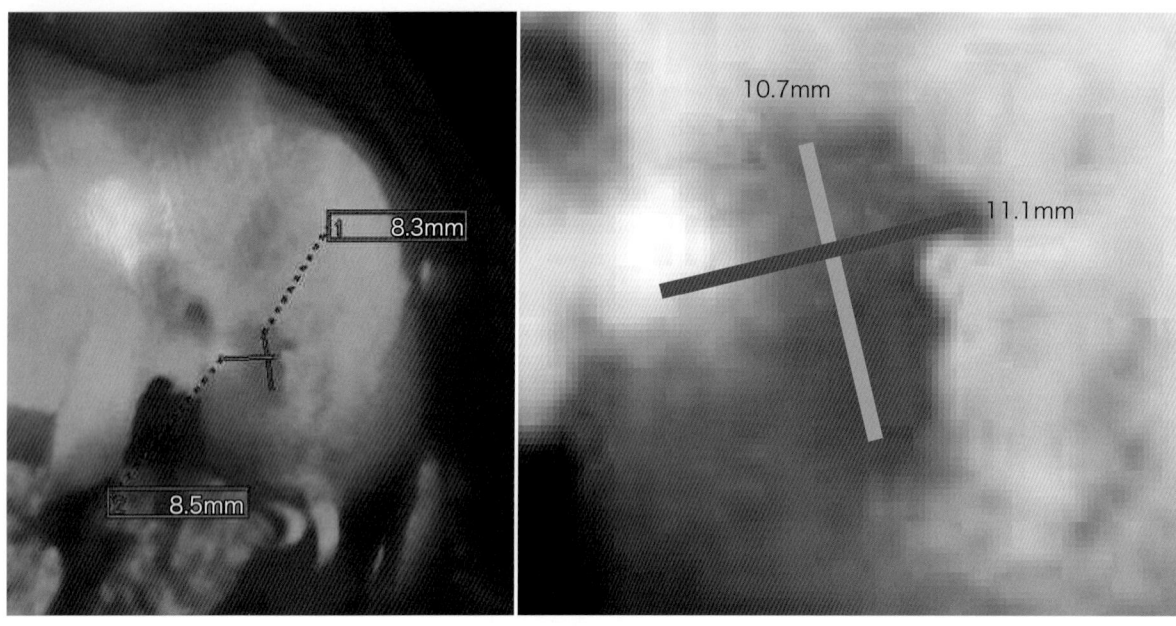

b. 軟骨採取後CT

図2. 症例2. 34歳, 男

行い, 肉眼所見と比較した. CTでの軟骨損傷描出部位は肉眼所見と同部位にあり, また肉眼所見では長径10 mm, 短径8 mm, CTでは長径9.3 mm, 短径8.6 mmであり, ほぼ同様の形態・サイズを示していた. MRIでは長軸12.58 mm, 短軸10.63 mmであり, ともにやや大きく描出されており, 3-D CTのほうがより実際に近い軟骨損傷形態を示していた（図1）.

症例2. 34歳, 男.

十数年前より特に誘因なく両膝痛を生じ, 以後, 多発性骨端異形成症, 両大腿骨内外側顆軟骨損傷の診断で, 関節鏡手術を複数の病院において数回施行されたが症状は軽快せず, 当科へ紹介となった. 大腿骨内側顆に25×10 mm程度の軟骨損傷を認め, 培養軟骨移植の適応と考え, 軟骨損傷部の郭清と大腿骨非荷重部から軟骨採取を行い, アテロコラーゲンに軟骨細胞を包埋して3週間培養後に軟骨移植を行った. 軟骨損傷部の掻爬の術翌日にCT撮影を行い, 関節鏡所見と比較した. 軟骨損傷を同部位に認め, 損傷範囲の形態は肉眼所見とほぼ同様の所見が得られた（図2）.

IV. 考　察

現在の軟骨損傷の画像評価方法としてはMRIが一般的に用いられているが, diffraction enhanced imaging, CT関節造影法も評価方法として報告されている. Diffraction enhanced imagingは, X線屈折像を用いた評価方法であ

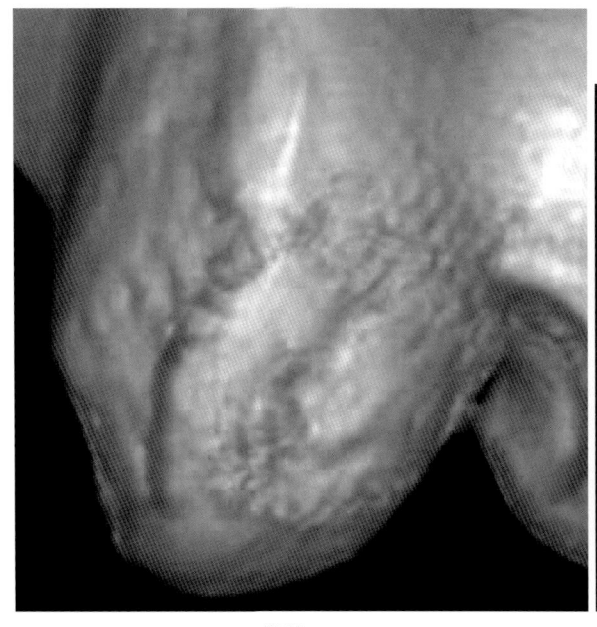
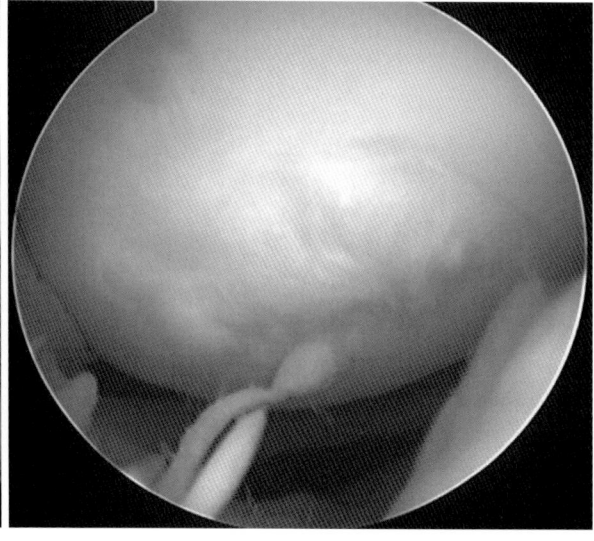

a. 術前 3-D CT　　　　　　　　　　　　b. 術中所見

図 3. 15 歳，女．OCD 例

り，細線維化のような早期の関節軟骨変性をとらえることが可能である．問題点として，二次元の評価であること，また骨のオーバーラップの問題，特に側面像での評価や膝蓋大腿（PF）関節の評価が困難であることなどが指摘されている[4]．瀧上ら[5]は，International Cartilage Research Society（ICRS）分類 grade II/IIIの軟骨損傷については，MRI でそれぞれ感度 0％，50％に対して，CT 関節造影法では感度 60％，100％と高い結果を得ており，MRI と比較して CT 関節造影法の早期軟骨損傷に対する有用性を示している．また El-Khoury ら[6]は，死体の足関節軟骨を double-constrast CT 関節造影法と 3-D spoiled gradient recalled（SPGR）MRI を用いて評価し，軟骨の厚さの評価では MRI よりも CT 関節造影法が鋭敏であると報告している．しかし，造影剤の関節内注射が必要であり感染の危険性があることが問題点としてあげられる．Bredella[7]，Ochi[8] らは，軟骨損傷評価における MRI の感度は 60～70％程度であり，軟化，細片化などの早期軟骨損傷の評価に対してはさらに感度が劣ると報告している．近年では T2 マッピング，dGEMRIC などの撮像方法が進歩し，早期病変をとらえることができるようになってきているが，3.0 T 以上の MRI，造影剤が必要であり，一般の病院にはまだ普及していない．また冠状ステント，人工弁の材質によっては使用できないなどの制限がある．

近年，主に耳鼻咽喉科領域の軟骨を volume rendering CT を使用して再構成し，術前後の評価が行われ，その有用性が報告されており，今回われわれは膝関節軟骨評価に応用した[9]．Volume rendering CT を用いた膝関節軟骨評価方法は，放射線被曝，軟骨性状の評価が MRI に劣ることなどの問題はあるが，MRI（T2 マッピング，dGEMRIC）と比較し，特別なソフトを必要とせず，多くの施設で施行可能であり，ペースメーカ患者にも施行可能である．また，撮影から画像構成までの所要時間が 5 分程度と，MRI と比較して大幅な時間短縮が可能であり，外来患者への反映に有用である．特に，小児期に発生頻度の多い OCD 患者においては，軟骨のみでなく母床骨の評価が重要となってくるため，CT 撮影は必須である．そのため，CT で軟骨の評価ができれば将来的に MRI を撮像することなく，OCD 患者の術前評価が CT のみで可能となると思われる．しかし，CT の問題点として放射線被曝があげられる．放射線量は 50 mSv/日までに抑えることが望ましいこと，放射線による DNA 障害は 2 日間で 100 mSv までは修復されることが報告されている．1 回の CT 撮影でこの限界を超えることはないため，放射線被曝についての安全性には問題ないが，できる限り被曝は少ないほうがよく，今後 MRI 以上の有用性を示していく必要がある．

現時点での CT 評価の限界であるが，細線維化などの早期軟骨病変の評価が困難であること，ほかの膝関節内軟部組織の評価が困難であることがあげられる．今回，OCD 例（15 歳，女）で，関節鏡所見で細線維化を認めた部位の 3-D CT による軟骨損傷部の再構成を行ったが，関節面の性状の描出は困難であった（図 3）．関節内軟部組織は，靱帯については前十字靱帯再建前の残存レムナントを 3-D CT で再構成した画像と術中関節鏡所見を比

較・検討し相関を認めており，今後発表していく予定である．半月板については，撮影条件・撮影肢位などの検討をすすめている．今回，明らかな軟骨欠損例ではMRIよりも正確にCTを用いて三次元的に軟骨損傷部を描出することが可能であることをレトロスペクティブに証明できたが，細線維化などの初期軟骨損傷の詳細な状態を描出することは困難であり，今後症例数を増やして撮影条件の検討を行い，より詳細な評価ができるようにしていく必要があると考えた．

ま と め

1）骨条件で関節面に損傷を伴わない症例における3-D CTで，肉眼所見・関節鏡像での軟骨欠損部位と同様の位置・範囲に損傷部を描出することができ，CTによる関節軟骨損傷診断の可能性が示唆された．

2）今後症例数を増やし，CTの条件を検討していくことで，CTによる三次元的な軟骨損傷診断がより正確に可能になるのではないかと考えた．

文 献

1) Newman AP：Articular cartilage repair. Am J Sports Med **26**：309-324, 1998
2) Zarins ZA, Bolbos RI, Pialat JB et al：Cartilage and meniscus assessment using T1 rho and T2 measurements in healthy subjects and patients with osteoarthritis. Osteoarthritis Cartilage **18**：1408-1416, 2010
3) Rutgers M, Bartels LW, Tsuchida AI et al：dGEMRIC as a tool for measuring changes in cartilage quality following high tibial osteotomy；a feasibility study. Osteoarthritis Cartilage **20**：1134-1141, 2012
4) Li J, Wilson N, Zelazny A et al：Assessment of diffraction-enhanced synchrotron imaging for cartilage degeneration of the human knee joint. Clin Anat **26**：621-629, 2013
5) 瀧上順誠，橋本祐介，山崎真哉ほか：半月板損傷および軟骨損傷診断における helical CT arthrography の有用性—MRIと比較して．関節鏡 **34**：294-298, 2009
6) El-Khoury GY, Alliman KJ, Lundberg HJ et al：Cartilage thickness in cadaveric ankles；measurement with double-detector row CT arthrography versus MR imaging. Radiology **233**：768-773, 2004
7) Bredella MA, Tirman PFJ, Peterfy CG et al：Accuracy of T2-weighted fast spin-echo MR imaging with fat saturation in detecting cartilage defects in the knee. AJR **172**：1073-1080, 1999
8) Ochi M, Sumen Y, Kanda T et al：The diagnostic value and limitation of magnetic resonance imaging on chondral lesions in the knee joint. Arthroscopy **10**：176-183, 1994
9) Graviero G, Guastini L, Mora R et al：The role of three-dimensional CT in the evaluation of nasal structures and anomalies. Eur Arch Otorhinolaryngol **268**：1163-1167, 2011

* * *

CTによる発育性股関節形成不全の三次元的形態解析と治療への応用

中島康晴　秋山美緒　藤井政徳　山本卓明　本村悟朗
大石正信　濱井　敏　原　大介　平田正伸　岩本幸英**

はじめに

　発育性股関節形成不全（developmental dysplasia of the hip：DDH）は，典型的には臼蓋側では急峻で浅い関節面を呈すること，大腿骨側では外反股や強い前捻などの形態的特徴をもち，特に前方〜上方の臼蓋被覆が不良であることが多いとされてきた．しかしながらCTを用いた三次元的解析が多く報告され，DDHの股関節変形が決して一様ではなく，種々の形態を示すことが明らかとなった．主に前方被覆の不良な例から，前方は正常に近い被覆でありながら，後方の被覆がわるい例も存在する[1〜4]．Itoらは前後方向および上方の骨頭被覆の程度によって分類し，前方の形成不全例から主に後方被覆が不良な例まで，いくつかのタイプが存在することを報告した[1]．

　若年で病期が進行していない例にはperiacetabular osteotomy（PAO）が適応され，良好な成績が多く報告されている[5〜7]．その適応は前・初期股関節症が主な対象で，股関節外転位での被覆と適合性が目安とされることが多い．臼蓋骨片の移動は臼蓋荷重部傾斜が水平になり，十分なcenter-edge（CE）角を得るところまで行うことが推奨されている．もちろん，外方の被覆改善がもっとも重要ではあるが，前述のごとくDDHは多様な形態を呈しており，それぞれの特徴に合わせて被覆を改善する必要があると考えられる．実際，PAO成績不良例の報告では，前方に大きく移動したために臼蓋が後捻している例や，後壁が欠損している例が報告されている[8]．本稿ではこれまで行ってきたDDHにおける股関節変形の三次元的解析を総括し，治療への応用について紹介する．

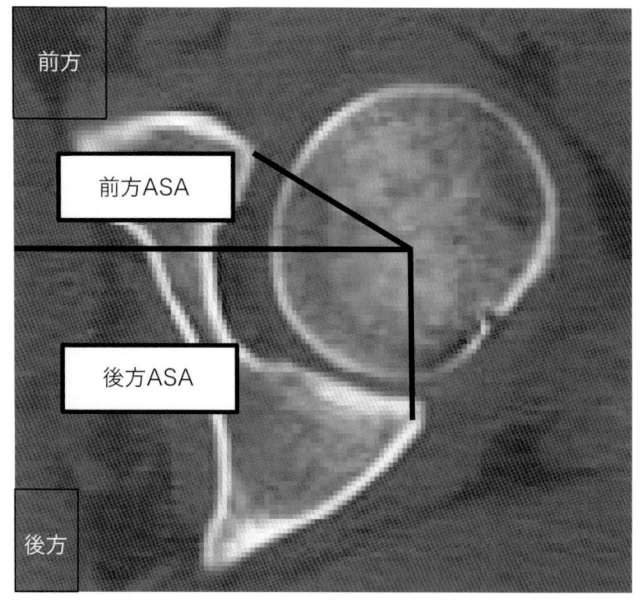

図1. 横断面における臼蓋被覆計測（文献10より引用改変）．骨頭中心を通る面におけるacetabular sector angle（ASA）を計測する．DDHの分類はASAのうち，前方ASAおよび後方ASAに基づいて行う．

I. DDHおよび正常股関節における臼蓋被覆と臼蓋前捻

❶臼蓋被覆

　股関節単純X線正面像でCE角が20°未満のDDH例で，変形性股関節症の病期が初期までの49例69関節を

Key words

developmental dysplasia of the hip, acetabular coverage, acetabular version

*Three dimensional morphology of the hip joint in patients with developmental dysplasia of the hip
　要旨は第39回日本股関節学会において発表した．
**Y. Nakashima（准教授），M. Akiyama, M. Fujii, T. Yamamoto（准教授），G. Motomura, M. Ohishi, S. Hamai, D. Hara, M. Hirata, Y. Iwamoto（教授）：九州大学整形外科（Dept. of Orthop. Surg., Kyushu University, Fukuoka）．
［本稿は「中島康晴，秋山美緒，藤井政徳ほか：Periacetabular osteotomyにおける臼蓋骨片の至適移動方向の検討．Hip Joint **39**：12-18，2013」の内容を一部修正・加筆したものである］

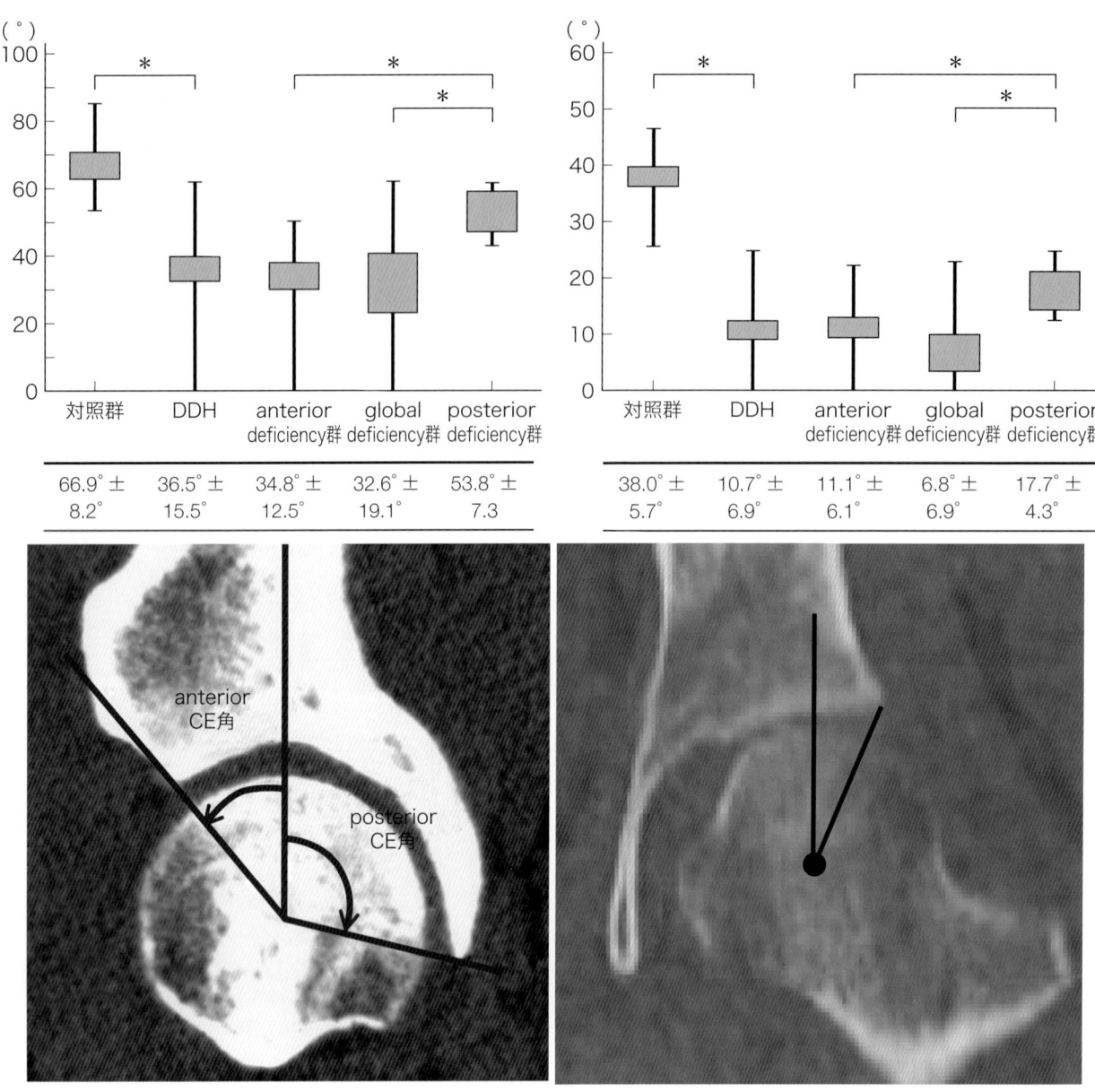

a. 矢状面における前方被覆 anterior CE 角　　b. 冠状面における外方被覆 lateral CE 角

図2. 臼蓋被覆の比較（＊有意差あり）[文献10より引用改変]

対象とした．対照（正常）群として，股関節疾患の既往がなく，骨盤X線像で関節症変化を認めない変形性膝関節症患者49関節の骨盤CTを用いた．横断面における臼蓋前捻角を測定し，Itoらの方法を一部改変して分類を行った[1]．すなわち，水平断面における前方および後方 acetabular sector angle（ASA）を基準として症例を anterior deficiency 群（前方 ASA<50°，後方 ASA>90°），global deficiency 群（前方 ASA<50°，後方 ASA<90°），posterior deficiency 群（前方 ASA>50°，後方 ASA<90°）の3群に分けた（図1）．その結果，anterior deficiency 群は41股（59.4％），global deficiency 群は20股（28.9％），posterior deficiency 群は8股（11.6％）であった．矢状面における前方被覆 anterior CE 角を比較すると対照群が平均66.9°であるのに対し，DDH全体では36.5°と有意に低い値であった．さらに上記3群に分けて解析すると，anterior deficiency 群は34.8°，global deficiency 群は32.6°であったが，posterior deficiency 群では53.8°とほかの2群と比較して有意に高い値であり，posterior deficiency 群では前方の被覆が比較的よいことが明らかとなった（図2a）．冠状面における外方被覆 lateral CE 角は対照群が平均38.0°であるのに対し，DDH全体では10.7°，さらに anterior deficiency 群は11.1°，global deficiency 群は6.8°と低い値であった（図2b）．しかし posterior deficiency 群では17.7°であり，外方被覆もほかの2群と比較して有意に高い値であった（図2b）．

❷臼蓋前捻角

臼蓋前捻角は骨頭中心から上方および下方に5mm間隔

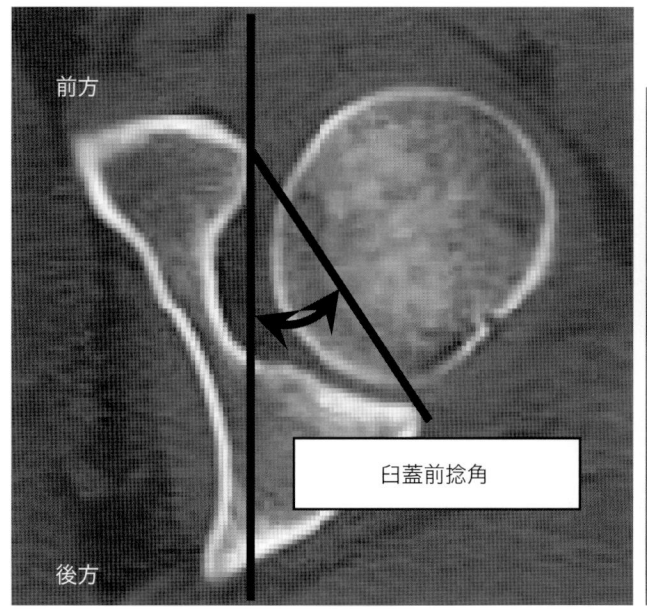

a. 臼蓋前捻角

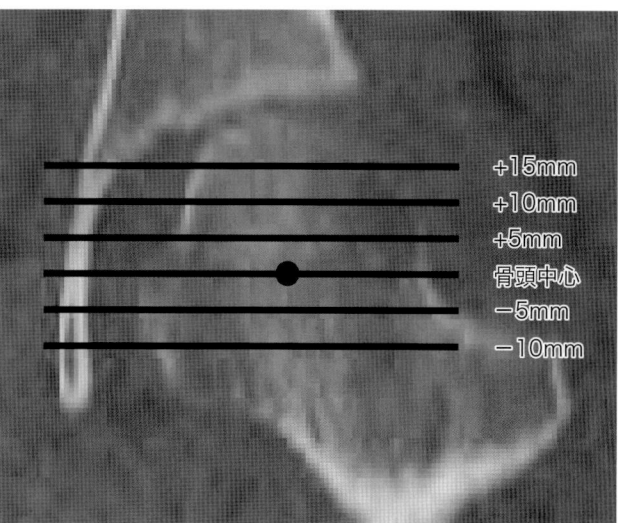

b. 測定高位

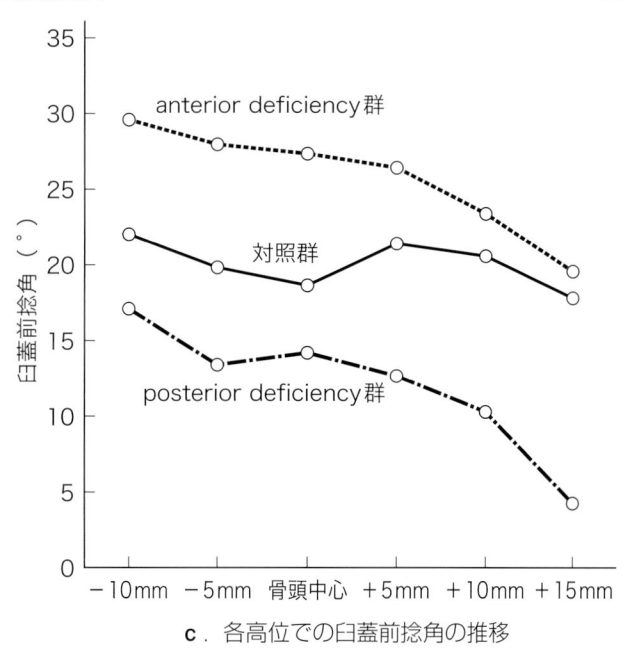

c. 各高位での臼蓋前捻角の推移

図3. 各レベルにおける臼蓋前捻角の推移（文献10より引用改変）. 横断面における臼蓋前捻角を骨頭中心レベルの遠位10mmから15mm近位まで5mmごとに計測する.

で測定を行った（図3）. 対照群（正常股）ではレベルにかかわらずほぼ20°と一定な値を示すのに対し, anterior deficiency群は前方の形成不全を反映して全レベルで前捻角が大きく, 逆にposterior deficiency群は後方の形成不全を反映して, 特に後方〜後上方で臼蓋の前捻角が大きく減少していた.

❸三次元像での比較

正常股関節を三次元再構築画像で示すと図4のようになる. Anterior CE角, lateral CE角, 臼蓋前捻角の平均はそれぞれ66.9°, 38.0°, 20°であった. それに対し,

anterior deficiency群では正常股に比して前方は大きく骨頭が露出しているものの, 後方の被覆は良好であった（図5a白矢印）. 逆にposterior deficiency群では, 前方に比して後方〜後上方で被覆が不良であることがよくわかった（図5b白矢印）.

II. 骨盤開口方向の検討

APPを基準として, 上前腸骨棘（SIA）, 下前腸骨棘（IIA）および恥骨結合上端（IPA）のレベルで水平断面における腸骨および恥坐骨の角度を測定し, 骨盤開口方向

I. 診断・評価の進歩　2. CT, PET-CT

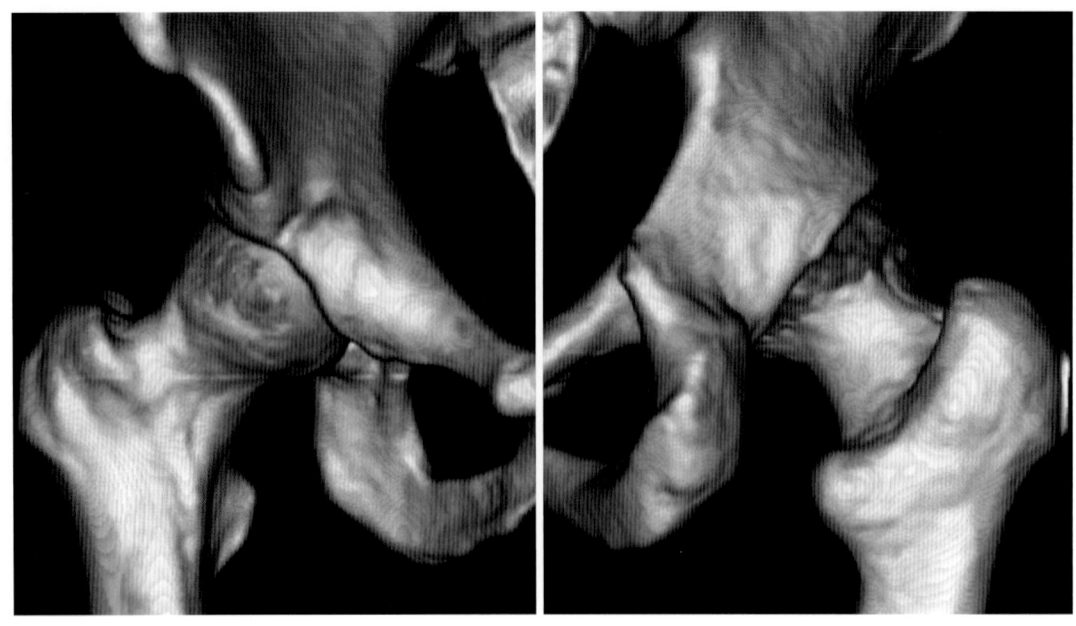

a. 前方からの像　　　　　　　　　　b. 後方からの像

図4. 対照群（正常股）の三次元再構築画像（文献10より引用改変）

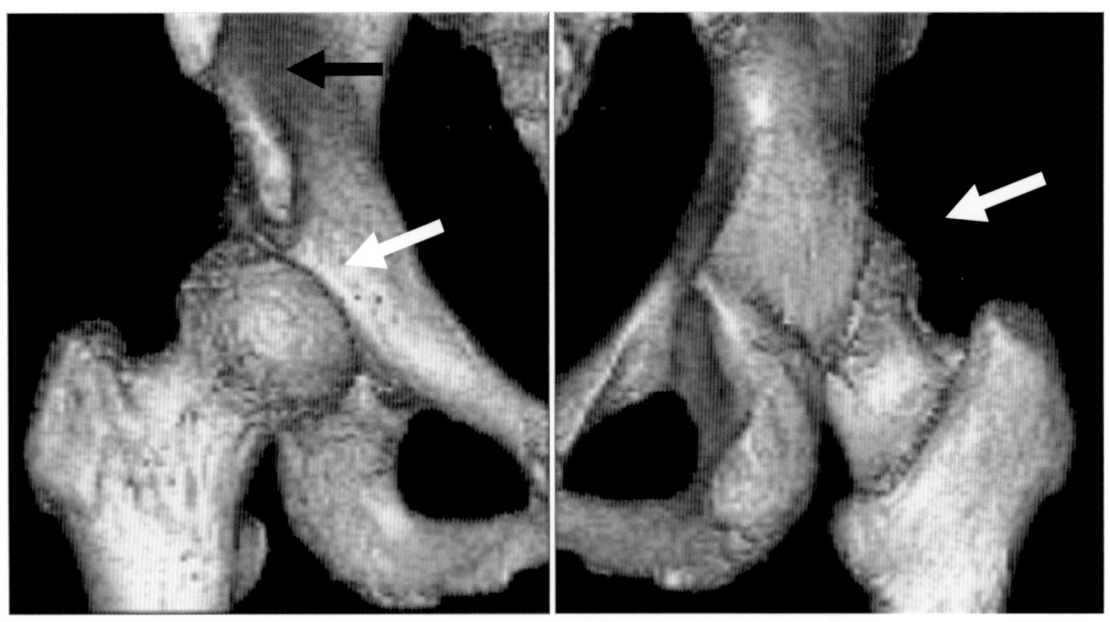

前方からの像　　　　　　　　　　後方からの像

a. Anterior deficiency 群

図5. Anterior deficiency 群および posterior deficiency 群の三次元再構築画像（文献10より引用改変）. Anterior deficiency 群では正常群に比して，前方の被覆不全が明らかであるが，後方の被覆は比較的良好である（a 白矢印）．一方，posterior deficiency 群では骨頭後方〜後上方の被覆不全が強い（b 白矢印）．また anterior deficiency 群では内すぼみの骨盤開口方向を示し（a 黒矢印），posterior deficiency 群では開いた骨盤開口方向を示す（b 黒矢印）．

とした[4]（図6）．すべてのレベルにおいてDDH例で正常対照群より有意に大きい値であった．すなわち「内すぼみ」の骨盤を呈していた（図5a 黒矢印）．さらに上記3群に分けて解析すると，anterior deficiency 群およびglobal deficiency 群の骨盤開口方向は正常股に比較して有意に大きな値であるのに対し，posterior deficiency 群では有意差はなかった．つまり，DDH の中でも posterior deficiency 群は内すぼみの骨盤を呈さず，正常に近い骨盤開口方向を示した（図5b 黒矢印）．それぞれのパラメータの相関を検討すると，骨盤の開口方向と臼蓋前捻および臼

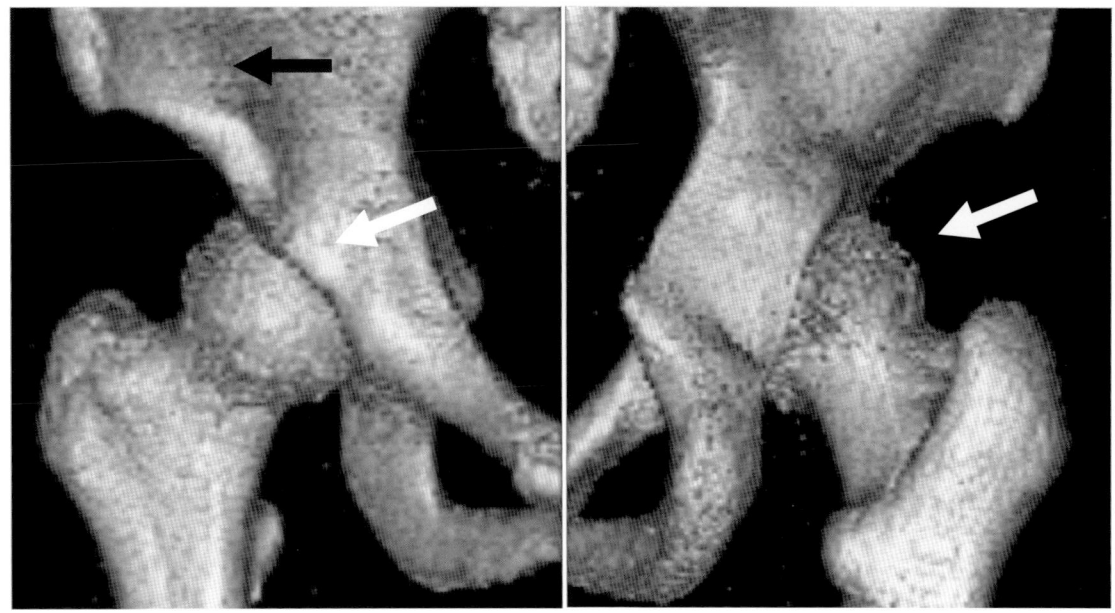

前方からの像　　　　　　　　　　　　　後方からの像

b．Posterior deficiency 群

図 5　（つづき）

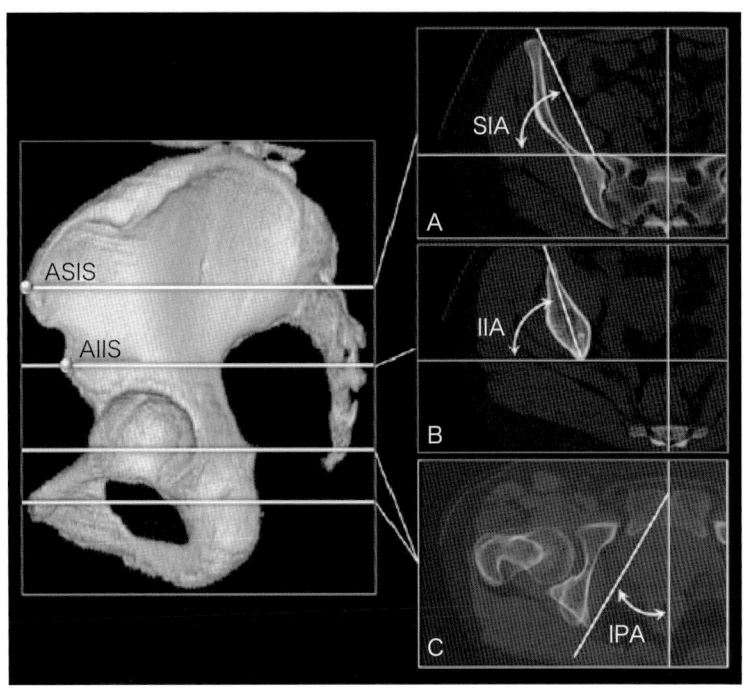

a．骨盤開口方向の測定（ASIS：上前腸骨棘，AIIS：下前腸骨棘）

グループ	SIA（°）	IIA（°）	IPA（°）
対照群（正常股）	48.4±5.8	67.3±5.0	27.5±2.4
DDH	57.0±6.1	72.0±4.3	30.6±2.7
anterior deficiency 群	58.6±4.3	72.7±3.2	30.8±2.7
global deficiency 群	56.3±6.3	71.3±4.1	31.3±1.7
posterior deficiency 群	48.8±8.6	65.6±4.7	26.7±3.2

b．各群における骨盤開口方向

図 6．骨盤開口方向の比較

蓋被覆は有意に相関していた．すなわち開口方向が内すぼみであればあるほど，臼蓋は前捻が大きく，被覆が低下していた．

III．寛骨臼移動術における骨片移動の工夫

これまで述べてきた DDH の骨盤形態の特徴より，矯正手術に際しては前方・外方・後方の被覆に加えて，臼蓋前捻角を考慮した臼蓋骨片の移動が必要となる．仮に正常股の形態により近づけることを目標とするのであれば，正常股の anterior CE 角，lateral CE 角，臼蓋前捻角が矯正の目安となる．手術への応用として臼蓋骨片に径 2 mm程度の Kirschner 鋼線を刺入し，前方～外方の被覆に加え，臼蓋の version を考慮した移動を心がけている．仮固

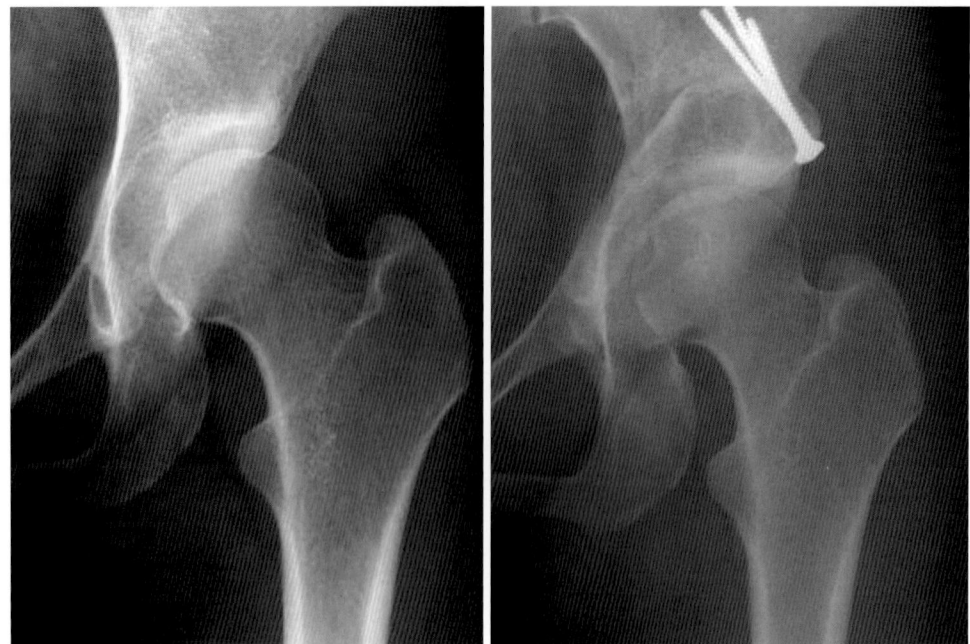

a．術前正面像　　　　　　　b．術後正面像

図7．症例1．37歳，女．Anterior deficiency 群（文献10より引用改変）．Anterior CE 角 49°，lateral CE 角 16°，骨頭中心における臼蓋前捻角 16°は，術後それぞれ 68°，40°，25°に改善されている．

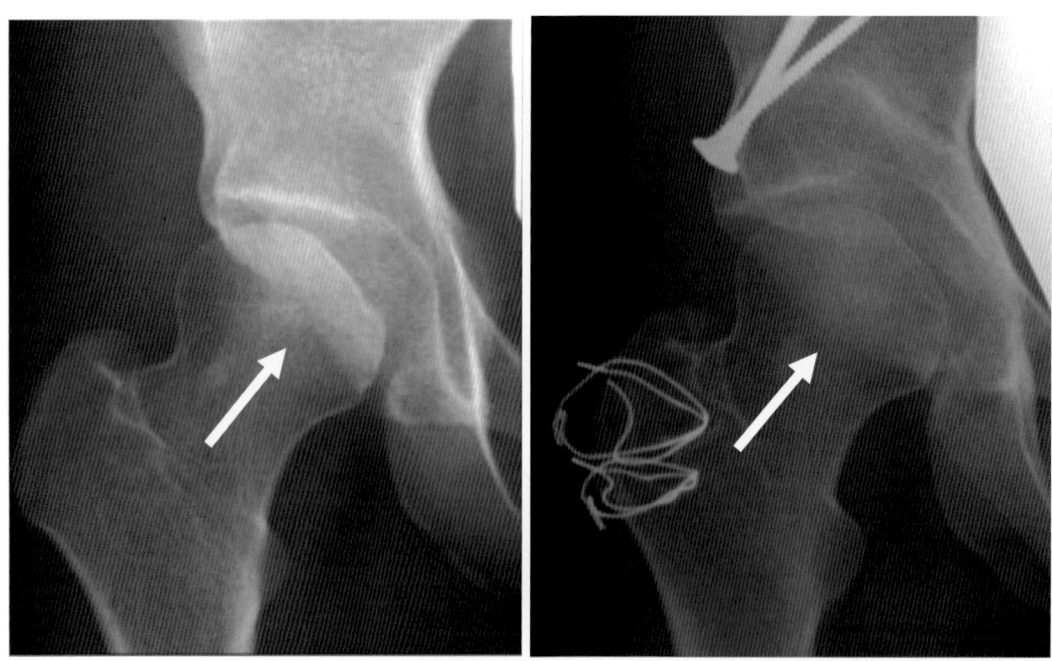

a．術前正面像　　　　　　　b．術後正面像

図8．症例2．24歳，女．Posterior deficiency 群（文献10より引用改変）．Anterior CE 角 71°，lateral CE 角 22°，骨頭中心レベルの臼蓋前捻角 11°，+10 mm レベルでは−3.5°の臼蓋後捻を示す．単純X線像でも臼蓋後捻を示唆する cross-over sign が確認される（矢印）．臼蓋骨片は前方に移動させず，適切な前捻角を得るように心がけた．術後 anterior CE 角 68°，lateral CE 角 48°，骨頭中心における臼蓋前捻角 33°となった．

定後にX線コントロールを撮影し，外方被覆に加えて臼蓋前壁・後壁のラインを確認して至適前捻が得られていることを確認している．

Ⅳ．症例提示

症例1． 37歳，女．Anterior deficiency 群．
Anterior CE 角 49°，lateral CE 角 16°，骨頭中心におけ

る臼蓋前捻角16°は，術後それぞれ68°，40°，25°に改善された（図7）．

症例2． 24歳，女．Posterior deficiency群．

Anterior CE角71°，lateral CE角22°，骨頭中心レベルの臼蓋前捻角11°，＋10 mmレベルでは−3.5°の臼蓋後捻を示した（図8）．単純X線像でも臼蓋後捻を示唆するcross-over signが確認された（図8a）．臼蓋骨片は前方に移動させず，適切な前捻角を得るように心がけた．術後anterior CE角68°，lateral CE角48°，骨頭中心における臼蓋前捻角33°となった．

V. 考　察

DDH例を前方および後方の被覆によって3群に分け，各群における形態的特徴を述べた．Anteriorおよびglobal deficiency群は前方〜外方の被覆不全が特徴であり，後方の被覆は比較的良好であった．この2群で症例全体の80％以上を占め，DDHの典型的形態であった．一方，後方〜後上方の被覆不全であるposterior deficiency群は症例の占める割合は少ないものの，特異な形態を示した．前方〜外方の被覆はほかの2群に比して有意に良好であるのに対し，後上方から後方にかけて被覆は大きく低下した．それに伴って臼蓋前捻角は骨頭上方では小さくなり，臼蓋は後捻傾向を示した．

このような形態の違いの発生要因の一つとして，骨盤全体の開口方向に注目したところ，anteriorおよびglobal deficiency群の骨盤は内すぼみの形態を示すことが多く，posterior deficiency群では逆に外に開いたような形態をとることが多い結果であった．われわれは骨盤開口方向と臼蓋前捻角および臼蓋被覆は有意な相関があり，骨盤開口方向に引きずられて内すぼみの骨盤では臼蓋前捻角が大きく前方の被覆不全を示し，逆に開いた骨盤では臼蓋が後捻傾向で，後方の被覆不全をもたらすのではないかと推察している[4]．後方被覆不全の臨床的意義として，いくつかの報告がなされている．Pedersonらは歩行などの日常生活において臼蓋荷重部後方に関節応力が集中することを報告しており，この部位の形成不全がこの応力集中を増悪させると推察している[10]．また，われわれはposterior deficiency群で多くみられるcross-over sign陽性のDDH例では，同等の外方被覆であれば疼痛発症年齢が有意に低いことを示し，病的意義の可能性を報告した[3]．これらの知見より，PAOにおいては前方〜上方のみでなく，後方の被覆にも留意すべきであろう．

仮に正常股関節がもつ形態に近づけることをPAOの目標とするのであれば，それぞれの症例がもつ形態によって臼蓋骨片の移動・回転方向も考慮することが必要となる．Anteriorおよびglobal deficiency群では骨片を外側に大きく移動させることによってanteriorおよびlateral CE角を改善することに加え，前方を後方に比してより外側に移動させることで適正な臼蓋前捻角を獲得することが可能となる．Posterior deficiency群の多くは前方〜上方の被覆が比較的良好であるために，外側への移動は必要なlateral CE角を得る程度で十分であろう．後方被覆を改善するためには，臼蓋後方をより大きく引き出して臼蓋前捻角を正常化することがすすめられる．症例2では前方の被覆はそのままで，後方〜後上方の被覆を改善し，臼蓋の前捻を回復するように努めた．術前の単純X線像で明らかであったcross-over signは消失し，臼蓋前縁のラインと後縁のラインは正常化した．

ま と め

DDHの股関節変形は多様な形態を呈しており，その変形に応じた矯正を考慮すべきである．

文　献

1) Ito H, Matsuno T, Hirayama T et al：Three-dimensional computed tomography analysis of non-osteoarthritic adult acetabular dysplasia. Skeletal Radiol **38**：131-139, 2009
2) Anda S, Svenningsen S, Dale LG et al：The acetabular sector angle of the adult hip determined by computed tomography. Acta Radiol Diagn **27**：443-447, 1986
3) Fujii M, Nakashima Y, Yamamoto T et al：Acetabular retroversion in developmental dysplasia of the hip. J Bone Joint Surg **92-A**：895-903, 2010
4) Fujii M, Nakashima Y, Sato T et al：Pelvic deformity influences acetabular version and coverage in hip dysplasia. Clin Orthop **469**：1735-1742, 2011
5) 中島康晴，藤井政徳，山本卓明ほか：寛骨臼移動術—術式の工夫と手術成績．Hip Joint **37**：52-58, 2011
6) Yasunaga Y, Takahashi K, Ochi M et al：Rotational acetabular osteotomy for hip dysplasia；61 hips followed for 8-15 years. Acta Orthop Scand **75**：10-15, 2004
7) Fujii M, Nakashima Y, Noguchi Y et al：Effect of intra-articular lesions on the outcome of periacetabular osteotomy in patients with symptomatic hip dysplasia. J Bone Joint Surg **93-B**：1449-1456, 2011
8) Parvizi J, Burmeister H, Ganz R：Previous Bernese periacetabular osteotomy does not compromise the results of total hip arthroplasty. Clin Orthop **423**：118-122, 2004
9) Pederson DR, Brand RA, Davy DT：Pelvic muscle and acetabular contact forces during gait. J Biomech **30**：959-965, 1997
10) 中島康晴，秋山美緒，藤井政徳ほか：Periacetabular osteotomyにおける臼蓋骨片の至適移動方向の検討．Hip Joint **39**：12-18, 2013

小児期の悪性骨・軟部腫瘍に対する PET-CT を用いた診断・治療の現状と今後の展望

須佐美知郎　中山ロバート　渡部逸央　西本和正　堀内圭輔
戸山芳昭　森岡秀夫**

はじめに

ポジトロン断層撮影法（PET）-CT（PET-CT）は新たな画像診断技術として近年幅広く臨床の場に普及しつつある．すでに欧米では，癌患者に対する病勢の評価ならびに治療方針決定のためのもっとも重要な検査の一つとして位置づけられている．本邦においても，従来の画像検査を含む諸検査によって病巣診断，転移・再発の診断が確定できない患者に対して保険適用が認められるようになったことから，PET-CT の活用は急速に広まりつつある．PET-CT 最大の特徴は，腫瘍の生物学的な活動性に関する情報を高精度な位置情報に融合した画像情報として提供しうる点であり，わが国においても，その重要性は今後さらに高まるものと予想される．従来，PET-CT の有用性を検討した報告のほとんどは成人期に発生する腫瘍が対象となっており，リンパ腫を除いた小児悪性骨・軟部腫瘍領域ではその発生が比較的まれであることも一因となり，PET-CT の有用性は十分に検討されていない．しかしながら，小児悪性骨・軟部腫瘍領域においても，PET-CT はさまざまな局面において有用な情報を提供しうる能力を秘めている．本稿では小児悪性骨・軟部腫瘍領域における PET-CT の現状を紹介するとともに，今後の展望に対し若干の考察を加える．

I．PET-CT の概要

小児，成人にかかわらず，悪性腫瘍の診断・治療方針，さらには化学療法の効果判定，切除範囲の決定において画像検査はきわめて重要な意味をもつ．これまで MRI，CT，^{99m}TC や ^{201}Tl シンチグラムなどが広く利用されているが，各々の検査には長所・短所があり，臨床の場ではこれらの短所を相互補完するかたちで臨床応用されている．CT では高解像度の画像が比較的短時間で広範囲に得られる特徴を有するが，病巣の質的評価は困難である．反対に MRI は病巣の質的評価に優れているが解像度は CT に比して低く，また全身検索など広範囲の検査には不向きである．^{99m}TC および ^{201}Tl を利用したシンチグラムはともに病巣の生物学的活動性を反映したデータを得ることができるが，^{99m}TC は骨病変の描出には優れる反面，溶骨性病変では取り込みが低いこと，骨組織以外の評価には無効であり，疑陽性が多いことが欠点としてあげられる．また，^{201}Tl は腫瘍病変の全身検索に広く利用されているが，解像度ならびに信号雑音比（S/N 比）の低いことが短所としてあげられる．

PET による腫瘍の撮影では，放射性医薬品である fluorine-18 2-fluoro-2-deoxyglucose（^{18}F-FDG）がもっとも広く利用されている．^{18}F-FDG はグルコースと類似した構造を有し，グルコースと同様に糖輸送体（GLUT receptors）により細胞内に取り込まれる．癌細胞は正常細胞と異なり，主に解糖系に依存したエネルギー代謝を行っており（Warburg 効果），この性質を利用することにより ^{18}F-FDG をより強く腫瘍細胞に集積させることが可能である．この腫瘍細胞内に取り込まれた ^{18}F-FDG の集積強度の情報をもとに画像化するというのが PET の基本原理である．ほかのアイソトープ検査と同様に PET の解像度自体は必ずしも高くないが，^{99m}TC と異なり骨組織・軟部組織を含むほぼすべての組織で集積の評価が可能である．また前

Key words

PET-CT, sarcoma, pediatric

*Evolving role of positron emission tomography (PET)-computed tomography (CT) in the diagnosis and treatment of pediatric bone and soft tissue sarcomas
**M. Susa, R. Nakayama, I. Watanabe, K. Nishimoto, K. Horiuchi（特任准教授），Y. Toyama（教授），H. Morioka（講師）：慶應義塾大学整形外科（Dept. of Orthop. Surg., School of Medicine, Keio University, Tokyo）．

表1. ¹⁸F-FDG と放射線量

年齢（歳）	1	5	10	15	成人
体重（kg）	9.8	19.0	32.0	55.0	70.0
実効線量（MBq）	54.5	105.6	177.8	305.6	389.0
膀胱（mSv）	32.1	33.8	49.8	64.2	62.2
脳（mSv）	2.6	3.6	5.3	8.6	10.9
心臓（mSv）	19.1	21.1	21.3	24.8	24.1
腎臓（mSv）	5.2	5.7	6.4	7.6	8.2
赤色骨髄（mSv）	3.3	3.4	3.9	4.3	4.3

放射線量は実効線量 5.55 kBq/kg（0.15 Ci/kg）から換算（ICRP Report 80）．体重は各年齢層の中央値を使用（ICRP Report 56：Age-dependent doses to members of the public from intake of radionuclides；part 1. International Commission on Radiation Protection, p4, 1989）．

述のごとく，¹⁸F-FDG を利用した PET は腫瘍細胞が主に解糖系に依存したエネルギー代謝を行っていることを応用したものであり，S/N 比が高く，病巣部位と背景の正常組織とを高感度に判別可能である[1]．この PET で得られた画像データを，空間分解能に優れた CT に重ね合わせることにより，病巣の活動性に関する情報を高精度に位置情報へ参照しうることが PET-CT の最大の特徴といえる．このような理由から，PET-CT は全身レベルでの遠隔転移検索が容易であり，癌患者の病勢診断にきわめて有用性が高い画像検査といえる．

II．小児における PET-CT 時の留意点

小児に対し PET-CT を行う際には，小児特有の留意事項を認識する必要がある．検査中の麻酔や鎮静の工夫，また放射性核種を用いるため，付き添いを希望する母親の妊娠の有無の確認は必須である[2,3]．通常患児はシートや砂嚢などの軽い抑制で十分であり，患児の精神的な補助のために保護者の付き添いは原則として許可する．周囲への被曝は患児から 1 m 以内の距離で，¹⁸F-FDG 投与から撮影終了まで付き添ったとしても 5.5 mR 前後にすぎないと報告されており，保護者の被曝は許容範囲と考えられる[4]．尿道カテーテルの留置は，特に低年齢の患児においては尿の汚染や体動を最小限にするために必要である．鎮静方法も各施設においてさまざまであるが，通常中枢神経の腫瘍でない限り，腫瘍の代謝には大きな影響を及ぼすことはない．

また小児に限らず担癌患者に対しては，病勢評価のため多くの画像検査を行うのが通常であるが，小児の骨髄は成人に比して放射線感受性が高いことを考慮し，被曝に伴う二次癌の発生リスクを極力抑える必要がある．1 mSv あたりの発癌リスクは 1/20,000 程度と報告されている

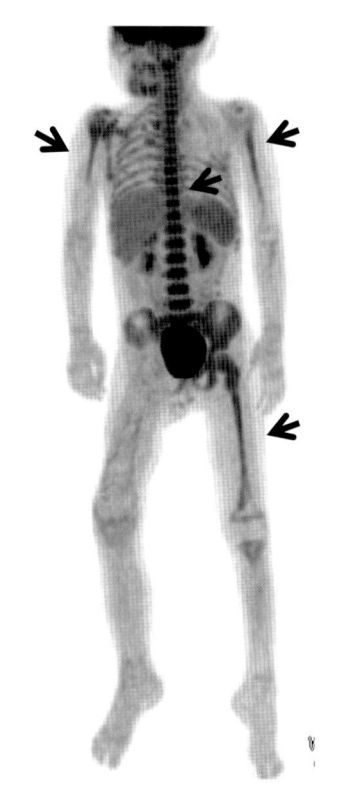

図1．顆粒球コロニー刺激因子投与中に撮像した PET．赤色骨髄に ¹⁸F-FDG の集積を認める（矢印）．

が[7]，腹部・骨盤腔の CT 撮影では約 10 mSv，¹⁸F-FDG 投与においては 5.7〜7 mSv の被曝があると報告されており，治療計画を検討するうえで無視できない値である．表1は ¹⁸F-FDG の小児における有効な投与量と，各臓器における ¹⁸F-FDG の蓄積量をまとめたものであるが，このデータからは PET-CT による内部被曝は比較的低用量と推察される．しかしながら，小児担癌患者に対する被曝量の低減は常に考慮すべき事柄であり，as low as reasonably achievable（ALARA）の原則に則り，low-dose PET-CT の使用など，PET-CT による被曝を抑制しうる手法が，小児領域では今後主流になるものと考えられる[8]．

III．小児特有の ¹⁸F-FDG 分布

小児においては，¹⁸F-FDG の分布が成人に比して異なることを常に念頭におく必要がある．骨格筋，褐色脂肪，心筋，甲状腺，消化管においてさまざまな集積を示すことは成人と同様であるが，小児においては赤色骨髄が広範に存在し，赤色骨髄，胸腺，咽頭扁桃腺，骨端線などでは成人に比して強く ¹⁸F-FDG が集積することが知られており，注意を要する．また骨髄抑制に対して顆粒球コ

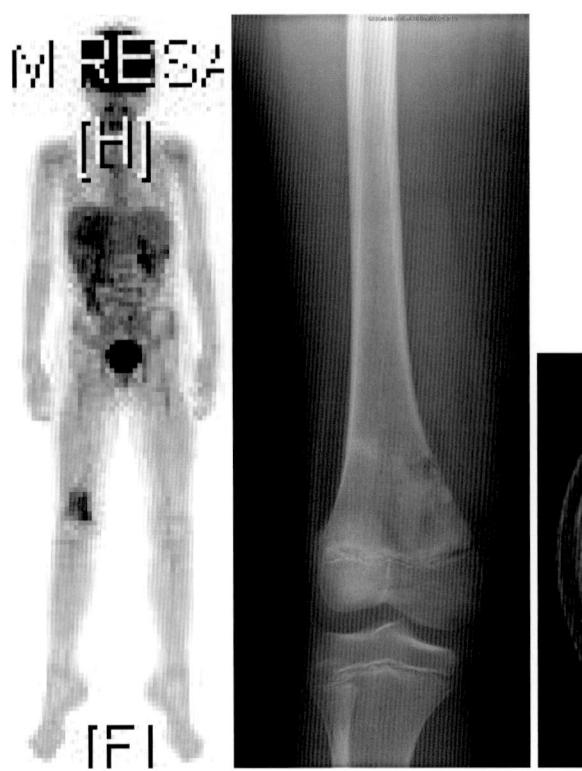

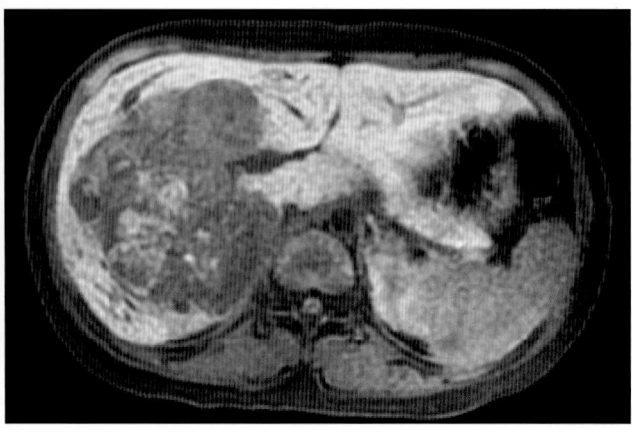

a．術前^{18}F-FDG PET　　b．単純X線正面像　　c．術前MRI

図2．8歳，女．右膝関節痛の精査で骨肉腫の診断となり，PETを施行したところ肝臓癌も同時に発覚．*p53*の変異が認められ（c.722 C>T, p.Ser241Phe），Li-Fraumeni症候群の診断となった．

ロニー刺激因子（G-CSF）を投与すると，骨髄細胞の増殖が亢進することから，骨髄内^{18}F-FDGの集積の増強を認めることがある．このため，PETの検査にはG-CSF投与から最低1週間の間隔を開ける必要がある（図1）．同様に，化学療法後に生じる反応性の胸腺過形成からも^{18}F-FDGの集積が認められる可能性があり，誤診を防ぐためにも留意すべきである．頸部の褐色脂肪細胞の代謝は成人に比して小児期で有意に高いことが報告されており，これがPET-CTにおいて頸部の疑陽性もしくはノイズの原因になりうることにも注意を要する[5]．この褐色脂肪の代謝を抑制する方法として，薬剤の使用（プロプラノロール塩酸塩やフェンタニル）や単純に^{18}F-FDG投与前の室温の調節の有効性も報告されている[6]．またPET-CTは主に悪性骨・軟部腫瘍における診断・治療に応用されていくものと考えるが，小児に好発する良性骨腫瘍である線維性骨異形成や骨軟骨腫においても^{18}F-FDGの高い集積を認めることも報告されており，臨床所見や単純X線像・MRIなどの画像診断の結果をふまえて総合的に診断を検討すべきである．

Ⅳ．骨腫瘍領域への応用

小児における悪性新生物は不慮の事故や先天奇形と並び，幼年〜若年者の死因の上位を占める．小児期に発生する骨原発肉腫は，白血病や神経芽腫などと比較しても比較的低い頻度であるが，いまだ予後不良例も散見され，より有効な診断，治療法の確立が強く望まれている．小児の代表的な骨原発肉腫として，骨肉腫およびEwing肉腫があげられる．いずれの肉腫もかつて5年生存率が20％以下という非常に予後不良の腫瘍であったが，1980年代以降の化学療法の発達，ならびにMRIをはじめとした画像診断の普及により現在では70％を超えるまでにいたっている．反面，1990年代以降，現在にいたるまで治療成績に劇的な改善はなく，より有効な画像診断，治療法の開発が強く望まれる分野である．

PETの骨病変検出能力に関しては，従来の^{99m}TCシンチグラムより癌腫によっては感度が高く，骨病変の早期発見に有用であるとする報告がある一方で，骨肉腫においては^{99m}TCシンチグラムのほうがより高感度であるとも報告されている．しかしながら，骨肉腫は肺転移を生じることが多いことから，骨以外の臓器を含めて全身を一度に評価することが可能なPET-CTは有効な検査であると考えられる．また同様の理由から，Li-Fraumeni症候群患者などのように，原発性骨腫瘍以外に共存するほかの疾患を同時に検索する場合にも有用である（図2）．Ewing肉腫は，骨肉腫と異なり骨形成能は強くないことか

ら，PETの検出能が従来の^{99m}TCシンチグラムに勝ることはすでに報告されている[9]．

一方，骨腫瘍患者に対するPET-CTの化学療法の効果判定応用への期待も高く，その有用性について諸家の報告が散見される．当院でもPET-CTの結果が化学療法の奏効率と相関を示す症例も認められたが，一方で^{18}F-FDGの集積の減弱が著明であるにもかかわらず摘出標本では腫瘍の生存が確認される例もあり，今後も症例の蓄積を行いさらに検討することが必要と考える（図3）．また，近年のMRI技術の進歩により正確な腫瘍の深達度や生物学的活性をある程度画像で評価できるようになってきている．このことから，骨原発性腫瘍の80％以上の症例で術前のMRI情報に基づき切除計画を立て，切・離断ではなく腫瘍を根治的に切除する患肢温存手術が可能となっている．しかしながら，MRIでは浮腫や炎症などの影響でみかけ以上に腫瘍が大きくみえる傾向があり，このため切除範囲が拡大する傾向にあるのも事実である．また，化学療法後に腫瘍の縮小を認めないような症例では，化学療法の効果判定および残存細胞の評価が困難であり，切除範囲の決定にはしばしば難渋する．これらの欠点を補うために，化学療法前後の^{201}Tlの集積の変化をMRIと照らし合わせ，これは化学療法の効果判定にしばしば用いられるが，検出感度が低く，また偽陽性の割合が高いことが指摘されている[10]．一方，PET-CTでは細胞の活動性が信号強度に反映されることから，これらの問題点はある程度克服されており，PET-CTによる腫瘍の正確な局在を評価することによって，不必要な切除を減少させうる可能性があり，より良好な患肢機能獲得へつながることも予想される．また，化学療法の効果判定においてもstandardized uptake value（SUV）値の変化が有用であるとの報告が近年散見される．特に，従来の殺腫瘍効果をねらった抗癌薬とは違い腫瘍の制動効果を目的とした分子標的薬が台頭してきたことにより，腫瘍の質的変化もとらえるPET-CTは効果を発揮するものと期待される．

V．軟部腫瘍領域への応用

小児期に発生する軟部腫瘍でもっとも頻度の高いものとして横紋筋肉腫があげられる．現在，CTやMRIを用いて腫瘍の広がりを評価し，単純X線像やCTで肺転移の有無を，骨シンチグラムで骨転移の有無を検索することが一般的である．横紋筋肉腫における^{18}F-FDGの集積に関してはさまざまな報告がなされており，PET-CTの有用性を示した報告も散見されるが，実臨床での応用にあたりいまだ高いエビデンスは提示されていない．しかし，Volkerらは12例の横紋筋肉腫を含む小児癌患児の前向き試験で，fluorodeoxyglucose（FDG）-PETがほかの画像診断と比較して，リンパ節や骨転移の検索には優れていると報告しており[11]，今後の臨床研究の発展が強く望まれる．

PET-CTは腫瘍検体の生検部位の確定や，予後の判定にも応用できる可能性が近年示唆されている[12]．比較的大きな腫瘍では嚢胞性変化や中心部壊死などが生じた結果，腫瘍内部の生物学的活性が不均一となる傾向がある．このような場合，PETで高信号を認めた部位から生検組織を採取するとき，より正確な病理診断の一助となることが期待される．また，Earyらは209例の肉腫の検討においてベースラインのSUV値が従来の組織学的悪性度評価に比してより予後との相関があったとも報告しており[13]，予後予測に関しても病理診断と並び重要な情報を提供しうることが期待される．また，Pengらは4例の横紋筋肉腫について解析し，PET-CTが化学療法の効果判定に有用であると報告している[14]．これは，軟部肉腫への補助療法の治療効果判定にもPET-CTが応用可能であることを示唆する知見であり，今後特に検討を重ねるべき事項と思われる（図4）．実際，ほかの軟部肉腫においても化学療法後の^{18}F-FDGの集積の増減と腫瘍切除後の再発率に有意な相関を示したと報告されている[15]．

VI．局所再発診断における有用性

四肢の悪性骨・軟部腫瘍小児患者に対しても，多くの症例で患肢温存手術が可能となったが，反面，再建に用いた人工関節が局所再発の早期発見を妨げる原因の一つとして問題になっている．通常，腫瘍の局所再発の検索にはMRIが利用されるが，人工関節置換術を行った患者に対しては金属アーティファクトが問題となり，このような症例に対してはMRIによるスクリーニングは困難である．この問題点を克服するために，近年metal suppression softwareを利用したMRI撮像の報告が散見されるが，本邦においてはまだ実用にはいたっていない．しかしながら局所症状，触診，単純X線像などでは再発腫瘍の評価に限界があるのは明らかであり，このことからPET-CTが局所再発の検索においても応用できるものと期待される．近年，Franziusは原発性悪性骨腫瘍再発におけるPET-CTの有用性を示唆するデータを報告しており[16]，また本検討でも，SUV（max）5.0が瘢痕組織と局所再発を鑑別する一つの目安になりうることを報告した．一方，無菌的弛みや術後感染など炎症反応が亢進した状態でも^{18}F-FDGの集積が生じることは広く知られており，これらの非腫瘍性病変と局所再発の鑑別のためにも今後さ

I. 診断・評価の進歩 ◆ 2. CT, PET-CT

a. 化学療法前 PET-CT

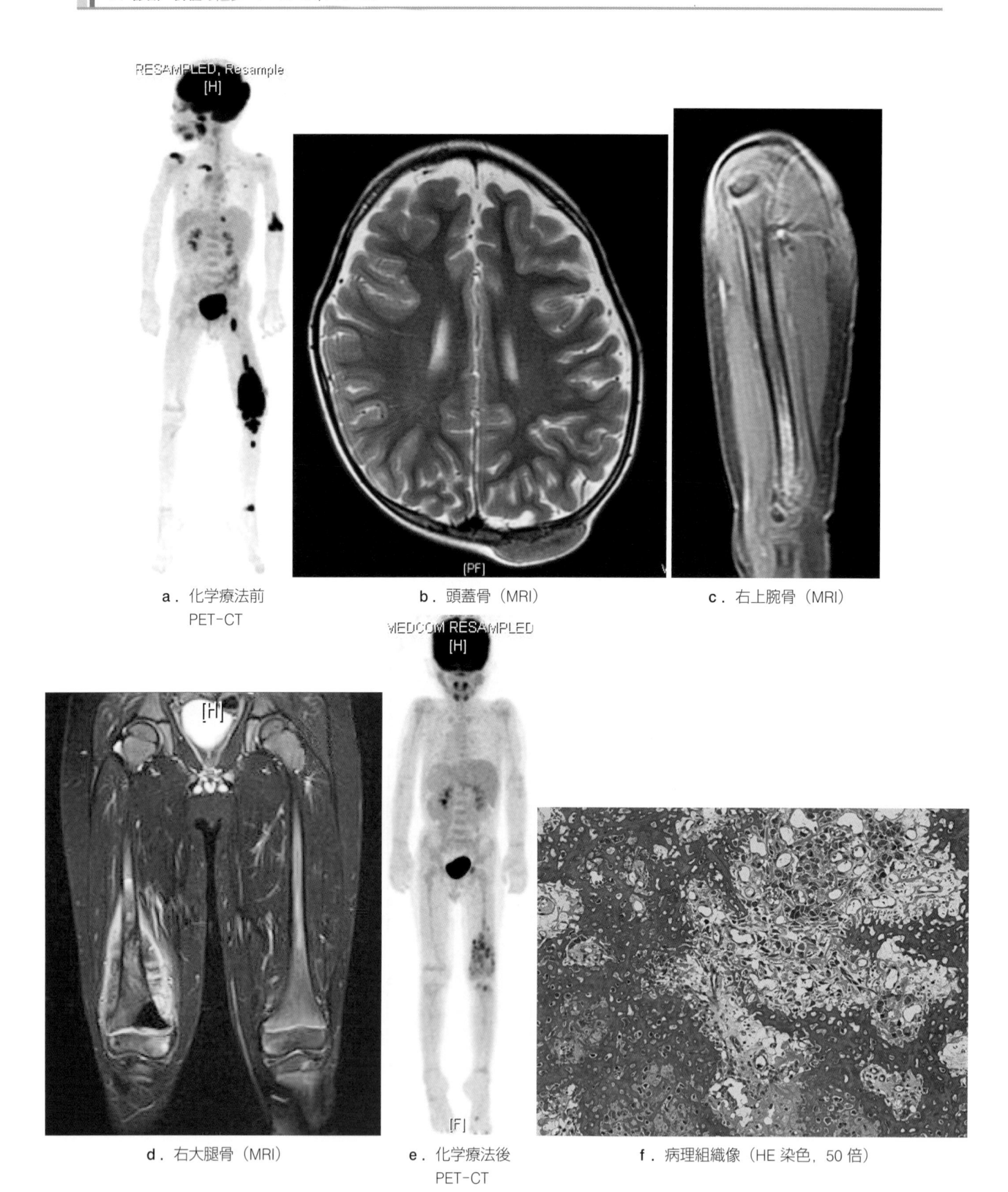

b. 頭蓋骨（MRI）

c. 右上腕骨（MRI）

d. 右大腿骨（MRI）

e. 化学療法後 PET-CT

f. 病理組織像（HE 染色，50 倍）

図3．6歳，男．右膝関節痛の精査で骨肉腫の診断となった．PET-CT で全身検索を施行したところ，大腿骨内のスキップ転移を含め，頭蓋骨，左肩甲骨，右上腕骨，右脛骨など多発病巣を認めた（a〜d）．多中心性骨肉腫の診断のもと，化学療法を施行．3コース施行後の PET では SUVmax は 6.56 から 2.39 まで低下した（e）．切除標本では変性・壊死に陥っている細胞も多数認められたが，約半分は生存細胞であり化学療法の効果判定では grade 1 の診断となった（f）．

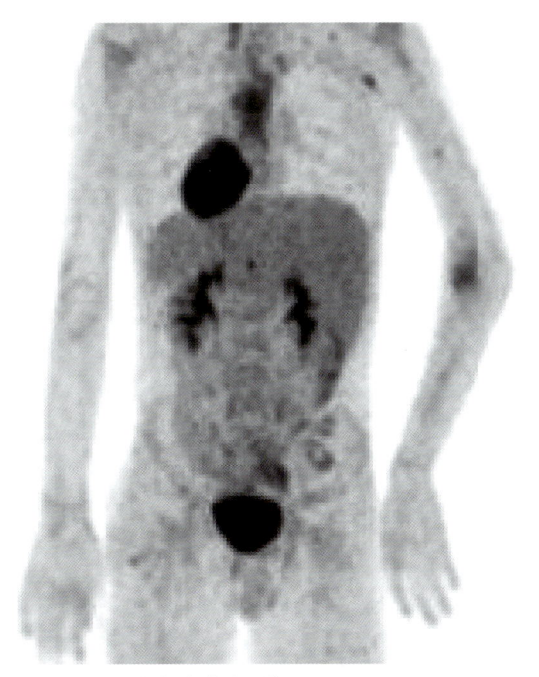

a．化学療法前の^{18}F-FDG PET-CT　　　　b．化学療法後の^{18}F-FDG PET-CT

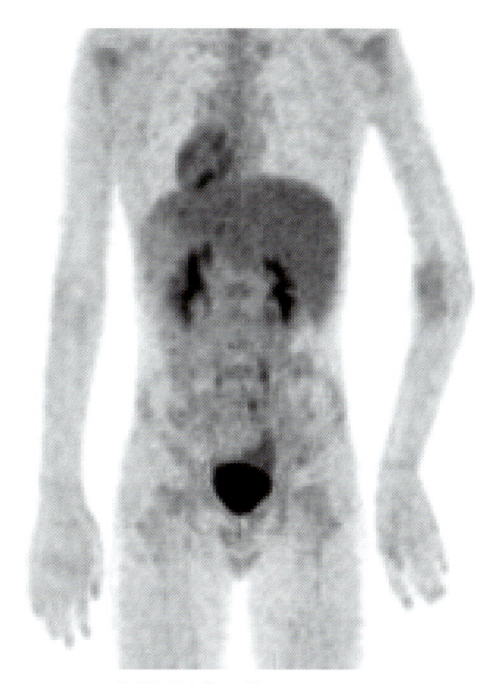

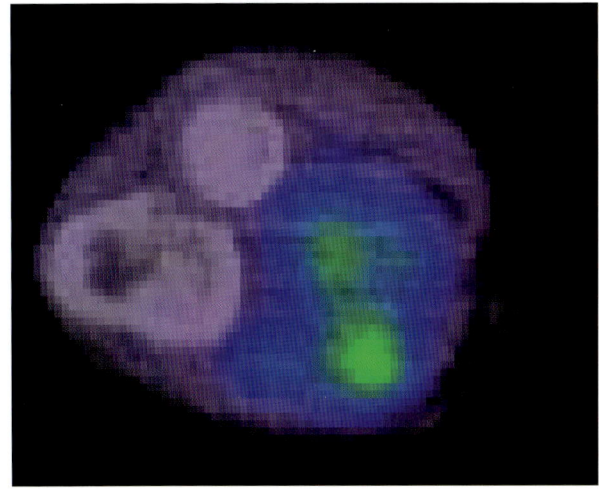

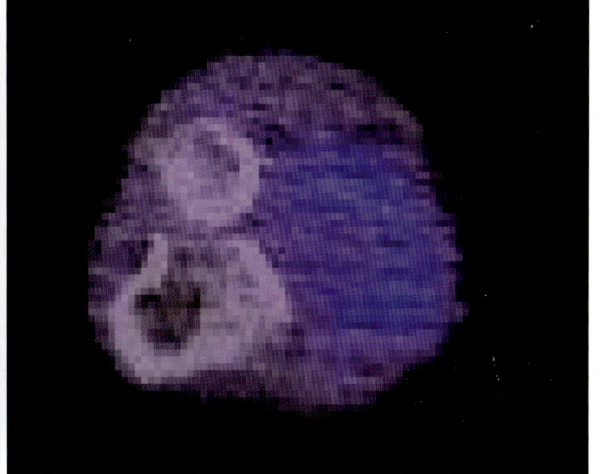

c．化学療法前のCT　　　　d．化学療法後のCT

図4．11歳，男．左肘滑膜肉腫に対して，術前化学療法を施行後，SUVmaxは2.60から1.29へ低下．神経血管側に近接していたが，患肢温存術を施行し，現在再発・転移を認めていない．

らなる検討が必要と考えた．

ま と め

1）小児領域の悪性骨・軟部腫瘍のほとんどすべてにおいて^{18}F-FDGの集積を認めることからも，PET-CTが当該領域において有用な画像診断法となることは論を俟たない．

2）上記のことからも，今後さらにPET-CTが悪性骨・軟部腫瘍の治療体系確立のうえで密接に関連してくることが予想される．

3）PET-CT検査の限界を常に念頭におきながら正確な評価法を模索し，前向きな検討を行っていくことが重要と考えられた．

文　献

1) Caner B, Kitapel M, Unlu M et al：Technetium-99 m-MIBI uptake in benign and malignant bone lesions；a comparative study with technetium-99 m-MDP. J Nucl Med 33：319-324, 1992
2) Gordon I：Issues surrounding preparation, information, and handling the child and parent in nuclear medicine. J Nucl Med 39：490-494, 1998
3) Treves ST：Introduction. Pediatric Nuclear Medicine, 2nd Ed, ed by Treves ST, Springer-Verlag, New York, p1-11, 1995

4) Jadvar H, Connolly LP, Fahey FH et al : PET and PET/CT in pediatric oncology. Semin Nucl Med **37** : 316-331, 2007
5) Yeung HW, Grewal RK, Gonen M et al : Patterns of (18) F-FDG uptake in adipose tissue and muscle ; a potential source of false-positives for PET. J Nucl Med **44** : 1789-1796, 2003
6) Garcia CA, Van Nostrand D, Atkins F et al : Reduction of brown fat 2-deoxy-2-[F-18] fluoro-D-glucose uptake by controlling environmental temperature prior to positron emission tomography scan. Mol Imaging Biol **8** : 24-29, 2006
7) Pacak K, Eisenhofer G, Goldstein DS : Functional imaging of endocrine tumors ; role of positron emission tomography. Endocr Rev **25** : 568-580, 2004
8) Alessio AM, Kinahan PE, Manchanda V et al : Weight-based, low-dose pediatric whole-body PET/CT protocols. J Nucl Med **50** : 1570-1577, 2009
9) McCarville MB, Christie R, Daw NC et al : PET/CT in the evaluation of childhood sarcomas. AJR **184** : 1293-1304, 2005
10) Magnan H, Chou AJ, Chou JF et al : Noninvasive imaging with thallium-201 scintigraphy may not correlate with survival in patients with osteosarcoma. Cancer **116** : 4147-4151, 2010
11) Volker T, Denecke T, Steffen I et al : Positron emission tomography for staging of pediatric sarcoma patients ; results of a prospective multicenter trial. J Clin Oncol **25** : 5435-5441, 2007
12) Eary JF, O'Sullivan F, O'Sullivan J et al : Spatial heterogeneity in sarcoma ^{18}F FDG uptake as a predictor of patient outcome. J Nucl Med **49** : 1973-1979, 2008
13) Eary JF, Conrad EU, Bruckner JD et al : Quantitative [F-18] fluorodeoxyglucose positron emission tomography in pretreatment and grading of sarcoma. Clin Cancer Res **4** : 1215-1220, 1998
14) Peng F, Rabkin G, Muzik O : Use of 2-deoxy-2-F-18-fluoro-D-glucose positron emission tomography to monitor therapeutic response by rhabdomyosarcoma in children ; report of a retrospective case study. Clin Nucl Med **31** : 394-397, 2006
15) Schuetze SM, Rubin BP, Vernon C et al : Use of positron emission tomography in localized extremity soft tissue sarcoma treated with neoadjuvant chemotherapy. Cancer **103** : 339-348, 2005
16) Franzius C : FDG-PET/CT in pediatric solid tumor. Q J Nucl Med Mol Imaging **54** : 401-410, 2010

*　　　*　　　*

新生児に対する超音波股関節検診

青木 恵　末綱 太**

はじめに

1980年Grafは超音波検査での発育性股関節形成不全（DDH）を報告し[1]，本邦でも広く行われるようになってきている．新生児から乳幼児の股関節に対して超音波検査は侵襲がなく，DDHの早期診断に有用である．当院は産科集約施設を併設し，近隣からの新生児の搬送も多い．産科の集約化は年々進行し，2009年には年間約600件であった出産数もさらに増加している．当科では2009年6月より当院で出生した新生児，または搬送された新生児全例に対し，入院中に超音波を用いた股関節検診を行っており，その結果について報告する．

われわれは，新生児の股関節の超音波検査結果とその後の経過の検証を行い，超音波を用いた新生児股関節検診の課題についての検討を目的とした．

I. 対象および方法

❶ 対象

2009年6月～2011年5月に検査を行った1,461（男性767，女性694）例のうち，在胎週数37～41週の正期産で，日齢7日目までに検査を施行した1,197例2,394股関節（男性618例，女性579例）について検討した．

❷ 方法

当院で出生または新生児搬送された児に対し，股関節の理学所見と超音波検査を施行した．理学所見は開排制限，坐骨結節と大転子の位置関係（ischium tuberosity-trochanter distance：ITD），脚長差（Allis徴候），大腿皮膚溝の非対称，クリックサイン，向き癖を診察し，超音波検査は日本超音波医学会の定めた新生児・乳児の股関節脱臼診断基準[2]によりGraf法（改変）に従って計測・診断した．図1，2において3本の補助線から得られるα角とβ角を測定し，この計測値および月齢より表1に従って分類した．理学所見，超音波所見で異常を認めたものを生後2週～1ヵ月時に再検査とし，その他は地域での3ヵ月検診を受けるように説明した．当院での再検査では3ヵ月までは超音波のみでの検査を行い，3ヵ月以降は必要時にはX線像での検査を併用した．統計学的手法として，割合の比較にはχ^2検定を用い，平均値の比較には二元配置分散分析，t検定，paired t検定，Tukey法を用いた．

II. 結果

新生児検診において，超音波検査で異常を認めたものは249（男性69，女性180）例［20.8％］，341（右194，左147）股［14.2％］であった．また超音波では異常を認めず，開排制限など理学所見の異常を認めたものは73例で，1ヵ月時の再検査でも超音波検査で異常は認めなかった．超音波検査での新生児の異常所見の年度別発生率は2009年6月～2010年5月は543例中153例（28.2％），1,086股関節中201股関節（18.5％），2010年6月～2011年5月は654例中96例（14.7％），1,308股関節中140股関節（10.7％）で，両群間に有意差を認めた（$p<0.001$）．

超音波検査での診断の内訳は，Graf法でtype IIIの脱臼1例1股（女性，左股関節），type IIc～Dの求心性不良4例6股（男性1例，女性3例，右2股，左4股），type IIaの骨性臼蓋の骨化遅延244例332股（男性68例，

Key words

developmental dysplasia of the hip, ultrasonographic examination, newborn baby

*An evaluation of ultrasonographic examination for the developmental dysplasia of the hip in newborn babies
**M. Aoki, F. Suetsuna（副院長）：八戸市立市民病院整形外科（〒031-8555　八戸市大字田向字毘沙門平1；Dept. of Orthop. Surg., Hachinohe Municipal Hospital, Hachinohe）.

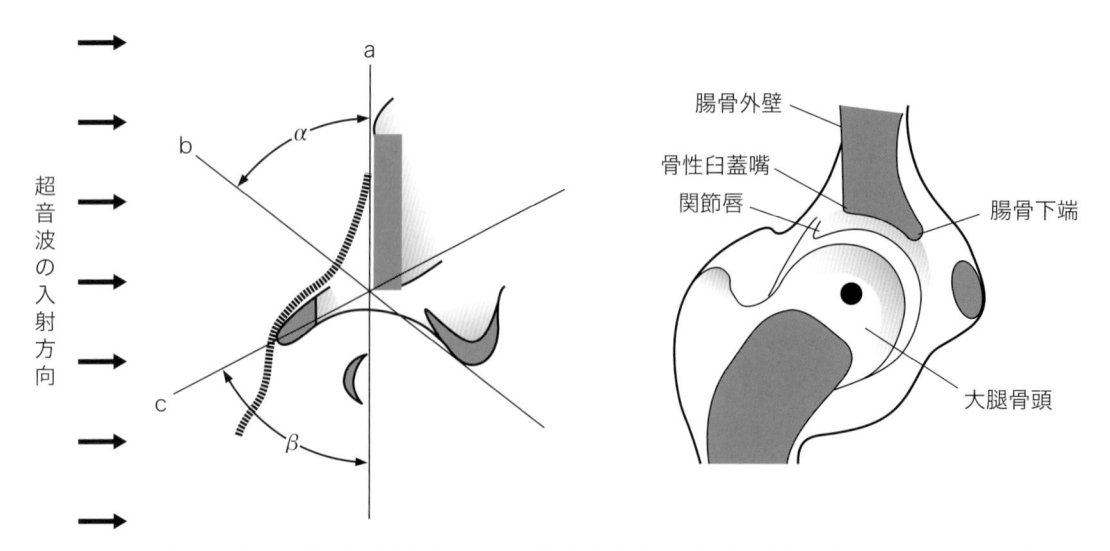

図1. 新生児・乳児の股関節脱臼診断基準. 乳児股関節前額面像（基準断層像）［文献2より引用改変］.
a：基線（base line）：軟骨膜と腸骨外壁とが接する点を通り, 腸骨外壁と平行な線, b：骨性臼蓋線（bony roof line）：骨性臼蓋嘴と腸骨下端を結ぶ線, c：軟骨性臼蓋線（cartilage roof line）：骨性臼蓋嘴と関節唇の中心を結ぶ線

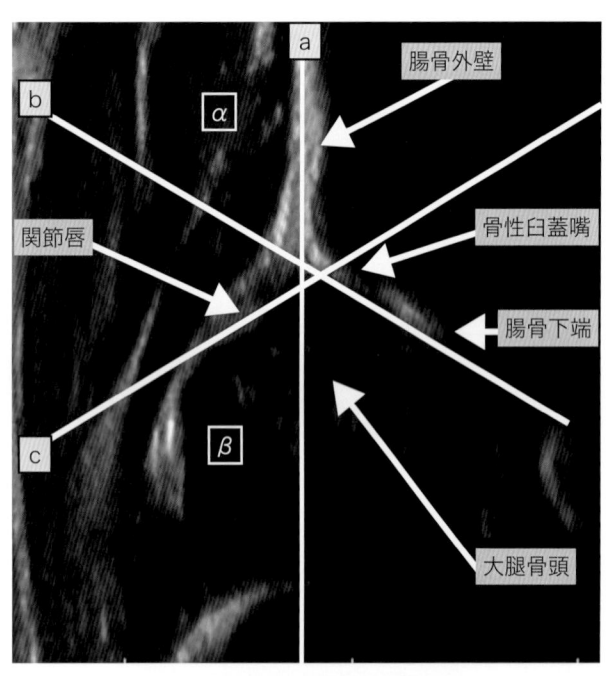

図2. 新生児正常股関節超音波像

女性176例, 右190股, 左142股）であった. 再検査は242（男性65, 女性177）例に施行された. 脱臼例はクリックも認め不安定性が著明なため開排装具を装着し, 良好な経過を得た（症例1, 0歳, 女）. 求心性不良例6股は全例とも開排・育児指導を行い, 1〜3ヵ月時に超音波検査で正常化した. 再検査を行った骨化遅延例237例324股のうち1股は1ヵ月時にtypeⅡcへ進行し, リーメンビューゲル装具での治療を開始した. 残りの骨化遅延例236例323股関節のうち, 3ヵ月時まで経過観察を行ったものは104例であり, 超音波検査で異常を認めた症例は13例15股（男性2例, 女性11例, 右12股, 左3股）であった. それらの症例で3ヵ月時のX線像でのα角が30°以上のものは8例10股（男性2例, 女性6例, 右5股, 左5股）であった. それらはその後, 超音波検査では6ヵ月までに正常化し, X線像においても2歳時までに全例正常化した. また, 3ヵ月時に超音波検査で異常を認めなかった91（男性22, 女性69）例のうち, X線検査を行った72（男性16, 女性56）例において, X線像でのα角が30°以上であったものは19例24股（男性1例, 女性18例, 右6股, 左18股）であった. それらのうち, 6ヵ月までにX線像でのα角が正常化したものは12例16股, 1歳時までに正常化したものは4例4股, 3歳時までに正常化したものは2例3股であった. 1例は転居し, 他院での経過観察となった. 超音波検査での診断結果を表2に示す. 新生児超音波検査でα角が60°未満であった249例341股のうち, 装具での早期治療を行ったのは2例2股であった.

新生児検査においてGraf法typeⅡaの診断で, 3ヵ月まで経過観察を行った104例の全股関節をtypeⅠとtypeⅡaの群に分け, Graf法でのα角とβ角の平均値を求めた. その推移を図3, 4に示す. 2ヵ月時の検査は症例数が少ないため参考値である. α角は新生児より1ヵ月, 3ヵ月と有意に増加しており, β角は新生児から1ヵ月時には有意差は認められなかった. 3ヵ月時には有意に減少していた. TypeⅠ, Ⅱa群間で有意差を認めたものは新生児のα角のみであった.

表1. 新生児・乳児の股関節脱臼診断基準（Graf法改変）[文献2より引用]

type		骨性臼蓋嘴の形状	臼蓋軟骨の形状	α角	β角**
Ⅰ	正常股関節	角ばっている，またはやや丸みをおびる	幅が狭い よく骨頭をおおう	α≧60°	
Ⅱ	Ⅱa 骨性臼蓋の骨化遅延（生後3ヵ月未満）	丸みをおびる	幅を増す 骨頭をおおう	50°≦α<60°	
	Ⅱb 骨性臼蓋の骨化遅延（生後3ヵ月以降）				
	Ⅱc 脱臼危険状態	やや平坦化	幅が広い ほぼ骨頭をおおう	43°≦α<50°	70°≦β≦77°
D	骨頭が求心性を失った状態 （臼蓋の形成不全はtypeⅢ・Ⅳに比べて軽度）	やや平坦化	骨頭をおおわない	43°≦α<50°	β>77°
Ⅲ	Ⅲa 脱臼　臼蓋軟骨部にエコーが出現しない	平坦化	臼蓋軟骨は骨頭の内上方に存在する	α<43°*	
	Ⅲb 脱臼　臼蓋軟骨部にエコーが出現する				
Ⅳ	完全脱臼	平坦化	臼蓋軟骨は骨頭の内下方に存在する		

*臼蓋軟骨が明らかに内側にある場合は，α角を計測する必要はない，**β角はtypeⅡcとtypeDの判別時にのみ用いる，typeDは脱臼危険股の意味で，typeⅡdではない

表2. 超音波検査による診断

	新生児	1ヵ月児	3ヵ月児
脱　臼（股）	1*	—	—
求心性不良（股）	6	2*	—
臼蓋の骨化遅延（股）	332	114	15

*早期治療を開始

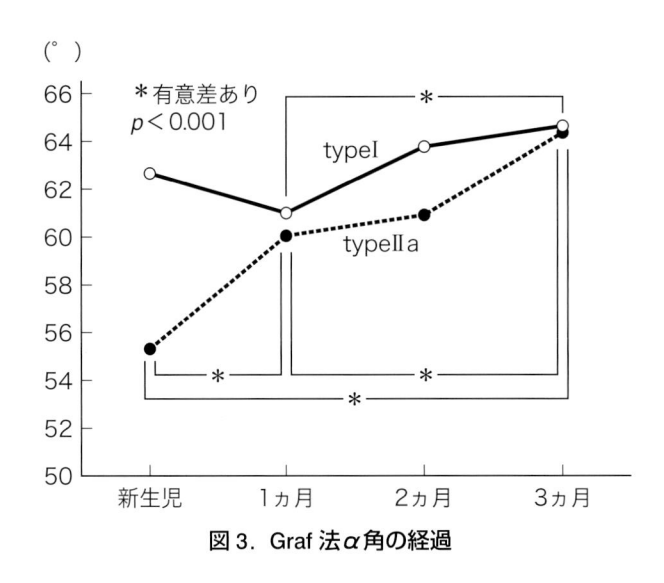

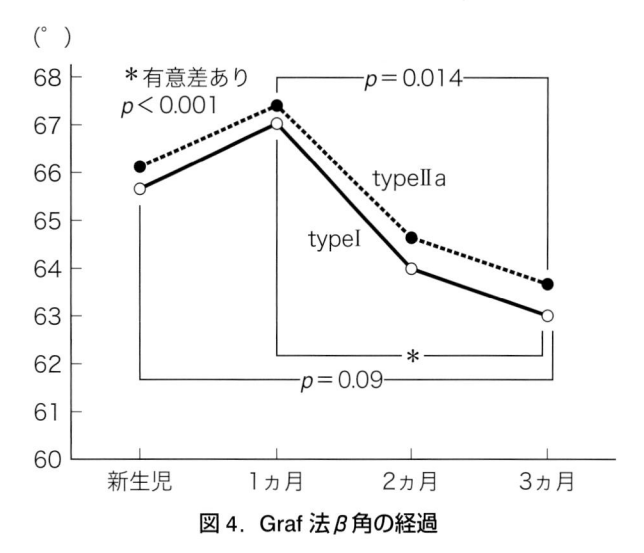

図3. Graf法α角の経過

図4. Graf法β角の経過

Ⅲ. 症 例 提 示

症例1. 0歳，女（図5）.

在胎39週，帝王切開，頭位で出生し，出生時体重は2,938gであった．母親は初産であった．妊娠経過中，胎児機能不全が疑われるも新生児仮死はなかった．家族歴は，母親が脱臼でリーメンビューゲル装具を装着していた．新生児検診は日齢3日で施行した．左股関節の高度な開排制限を認め，ITDの左右差，Allis徴候陽性，大腿皮膚溝の左右差を認めた．また，左股関節にクリックを認め，いつも右側に顔，体が向いている状態であった．エコーで左はGraf法typeⅢaで脱臼と診断した．開排位で整復保持されるため，von Rosen型装具（Tübingen Hip Abduction Orthosis：Ottobock社，Duderstadt）装着で開排位を保持し，股関節は安定した．3ヵ月時に装具をはず

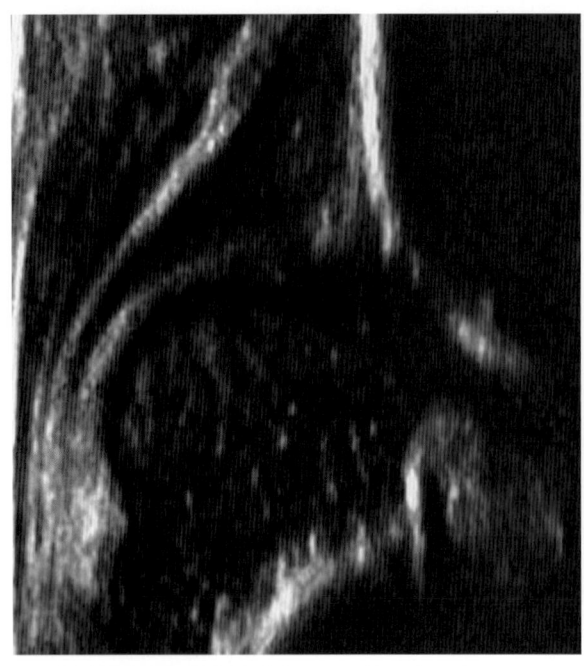

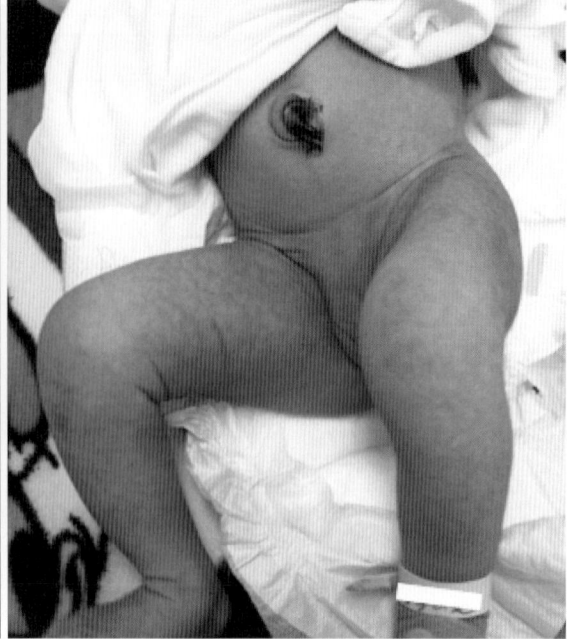

Ⅰ．診断・評価の進歩 ◆ 3．超音波，その他

a．新生児左股関節超音波像．Graf 法α角 42°，typeⅢa

b．新生児検診時外観所見

図5．症例1．0歳，女．新生児脱臼例

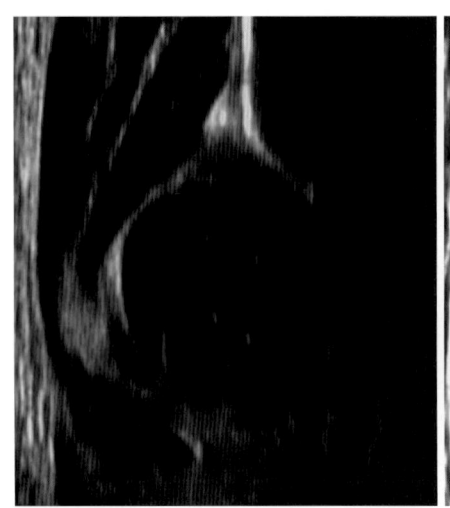

a．新生児左股関節超音波像．Graf 法α角 53°，typeⅡa？

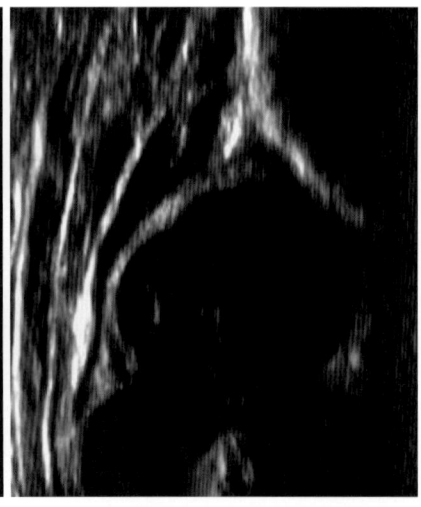

b．1ヵ月時左股関節超音波像．Graf 法α角 48°，β角 73°，typeⅡc？

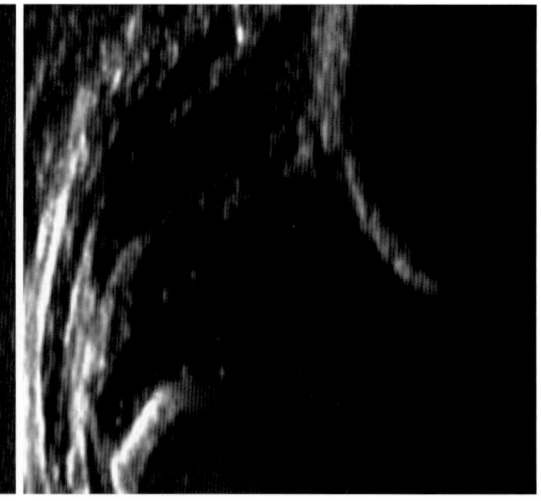

c．2ヵ月時左股関節超音波像．Graf 法α角 42°，typeⅢb

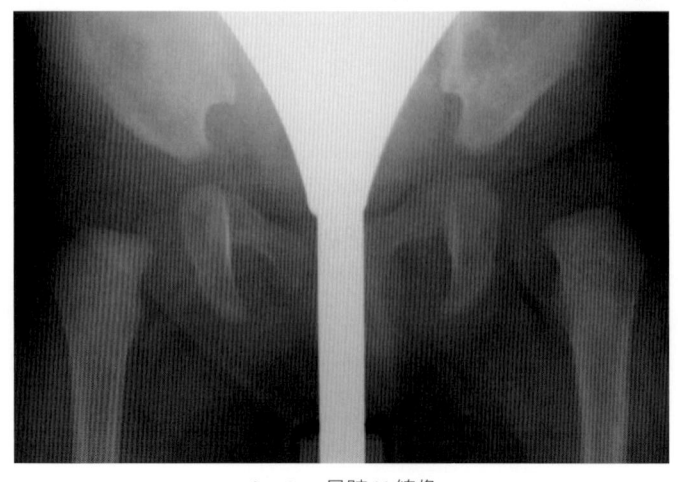

d．2ヵ月時X線像

図6．症例2．0歳，女．脱臼への進行例

40

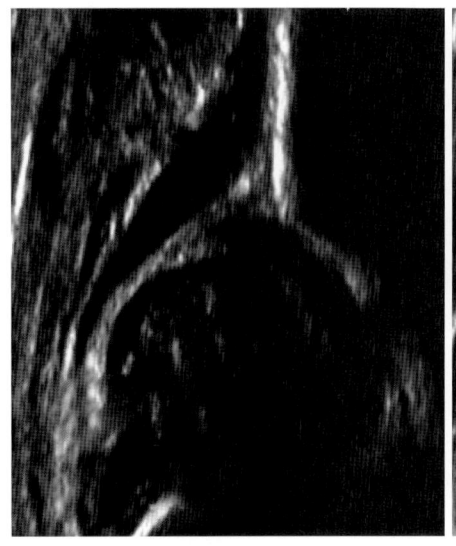

a. 新生児右股関節. Graf法α角49°, β角70°, typeⅡc?

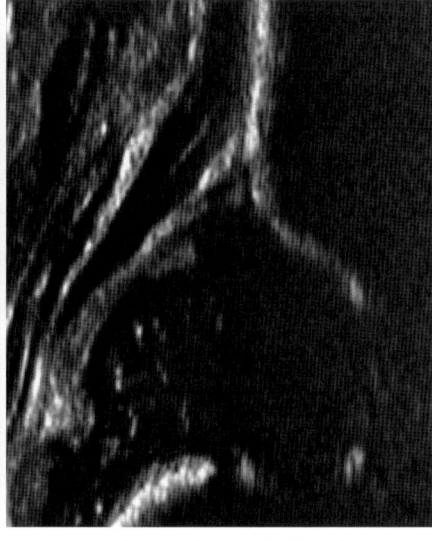

b. 1ヵ月時右股関節. Graf法α角53°, typeⅡa

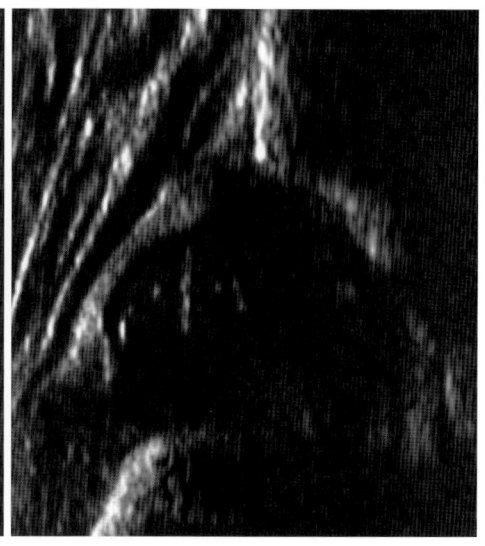

c. 3ヵ月時右股関節. Graf法α角60°, typeⅠ

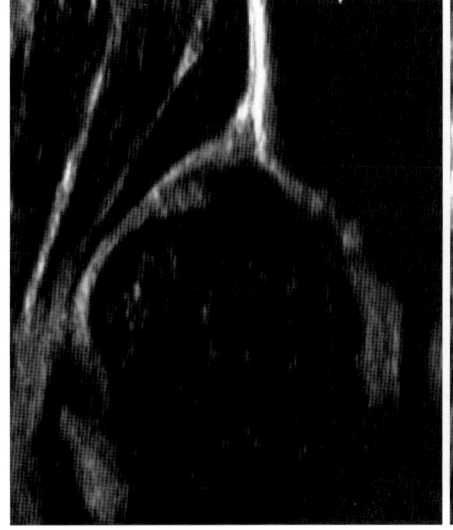

d. 新生児左股関節. Graf法α角49°, β角87°, typeD?

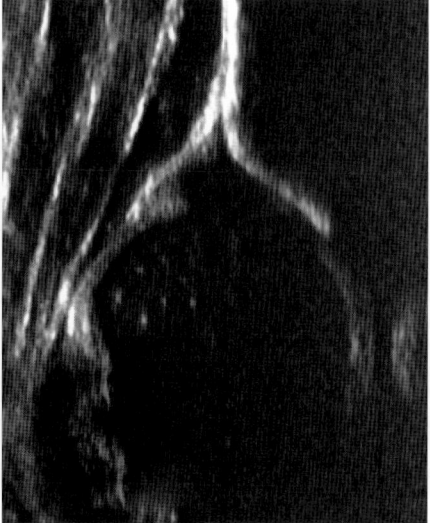

e. 1ヵ月時左股関節. Graf法α角55°, typeⅡa

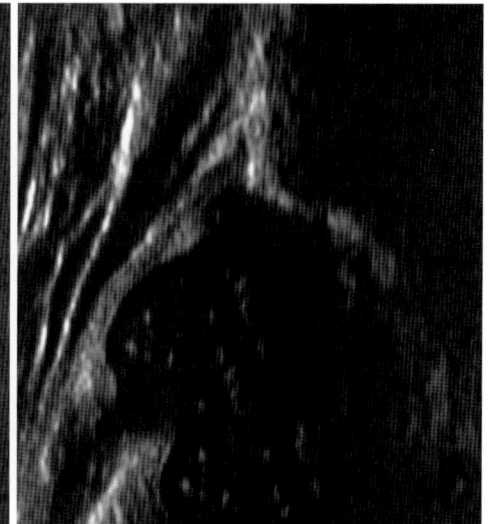

f. 3ヵ月時左股関節. Graf法α角60°, typeⅠ

図7. 症例3. 0歳, 女. 改善例. 超音波像

し, その後の経過は良好である.

症例2. 0歳, 女（図6）.

在胎38週, 帝王切開, 骨盤位で出生し, 出生時体重は2,886gであった. 母親は初産であった. 家族歴は, 母親が脱臼でリーメンビューゲル装具を装着し, 骨切り術を施行されていた. 新生児検診は日齢3日で施行した. 理学所見は両側の軽度の開排制限のみであった. 新生児検診でGraf法typeⅡaと診断したが, 開排指導のみで1ヵ月後再検査を施行したところ, 求心性の悪化とα角の減少を認め, リーメンビューゲル装具での治療を開始した. 経過は良好である.

症例3. 0歳, 女（図7）.

在胎38週, 帝王切開, 頭位で出生し, 出生時体重は3,178gであった. 母親は経産婦であった. 家族歴はなく, 新生児検診は日齢4日で行い, 理学所見の異常は認めなかった. 超音波検査で両側臼蓋の骨化遅延を認め, 開排指導, 育児指導を行った. 1ヵ月時には改善傾向を示したが, 形成はまだ不十分であった. 求心性は良好なため, 開排指導のみで経過観察を行い, 3ヵ月時には両側とも正常股関節となった.

Ⅳ. 考　察

Graf法を用いた超音波検査によるDDHの発生率は4.4〜51.8%と幅が広い[3]. 本研究で新生児におけるα角60°未満を認めたものは14.2%であった. これらの発生率

は超音波検査のラーニングカーブが影響することも考えられる[3]．特に正常との区別が困難な軽度の臼蓋形成不全であるtype IIaの診断が影響するとされている[3]．本研究でも，超音波での検査開始直後の1年より2年目のほうが有意にtype IIaの発生率が減少していた．

渡辺[4]は新生児より3ヵ月までの股関節超音波検査の経過で，新生児期のtype IIaはtype Iに比べ生後1ヵ月までのα角の立ち上がりが大きく，このことはtype IIaが出生後1ヵ月の間に，胎児期に体内で何か股関節の成長を妨げていたものを生後早期にキャッチアップしているのではないかと述べている．本研究でも，超音波検査で異常を認めないtype Iの群ではα角は新生児から1ヵ月時では有意差を認めず，α角が60°未満のtype IIa以上の群では1ヵ月までのα角の増大が急激であり，有意差を認めた．1ヵ月以降は，α角は両群とも有意に増加しており，type IIaの群も3ヵ月までに多くは正常範囲となった．β角について，服部[6]は新生児でもっとも大きく，その後1ヵ月，3ヵ月と減少し，以降変化しなかったと報告している．しかし，渡辺[4]は出生後から1ヵ月で増加し，3ヵ月で再び減少していたと報告し，出生後から1ヵ月程度は関節の弛みが一時的に発生する可能性を示唆した．今回の調査でも，β角はtype I，type IIaの両群において，新生児から1ヵ月までではβ角の変化に有意差は認められなかったが，1ヵ月以降では両群ともβ角は有意に減少していた．このことは，新生児より1ヵ月の期間に骨化遅延の股関節は急激な発育がみられるが，同時に不安定性も有していると考えられた．また，新生児の超音波検査で正常であっても，1ヵ月までの不安定性により求心性不良，さらに脱臼へ進行する可能性があることを示している．渡辺[5]は，新生児股関節検診で超音波画像上，type Iの正常例からその後に脱臼した症例を認め，1ヵ月検診も必要であると述べている．本研究でも，新生児検診で臼蓋の骨化遅延を認めた症例で，1ヵ月時に外側化が進行しており，治療を開始した1例を認めた．超音波を用いた新生児股関節検診を行い，早期に小児の股関節の状態を評価することは，その時期の不適切な育児，股関節伸展位などによる脱臼への進行に対し，股関節の開排・育児指導をすることで予防できる可能性が考えられた．また，早期の治療においては，これまでの報告では軟弱な骨頭に対して悪影響を与えた例はなく，良好な結果が示されている[5,7]．

3ヵ月時にX線検査を行った症例において，超音波検査では異常を認めなかったがX線像でのα角が30°以上あった症例は19例24股であり，脱臼・亜脱臼は認めず，X線像でのα角はすべて35°未満であった．当科で経過観察を行った18例は，すべて3歳までにはX線像でのα角も30°未満となった．服部[6]は超音波像のα角とX線像の臼蓋角の相関関係を認めたが，軽度の臼蓋形成不全（臼蓋角35°未満）は超音波検査では正常像を示すことがあることも指摘している．

今後の課題として，新生児で超音波，理学所見ともに問題のなかったものが1ヵ月時に悪化する可能性があるため，1ヵ月時での検査が有用であると考えられるが，実現には時間，マンパワーなどの問題がある．新生児の超音波検査による早期の介入による効果は十分期待できると考えられるが，検査の時期，追跡方法（X線検査の併用の有無，時期）などについても，今後も検討を要する．

ま と め

1）当院で出生または新生児搬送された新生児1,197例に対し，超音波を用いて股関節検査を行った．

2）新生児超音波検査でGraf法α角が60°未満（type IIa以上）であったのは249例341股であり，そのうち装具での治療を行ったのは2例2股であった．

3）α角は新生児でのtype IIa群では1ヵ月までに急激な増大を示し，β角はtype I，IIa群とも1ヵ月時に比べ3ヵ月には有意に減少していた．

4）新生児より1ヵ月の時期は股関節の弛緩性が高まり，同時期に適切な育児指導をすることで脱臼への進行の予防の可能性が示唆された．

5）超音波での新生児股関節検診は有用な検査であるが，再検査，治療のすすめ方について検討を要する．

文　献

1) Graf R：The diagnosis of congenital hip joint dislocation by the ultrasonic compound treatment. Arch Orthop Trauma Surg 97：117-133, 1980
2) 田中幸子, 瀬本喜啓, 扇谷浩文ほか：新生児・乳児の股関節脱臼診断基準. 超音波医 33：383-387, 2006
3) Peled E, Eidelman M, Katzman A et al：Neonatal incidence of hip dysplasia；ten years of experience. Clin Orthop 466：771-775, 2008
4) 渡辺研二：超音波からみた生後3ヵ月までの股関節の変化. 日整外超音波研会誌 15：12-17, 2003
5) 渡辺研二：先天性股関節脱臼の早期超音波診断と治療. 整形外科 53：125-132, 2002
6) 服部　義：新生児・乳児股関節の超音波診断に関する研究. 日整会誌 63：750-763, 1989
7) 大井宏之, 隅田　潤, 山崎有哉：新生児股関節臼蓋形成不全に対する新生児期からの外転装具による治療. 日小整会誌 3：164-168, 1993

//
思春期特発性側弯症の術中X線像から術後肩バランスは予測できるか*

小林　祥　長谷川智彦　大和　雄　安田達也
有馬秀幸　戸川大輔　松山幸弘**

はじめに

　思春期特発性側弯症の手術的治療において，脊椎インストゥルメンテーション技術の発展により側弯のめざましい矯正が可能となった．一方で，主胸椎カーブの矯正率が上がったことにより近位胸椎カーブとのバランスがとれず，術後肩バランスが不良となる症例が増加し問題となっている．従来，術前計画においては，近位胸椎カーブが構築性である場合は，近位胸椎まで固定範囲に含めることが推奨されてきた[1]．また，近位胸椎カーブが非構築性カーブである場合は主胸椎カーブまでしか固定範囲に含めないため，上位胸椎の挙動により肩バランスが保てる症例と，不良になる症例が両方存在していた．そのため，術後の上位胸椎の挙動を解析し，術後肩バランス不良の危険因子が報告[2]されている．しかし，主胸椎カーブの矯正の程度は手術手技に依存するため，術前計画における肩バランス不良の指標よりも術中の肩バランスの指標のほうが有用である可能性があると考える．そこで術中の矯正をどうすればよい肩バランスを得られるのか，手術中の矯正後にX線撮影（術中単純X線像）し，術後肩バランスとの比較・検討を行った．

I. 対象および方法

❶対　象

　2010～2012年に当科で特発性思春期側弯症の診断で後方矯正固定術を行った症例は47例あり，そのうち胸椎カーブの矯正を行い，Th1まで含めた術中X線撮影を行った27例を対象とし，後ろ向き研究を行った．男性2例，女性25例，平均年齢は15.6（12～20）歳であった．術後経過観察期間は平均16.2（3～40）ヵ月であった．術前のカーブパターンはLenke分類type 1が12例，type 2が11例，type 3が2例，type 6が2例であった．

❷固定範囲

　手術では，Lenke分類により構築性カーブを固定範囲に含めた．近位固定端（upper instrumented vertebra：UIV）は構築性カーブの最上位終椎の一つ頭側の高位とし，近位胸椎カーブが構築性カーブである場合はTh2とした．遠位固定端（lowest instrumented vertebra：LIV）は牽引下X線像での安定椎（stable vertebra）と側屈位X線像における椎間可動性（flexibility）を参考[3]にして決定した．

❸手術方法

　手術はボルスター上に腹臥位で行い，後方法で脊髄機能モニタリングと術中ナビゲーション下に，椎弓根スクリューと超高分子ポリエチレンケーブル，フックを設置した．ロッドによる減捻（derotation）で矯正を行い，ポリエチレンケーブルによる側方牽引（translation），頂椎部椎弓根スクリューによりdirect vertebral rotationを加えて矯正を補助した．さらに凹側の牽引と凸側の圧迫を加えて，矯正を完成した．矯正完成時に術中X線撮影を行い，矯正を確認した．

❹評価項目

　術後立位X線像（最終経過観察時）にradiographic shoulder hight（RSH）を計測し，RSH 10 mm以下の症例を肩

Key words
adolescent idiopathic scoliosis, shoulder balance, intraoperative plain radiograph

*Evaluation of postoperative shoulder balance in adolescent idiopathic scoliosis using intraoperative plain radiographs
**S. Kobayashi, T. Hasegawa（講師）, Y. Yamato, T. Yasuda, H. Arima, D. Togawa, Y. Matsuyama（教授）：浜松医科大学整形外科（Dept. of Orthop. Surg., Hamamatsu University School of Medicine, Hamamatsu）.

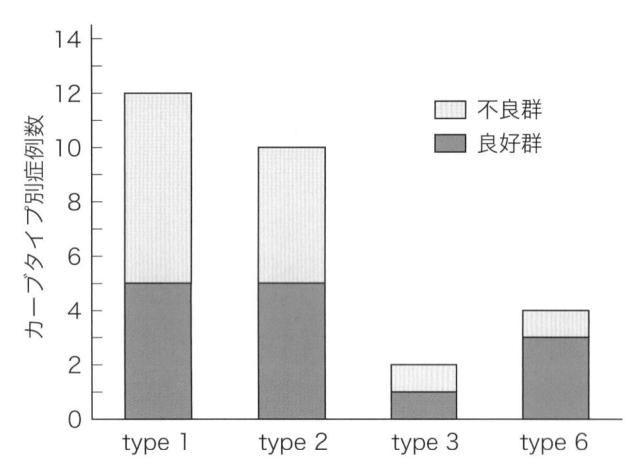

図1. 良好群と不良群の Lenke type 分類. 術後肩バランスが対称であったのは type 2 と type 6 に多く, type 1 は非対称例が多い.

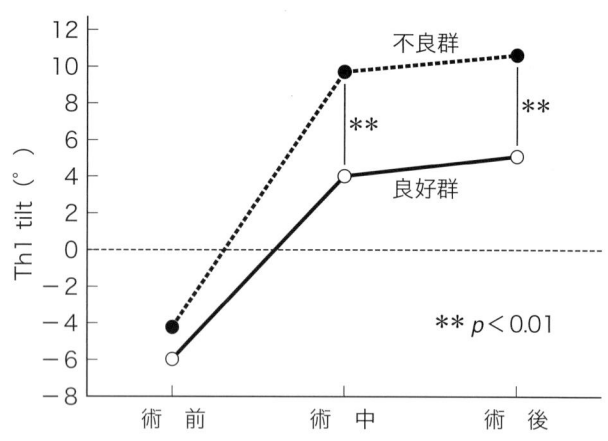

図2. 良好群と不良群の Th1 tilt の変化. 術中と術後 Th1 tilt は良好群で不良群と比較し有意に低値である.

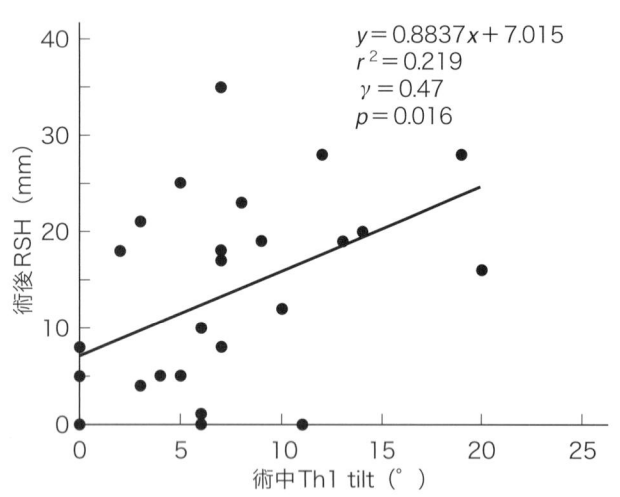

図3. 術中 Th1 tilt と術後 RSH との相関. 相関係数 0.47 で, Th1 tilt は RSH と有意に相関している.

バランス良好（良好群）, RSH 10 mm を超える症例を肩バランス不良（不良群）と2群に分け検討した. 術中 X 線像より Th1 tilt, 烏口突起間傾斜角（coracoid process angle：CPA）, 術前 X 線像より近位胸椎（Th2～Th4）椎体高の左右差を計測し, 良好群と不良群で比較した. さらに術前と術後の側弯 Cobb 角と矯正率, 鎖骨角（clavicle angle：CA）を調査した. 統計解析は ANOVA と Tukey 法を用いて, $p<0.05$ を有意差ありとした.

II. 結　果

良好群 13 例, 不良群 14 例であった. 良好群の平均年齢は 16 歳, 男性 1 例, 女性 12 例であり, 不良群の平均年齢は 15.2 歳, 男性 1 例, 女性 13 例であった. Lenke 分類は良好群では type 1 が 4 例, type 2 が 6 例, type 3 が 1 例, type 6 が 2 例であり, 不良群では type 1 が 8 例, type 2 が 5 例, type 3 が 1 例であった（図1）. 術前主胸椎カーブの Cobb 角は平均 53.8°, 術後平均 9.96° となり, 矯正率は平均 82.0% であった. 良好群の矯正率は平均 80.6%, 不良群は平均 83.7% であったが, 有意差はなかった. 術前の flexibility も良好群では平均 35.0%, 不良群は平均 32.1% であり, 有意差はなかった.

また, 術前上位胸椎カーブの Cobb 角は平均 32.2°, 術後平均 14.2° となり, 矯正率は平均 52.7% であった. 良好群の矯正率は平均 58%, 不良群は平均 48% であったが, 有意差はなかった. したがって肩バランスの悪化は, 上位と中下位胸椎カーブの矯正の不調和が原因ではないと考えられた. Th1 tilt は術前平均 −5.0°, 術後平均 8.1° であった. 術中 Th1 tilt は対称群 4.46°, 非対称群 9.69° と有意に不良群が高かった（$p<0.01$）[図2]. 特に Th1 tilt 7° 以上は術後肩バランスが不良であった. 術中 Th1 tilt と術後 RSH は有意な相関があり, 相関係数は 0.47 であった（図3）. CA は術前平均 −3.9°, 術後平均 2.8° であった. 術後 CA は良好群平均 0.92°, 不良群 4.4° と有意に非対称群が高値であった（$p<0.01$）. 術中 CPA, 近位胸椎椎体高の左右差の有意差はなかった.

また Lenke 分類のカーブタイプ別にみると, type 1 の不良例では術中と術後 Th1 tilt, 術後 CA は有意に対称群と比較し高値であった. Type 2 の不良例でも術中と術後 Th1 tilt, 術後 CA は有意に対称群と比較し高値であった. また type 2 では, UIV を Th4 または Th5 とした "rule-breaker" の 4 例はいずれも肩バランス不良であった. Type 1 と type 2 ではともに, 上位胸椎と主胸椎カーブの矯正率に有意差はなかった.

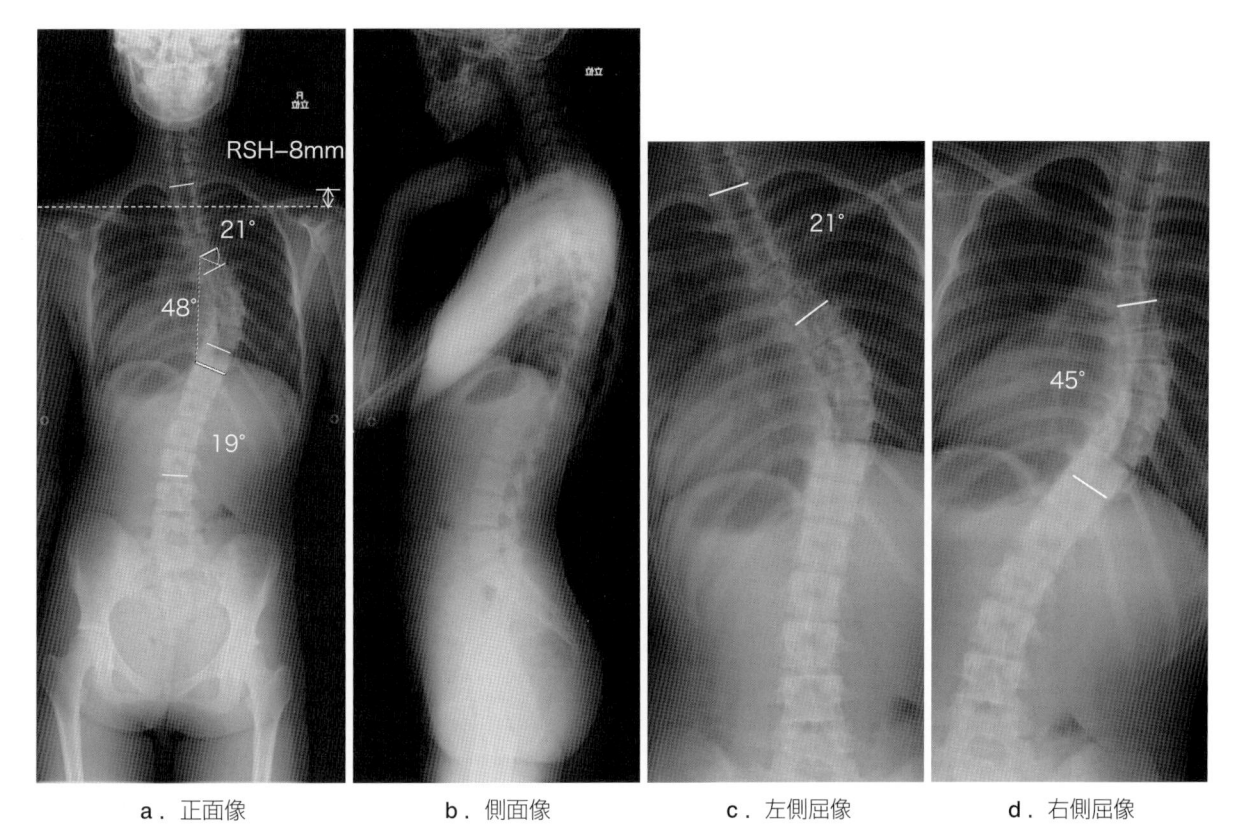

a．正面像　　　b．側面像　　　c．左側屈像　　　d．右側屈像

図4．症例1．13歳，女．特発性思春期側弯症，Lenke 分類 type 1AN．術前全脊柱単純 X 線像および側屈像．術前の主胸椎カーブは Cobb 角 48°（Th6〜Th11）である．

Ⅲ．症例提示

症例1．13歳，女．特発性思春期側弯症，Lenke 分類 type 1AN，良好群．

術前立位 Cobb 角は 21°（Th1〜Th5），48°（Th5〜Th11），19°（Th11〜L3）の側弯が，それぞれ 12°，12°，0°に改善し，良好な矯正が得られた．肩バランスは術前 RSH が－8 mm から術後 3 mm へと改善した．術中 Th1 tilt は 0°であった（図4，5）．

症例2．14歳，女．特発性思春期側弯症，Lenke 分類 type 1CN，不良群．

術前立位 Cobb 角は 28°（Th1〜Th4），48°（Th4〜Th12），36°（Th12〜L4）の側弯が，それぞれ 15°，1°，16°に改善し，良好な矯正が得られた．肩バランスは術前 RSH が－28 mm から術後 28 mm へとバランス不良が残存した．術中 Th1 tilt は 19°と高値であった（図6，7）．

Ⅳ．考察

思春期特発性側弯症に対する手術の目的はバランスのよい脊柱の獲得であるが，肩バランスや肋骨隆起など整容にかかわる因子も見逃すことはできない．本研究では，術中 X 線像により術中 Th1 tilt が術後肩バランスと相関することを示し，特に術中 Th1 tilt 7°以上は術後肩バランスが不良であるという，術中矯正の指針を示すことができた．ただし肩バランスの定義はさまざまであり，健常人においてもわずか 18.7％のみが対称であるとする報告[4]もある．また健常人において RSH が 27 mm であってもボディイメージが損なわれないことがあり[4]，正常範囲については議論の余地がある．Kuklo ら[2]は，RSH 10 mm を正常域と報告したが，本研究では術前 RSH 10 mm を満たしている症例はわずか 8 例（30.8％）のみであり，18 例（69.2％）は術前 RSH が 10 mm 以上あり，術前から半数以上が肩バランス不良例であった．

術中 X 線像が側弯矯正手術において有用とする報告は，椎弓根スクリューの逸脱判定の報告[5,6]が多く，肩バランスで有用とする報告は渉猟しえた範囲ではいまだない．Lehman ら[7]は，44 例の思春期特発性側弯症手術の矯正終了後に術中 X 線像を撮影し，カーブの矯正は術直後立位 X 線像とよく相関したと報告している．また，Sabharwal ら[8]も 74 例の術中 X 線像を撮影し，術中と術後の矯正後のカーブは相関していたと報告した．したがって，術中 X 線像はわれわれが示した肩バランスのみでなく，カーブの矯正の程度の指針にもなることが示されている．

Th1 tilt は過去の報告では，肩バランスと相関しないと

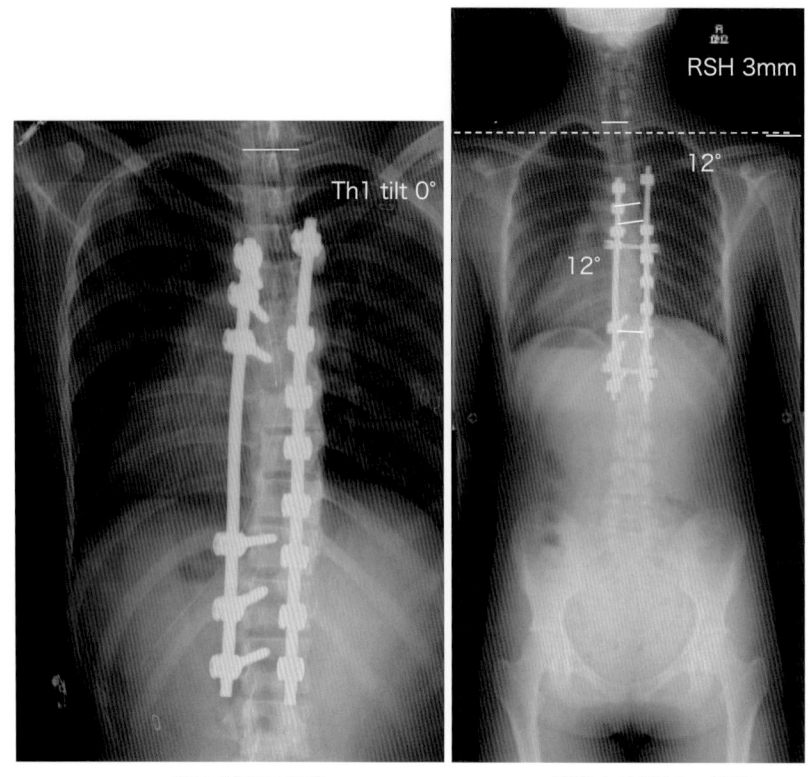

Ⅰ．診断・評価の進歩 ◆ 3．超音波，その他

　　　a．術中単純X線像　　　　　　　b．術後立位単純X線像
図5．症例1． 術中Th1 tilt 0°に矯正され，術後RSH 3 mmと良好な肩バランス（良好群）である．

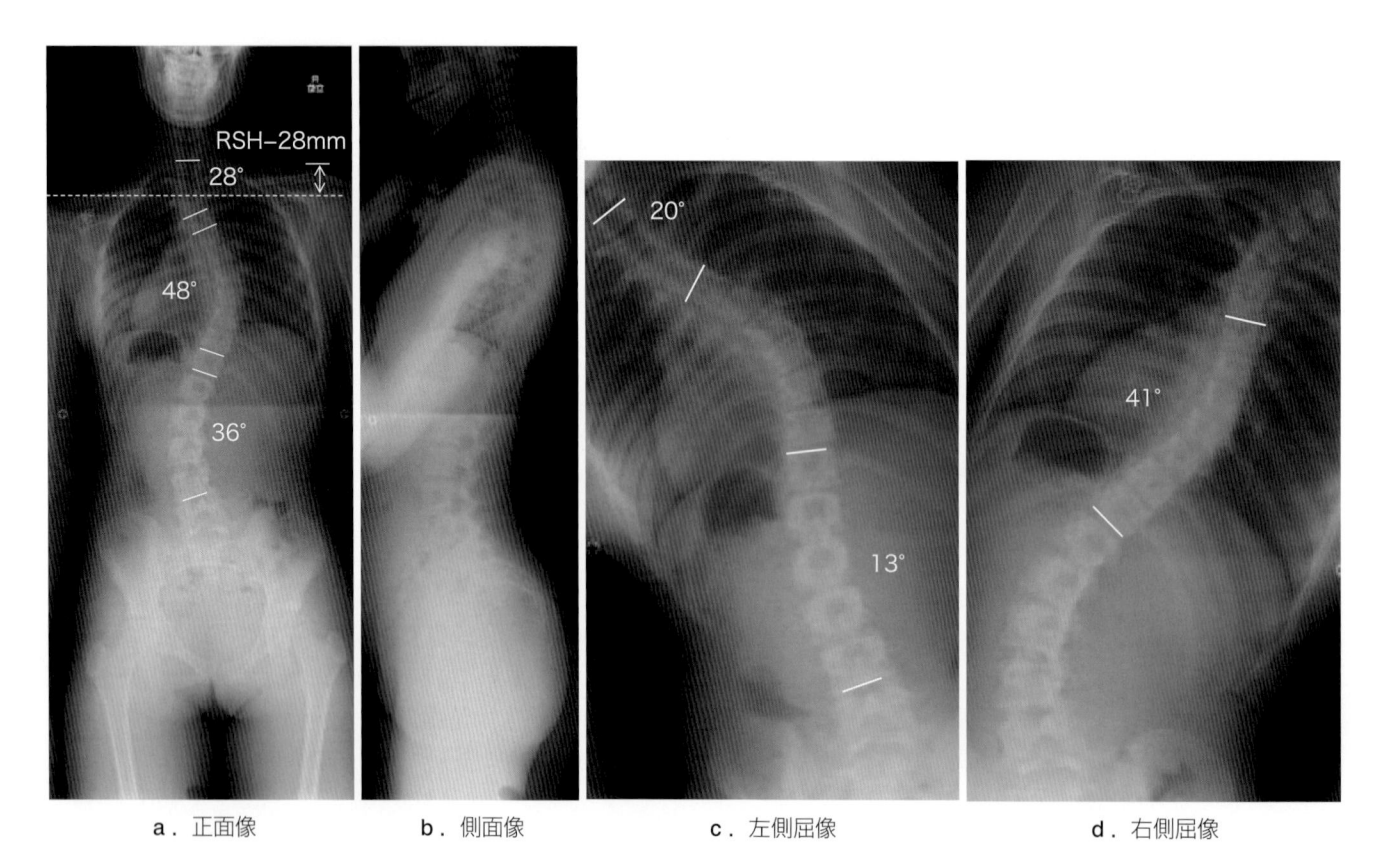

　　a．正面像　　　　b．側面像　　　　c．左側屈像　　　　d．右側屈像
図6．症例2． 14歳，女．特発性思春期側弯症，Lenke分類type 1CN．術前全脊柱単純X線像および側屈像．術前の主胸椎カーブはCobb角48°である．

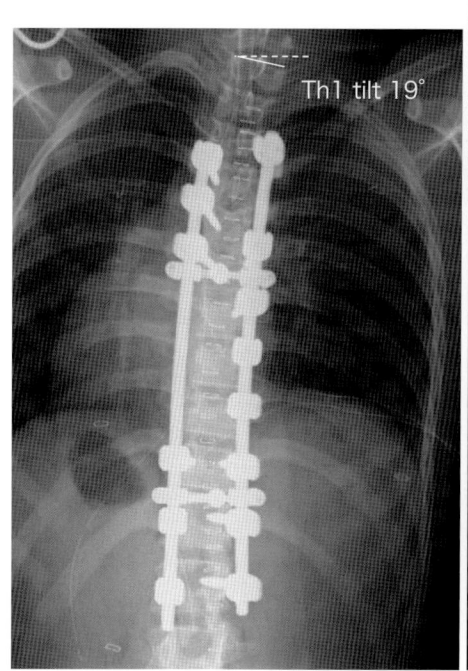

a．術中単純X線像　　　　　　　b．術後立位単純X線像

図7. 症例2. 術中Th1 tiltは19°であり，術後RSHは28 mmと不良な肩バランス（不良群）である．

いう報告が多い．われわれ[9]の過去の検討でも，胸椎ダブルカーブの術後肩バランスとTh1 tiltの相関はなかったとしている．また蔵川ら[10]の報告でも，術後肩バランス良好群と悪化群でTh1 tiltの有意差はないとしている．しかし，Th1 tiltが肩バランスに相関するという報告もあり，Bagoら[11]は側弯症33例を解析してTh1 tiltはRSHに相関していたと報告している．本研究では術中ならびに術後Th1 tiltは肩バランスの指標として有用であった．過去の報告と比較して，本研究では主胸椎カーブの矯正率が高くアライメントの挙動が大きいため，よりTh1 tiltがダイナミックとなり，肩バランスと相関した可能性がある．ただし，本研究は症例数も十分ではなく，経過観察期間も短いため限界がある．今後，さらに多数の症例を集積して検討する必要がある．

ま と め

1）思春期特発性側弯症の術後肩バランスは，矯正X線像のTh1 tiltと相関があり，予測が可能と考えた．

2）Th1 tilt 7°以上は有意に肩バランスが不良であった．

3）術中はTh1 tiltを目安にして矯正を行うべきである．

文 献

1) Lenke LG, Betz RR, Harms J et al：Adolescent idiopathic scoliosis；a new classification to determine extent of spinal arthrodesis. J Bone Joint Surg **83-A**：1169-1181, 2001
2) Kuklo TR, Lenke LG, Graham E et al：Correlation of radiographic, clinical, and patient assessment of shoulder balance following fusion versus nonfusion of the proximal thoracic curve in adolescent idiopathic scoliosis. Spine **27**：2013-2020, 2002
3) 松山幸弘, 川上紀明, 佐藤公治ほか：特発性側弯症の手術的治療―下位固定椎体の検討．脊柱変形 **14**：129-135, 1999
4) Ibrahim A, Murat P, Mutlu H et al：Evaluation of shoulder balance in the normal adolescent population and its correlation with radiological parameters. Eur Spine J **17**：348-354, 2008
5) Suk SII, Kim WJ, Lee SM et al：Thoracic pedicle screw fixation in spinal deformities；are they really safe? Spine **26**：2049-2057, 2001
6) Kim YJ, Lenke LG, Cheh G et al：Evaluation of pedicle screw placement in the deformed spine using intraoperative plain radiographs；a comparison with computerized tomography. Spine **30**：2084-2088, 2005
7) Lehman RA, Lenke LG, Helgeson MD et al：Do intraoperative radiographs in scoliosis surgery reflect radiographic result? Clin Orthop **468**：679-686, 2010
8) Sabharwal S, Alexios A, Caixi Z et al：Comparison of intraoperative supine and postoperative standing radiographs after posterior instrumentation for adolescent idiopathic

scoliosis. J Pediatr Orthop B **20**:389-396, 2011
9) 松山幸弘, 川上紀明, 松原裕二ほか:T2 又は T3 から固定した胸椎ダブルカーブの術後脊柱バランス. 脊柱変形 **15**:127-131, 2000
10) 蔵川拓外, 宇野耕吉, 鈴木哲平ほか:特発性側弯症における後方固定術後の shoulder balance の X 線学的検討. J Spine Res **11**:2017-2019, 2010
11) Bago J, Carrera L, March B et al:Four radiological measures to estimate shoulder balance in scoliosis. J Pediatr Orthop B **5**:31-34, 1996

*　　　*　　　*

Ⅱ．保存的治療の進歩

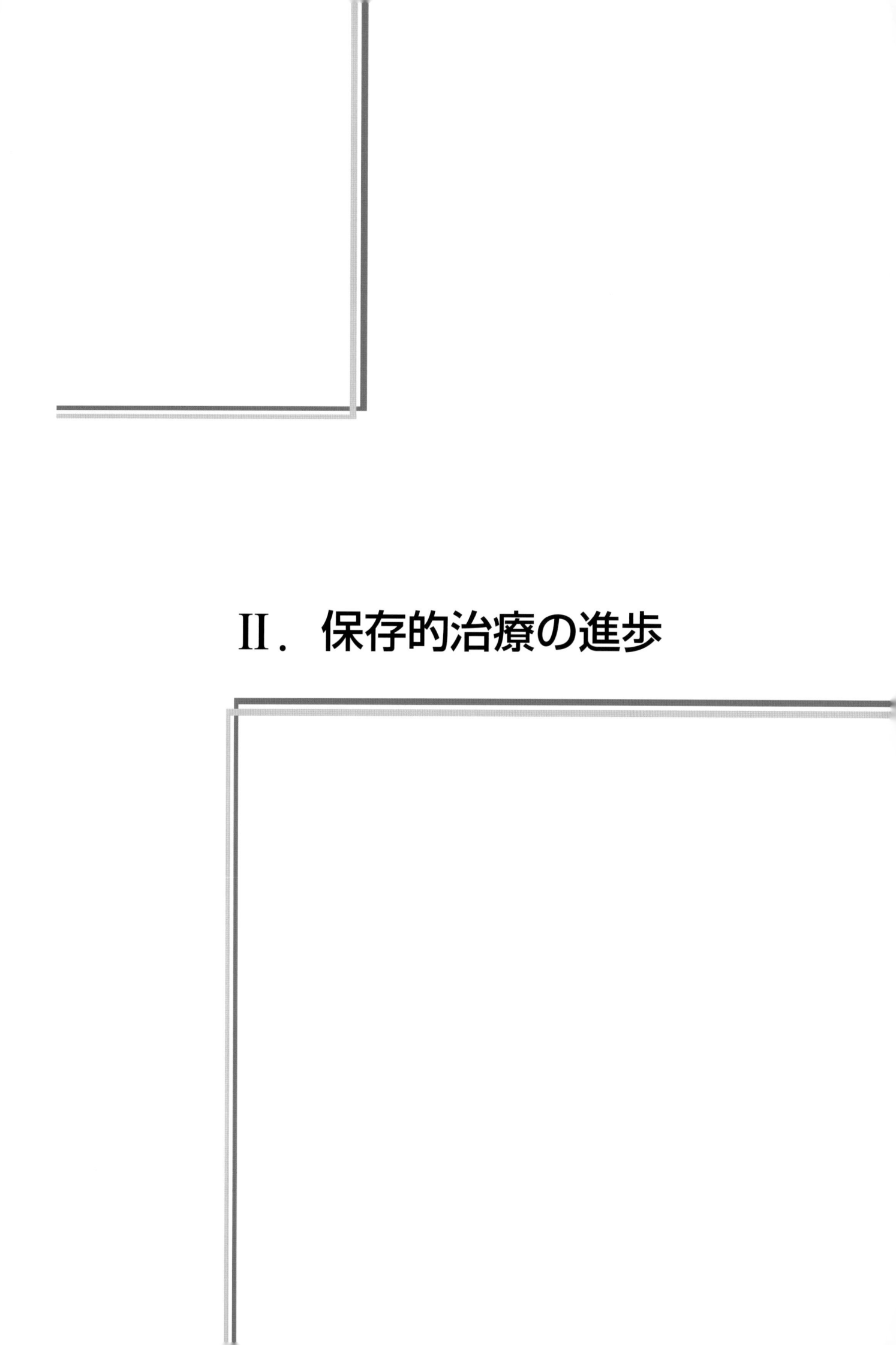

II. 保存的治療の進歩 ◆ 1. 頸椎

環軸関節回旋位固定に対する新たな治療法
——リモデリング療法*

石井　賢**

はじめに

環軸関節回旋位固定（atlantoaxial rotatory fixation：AARF）は1830年にBell[1]によりはじめて報告され，小児の頸椎疾患ではもっとも頻度が高く，実際の臨床現場でも時に遭遇する．その多くは外傷あるいは上気道感染に続発して発症するため，初診時に必ずしも整形外科を受診せず，しばしば診断の遅れにより数ヵ月後に陳旧例として確定診断にいたることがある．発症早期に診断された急性AARFの大部分は局所の安静，頸椎カラーの装着，あるいは牽引療法などの保存的治療で比較的容易に治療可能な予後良好な疾患である[2]．一方，発症後2〜3ヵ月以上経過し診断された陳旧性AARFは整復困難や再発のため治療に難渋し，外科的治療を要することが多い．

近年われわれが提唱したリモデリング療法[3〜5]は世界的にも認知されつつある優れた治療法であり，陳旧例であってもその大部分の症例で保存的治療を可能とする[6]．本稿ではAARFの病態と治療戦略について概説する．

I. 病　　態

AARFの多くは外傷や上気道炎などの感染を契機に発症する．扁桃摘出術や咽頭形成術などの頸部手術後や先天性疾患（Down症候群，Morquio症候群，Marfan症候群など）も発症要因となる[7]．感染や術後に続発して発症するAARFはGrisel症候群として報告されており[8]，関節や靱帯への感染波及，滑膜の炎症，靱帯付着部の炎症後の石灰化などが環軸関節不安定性を招き，AARFが発症すると推察されている．AARFの整復障害因子には，環軸関節の関節内因子として関節半月板様滑膜ひだの嵌入，滑液の貯留，関節の骨癒合，亜脱臼による軸椎関節面の変形（C2 facet deformity：図5b参照）[9]，関節外因子として横靱帯の弛緩・断裂，筋肉の過緊張，環軸関節の拘縮などの関与が報告されている．特に陳旧性AARFでは整復困難例や整復後の再発例が数多く報告され，横靱帯の弛緩・断裂，関節包の弛み，過度の回旋位による環軸関節面の損傷，長期の回旋位固定によるC2 facet deformity[9]などがその要因として指摘されている．急性AARFではC2 facet deformityはまれで，回旋位が長期化することにより亜脱臼側の片側関節面に頭部の荷重が集中してC2 facet deformityが出現し，その結果として環椎（C1）の傾き（C1 lateral inclination）が生じると考えられている．

II. 臨床症状

外観上はcock-robin position（コマドリが首を傾けている姿）と称される斜頸位（頸椎を側屈し，その反対側に回旋する頸椎変形）を示す（図1）．ただし発症後数ヵ月を経過した陳旧性（慢性）AARFでは，中下位頸椎の代償により斜頸が目立たないこともある．自覚症状は項頸部痛と頸椎可動域（ROM）制限が主体であり，安静時痛はまれで頸椎の運動時痛を特徴とする．特に環軸関節の亜脱臼側の回旋運動では，ほぼ全例に強い痛みを誘発する．陳旧性AARFでは脳幹部から脊髄刺激症状として時に頭痛，めまい，嘔気，耳鳴りなどがみられることがある．AARFがさらに長期に及ぶと斜頭や顔面変形（頬部の平坦化）を招く．

Key words

cervical deformity, atlantoaxial rotatory fixation (AARF), remodeling therapy

*Cervical deformity ; atlantoaxial rotatory fixation
**K. Ishii（講師）：慶應義塾大学整形外科（Dept. of Orthop. Surg., School of Medicine, Keio University, Tokyo）.
[本稿は「石井　賢：環軸関節回旋位固定．整形外科 **64**：921-927, 2013」の内容を一部修正・加筆したものである]

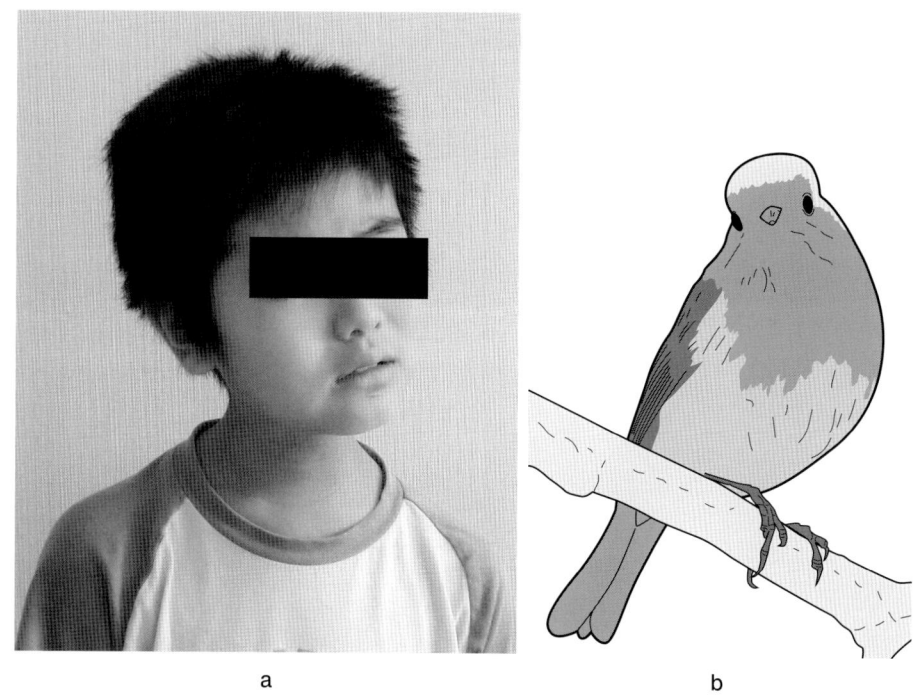

図1. AARF に特徴的な外観像［cock-robin position（a）：コマドリ（b）が首を傾けている姿］．頸椎が一方に側屈し，その反対側に回旋している．

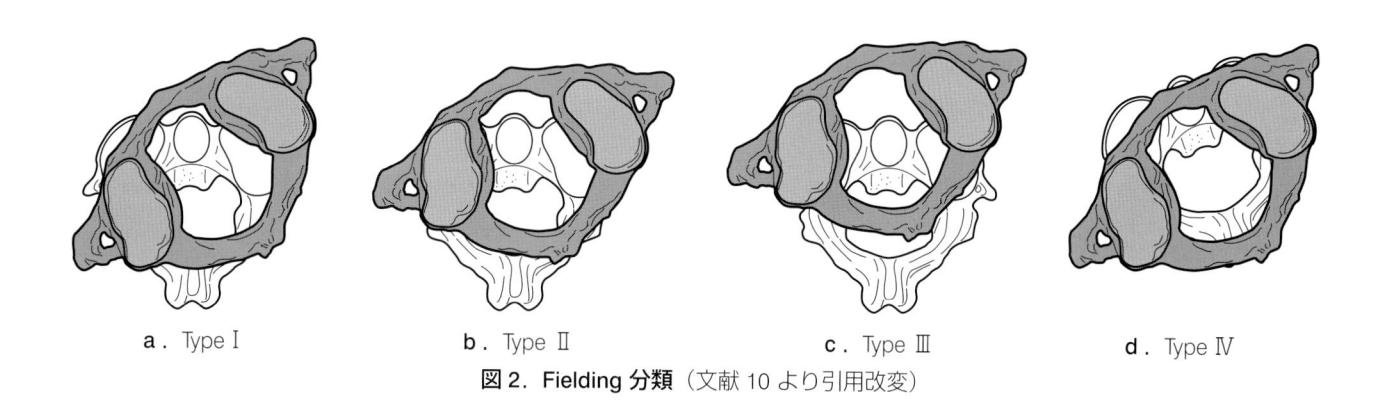

a．Type I　　b．Type II　　c．Type III　　d．Type IV

図2. Fielding 分類（文献 10 より引用改変）

III．分　類

　Fielding と Hawkins[10] は AARF を環椎と軸椎の位置関係により 4 つのタイプに分類している（図 2）．Type I は横靱帯損傷のない片側椎間関節亜脱臼，type II は環椎前方転位［環椎歯突起間距離（atlantodental interval：ADI）：3～5 mm］を伴う片側椎間関節亜脱臼，type III は環椎前方転位（ADI 5 mm 以上）を伴う両側椎間関節亜脱臼，type IV は環椎後方転位による椎間関節亜脱臼である．Type I はもっとも頻度が高く予後良好であり，type III は両側椎間関節前方亜脱臼により脊柱管狭窄を呈し，type IV は歯突起の形態異常や骨折で生じるまれな病態である．また，Pang と Li[11] は頸椎回旋によるダイナミック CT により三つのタイプに分類している．Type 1 は整復方向の最大回旋による環椎と軸椎のなす角度（C1-C2 角）の整復の割合が 20% 未満で，環軸関節の拘縮あるいは骨癒合を呈した状態（C1-C2 ロッキング）である．Type 2 は C1-C2 角の整復の割合が 20% 以上の回旋可動性を有するが，環椎は正中を越えて整復はされない，すなわち環軸関節の中間位までは整復されない状態である．Type 3 は軸椎が正中を越えて回旋固定と対側方向へ整復される状態である．彼らは本分類を急性例，陳旧例，整復困難例，再発例に適応し独自のアルゴリズムを提唱している．しかしダイナミック CT は，頸椎運動時痛を特徴とする AARF においては正確な回旋可動性を評価できない．いいかえれば，ダイナミック CT で Pang 分類 type 1，すなわち C1-C2 ロッキング（拘縮や骨性癒合など）と診断されて

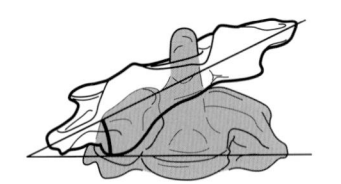

a. C1 lateral inclination の計測図

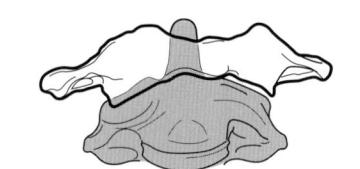

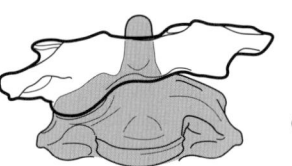

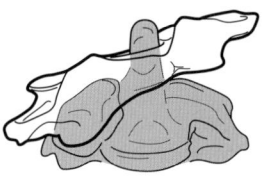

	Grade I	Grade II	Grade III
C2 facet deformity	(−)	(＋)	(＋＋)
C1 lateral inclination		<20°	20°≦

b．筆者らによる grading 分類．Grade I：C2 facet deformity は存在せず，C1 lateral inclination は存在しても軽度，grade II：軽～中等度の C2 facet deformity と 20°未満の C1 lateral inclination を呈す，grade III：高度の C2 facet deformity と 20°以上の C1 lateral inclination を呈す．C2 facet deformity は整復後の亜脱臼再発危険因子であり，20°以上の C1 lateral inclination は整復障害因子である．本分類により治療方針の決定や予後予測が可能である．

図 3．C1 lateral inclination の計測図と grading 分類（文献 9 より引用改変）

も，実際には麻酔などの鎮静状態では整復の割合が 20%以上の回旋可動性を示すことがほとんどである．

一方，われわれは自験例の 3-D CT の検討により治療の予後予測を可能とする新たな grading 分類を提唱した[7,9]（図 3）．前述のように AARF 発症初期の急性期では C2 facet deformity や過度の C1 lateral inclination はまれで（grade I），回旋位が長期化することにより亜脱臼側の片側関節面に頭部の荷重が集中して C2 facet deformity が出現し，その結果として明らかな C1 lateral inclination を生じ（grade II），長期化によりさらに高度の C2 facet deformity と C1 lateral inclination を呈する（grade III）と推測される．C2 facet deformity は整復後の亜脱臼の危険因子であり，20°以上の C1 lateral inclination は整復障害因子であることから，ある程度の治療方針や予後予測が可能である．最近の自験例のデータでは 20°以上の C1 lateral inclination であっても全身麻酔下であれば，その多くは整復可能であることが明らかになりつつある．

IV．AARF の治療

過去に治療のアルゴリズムがいくつか提唱[11,12]されているが，その多くは提唱者の臨床経験に基づくものである．したがって本項では，それらのアルゴリズムを参考に，われわれが過去に明らかにした各種危険因子や治療過程の経時的画像所見の解析，ならびに臨床経験に基づいて行っている治療法について概説する．基本的に Down 症候群などの先天性疾患，先天性骨奇形，歯突起欠損や歯突起骨，神経症状，著明な環軸関節の前方転位・不安定性などを認めない AARF に対する治療の第一選択は保存的治療である．

❶急性 AARF

発症から 1 週以内の神経症状を呈していない急性 AARF の大部分は局所の安静，消炎鎮痛薬投与，あるいは頸椎カラーの装着などにより通常は外来通院で治癒可能である．まず，頸椎単純 X 線像（正面，側面，開口位の 3 方向）を撮影する．通常回旋位をとっているため，上位頸椎の位置関係の詳細な把握は困難である．唯一開口位で環軸関節の非対称性が確認できることがある．筆者は急性 AARF においても，低被曝線量による再構築 CT あるいは 3-D CT の撮影を推奨している．機器により異なるが，通常被曝量の 1/7～1/8 程度の放射線被曝量で十分な解像度の画像が得られ，先天奇形や骨折などを除外できるとともに AARF の診断が容易となる．

Fielding 分類 type I あるいは II では，仰臥位で十分にリラックスさせ，軽度伸展位で長軸方向に牽引力をゆっくりと（4～5 分程度）加える．多くの場合，外観上斜頸位は改善されるので，整復位でハード頸椎カラーを装着し再度頸椎単純 X 線像を撮影する．この際頸椎カラーの高さが不十分，あるいはソフト頸椎カラーを用いると斜頸位に戻ることがある．側面像で環軸椎が正常なポジションにあれば，整復されていると判断してよく，再度 CT を撮影する必要はない．一般に消炎鎮痛薬を 2～3 日程度処方し，安静を指示し数日後に再診とする．上気道炎に続発した症例においては，抗生物質を処方する．Fielding 分類 type III（横靭帯伸長や断裂）あるいは再診時に斜頸位再発あるいは継続している場合は，入院のうえ牽引療法を実施する．CT 上で C2 facet deformity が存在する症例の場合はリモデリング療法も考慮する．Fielding 分類 type IV では，一般に歯突起欠損あるいは骨折があるため手術的治療を考慮する．また，活動性の感染症を疑う場

```
                   ┌─────────────────────────────────────────┐
                   │ C2 facet deformity を伴ったAARFのアルゴリズム │
                   └─────────────────────────────────────────┘
          ┌──────────────────┬──────────────────┬──────────────────┐
  ・明らかなC1-C2骨癒合      ・C1-C2 関節可動性あり      ・活動性感染症(例：副鼻腔炎)
  ・Fielding分類 type IV    ・C1-C2 関節拘縮                    │
   (例：歯突起欠損)                                        治癒・寛解
  ・先天性疾患                                                │
  ・その他                                                    ↓
                            全身麻酔下徒手整復とハローベストによる外固定
                                 リモデリング療法(約2～3ヵ月)
                          ┌──────────┬──────────┐
                       整復困難    再発    整復不十分の場合,
                                              透視下で微調整
          ↓                                                    ↓
  C1～C2後方固定術(必要であれば前方解離術)              ハローベスト除去
                              ┌────────────┐
                              │  ROM訓練   │
                              └────────────┘
```

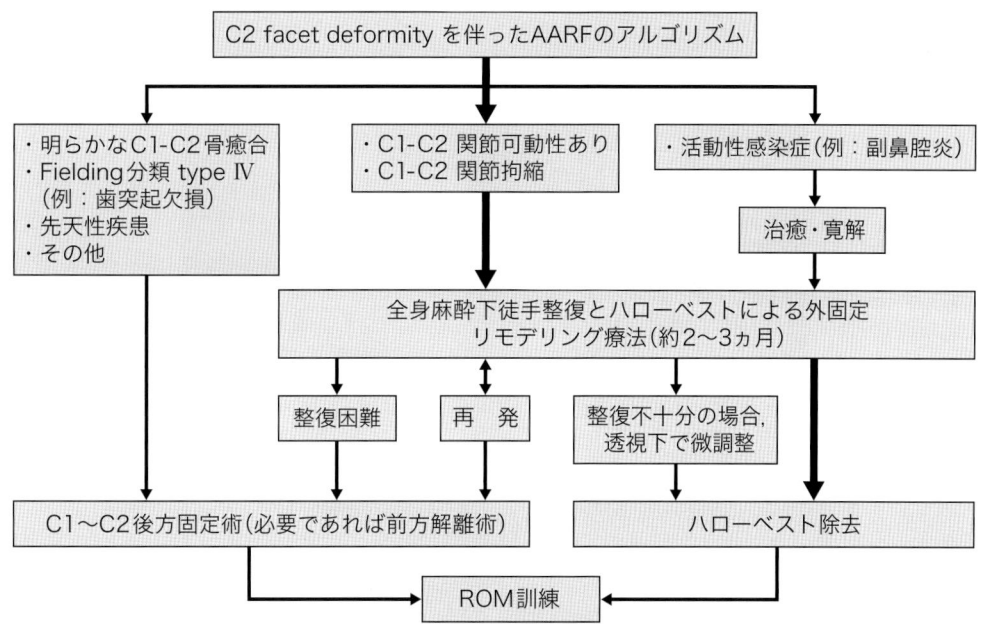

図4. C2 facet deformity を伴った陳旧性 AARF のアルゴリズム

合は採血ならびに造影 MRI を行い，感染源の治療を先行して行う．発症後 2～3 週間の AARF は時に上記の治療に抵抗性を示し，陳旧性に移行する症例も少なくないため注意深く外来通院による加療を行い，必要であれば入院のうえ治療を実施する．

❷陳旧性 AARF に対するリモデリング療法

文献的には AARF 発症後 3 ヵ月以上経過している場合に陳旧性と定義されている．しかし，実際には発症後約 6 週以上経過している症例の多くは前述の急性期治療に抵抗性を示すことが多いため，われわれの陳旧性 AARF に対する治療のアルゴリズムに準じて治療を行うことを推奨する[3,7](図4)．環軸関節間の明らかな骨癒合例，全身麻酔下での徒手整復困難例，リモデリング療法後の再発例では外科的治療が推奨される．ただし，ダイナミック CT での C1/C2 間の骨癒合の判定は困難な例が多く，前述の Pang 分類 type1 であっても明らかな骨癒合が存在しなければ，多くの症例で全身麻酔下での徒手整復が可能である．繰り返す再発例に対しては，一般に Magerl 法＋Brooks 法や C1 外側塊スクリュー＋C2 椎弓根スクリューなどの後方環軸関節固定術を行う[2]．一方，C1/C2 間の骨癒合に起因する整復不能例に対しては経口的アプローチで環軸関節前方解離後，後方より固定術を行う．

a．対 象

前述のように先天性疾患・骨奇形，歯突起骨，歯突起欠損，神経症状，著明な環軸関節の前方転位・不安定性などを認めず，治療の有無にかかわらず発症後約 6 週以上回旋位固定が継続している症例と再発例が対象となる．

b．治療前評価

ダイナミック CT（中間位，左右の最大回旋位の三つの異なる頚椎ポジション）の撮影は必須であり，撮影時の放射線被曝量を極力下げ，後頭骨下部～C3 上部の範囲の撮影を行う．中間位では再構築 CT と 3-D CT を作製し，特に C2 facet deformity と骨癒合の有無を確認する．通常，陳旧例（図 5a）では，程度はさまざまであるが C2 facet deformity が確認できる（図 5b）．左右の最大回旋位では各々で C1-C2 角を計測し，関節拘縮の有無と回旋可動性の範囲を評価する．また造影 MRI により活動性の感染症がないことを確認する．以上の検査により Pang 分類 type1 でも明らかな骨癒合が存在しない症例は，全例全身麻酔下での徒手整復を試みるべきである．徒手整復による骨折は現在まで経験していない．

c．徒手整復と外固定

全身麻酔は，脊髄損傷発症の予防のため気管支鏡による鏡視下あるいは覚醒下気管挿管を行う．挿管後に頚椎を可能な範囲で回旋中間位に維持し，X 線透視側面像で環軸関節の転位の有無と程度を確認する．興味深いことに，自験例では約 30％の症例において麻酔直後に自然に亜脱臼が整復された．次にハローリングの装着を行う．小児の場合は，頭部固定用スクリューを少なくとも 6～8 本使用すべきである．少ない本数のスクリューでの固定は，外固定開始早期の弛みやスクリュー刺入部の骨吸収を生じ，髄液漏の原因となる．スクリュー刺入部の瘢痕を考慮し，前方のピンは髪の生え際に刺入するなどの配慮が必要である．ハローリング装着後に脊髄モニタリング下に亜脱臼の整復と拘縮解除操作に移る．頚椎のポジ

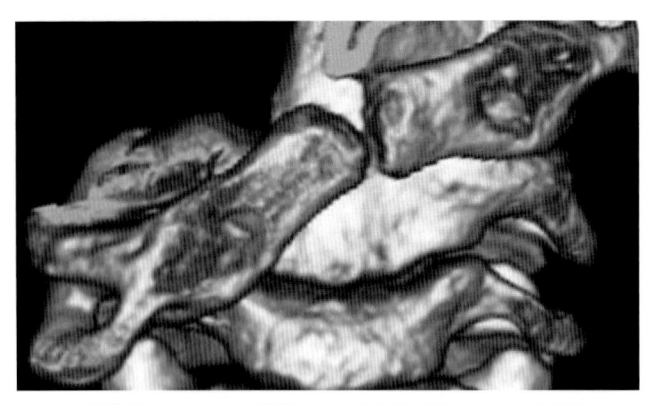

a．初診時．Fielding 分類 type Ⅲの高度な AARF を呈している．

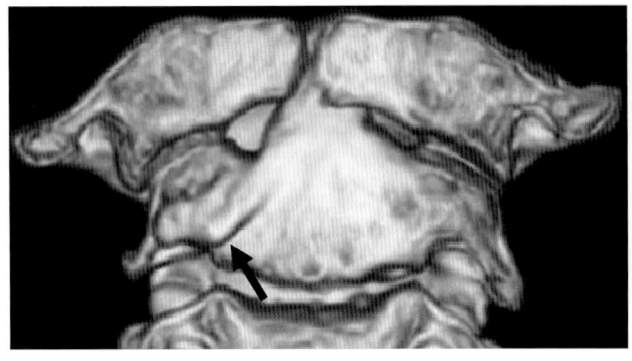

b．全身麻酔下での徒手整復を行った直後．高度な C2 facet deformity（矢印）が観察される．

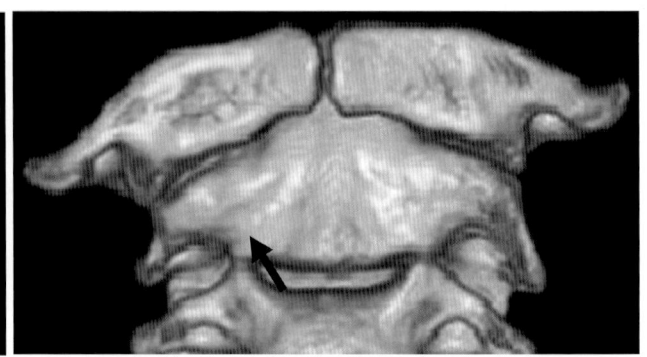

c．ハローベストによるリモデリング療法施行後 3 ヵ月．C2 facet deformity の良好なリモデリング（矢印）が観察できる．

図 5．7 歳，女．発症後 5 ヵ月の陳旧性 AARF 例． 治療開始後 1 年時にはほぼ正常な頚椎 ROM を獲得し再発もない．

ションは軽度伸展位で，まずゆっくりと長軸方向へ牽引力をかける．身体全体が頭側へ動かない程度の牽引力が適当である．回旋位に固定された頚椎も，この長軸方向の牽引操作で回旋中間位に戻ることが多い．続いて，左右の回旋操作による徒手整復を行う．まず回旋位方向へ頭部をさらに回旋させ，顎が肩につく最大回旋の 90°をめざしてゆっくりと長軸方向への牽引力を加えながら行う．助手は回旋対側の肩が浮いてこないように保持する．膝や肩関節拘縮に対する徒手整復時に感じうる関節拘縮解除の際の感覚が両手に伝わってくれば，整復操作は順調であると考えてよい．この操作は X 線透視側面像をみながら慎重に行うのが安全である．続いて対側方向への徒手整復を行うが，当然のことながら回旋位方向と対側の徒手整復はより強い抵抗感がある．同様に最大回旋位 90°をめざして行い，整復が達成されれば X 線透視側面像で ADI の正常化と C1 lateral inclination の消失が確認できる．数回にわたる左右の徒手整復を行うと，最終的には回旋による抵抗感は消失する．十分な左右方向への回旋の獲得評価には，X 線透視側面像による C1 外側塊の位置の確認と頚椎回旋を行いながら，咽頭部の C1 外側塊の突出と陥凹が触知できれば良好に拘縮が解除されていると判断してよい[3]．最後に，頚椎伸展位でハローベストを装着して終了となる．伸展位による外固定は C1/C2 間関節裂隙を十分に確保でき，C2 facet deformity のリモデリングに必要なスペースが得られる（図 5b）．

d．C2 facet deformity のリモデリング

全身麻酔下での整復とハローベスト装着後に CT 撮影を行い，整復の詳細を確認する．不十分な整復位や環椎歯突起間距離の残存があれば，通常覚醒下で X 線透視を用いたハローベストの微調整が可能である．良好な整復位が獲得できていれば，引き続き外来通院で慎重に経過観察を行う．

e．リモデリングの確認とハローベスト除去

整復後のハローベストの装着期間は約 2〜3 ヵ月である．1〜2 週間ごとに単純 X 線像による整復位の確認，ハローリングのスクリュー刺入部の消毒と髄液漏の有無の確認を行う．3 ヵ月以上のハローリング固定は髄液漏の出現リスクがあるため，それ以上の期間の固定が必要な場合は頭部から体幹固定装具へ切り替える．CT は放射線被曝を考慮し頻回には行わず，1 ヵ月ごとにリモデリングの状態を確認する．個人差はあるものの，一般に良好な整復位が維持されていれば徒手整復後 1 ヵ月の時点でリ

54

モデリングが確認でき，2ヵ月で十分なリモデリングが獲得できる（図5c）．ハローベストの除去のタイミングは，自験例において初診時に軽〜中等度のC2 facet deformityの場合は約2ヵ月，高度なC2 facet deformityの場合は約3ヵ月である．ハローベスト除去後には頚椎カラーを1週間装着させ，1日3回程度の仰臥位での他動的左右回旋ROM訓練を本人と両親に指導する．ハローベスト除去後に頚椎後弯変形をきたすこともあるが，伸展位訓練の指導により1週間程度で正常なアライメントに戻る．通常ハローベスト除去2週後には，C1/C2間の拘縮などがなければ，ほぼ正常な回旋可動性を獲得できる．高度なC2 facet deformityの場合は整復位を維持した状態でC1/C2関節は拘縮し，骨癒合にいたることがあるが，長期的に日常生活上問題となる症例は経験していない[5]．

ま と め

1）急性AARFは早期の適切な処置により，大部分は保存的治療で対処可能な予後良好な疾患である．

2）一方で発症後約6週以上経過している症例やC2 facet deformityを示す症例では整復困難や再脱臼を示す傾向にあり，過去においては手術的治療を要する例が多かった．

3）リモデリング療法を実施した2007年以降はこれらの症例において手術的治療を施行した症例は1例もなく，治療法のパラダイムシフトが起きているといっても過言でない．

4）実際に本治療法を提唱して以来，国内外の脊椎脊髄外科医の先生方から治療の相談を受け，いずれも良好な治療成績が得られている．

5）現時点では大部分の陳旧性AARFにおいて，リモデリング療法による保存的治療が可能であると思われる．

文 献

1) Bell C：The nervous system of the human body；embracing the papers delivered to the Royal Society on the subject of nerves. Case **143**：403, 1830
2) 石井　賢：関節性斜頚（環軸関節回旋位固定）．最新整形外科学大系第11巻―頚椎・胸椎，戸山芳昭（編），中山書店，東京，p385-388, 2007
3) Ishii K, Matsumoto M, Momoshima S et al：Remodeling of C2 facet deformity prevents recurrent subluxation in patients with chronic atlantoaxial rotatory fixation；a novel strategy for treatment of chronic atlantoaxial rotatory fixation. Spine **36**：E256-E262, 2011
4) Ishii K, Toyama Y, Nakamura M et al：Management of chronic atlantoaxial rotatory fixation. Spine **37**：E278-E285, 2012
5) 石井　賢，百島祐貴，中村雅也ほか：上位頚椎-環軸関節回旋位固定．整・災外 **55**：45-51, 2012
6) 石井　賢：環軸関節回旋位固定．整形外科 **64**：921-927, 2013
7) Ishii K：Management of chronic atlantoaxial rotatory fixation. Rockwood and Wilkins' Fractures in Children, ed by Beaty JH, Kasser JR, Lippincott Williams & Wilkins, Philadelphia, p713, 2010
8) Grisel P：Enucleation de l'atlas et torticollis nasopharyngien. Presse Med **38**：50-53, 1930
9) Ishii K, Chiba K, Maruiwa H et al：Pathognomonic radiological signs for predicting prognosis in patients with chronic atlantoaxial rotatory fixation. J Neurosurg Spine **5**：385-391, 2006
10) Fielding JW, Hawkins RJ：Atlanto-axial rotatory fixation（fixed rotatory subluxation of the atlanto-axial joint）. J Bone Joint Surg **59-A**：37-44, 1977
11) Pang D, Li V：Atlantoaxial rotatory fixation；part 3. a prospective study of the clinical manifestation, diagnosis, management, and outcome of children with alantoaxial rotatory fixation. Neurosurgery **57**：954-972, 2005
12) Phillips WA, Hensinger RN：The management of rotatory atlanto-axial subluxation in children. J Bone Joint Surg **71-A**：664-668, 1989

*　　　*　　　*

II. 保存的治療の進歩　1. 頚椎

環軸関節回旋位固定に対する牽引治療*

日下部　浩**

はじめに

環軸関節回旋位固定（atlantoaxial rotatory fixation：AARF）[注1]は，頚部の外傷や炎症性病巣[注2]を誘因として斜頚位をとるようになり，頚部の痛みや回旋・伸展制限を伴う．幼児～学童にみられるが，きっかけとなる外傷の程度はさまざまで，寝違いから発症する場合もある．頚深部筋群の攣縮や環軸関節の不安定性などが原因と考えられている．

症状は，軽微な外傷などから急性に cock-robin position と呼ばれる特徴ある斜頚位を呈し，頚の回旋・伸展制限を伴う．X線像では頚椎開口位正面像で歯突起から左右の椎間関節までの距離が異なる．CT（または 3-D CT）では環椎軸椎間の回旋変形を確認できるが，CT は健常児でも回旋位で撮影すれば同様の所見となるため，動的撮影が必要となる．従来 Fielding[1] の 4 type 分類[注3]が用いられていたが，Pang ら[2,3]が提唱したCTによる動態撮影（Pang分類）[注4]は回旋位固定の重症度や改善度をみるうえで有用である（図1）．

I. 治療方法

発症してすぐの受診であれば，数日間経過観察する．消炎鎮痛薬を投与してもよい．頚部の安静目的にカラーによる頚部の固定を行ってもよい．1週間観察して改善がなければ入院させ，頚椎持続牽引を適用する．牽引を開始した時点で安静時痛の改善は数時間～数日以内に得られることが多いが，発症後牽引まで数週以上経過した例では回旋可動域（ROM）の左右差が改善するまでに1ヵ月以上要する例もある．牽引終了後も Philadelphia カラーをしばらく装着して再発の有無を慎重に観察する．ほかの治療法として，ハロー牽引やハローベスト装着[注5]が行われていることもある．なお，数ヵ月以上放置され骨性強直を呈した例や四肢麻痺合併例では，癒合関節部を解離して上位頚椎後方固定を行ったとの報告もある[4]．治療効果は発症後早期であるほど良好なため，より早期に治

注1) Atlantoaxial rotatory fixation は環椎椎回旋位固定と訳されることもあるが，日本整形外科学会（編）『整形外科学用語集』では環軸関節回旋位固定のみが記載されている．
注2) 頚椎側面像で C3～C5 と気道の間が拡大する．ただし，C6-C7 高位ではもともと広い．
注3) 斜頚位のままの環椎と軸椎歯突起の関係（正中環軸関節）に基づく分類．回旋していても対向の保たれている typeⅠ，環椎が前方に亜脱臼しているが関節裂隙が 3～5 mm までの typeⅡ，前方に 5 mm を超えて脱臼している typeⅢ，逆に環椎が歯突起の後方に偏位する typeⅣに分類している．環椎と軸椎歯突起との距離は X 線側面像で分類可能である．実際の回旋位や，回旋位でのROM制限の状態を反映するものではない．
注4) CT の撮影はそのままの回旋位である P position，頭部を正中位に向けた P0 position，反対側への最大回旋位である P_position の 3 種類の頭位で行われる．計測される角度 C1°および C2°は，それぞれの画面上の垂直線からの角度である．C1 と C2 のなす角度 C1 C2°はこの C1°および C2°の角度差により算出される．得られた運動曲線は三つの type ごとに大きく分けられた領域に割り当てて判定される．本分類ではtype I がもっとも重症となる．正常の頚椎であれば斜頚位側から反対側に回旋したときも C1 と C2 は同じ向きで，正面からの偏位角度は C1＞C2 が保たれる．回旋位固定では斜頚位撮影で C1 と C2 の偏位が逆向きであったり，反対側回旋撮影で正面からの偏位角は C2 が大きくなったりすることがある．実際は指標を設けてグラフにプロットすることで typeⅠ～Ⅲの重症度分類を行っている．また，治療前罹病期間を 1 ヵ月未満の acute，1～3 ヵ月の subacute，3 ヵ月以上の chronic として分類する．

Key words

atlantoaxial rotatory fixation, halter traction, Pang classification

*Halter traction for the treatment of atlantoaxial rotatory fixation
**H. Kusakabe（講師）：藤田保健衛生大学坂文種報德會病院整形外科（Dept. of Orthop. Surg., Fujita Health University, Banbuntane-Houtokukai Hospital, Nagoya）.

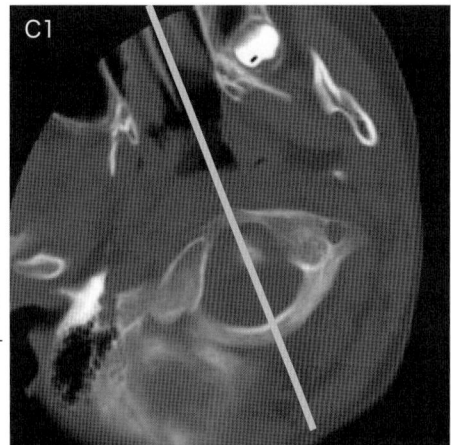

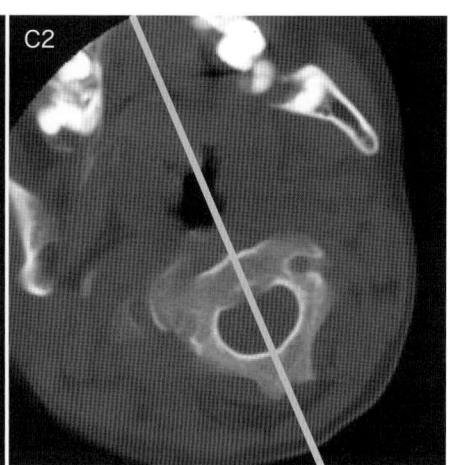

a．画面の垂線からの環椎および軸椎の傾きを減算することによって C1C2° を算出する（文献 2 より引用改変）．

b．P_position

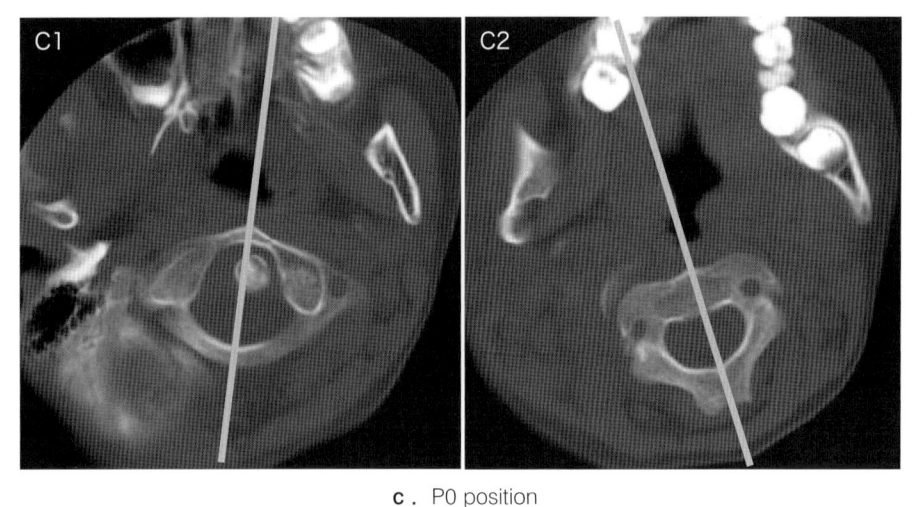

c．P0 position

図 1．Pang 分類．三点運動曲線（three point motion curve）

療を開始すべき疾患である．

[頸椎持続牽引]

われわれの AARF に対する牽引治療は，ベッドの頭側を挙上しその傾斜を利用して患児の頭部を Glisson 帯で吊り下げるもので，24 時間フルタイムで行っている（図 2）．われわれはベッド頭側を 36 cm 挙上する木製の台（特製木台：相原挽物製作所，東京）[注6] を使用しているが，安全に同程度の安定した挙上ができればよく，専用台の入手できない施設ではブロックを用いたこともあり，安定した挙上ができれば機器・材料は何を用いてもよい．患児には靴下を装用させ，マットレス表面には畳表を敷いて摩擦を軽減している．ベッドから転落しないように，安全のため抑制チョッキを着用させている．期間は回旋 ROM 制限の軽快確認後 3 週間としている．24 時間フルタイムでの牽引は，確実な牽引効果を得るための必要条件である．牽引期間中は中断しないため，清潔は清拭の

注 5）ハローは天使の頭上の輪のことで，頭蓋骨を輪状の固定器具にスクリューで固定する．輪状器具を牽引するのがハロー牽引で，直達牽引のひとつである．ハローベストは胸郭を固定するプラスチック製ベストであるが，輪状固定器とこれをロッドで固定することにより，頭部と胸郭を固定して肢位を保持できる．

注 6）大小 1 個ずつ重ねて（大：径 22×23 cm，小：径 22×13 cm）36 cm 高として使用する．

Ⅱ．保存的治療の進歩 ◆ 1．頸 椎

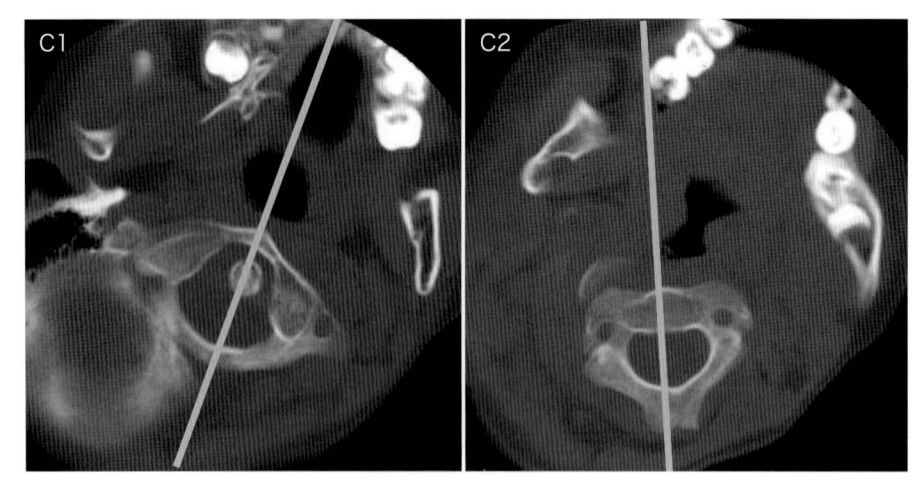

d．P position

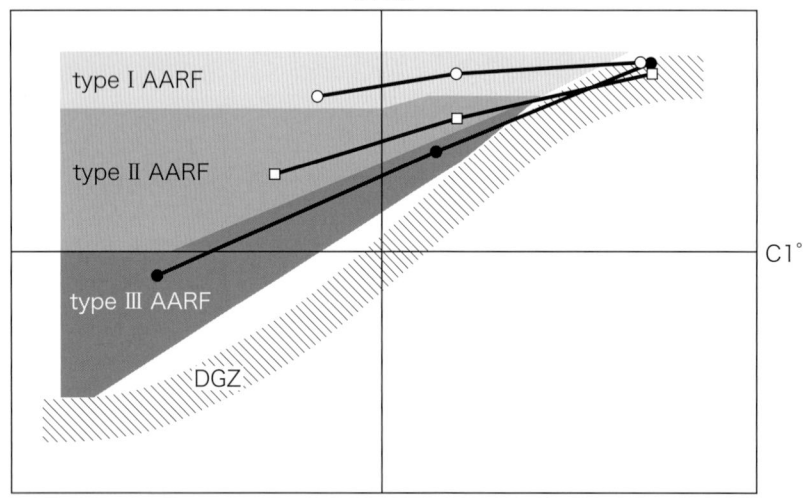

e．各タイプの診断領域略図（文献3より引用改変）[DGZ：診断的中間領域]

図1（つづき）

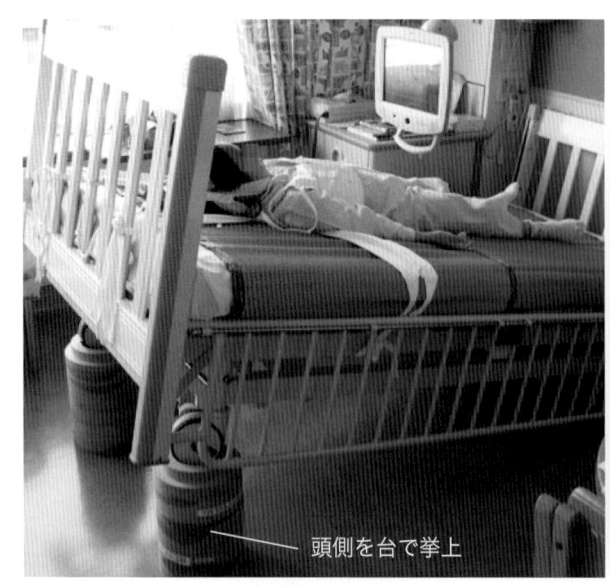

a．側面からみた図

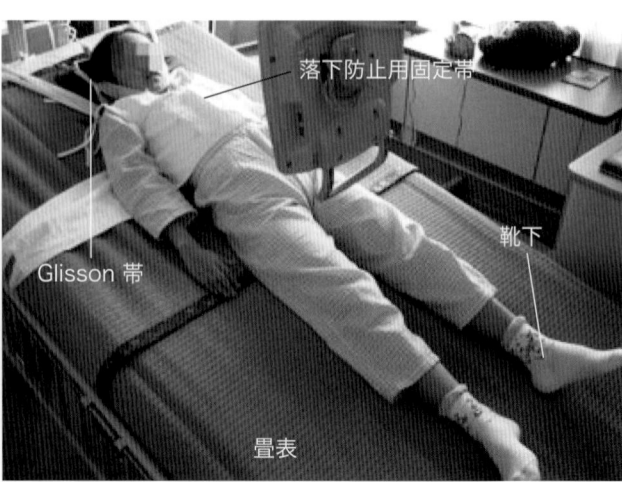

b．斜め上からみた図

図2．牽引方法

みを行う．

　疼痛が自動運動時においても発生しなくなり，頚椎回旋ROMの左右差がなくなった時点で頚部の自動運動を開始させる．運動はROMの改善および維持だけでなく，牽引終了後症状の再燃防止目的に十分な筋力を獲得させることを目的に行う．頚椎左右回旋，左右側屈，前後屈を各方向に10回ずつ，1回あたり10秒間ゆっくり力を入れさせて行う．これを朝・昼・夜の3回行う．またこの時点で，牽引終了後の頚椎カラーの作製を開始する．カラーはPhiladelphiaカラーで，左右側屈を十分制動し前後屈はある程度許容するため，胸部の縁は左右を長く，前後を短めに設定する．

　回旋ROM制限の軽快確認から3週間経過した時点で動的CTを撮影し，Pang分類により治療効果を判定する．力学的正常値（normal dynamics）または診断的中間領域（diagnostic gray zone：DGZ）であれば牽引中止可能である．Type III以上の場合，牽引を継続する．牽引中止後症状が再燃した場合は動的CTで評価し，type III以上であれば牽引を再開する．牽引終了後は翌日まではベッド上臥位とする．側臥位，腹臥位，寝返り動作は許容する．翌日から1～3日ごとに坐位30°，45°，60°，完全坐位と坐位角度を上げる．坐位持続時間を30分以内とし，再度坐位をとるときは30分以上の臥位安静時間を設定する．頚部痛，斜頚位，頚部疲労感出現時も30分以上臥位安静させる．カラーは坐位をとる間は装着，臥位でいる間は非装着とする．坐位をとる回数に制限は設けていない．頚部の運動は1日3回のまま継続する．完全坐位可能となったら，その翌日から歩行を許可し，坐位または立位，歩行持続を許可する時間を1日ごとに1時間，2時間と頚部痛，斜頚位，頚部疲労感が出現しない限り延長する．歩行開始直後で歩行状態が不安定な期間は歩行器を使用する．1日4時間以上坐位または立位，歩行が持続可能となったら，昼休みなどに30分以上の臥位安静時間を設定できる環境があれば通学なども可能となるため，退院可能となる．

　退院後2～3週間は数日～1週間ごとに通院させ，坐位，立位などの持続許可時間を延長していく．牽引終了後から3ヵ月経過して症状の再燃がなければ，頚椎カラー装着時間をはじめは自宅内除去を許可するなどして短縮し，1～2ヵ月かけて完全に除去する．頚椎斜頚位をとらない状態をときどき意識できるように，ときどき鏡をみながら正常頭位をとってみるように説明する．カラー除去後1～2ヵ月症状の再燃がなければ頚部の運動を1日2回に減少させ，さらに1ヵ月間症状が安定していれば頚部の運動を中止する．

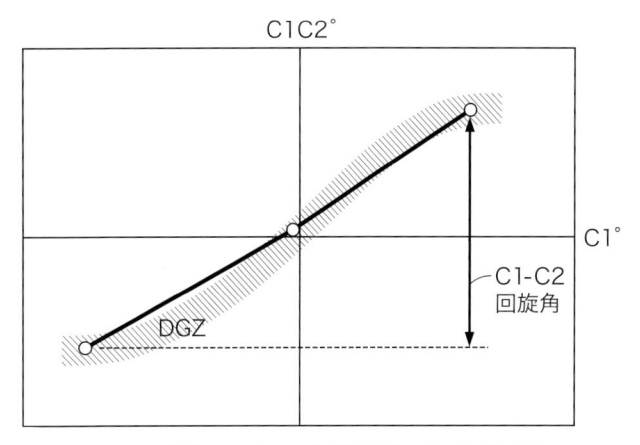

図3．動的CT上の環椎軸椎間の全回旋運動角

II．対象および方法

　2006年5月～2012年12月に，国立成育医療研究センター病院を受診したAARF例17例を対象とした．年齢分布は6.3～12.2（平均8.0）歳，観察期間は3.6～59.9（平均25.3）ヵ月であった．また，症状発現～受診の期間は4～192（平均67.4）日であった．

　重症度評価にはPangの分類を用いた．画像による治療成績判定は動的CTを用いての環椎軸椎間の回旋角（図3）と，3-D CT上の関節突起の変形の程度により行った．3-D CT上C1椎体が回旋し，前下方に傾いた側のC2上関節突起に変形を認めることがある．また，同側のC1下関節突起にも変形を認めることがある．これらの変形を，変形を認めないものまたは不明瞭なものをgrade 0，明瞭に認めるものをgrade 1，高度の変形を認めるものをgrade 2と3段階に分類した．C1では変形は椎体に及ぶこともあった（図4）．

III．結　　果

　全例頚部痛およびいわゆるcock-robin頭位は消失していた．評価時の環椎軸椎間の回旋運動角は，分類上重度で治療前罹病期間が長いものほど小さくなっていた（図5）．3-D CT上のC2上関節突起の変形は治療前4例に認め，2例で縮小していた．変形を認めた全例がchronicで，type 1の2例全例に変形を認めた．C2上関節突起の変形が経時的に縮小するのに対して，C1下関節突起の変形は遅発していた．変形を認めた2例はchronicで，type 1とtype 2であった．

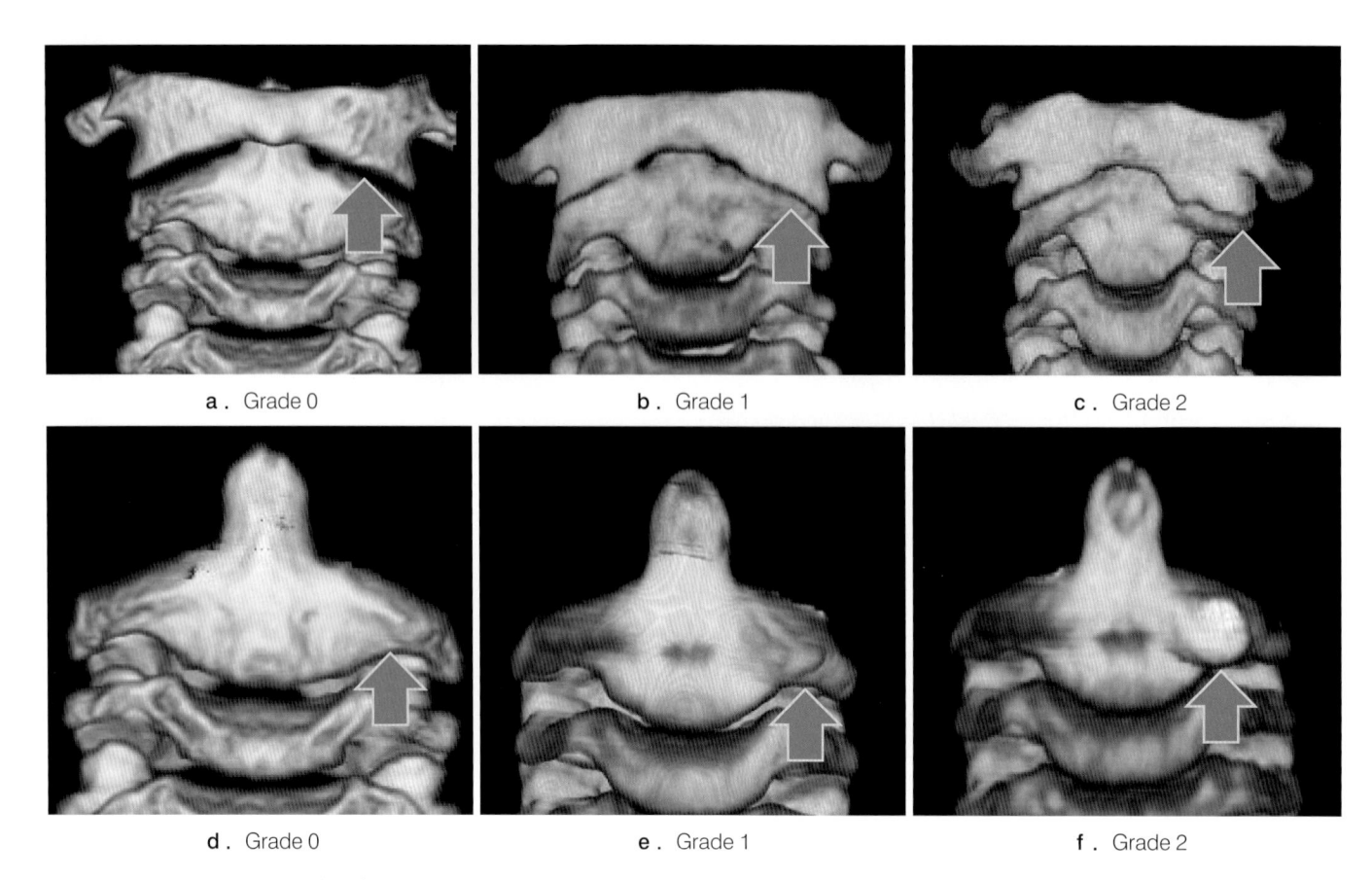

a．Grade 0　　　　　b．Grade 1　　　　　c．Grade 2

d．Grade 0　　　　　e．Grade 1　　　　　f．Grade 2

図4．3-D CT による関節突起変形の分類（a〜c：C1，d〜f：C2）．Grade 0：変形なしまたは不明瞭，grade 1：明らかな変形，grade 2：重度の変形．a〜c 矢印：C1下関節突起，d〜f 矢印：C2上関節突起

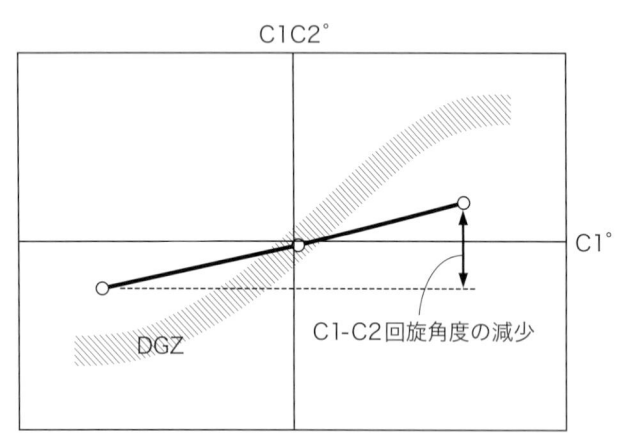

図5．環椎軸椎間回旋角度の減少

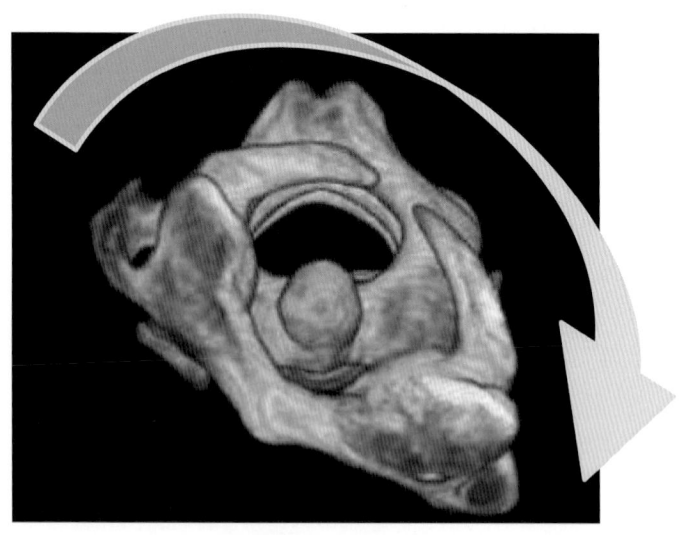

a．頭尾像（回旋方向：右）

図6．症例．発症時 8.8 歳，女．Pang 分類 type 1，chronic（牽引開始までの期間：160 日）．跳び箱で転倒し頸部痛，いわゆる cock-robin 頭位出現（回旋方向：右）．牽引終了1ヵ月後に症状再発（type 2）．再牽引で整復された．臨床成績：頸部痛なし，斜頸位なし，頸椎運動制限なし

Ⅳ．症例提示（図6，7）

症　例．発症時 8.8 歳，女．

　跳び箱で転倒し，頸部痛およびいわゆる cock-robin 頭位が出現し，牽引開始まで 160 日経過していた．回旋方向は右であった．牽引終了1ヵ月後に type 2 の症状再発を認めたが，再牽引で整復された．経過中の臨床症状と

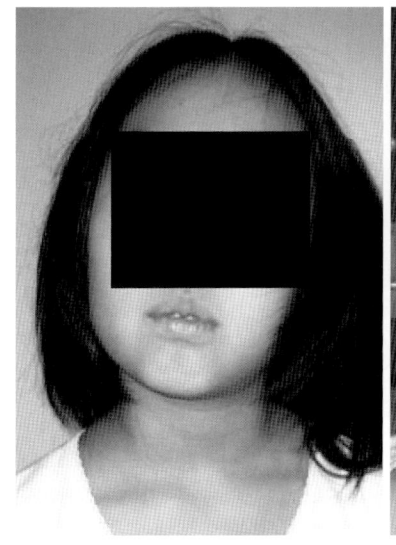

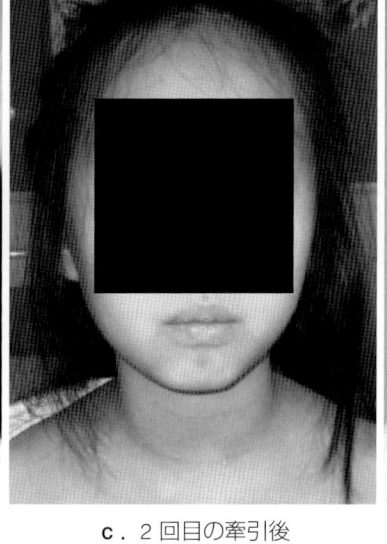

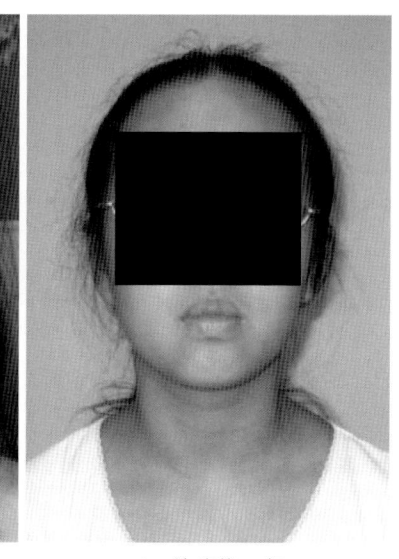

b．初診時　　　　　　　　　c．2回目の牽引後　　　　　　d．治療後3年

図6（つづき）

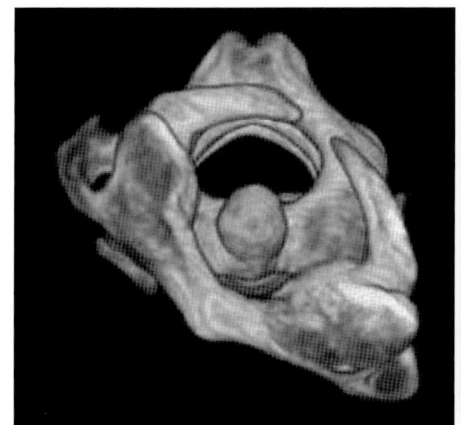

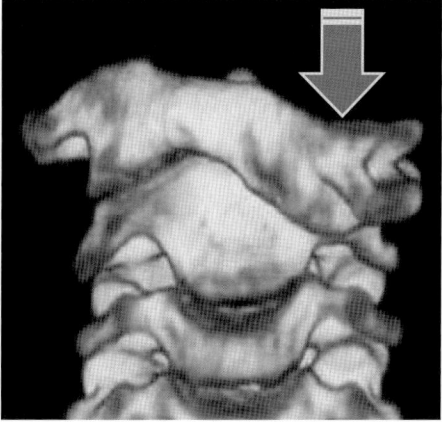

a．頭尾像　　　b．C1．Grade 0（矢印：C1 椎体の傾き）　　c．C2．Grade 2（矢印：C2 上関節突起）

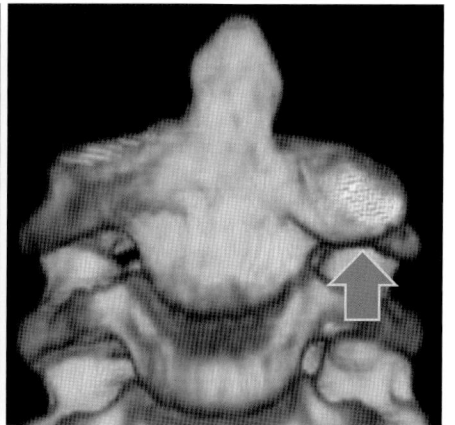

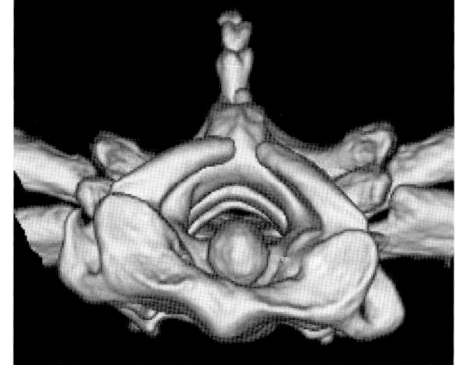

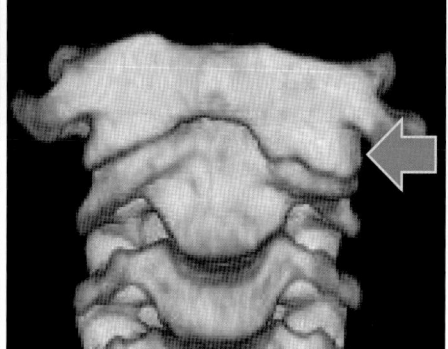

d．頭尾像　　　e．C1．Grade 2（矢印：C1 下関節突起）　　f．C2．Grade 2（矢印：C2 上関節突起）

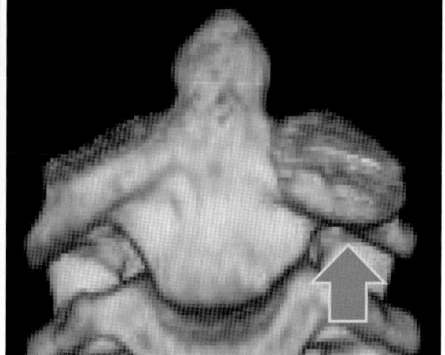

図7．症例．3-D CT による各関節突起変形分類の変化（a〜c：初診時，d〜f：治療後3年）

して，頚部痛，斜頚位，頚椎運動制限を認めなかった．3-D CT 上の C2 上関節突起の変形は，治療前および経過中ともに grade 2 であったが，前方への傾斜は減少していた（図7）．C1 においては下関節突起が下方に延長する遅発性の変形を認めたが，椎体の傾斜は認めなかった．回旋角度は 38.8°であった．

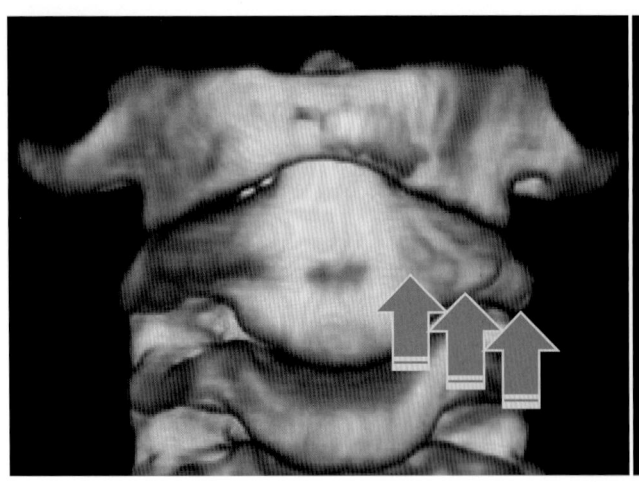

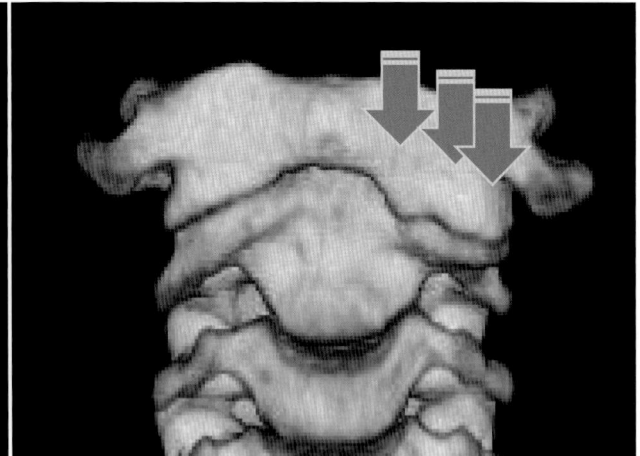

図8. 前後像. C1 および C2 間の椎間関節変形の増減

V. 考　察

　環椎軸椎間の回旋角度は，分類上重度で治療前罹病期間が長いものほど減少していた．一方で代償性の後頭骨-C1 間の弛緩性が指摘されている．隣接椎間の弛緩性により C1-C2 間は相対的に硬直性を有することになる．この隣接椎間の代償性の弛緩性は時間とともにさらに増加し，また椎間関節の変形も C1-C2 間の硬直性を増加させる．C1 の傾きが整復されて C1-C2 間の椎間関節が開大すると，この間隙を埋めるように C2 上関節突起および C1 の下関節突起にリモデリングが起こることが観察されている．それまで圧迫により前方に傾斜していた C2 上関節突起は上方に持ち上がり，C1 下関節突起を支持する．C1 の下関節突起は下方に延長し間隙を埋める（図8）．その結果，C1 椎体は整復位で安定するものと考えた．

ま と め

　1）AARF の治療成績を動的 CT および 3-D CT により評価した．
　2）3-D CT 上の関節突起の変形は，重症で治療前罹病期間が長いほど大きかった．
　3）関節突起の変形により環椎軸椎間の回旋角度が減少したが，一方で安定した整復位も得られていた．
　4）環軸関節回旋位固定は発症からの期間が長くなると治療困難となり，しばしば手術的治療やハローベストによる治療など侵襲を伴う治療が行われている．しかしながら確実な持続牽引により整復可能であり，適切なカラーの装着と頚部の筋力強化による防御因子の確立により再燃を防止することが可能である．

文　献

1) Fielding JW, Hawkins RJ：Atlanto-axial rotatory fixation. J Bone Joint Surg **59-A**：37-44, 1977
2) Pang D, Li V：Atlantaxial rotatory fixation；part 1. biomechanics of normal ratation at the atlantoaxial joint in children. Neurosurgery **55**：614-626, 2004
3) Pang D, Li V：Atlantaxial rotatory fixation；part 2. new diagnostic paradigm and a new classification based on motion analysis using computed tomographic imaging. Neurosurgery **57**：941-953, 2005
4) Crossman JE, David K, Hayward R et al：Open reduction of pediatric atlantoaxial rotatory fixation；long-term outcome study with functional measurements. J Neurosurg **100**〔Suppl 3 Spine〕：235-240, 2004

＊　　　＊　　　＊

小児肘内障に対する前腕回内整復法に関する治療成績
―従来法との比較による有用性の検討

森川圭造　船橋重喜　辻　太

はじめに

小児肘内障に対する整復法として，従来は前腕を回外し，肘関節を屈曲強制する手技が一般的に行われてきた．一方で近年，前腕を回内して整復する方法が紹介され，良好な治療成績が報告されている[1]．今回，前腕回内によって整復を行った小児肘内障例の治療成績を調査し，従来の手技との比較・検討により，本治療法の有用性を報告する．

I. 対象および方法

2007年1月～2010年6月に，当院および当院関連施設で加療を行った小児肘内障のうち，調査が可能であった84例89関節を対象とした．それらを2群に分け，前腕を回内位にする手技によって整復を行った例を前腕回内群とした．また従来の方法である，前腕を回外にし肘関節を屈曲強制する手技によって整復した例を対照群とした．前腕回内群は41例46関節であり，その内訳は男性20例，女性21例，平均年齢は2.2歳であった．対照群は43例43関節であり，その内訳は男性22例，女性21例，平均年齢は2.3歳であった（表1）．

それぞれ手技について，前腕回内群では術者が患児の肘関節を疼痛のない程度に屈曲させ，肘関節外側を触知しながら前腕を最大回内させて整復を行う方法である（図1a）．整復の確認は，前腕回内時に患児の肘外側でクリックを触知した際，これを整復と判断した．対照群では一般的に行われている従来の方法であり，術者が患児の肘関節部を保持したまま前腕を最大回外位にし，肘関節を屈曲強制する方法である（図1b）．整復の確認は，肘関節屈曲強制時に術者が保持した肘関節部でクリックを触知した際，これを整復と判断した．

両群とも，整復直後に受傷肢を自由に可動させ，約10分程度の経過観察を行った．その後，受傷側の肘関節を触知し，受傷前と比べて圧痛や可動時痛がなく，肘関節や前腕の良好な可動性を確認した（図2）．また加えて，肘関節内やその周辺骨折との鑑別のため，整復後に肘関節正面と側面の単純X線撮影を行った（図3）．一方，6回以上の整復操作を行っても整復が得られない場合は，整復操作を中止し，受傷肢をギプススプリントで外固定し，局所安静を行った．外固定の期間は受傷肢の疼痛がなくなるまでであり，肘関節周辺の圧痛がなく，肘や前腕の良好な可動が観察された場合をもって外固定の除去時期と判断した．

調査項目は，受傷から整復にいたるまでの時間，整復

表1. 対象

	前腕回内群	対照群
症例（例）	41	43
受傷関節（関節）	46	43
性別（男：女）[例]	20：21	22：21
平均年齢（歳）	2.2	2.3

Key words
elbow, pulled elbow, radial head subluxation

*The clinical outcome of radial head subluxations by the method of hyperpronation in the reduction ; a comparison of the standard method of supination/flexion
要旨は第84回日本整形外科学会学術総会において発表した．
**K. Morikawa（院長）：森川整形外科医院（〒485-0023　小牧市北外山 2944-1；Morikawa Orthopaedic Practice, Komaki）；S. Funahashi（診療所長）：小牧市医師会休日急病診療所；F. Tsuji（会長）：小牧市医師会整形外科医会．

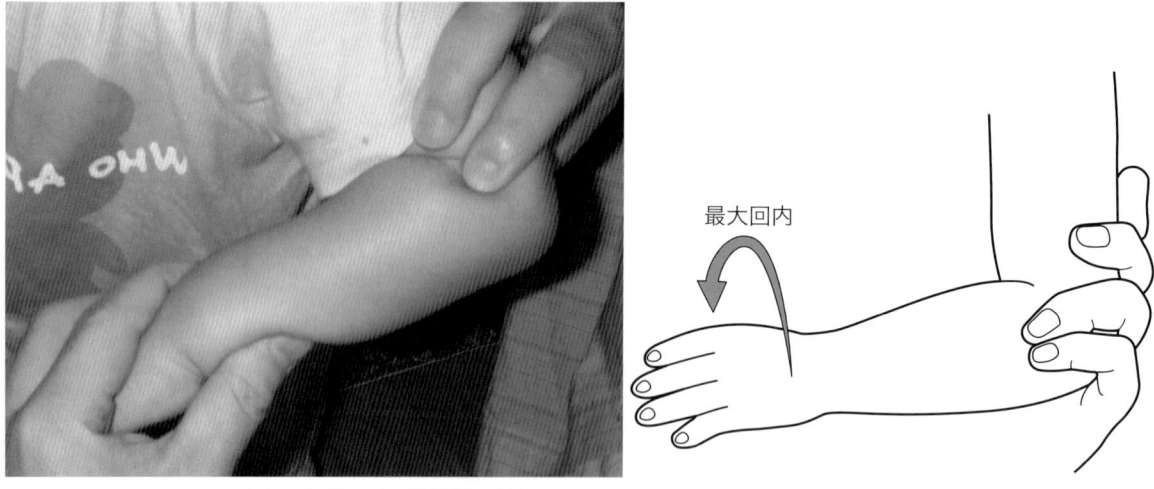

a．前腕回内群．肘関節外側を触知しながら，前腕を最大回内させて整復する．

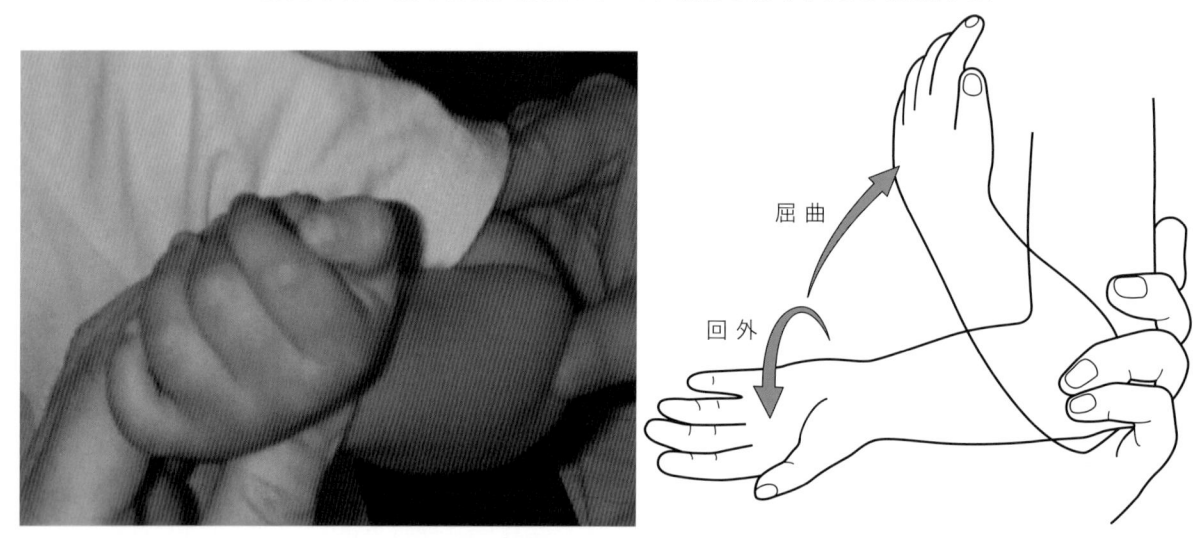

b．対照群．前腕を最大回外位にし，肘関節を屈曲強制して整復する．

図1．整復方法（文献1より引用改変）

の初回成功率，整復に要した回数，そして整復の最終成功率を調査し，両群を比較した．また両群間の比較における統計学的検討については，unpaired t 検定，Welch t 検定，χ^2 検定を用い，$p<0.05$ を有意差ありとした．

II．結　　果

　受傷から整復にいたるまでの期間は，両群とも1時間以上6時間未満がもっとも多く，次に1時間未満が多かった．また24時間以上要した例は，前腕回内群で4関節（9％）であり，対照群では1関節（2％）であった（図4）．整復の初回成功率は，前腕回内群で73.9％であり，対照群では55.8％で，統計学的には有意差は認められなかったが，前腕回内群のほうが成功率が高い傾向にあった（図5）．
　整復に要した回数は，前腕回内群で平均 1.2±0.52 回，対照群で平均 1.59±0.98 回であり，前腕回内群のほうが少ない傾向にあった（表2）．その詳細については，前腕回内群では初回整復が34関節でもっとも多く，次に2回の整復が4関節で，3回が2関節であった．また6関節において，6回以上の整復操作を行っても整復が確認されなかった．対照群では，初回整復が24関節でもっとも多く，次に2回が7関節，3回が4関節，4回が1関節，6回が1関節であった．また6関節において，6回以上の整復操作を行っても整復が確認されなかった（図6）．
　整復の最終成功率は，前腕回内群で86.9％であり，対照群では86.1％で，両群ともほぼ同様な成功率であった（図7）．

III．考　　察

　小児肘内障における発生機序に関しては，一般に患児上肢へ暴力的な外力を加えることによって発生することが多い．特に過度な牽引による外力によって，橈骨近位

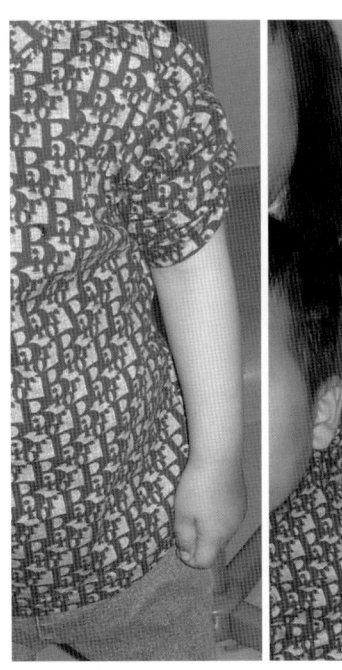

a．受傷時．受傷した上肢の下垂位，前腕の軽度回内位を認める．

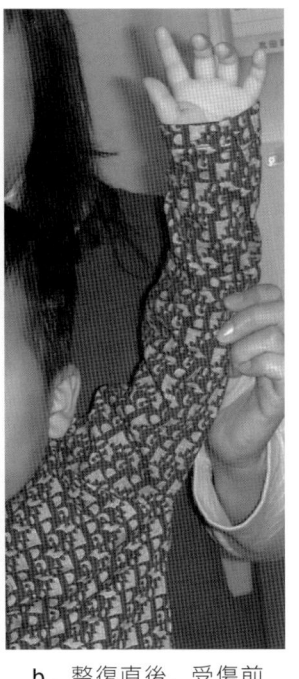

b．整復直後．受傷前と比べ，良好な肘関節や前腕の可動性が確認される．

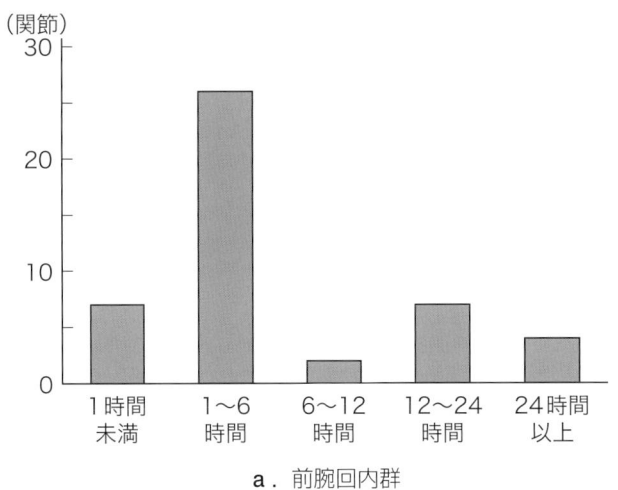

図2．外観所見

a．正面像　　　b．側面像

図3．整復後に施行した肘関節単純X線像

a．前腕回内群

b．対照群

図4．受傷から整復にいたるまでの期間

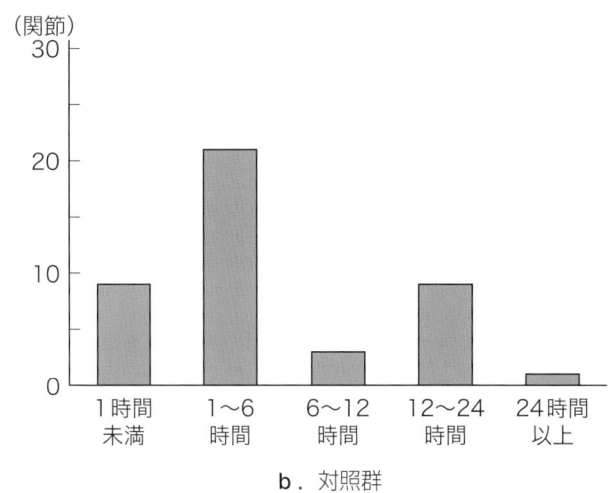

a．前腕回内群　成功（73.9%）

b．対照群　成功（55.8%）

図5．整復の初回成功率

表2．整復に要した回数

	前腕回内群 (mean±SD)	対照群 (mean±SD)	
整復に要した回数	1.2±0.52	1.59±0.98	NS

NS：有意差なし

部の輪状靱帯が損傷を受けることが明らかにされている．Salterらは，幼児解剖体からその発生機序を解析し，肘関節の伸展位での過度な牽引負荷，さらに前腕の回内強制

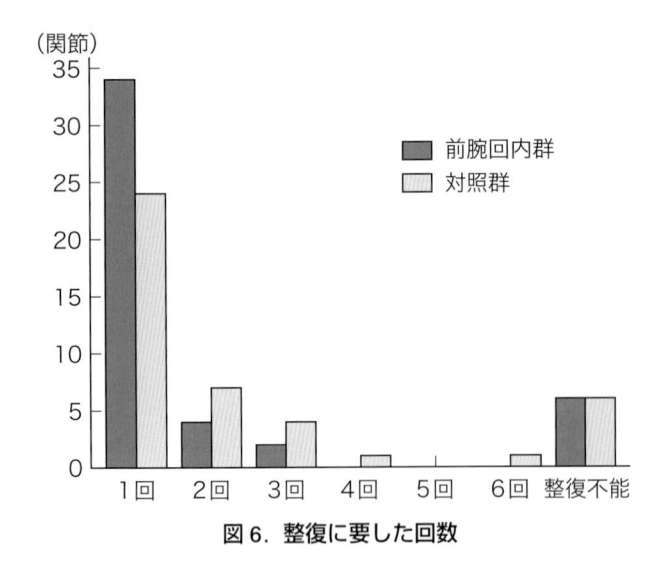

図6. 整復に要した回数

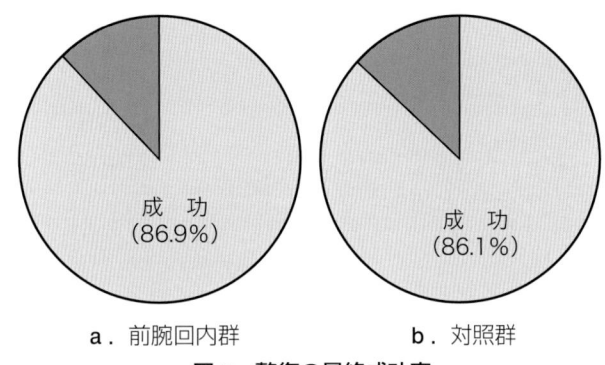

図7. 整復の最終成功率
a. 前腕回内群　b. 対照群

負荷によって橈骨頭付近の輪状靱帯の損傷を実験的に明らかにしている[2].

この発生機序から本外傷の整復手技は，一般的にその反対となる肢位によって得られ，前腕回外および肘関節屈曲強制によって損傷し，逸脱した輪状靱帯が整復されて達成されるものと考えられる．しかしながら，この整復手技は受傷した肘関節へ屈曲負荷を強いるため，患児に対して疼痛を与え，場合によっては患児の抵抗により，しばしば整復の障害をもたらすことも考えられる．今回の本外傷の治療経験からも，その理由により整復の成功を逃した例がみられた．それに対して前腕回内位による整復手技は，受傷した肘関節に過度な屈曲負荷を与えることなく，単純に前腕を回内させて整復を行うため患児への負担も少なく，疼痛の誘発の軽減が期待される．また簡便な手技であることから，整復の成功率も高くなるものと期待される．

今回，前腕回内位による整復手技と従来の手技による治療成績の比較・検討から，本法は従来の整復法と比べて高い成功率と良好な治療成績が得られ，特に初回整復の成功率が高く有用な治療法と期待された．

以上から，本法の利点は疼痛を訴える患児の受傷肢に屈曲強制を強いないこと，そして手技が簡便なことであり，これによって患児への負担が少なくなり，整復の成功率が上がるものと考えられた．一方，欠点としては手技が簡便すぎることから，加療中に同席している保護者やその関係者に対しては，その整復操作が理解されがたいことであり，そのアンダーパフォーマンスのため，無操作や未治療な手技と誤解される場合も考えられる．現在では，小児医療控除の普及により，医療費支払いなどの問題を生じることは少ないと思われるが，加療後の十分な説明は今後も必要と思われる．

また，小児肘内障における単純X線撮影については，本外傷は一般的に骨傷を伴う外傷でないため，施行されることが少ない[3]．さらに，輪状靱帯の損傷による逸脱や橈骨頭の亜脱臼の有無を確認することや，整復後のその確認も困難なことがその理由と考えられる．しかしながら，本外傷は小児特有の外傷であり，受傷機序がうまく聴取できず，その発生機序が不明となる場合も起こりうる．そのため本外傷ではなく，小児肘関節周辺骨折やそれを伴った外傷の可能性も考えられ，それに対する鑑別はきわめて重要と思われる[4]．今回，本外傷の治療手技においても，整復操作後は可能な限り単純X線撮影を行い，骨傷の有無などの確認に努めた．さらに整復後，同部の疼痛の軽快の有無，肘関節や前腕機能の回復の有無について十分に確認を行った．併せてこれらの注意点も，本外傷の治療における重要なことと考えられた．

ま と め

1) 小児肘内障例に対して，前腕回内による整復手技を行い，従来行われてきた治療法との比較・検討を行った．

2) 前腕回内法は手技が簡便であり，患児への負荷も少なく，整復の初回成功率が高かった．

3) 本法は，小児肘内障の整復手技として有用な治療法と考えられた．

文　献

1) Macias CG, Bothner J, Wieber R : A comparison of supination/flexion to hyperpronation in the reduction of radial head subluxations. Pediatrics **102** : 10-13, 1998
2) Salter RB, Zaltz C : Anatomic investigations of the mechanism of injury and pathologic anatomy of "pulled elbow" in young children. Clin Orthop **77** : 134-143, 1971
3) 横井広道，加藤善之：小児肘内障97例の受傷機転と治療．中部整災誌 **48**：707-708, 2005
4) 森川圭造：小児肘内障と診断された同側上肢骨折の3例．東海整外外傷研会誌 **24**：67-69, 2011

Perthes病の入院免荷管理の重要性と外転装具適用法
――免荷装具開始と荷重装具移行・終了時のポイント

千本英一　高橋祐子　落合達宏

はじめに

Perthes病は，幼児〜学童期に好発する長期の自己治癒経過を特徴とした大腿骨頭壊死性疾患である．最終的な治療目標は壊死骨頭の球形治癒である．これにより，生涯にわたり関節症のリスクを減じ，また身体活動を制限せずに生活することが可能になる．球形治癒を獲得するには，荷重の影響をもっとも受ける骨頭頂部を含めた壊死域全体の修復が不可欠となる．壊死骨頭は力学的強度を回復するまで約4年にわたり可塑性を有するとされるが，圧迫が加わると変形する．そのため壊死骨がほぼ完全に修復するまで，荷重量の制御と適切な装具の変更，終了時期の判断が必要となる．

I．入院装具管理の進歩

骨頭全体を寛骨臼で包み込むcontainment療法と管理された免荷を基本的な考え方として，一貫して保存的治療を行ってきた．まず両股関節外転免荷装具（第1装具）を入院で適用している．単純X線正面像で骨頭骨端幅の外側15〜30％に相当するlateral pillarの修復が完了した後，入院のまま両股関節外転荷重装具（第2装具）に移行させる．近年の進歩で重要なことは，単純X線像で病期を細分化して，装具移行時期や保存的治療内容をきめ細かく一致させたことにある．入院管理は2〜3年間となるものの，完全に治癒して退院を迎えられるため退院後は自由にスポーツ活動に復帰できる．

II．診断と入院装具治療の適応

Perthes病は2〜13歳に発症する疾患で，特に5〜8歳の男児に好発し，好発年齢の男児740名に1名程度の発症で，男児は女児の5倍程度多く発症する．初診時の主訴には跛行や膝痛・股痛があるものの軽度のことも多く，成長痛などと判断されがちであるが，殿筋の萎縮は特徴的な所見である．また，早期診断に有用な股関節単純X線所見（図1）は，骨端核縮小，骨端部濃厚陰影，軟骨下骨折線，内側関節裂隙拡大であり，その後は骨頭壊死域の骨吸収進行により骨透亮像が顕著となる．

X線像における病期は，①滑膜炎期，②壊死期，③分節期，④修復期，⑤治癒期へ経時的に分類される．分節期から修復期への移行時に骨頭障害部の骨透亮域は最大となり，以後骨端外側から修復がすすむとともに縮小する．初診時単純X線像において，骨端の半分以上の障害が将来的に予測されるか，またはすでに上記の障害があるとき，骨頭圧潰を避けるため早期に入院して完全免荷とする．初診時単純X線像では骨透亮域がまだ狭いことも多く，真の障害範囲を過小評価してしまう可能性が高い．2方向撮影に加えMRIも適切に併用し，両側罹病（15〜20％）か否かも含め診断するよう注意を要する．

Key words

Perthes disease, containment, abduction brace, hinge abduction

*Indication of containment treatment for Perthes disease with hip abduction brace in hospital
　要旨は第51回日本小児股関節研究会において発表した（高橋祐子）．
**E. Chimoto（主任医長），Y. Takahashi（主任医長），T. Ochiai（部長／東北大学臨床准教授）：宮城県拓桃医療療育センター整形外科（〒982-0241　仙台市太白区秋保町湯元字鹿乙20；Dept. of Orthop. Surg., Takuto Rehabilitation Center for Children, Sendai）．

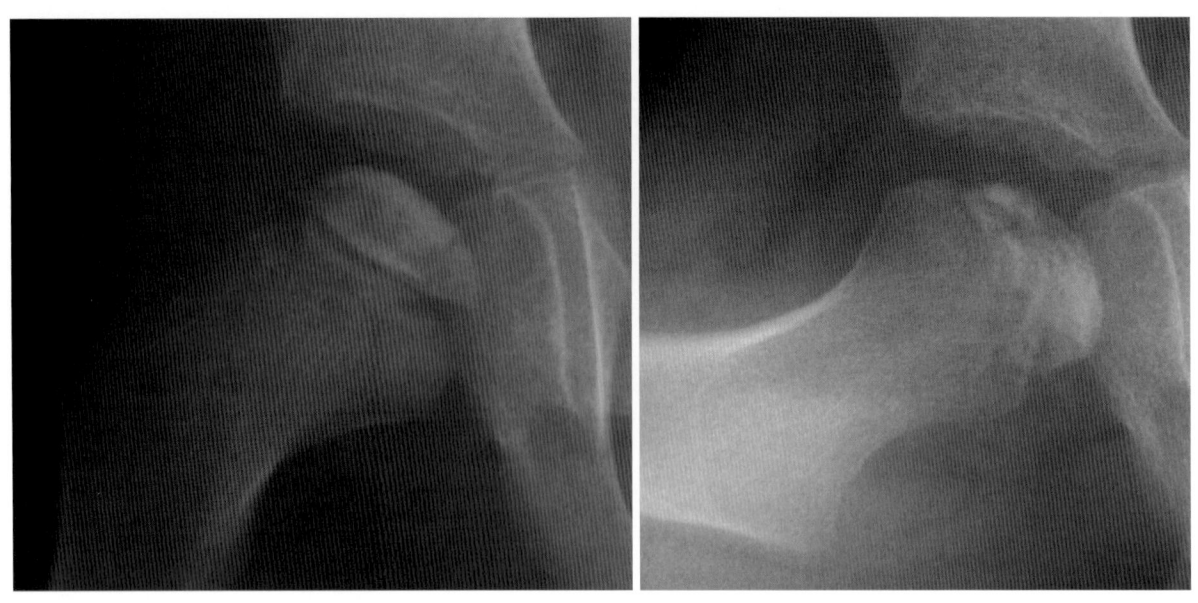

a．正面像　　　　　　　　　　　　　　　　　b．側面像

図1. 5歳，男．早期診断例の単純X線像

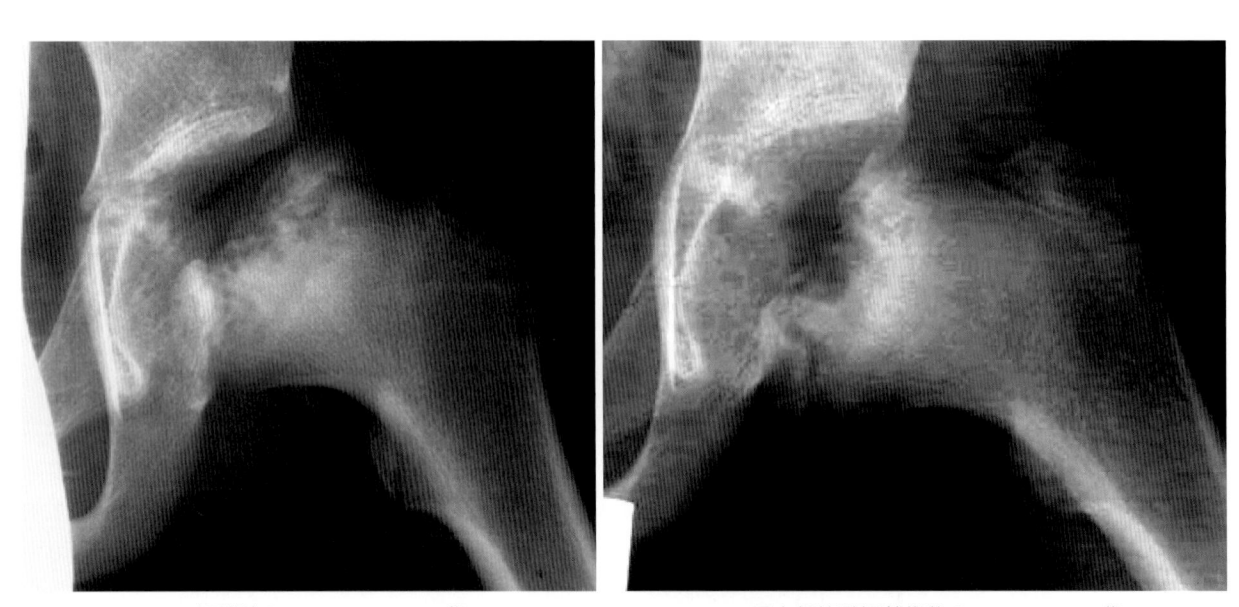

a．初診時の hinge abduction 像　　　　　　　b．長内転筋腱切離術後の containment 像

図2. 9歳，男．外転位単純X線像

III．初期治療の要点

　股関節内転拘縮の除去を目的に，装具に先立ち1～2 kgの水平介達牽引を体軸遠位方向へ1～2週行う．その後に両股関節外転位ギプス（Aキャスト）を数週間行い，股関節拘縮を完全に除去しておくことが重要である．なお，まれに牽引後も股関節外転制限が遺残することがある．この場合は股関節外転位単純X線像が重要で，骨頭球心運動の阻害と同時に骨頭障害部が臼蓋縁に圧着する像（hinge abduction）を確認しておく（図2a）．骨頭の圧潰や扁平化は初診前に生じていることがほとんどで，その程度についてはMRIで詳細に評価できる．このようなhinge abduction 例に限っては，牽引期間の延長や早期に長内転筋腱切離術を加え，外転位での求心性を回復しておくことが必須である（図2b）．不十分なcontainmentのまま装具治療を始めれば，二段骨頭など圧潰による変形が残存するリスクが高い．

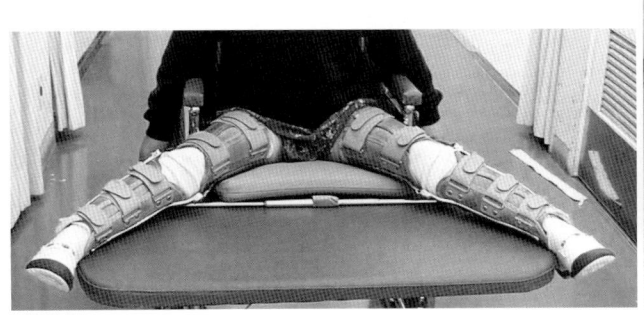

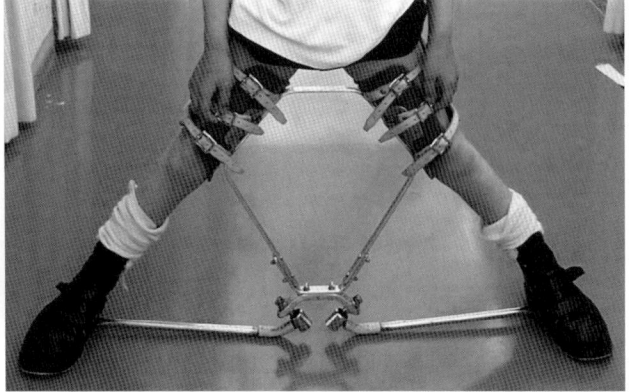

a. Batchelor brace（第1装具）　　　　b. Toronto brace（第2装具）
図3．免荷外転装具と荷重外転装具

Ⅳ．第1装具——免荷外転装具

　牽引治療の後に十分な外転角を得てAキャストが可能となり次第，免荷でのcontainmentを目的に左右対称の外転装具（Batchelor brace，図3a）の作製を始める．Aキャストを数週間行った後，Batchelor braceへ移行する．支柱・ヒンジ付き膝装具が両端ボールジョイント付きメタルバーで左右連結されて膝屈曲制動もつくため，股関節内転制限に加え一定の股関節回旋制限を実現できる．両側・片側の罹病にかかわらず装具の股関節外転角は左右とも45°を目安とする．完成時にX線透視下で臼蓋が骨端外側を十分おおうよう股関節外転角を微調整する．昼夜とも使用させ，立位と深屈曲は禁止とし，装具のまま膝伸展位の専用車椅子で移動させる．

　拘縮予防の関節可動域（ROM）訓練と股関節周囲筋力訓練は，まず理学療法士のもとで装具をはずし臥位で行う．尻這いも緩徐に訓練し，見守り下に許可する．股関節伸展・内転・回旋の各ROMの維持と，股関節外転・伸展および腹筋・背筋の筋力訓練は特に大切で，病棟でも看護師とともに毎日継続して行わせる．更衣や用便・シャワー時は，装具の着脱を看護師管理下に坐位・外転位で許可する．週末の外泊は許可している．食事・おやつの管理も行い，体重の過度な増加を防ぐ．

Ⅴ．X線像チェックの要点

　単純X線像は2ヵ月ごとに装具をはずした2方向撮影を行い，病期を評価する．まず中間位正面像を撮る．仰臥位のまま股関節屈曲90°かつ開排45°での前後撮影を側面像として，2方向とする．経過中に骨頭の骨透亮域が最大となった最大吸収像で，分節期から修復期への移行時点と判断する．この時点は，実際には2ヵ月先の単純X線像で骨修復がすすんでから，2ヵ月前が最大吸収像であったと後方視的に判断される．この単純X線最大吸収像において，Catterall分類とHerring分類（lateral pillar classification）により障害範囲を評価する[1,2]．また，初診時から一貫して修復がすすむ場合には，すでに修復期に入っていたことが後方視的にわかるため，初診時の修復期単純X線像で評価せざるをえない．

　第1装具から第2装具への移行時期は，単純X線正面像により，lateral pillar障害なし（Herring分類group A）と判明した時点，またはlateral pillar障害あり（Herring分類group BまたはC）ではlateral pillar修復が完了した時点とする．通常，この時期に骨頭頂部修復は未了である．しかしながら再生したlateral pillarが外転位で荷重を支えるため，以後第2装具に切り替えても骨頭の圧潰は生じない．逆に，lateral pillar修復の完了前に荷重することは危険である．2ヵ月ごとの単純X線像において，通常は壊死骨の吸収や修復は停滞せず，わずかでも病期の推移が確認できる．単純X線経過で異常と考えられる場合，装具のサイズ・使用法や外泊時の免荷などが適切か確認することが重要である．

Ⅵ．第2装具——荷重外転装具

　第1装具と同様の股関節外転角で左右対称の荷重装具（Toronto brace，図3b）を第2装具として作製する．股・膝関節は自動運動が可能な設計であり，両大腿カフがボールジョイント付きメタルバーで連結され股関節内転運動が制限されている．また，股関節外転のまま立てるよう両足部に外側楔の靴型装具がバーで連結されており，臼蓋被覆が骨頭前方まで及ぶ股関節内旋15°に設定している．日中は常に装用して専用の車椅子で生活させ，両松

69

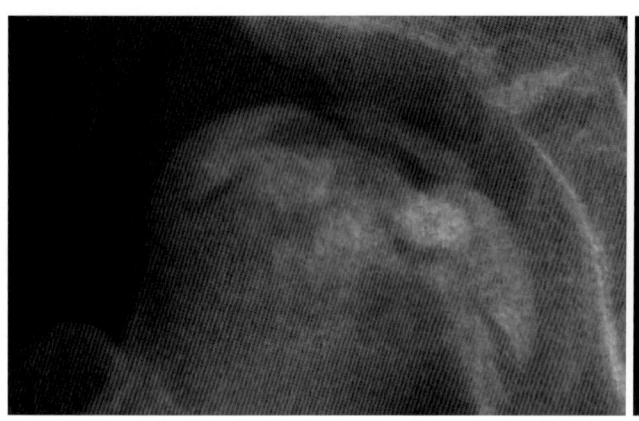

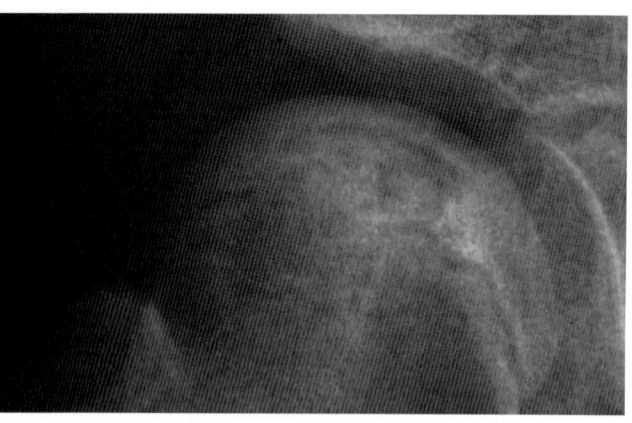

a．骨頭頂部の未修復像（第2装具終了1年前）　　　b．骨頭頂部を含む全域の修復像（第2装具終了時）
図4．単純X線像

葉杖で四点歩行が安定すれば屋内の装具歩行も可能である．

骨頭の前方部は修復が通常もっとも遅れるため，荷重が集中しないよう常に股・膝伸展位を意識して装具歩行させる．2方向単純X線像で骨頭頂部の軟骨下骨が連続して修復するまでは，第1装具を夜間に継続使用する．軟骨下骨の再生完了の後も第2装具を続ける．骨頭頂部の修復が遷延するタイプでは，治癒までにより時間を要する（図4a）．いずれにせよ骨頭頂部も含めた骨頭全域の修復が2方向単純X線像で確認できるまで十分に待機してから，装具終了とし独歩訓練も許可する（図4b）[3]．この方針を厳格に適用することが重要で，骨頭平坦化や離断性骨軟骨炎の予防となる[4]．階段昇降や鞄での通学が安定するまで入院を続け，短期的に杖を一本もたせて退院させる．

Ⅶ．退院後

1～数ヵ月おきに再来し，単純X線像と筋力を評価する．離断性骨軟骨炎の発病を予防すべく，退院直後の運動は禁止とするが，退院後数ヵ月で筋力が回復していれば段階的に運動を許可する．水泳と自転車は早期に可能である．跳躍や全力疾走，急激な方向転換を伴う競技については特に慎重に判断し許可していく．骨頭リモデリングは骨頭球心運動に伴い思春期以後まで続くため，さらなる球形治癒をめざし殿筋筋力訓練を通院で指導する．

Ⅷ．入院装具治療成績

当センターで1998年以降に前記の方針で入院装具治療を開始でき，単純X線像で治癒まで観察しえた29例36股を調査した．男性23例，女性6例で，右10例，左12例，両側7例であった．初診時年齢は平均6.4（3～9）歳，経過観察期間は平均7（3～13）年，最終観察時の平均年齢は13（9～19）歳であった．牽引期間は平均8日，外転位ギプス期間は平均27日，装具使用期間は第1装具が平均19ヵ月，第2装具が平均12ヵ月で，入院期間は平均35ヵ月であった．単純X線像による障害範囲のCatterall分類／Herring分類は，軽症から重症の順に，group 1／A：1股，group 2／A：2股，group 3／A：3股，group 3／B：15股，group 3／C：7股，group 4／C：8股であった．骨頭球形治癒判定は最終観察時2方向単純X線像のStulberg分類で行った[5,6]．結果は，Ⅰ（完全球形骨頭）16股（44.4％），Ⅱ（球形骨頭，正面・側面の骨頭半径差2 mm以内）16股（44.4％），Ⅲ（楕円形骨頭，1 cm長未満の骨頭荷重部平坦化）4股（11.1％），Ⅳ（関節面適合，1 cm長以上の骨頭荷重部平坦化）0股，Ⅴ（骨頭圧潰による関節面不適合）0股であった．初診時ですでに修復期の単純X線像は，36股中11股（30.6％）にみられた．このうちHerring分類group Cは9股であり，hinge abductionの3股が含まれていた．

Spherical congruityとされるStulberg分類Ⅰ～Ⅱを球形治癒とすると，球形治癒は36股中32股（88.9％）で達成できた．Herring分類各グループにおける球形治癒は，group Aが6股中6股（100％），group Bが15股中15股（100％），最重症のgroup C（健側lateral pillar高を基準とし1/2高以下まで障害）では15股中11股（73.3％）であった．球形治癒の例では，経過中全例に運動を制限なく許可できていた．なお最終観察時Stulberg分類Ⅲの4股は，いずれも障害範囲が最重症のgroup 4／Cであり，初診時年齢は6～9歳で，初診時にhinge abductionを呈していた．そのうち2股は牽引期間の延長でhinge abductionが解除され，残る2股は長内転筋腱切離術によって装具導入直前にcontainmentを獲得していた．最終観察時

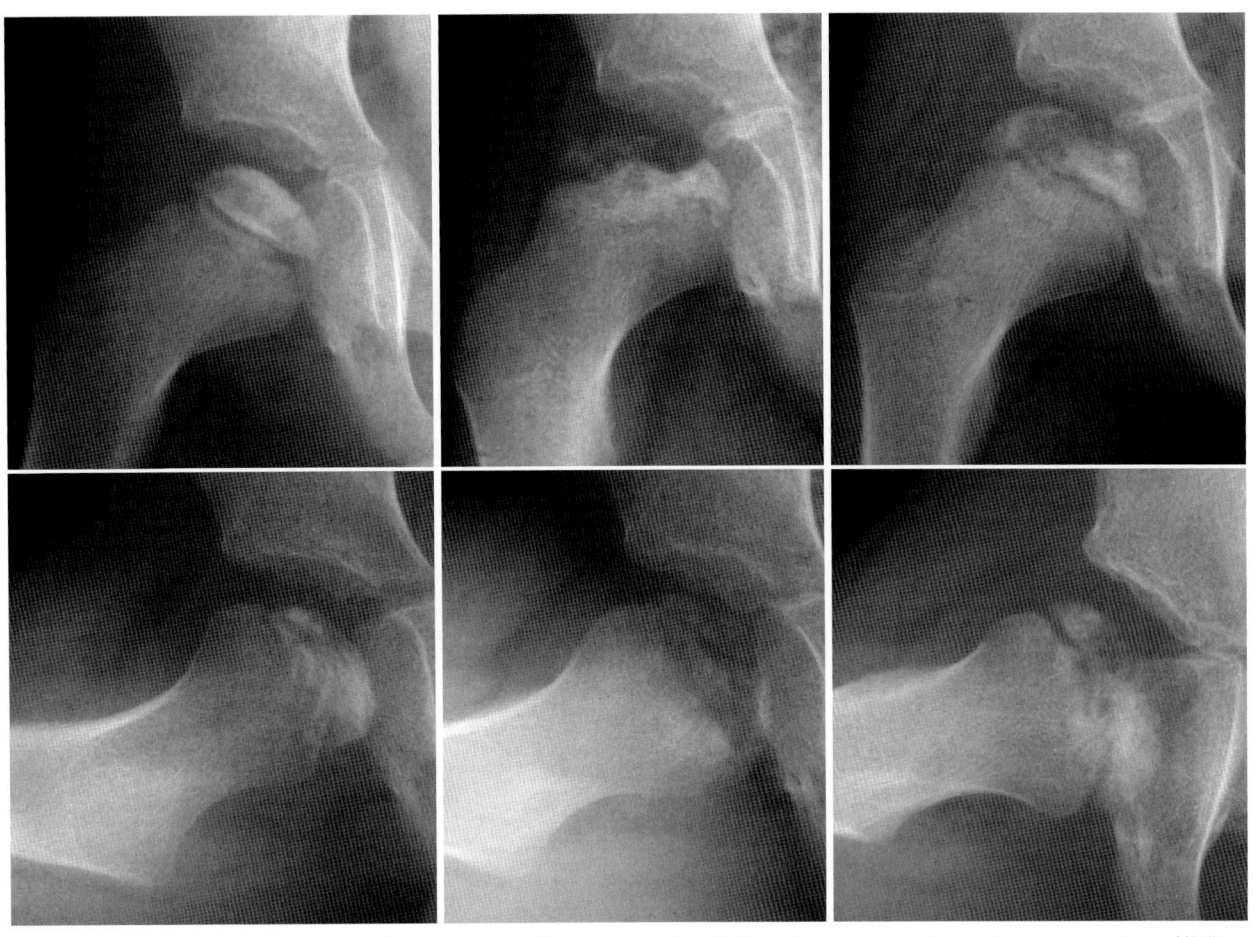

a. 5歳6ヵ月（初診時）．牽引・ギプスの後に第1装具開始

b. 6歳2ヵ月．最大吸収像でCatterall分類group 3, Herring分類group Bと判明

c. 6歳9ヵ月．Lateral pillarが修復し第2装具へ移行

図5．症例．初診時5歳6ヵ月，男．X線像（上段：正面像，下段：側面像）

IX．症例提示（図5）

症例． 初診時5歳6ヵ月，男．

誘因なく跛行を生じ初診した．右Perthes病と診断し，入院で牽引と外転位ギプスの後，第1装具を開始した．6歳2ヵ月で骨透亮域が最大となり，Catterall分類／Herring分類でgroup 3/Bと判定した．6歳9ヵ月でlateral pillar修復が完了したため，日中は第2装具へ移行した．7歳2ヵ月で軟骨下骨の再生が連続してみられ，夜間の第1装具を終了した．7歳9ヵ月で骨頭頂部を含めた全域の修復像が得られ，第2装具も終了した．独歩訓練を経て退院させた．以後も球形度が増し，徐々にスポーツ活動を許可し，11歳9ヵ月でStulberg分類Iに球形治癒している．

X．考 察

本邦でのPerthes病多施設共同研究においてもさまざまなcontainment療法が行われていたが，Stulberg分類による最終的な球形治癒率は，保存的治療（入院・外来含む）および手術的治療を含めて69.4％であった[7]．一方で，近年の長期入院管理による両股関節外転装具を中心とした治療法に限った報告では，最終的に外転歩行装具を導入する方法での球形治癒率が83〜90％と比較的良好であり，早期からの徹底した入院装具治療が有効とされている[3,8〜10]．まったく同様の方法を同一施設の外来で行った場合，平均年齢がより低いにもかかわらず球形治癒率が73〜77.8％に低下していることは興味深い[8,9]．装具種別での比較では，片側型外転免荷装具による外来治療で成績良好な報告でも，球形治癒率は66.3〜85％にとどまっている[11,12]．

長期予後に関して，Stulberg分類I〜IIでは将来の関節

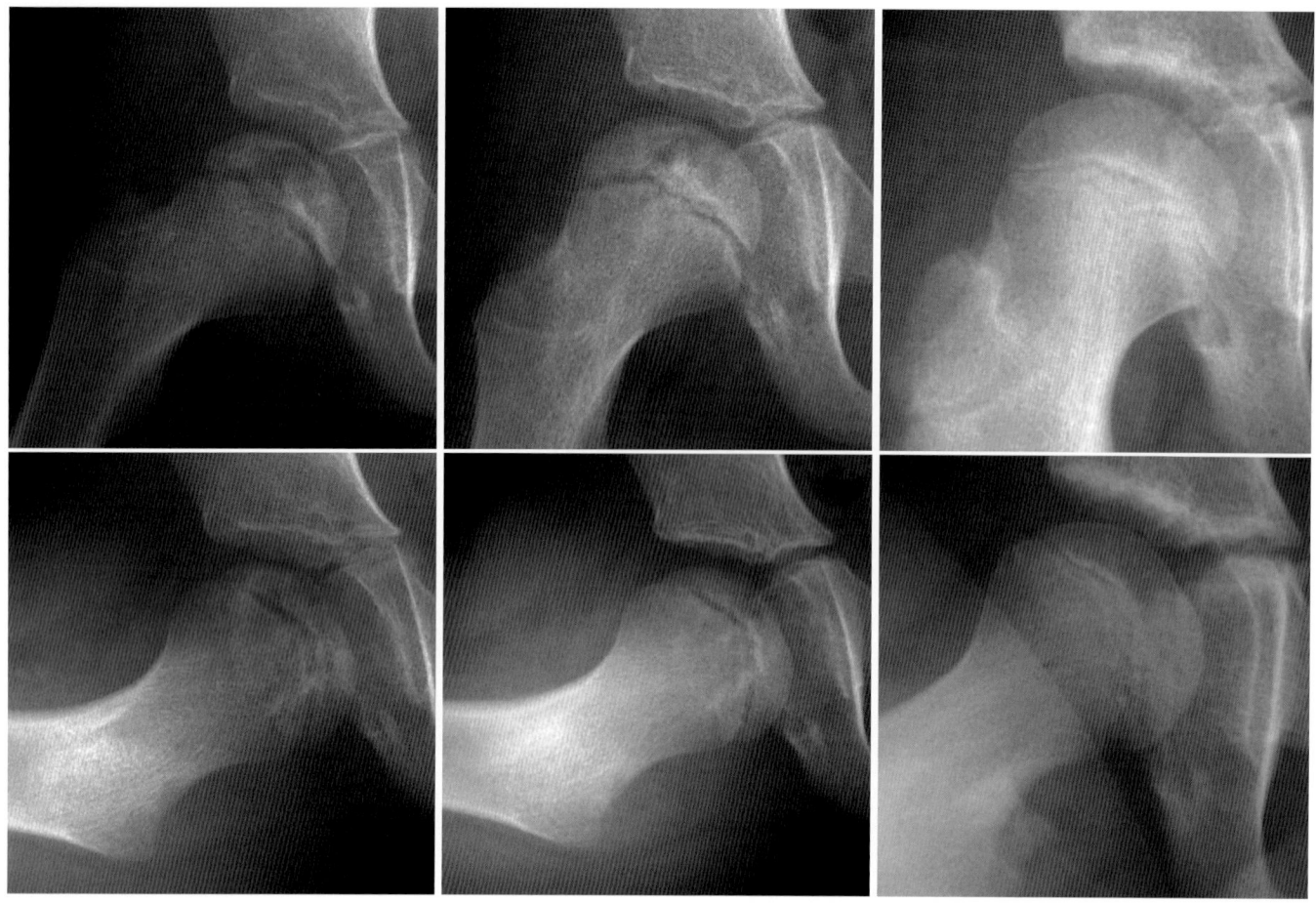

d．7歳2ヵ月．軟骨下骨が連続して再生し夜間の第1装具終了

e．7歳9ヵ月．骨頭頂部が修復し第2装具終了（退院）

f．11歳9ヵ月．Stulberg分類Ⅰに球形治癒

図5（つづき）

症発症がほぼなく，Ⅲ～Ⅴでは著しく発症率が増大するが，変形性関節症への進行はⅣ～ⅤよりⅢが明らかに軽度であるとされる[5]．また，障害範囲に関してHerring分類groupCは，年齢・治療法によらずStulberg分類評価での主要な成績不良因子とされている[13]．

Hinge abductionは，障害範囲の広い例で合併しやすく，治療に難渋するといえる．当センターの入院装具治療法では，障害範囲が広いHerring分類group B，Cでも初診時にhinge abductionがなければ，Catterall分類/Herring分類のgroup 4/C例を含めすべて球形治癒を獲得した．一方でhinge abduction例は，いずれも初診時に骨頭圧潰と股関節内転拘縮を合併しており，4股中3股がすでに修復期にあった．そのためhinge abductionの発生要因としては，発病から初診までの経過期間が重要と推定される．仮に発病早期に入院で免荷を開始できていれば，骨頭圧潰の進行を抑制できた可能性が大きい．本研究では最終的に，hinge abduction例も含めた全例で骨頭頂部の扁平化や二段骨頭変形はなく，Stulberg分類でⅢ以上の治癒が得られている．この点で初診後早期からの入院管理で免荷を徹底した両股関節外転装具治療は，有効性が高いといえる．しかしながら，hinge abductionの治療成績については一部に課題を残した．Perthes病のさらなる治療成績向上には，跛行や股関節痛が顕著でない発病早期に診断されること，そのうえでX線病期に対応した適切な装具療法をすみやかに入院で行うことが重要と考えられる．

3歳以下などで入院の同意を得がたい場合でも，早期の入院移行を前提に外来で装具治療を開始することが推奨される[14]．きわめてまれではあるが，骨頭圧潰とhinge abductionが生じたまま思春期まで初診が遷延し，牽引と長内転筋腱切離術の後もcontainment獲得不能な例に限って，早期の手術検討対象としている．長期の入院治療となるため，医師は治療のゴールを明確に提示し，患児・家族と医療スタッフで共有して，2ヵ月ごとの画像経過を丁寧に説明し心理的にもサポートする態勢を整えることがきわめて重要である．

ま と め

1）Perthes 病 29 例 36 股の入院装具治療成績は，球形治癒（Stulberg 分類 I～II）が 88.9％と良好であった．

2）装具治療は骨頭の球形治癒を最大の目標とし，入院管理で行った．

3）免荷外転装具（Batchelor brace）に先立ち，牽引や両股関節外転位ギプスまたは長内転筋腱切離術により外転位で containment を必ず獲得した．

4）免荷装具から荷重外転装具（Toronto brace）への移行は，lateral pillar 修復が完了した時点とした．

5）装具終了は，骨頭頂部を含めた全域が修復した時点とした．

文 献

1) Catterall A：The natural history of Perthes' disease. J Bone Joint Surg **53-B**：37-53, 1971
2) Herring JA, Neustadt JB, Williams JJ et al：The lateral pillar classification of Legg-Calvé-Perthes disease. J Pediatr Orthop **12**：143-150, 1992
3) 高橋祐子，落合達宏，須田英明ほか：ペルテス病に対する入院による装具療法の治療成績．日小整会誌 **18**：337-341, 2009
4) 高橋祐子，落合達宏，須田英明ほか：ペルテス病に対する肢体不自由児施設の保存療法．日小整会誌 **15**：273-277, 2006
5) Stulberg SD：The natural history of Legg-Calvé-Perthes disease. J Bone Joint Surg **63-A**：1095-1108, 1981
6) Herring JA, Kim HT, Browne R：Legg-Calvé-Perthes disease；part I. classification of radiographs with use of the modified lateral pillar and Stulberg classifications. J Bone Joint Surg **86-A**：2103-2120, 2004
7) Kim WC, Hiroshima K, Imaeda T：Multicenter study for Legg-Calvé-Perthes disease in Japan. J Orthop Sci **11**：333-341, 2006
8) 中村直行，奥住成晴，町田治郎ほか：ペルテス病保存治療における在宅と入所治療成績の比較．日小整会誌 **16**：6-10, 2007
9) 湯浅公貴，浦和真佐夫，二井英二ほか：ペルテス病の保存治療成績．日小整会誌 **15**：268-272, 2006
10) 渡邉泰央，朝貝芳美，山本謙吾：信濃医療福祉センターにおけるペルテス病の治療とその成績．日小整会誌 **15**：278-280, 2006
11) 桶谷 寛，藤井敏男，高村和幸ほか：西尾式外転免荷装具の治療成績．別冊整形外科 **48**：129-138, 2005
12) Kim WC, Hosokawa M, Tsuchida Y：Outcomes of new pogo-stick brace for Legg-Calvé-Perthes' disease. J Pediatr Orthop B **15**：98-103, 2006
13) Herring JA, Kim HT, Browne R：Legg-Calvé-Perthes disease；part II. prospective multicenter study of the effect of treatment on outcome. J Bone Joint Surg **86-A**：2121-2134, 2004
14) 高橋祐子，落合達宏，佐藤一望ほか：ペルテス病の治療成績―4 歳以下低年齢発症ペルテス病の検討．日小整会誌 **19**：339-342, 2010

* * *

麻痺性下肢変形に対するボツリヌストキシン療法

落合 達宏

はじめに

　ボツリヌストキシン（BT）療法は近年になって導入された比較的新しい治療法である．従来，麻痺性下肢変形の原因となる下肢痙縮に対しては，理学療法や装具療法などの保存的治療が有効でなければ，比較的侵襲度が高い整形外科的手術的治療を受けざるをえなかった．一方，BT療法は局所性に作用するため軟部組織解離延長術に近似した効果を得ることが可能で，永続的ではないものの低侵襲で中間的な選択肢を得たことになる．投与に関して，薬剤の拡散が非常に限局的であることから，どの筋にどの程度の薬剤量および薬液量を注入したかで得られる効果が左右される．したがって，筋腱手術の経験や運動学の知見がBT投与において必要とされるが，その点において本法には整形外科がもっとも適した診療科であるといえる．

　本稿ではそのような麻痺性下肢変形に対するBT療法で投与すべき痙縮筋の選択と，有効な投与に近づく治療手技について記載した．

I．下肢痙縮による下肢変形

　小児の下肢痙縮をきたす麻痺性疾患は脳性麻痺が代表的で，その他に脳外傷や脳梗塞，頻度は少ないものの遺伝性感覚運動ニューロパシー（Charcot-Marie-Tooth病）の一部や遺伝性痙性対麻痺などがあげられる[1]．このような小児期から痙性麻痺を伴う例では，先天性内反足のように初診時から矯正抵抗性を示すわけではなく，むしろ幼児期には比較的軽症を呈することがほとんどである．しかし，幼児期以後の急激な骨格の成長とともに足部変形は増悪して中等症さらに重症へと進行し，足底接地困難にいたることも多い．したがって，小児期から診療している例では急速に手術を要する状態にはなりがたく，将来の変形進行を想定してまずは保存的にストレッチ，装具，矯正ギプスなど行う．そして数年で進行性に重症化すれば軟部組織解離延長術の適応となるのが，従来の治療プログラムであった．

　BTをどの時期から使用するかについて明らかではないが，さまざまに議論されている．大きく二つの意見に分かれ，一つは従来の保存的治療が困難になった時期に行うもの，もう一つは保存的治療の時期に併せて積極的に行うものである．私見を述べると，幼少であっても筋の伸長不足は徐々に拘縮を生じるため，下肢筋群への歩行立脚期の他動的伸展は筋の柔軟性を保つために必要な歩行動作の一つといえる．このような日常的な歩行からのストレッチ効果を重視するために，比較的早期からのBT使用が適切なのではないかと考えているが，反面，治療回数や薬剤量が過多になり筋萎縮を生じないための配慮も重要となる．

II．下肢痙縮の病態と評価（表1, 2）

　痙縮（spasticity）は本来「腱反射亢進を伴った緊張性伸張反射の速度依存性増加を特徴とする上位運動ニューロン症候」と定義され，速度依存性を伴わない固縮（rigidity）と対をなす麻痺の表現である．しかし，臨床の場において痙縮と固縮が完全に分離されることはなく，両者が混在した状態を示すことがほとんどである．そのため，麻痺の総称として「痙縮」が用いられていることが多く，

Key words

botulinum toxin, spasticity, equinus foot

*Botulinum toxin therapy for spastic lower limb deformities
**T. Ochiai（部長/東北大学臨床准教授）：宮城県拓桃医療療育センター整形外科（〒982-0241　仙台市太白区秋保町湯元字鹿乙20；Dept. of Orthop. Surg., Takuto Rehabilitation Center for Children, Sendai）．

表 1. 脳性麻痺の下肢痙縮評価に用いるスケール

a. MAS

0	筋緊張の亢進はない
1	軽度の筋緊張亢進がある．引っかかりとその消失，または屈曲・伸展の最終域でわずかな抵抗がある
1.5	軽度の筋緊張亢進がある．明らかな引っかかりがあり，それに続くわずかな抵抗を ROM に 1/2 以下で認める
2	よりはっきりとした筋緊張亢進を全 ROM で認める．しかし（多動）運動は容易に可能
3	かなりの筋緊張亢進がある．多動運動は困難
4	患部は硬直し，屈曲・伸展は困難

b. FCS（歩行中の足底の接地状況評価）

0	正常に踵から着地（normal heel strike）
1	足底全体で着地（flat foot）
2	爪先から着地し，次に踵をつく（toe then heel）
3	軽度に踵を上げて爪先で歩く（mild toe walking）
4	著明に踵を上げて爪先で歩く（marked toe walking）

その比率によって痙縮的，固縮的と認識するのが現実的な対応と思われる（本稿でも総称としての痙縮を用いる）．痙縮の評価には modified Ashworth scale（MAS）[2]がよく使われるが，個々の筋または関節の運動方向ごとに判定しなければならないため，日常診療の中で使いやすいとはいえない．Foot contact scale（FCS）は段階がやや大振りであるものの，簡便で動的にも尖足歩行を評価できる利点もある（表 1）．BT の効果判定は作用が安定する約 1 ヵ月程度が適しているが，時間の経過とともに効果が減弱するため，歩容などは動画での記録が有用である．

関節可動域（ROM）の減少を伴う場合は拘縮（contracture）が生じており，痙縮とは異なる状態としてとらえる必要がある．下肢痙縮では股関節・膝関節・足関節の ROM を計測するが，症状に応じて選択して構わない．すなわち，はさみ脚（scissors leg）の内転股では内転筋と薄筋，かがみ肢位（crouching posture）の屈曲膝では腸腰筋，薄筋，ハムストリング，尖足では下腿三頭筋の評価が必要となる．

表 2. 尖足治療成績（当センター，26 例 37 件 51 足，2009～2010 年）

	治療前	治療後
MAS		
4	22	
3	29	17
2		23
1		11
0		
FCS		
4	22	
3	19	15
2	10	13
1		19
0		4
ROM		
DFKF	−3.8°±11.8° (−25°～+15°)	2.9°±9.9° (−20°～+20°)
DFKE	−17.5°±9.6° (−40°～+5°)	−6.4°±10.8° (−30°～+10°)

III．BT と適応症

ボツリヌス菌が産生する毒素は 7 種類の蛋白質（A～G 型）からなり，このうち単位量あたりの効果がもっとも強いものが A 型 BT とされる．A 型 BT の薬理作用は，末梢神経終末の神経筋接合部に取り込まれアセチルコリンの放出を阻害することで生じる．BT は投与直後から神経終末への取り込みが始まり 24 時間以内に発現するものの，臨床的な効果として確認されるには数日を要する場合が多い．1～2 週間で効果は安定し，数ヵ月持続した後に効果が減弱し，作用消失時には生物学的に完全に回復する．しかし，臨床的には筋萎縮やリハビリテーションの効果などの影響で症状としての痙縮再発までにかかる期間は個人差が大きい．

歴史的には，米国で 1977 年に斜視に対してはじめて臨床応用され，その後 1989 年に薬剤承認を受けて BT 療法が開始された．日本では 20 年ほど遅れて 2009 年から「2 歳以上の小児脳性麻痺患者における下肢痙縮に伴う尖足」に，2010 年から「下肢痙縮」に対する効能が承認されている．なお，現在国内において下肢痙縮に対して使用可能な薬剤は A 型ボツリヌス毒素のみである．

BT 療法は対症療法であるため，①理学療法，作業療法などの標準的治療の代替にはならないのでこれらと併用すること，②非可逆的な拘縮状態となった関節 ROM の改善には効果がないと明記されている．また，適正で安全な使用を目的とした使用成績調査の実施，使用医師の限定（講習および実技セミナーへの参加），使用施設での管理記録の徹底により対策が行われている．

IV. 下肢変形に対するBT投与

BTは局所性が特徴で，注射点からおおむねゴルフボール1個分の範囲に限局的に作用する．たとえば屈筋に投与すると拮抗側の伸筋へは効果が及ばないため，屈筋にのみ作用して筋トーヌスが低下する．このようにして関節の屈伸筋トーヌスを調整することにより，痙縮で生じた筋インバランスを改善させることが治療の基本的な考え方である．BTの局所作用性は遠隔筋や他臓器への拡散もほぼ生じないため，効能「下肢痙縮」での副作用も投与筋の脱力感や転倒などがあげられているのみである．また，薬液の拡散が得られないことは一つの筋への作用を期待しても同一筋複数箇所への注射が必要ということでもある．全身的な副作用にはアナフィラキシー症状があげられるが，使用成績調査では0.01％未満と非常にまれなものであった．

投与禁忌は，全身性の筋肉の脱力を起こす疾患（重症筋無力症，Lambert-Eaton症候群，筋萎縮性側索硬化症など）がある場合，以前にBT使用で発疹などのアレルギー症状の既往のある場合とされている．また，筋弛緩薬および筋弛緩作用を有する薬剤を投与中の患者，ぜんそくなど慢性呼吸器障害のある患者，強い筋力低下や筋萎縮のある患者，緑内障患者，高齢者などでは慎重な観察が必要とされている．

V. BT投与の準備

薬剤投与量は2通り示されており，適応症「2歳以上の小児脳性麻痺患者における下肢痙縮に伴う尖足」では，初回投与には体重1 kgあたり4単位が認められている．再投与は前回の効果が消失した場合に200単位まで使用できるが，3ヵ月以内の再投与は避けることとされている．一方，適応症「下肢痙縮」では複数の緊張筋に合計300単位を分割して注射すること，再投与は前回の効果が減弱した場合に可能であるが，3ヵ月以内の再投与は避けることとされている．なお，「上肢痙縮」など複数の適応にやむをえず同時投与する場合にはそれぞれの投与量の上限および投与間隔を厳守するとともに，3ヵ月間の累積投与量として360単位を上限とするよう注意されている．

実際に行う場合の薬剤量と薬液量に規定はないものの，小児への投与では薬剤量が少ないため工夫が必要となる．私見では，注射1ヵ所あたり0.3 ml，10単位が使いやすいため，100単位1バイアルを3 mlで溶解し10ヵ所分注を基本とする．増減については，8～12ヵ所程度であればそのまま，分注数×0.3 ml（2.4～3.6 ml/100単位）として使用する．体格が小さく筋腹が薄い例では，1ヵ所あたり0.2 ml，50単位が使いやすく，50単位1バイアルを2 mlで溶解し10ヵ所分注を基本とする．増減は同様に8～12ヵ所程度であればそのまま，分注数×0.2 ml（1.6～2.4 ml/50単位）として使用する．薬液は1 mlシリンジ数本に準備し，27 Gの注射針を用いる．

緊張筋の同定は視診および触診で行い，注射点からおおむねゴルフボール1個分の範囲に浸潤することを念頭において，あらかじめボールペンなどでマークし全体の配分バランスなど妥当性を勘案する[3,4]．注射時に筋は緊張している状態のほうが筋膜を越える際の抵抗を感じやすい．このため鎮静は行っていないが，局所麻酔薬の軟膏を塗布して鎮痛を行っている．

VI. 尖足変形へのBT投与法

アキレス腱として踵骨に停止する下腿三頭筋は，足関節のみを越える単関節筋であるヒラメ筋と，足関節と膝関節を越える二関節筋である腓腹筋からなる．尖足は下腿三頭筋の痙縮で生じるが，腓腹筋のみに痙縮が強い場合と，腓腹筋とヒラメ筋の両者に痙縮が強い場合がある．尖足へのそれぞれの関与を判断するにはSilverskiföldテストが有用で，膝伸展で尖足（＋）かつ膝屈曲で尖足（－）なら腓腹筋のみの痙縮，膝屈曲で尖足（＋）なら腓腹筋とヒラメ筋の両者の痙縮が強い（図1）．個々の麻痺の性状と体格などで異なるものの，一般に幼児では腓腹筋のみに痙縮を認め，学童以後にヒラメ筋まで痙縮筋が広がる傾向にある．尖足歩行（equinus gait）は歩行や走行が可能な比較的軽症の脳性麻痺で典型的な姿勢である．

注射に際しての診察法は，まず裸足での歩容のビデオ記録を行う．次に足関節の背屈角度を計測するが，膝屈曲足関節背屈角（dorsiflexion knee flexion：DFKF），膝伸展足関節底屈角（dorsiflexion knee extension：DFKE），膝関節伸展角（knee extension：KE），膝窩角（popliteal angel：PoA）を計測する．これらの計測から，前述の腓腹筋，ヒラメ筋の痙縮程度と後述するハムストリングの関与を勘案して，投与筋を決定する．下腿三頭筋への投与では後方から触診して腓腹筋内側頭と外側頭を同定し，内外頭間隙を触知して縦方向へマーク，腓腹筋腹下縁を横方向へマークする．注射予定部位は触診して筋硬度を参考にしながら個々に判断すべきであるが，おおまかなパターン・セットを以下に述べる．幼児への投与では，腓腹筋内側頭と外側頭のそれぞれ1ヵ所ずつの計2ヵ所に投与を行う．小学校低学年ではそれぞれ2～3ヵ所ずつ計4～6ヵ所に投与を行う．小学校高学年以後はそれぞれ

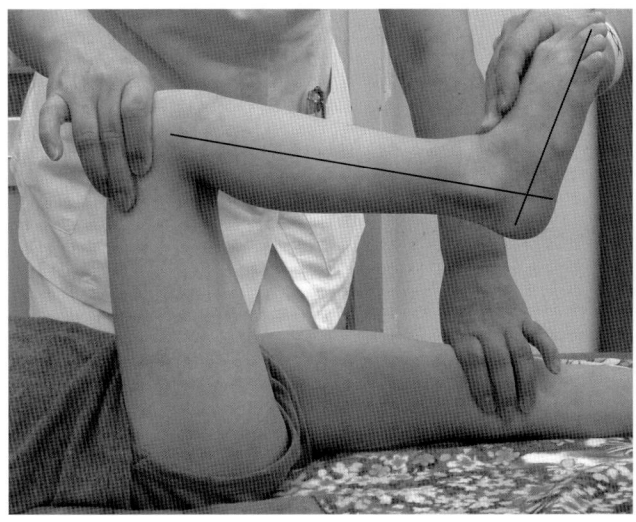

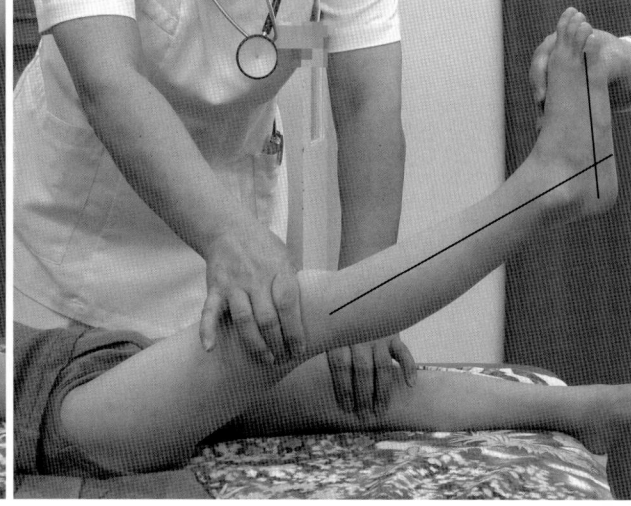

a．DFKF　　　　　　　　　　　　　　　　　　b．DFKE
c．DFKF と DFKE の違いによる痙縮筋の判別

DFKF	DFKE	
痙縮なし	痙縮あり	腓腹筋のみの痙縮
痙縮あり	痙縮あり	腓腹筋およびヒラメ筋の痙縮

図1．Silverskiföld テスト．下腿三頭筋は足関節のみを越える単関節筋であるヒラメ筋と，足関節と膝関節を越える二関節筋である腓腹筋からなる．膝の屈伸において腓腹筋のみか両者の痙縮かを判別する．本例では DFKF が−10°，DFKE が−25°で両者に痙縮が強いと判断した．

2〜3ヵ所ずつに加えて，腓腹筋腹下縁より遠位のヒラメ筋に2〜3ヵ所の計6〜9ヵ所に投与を行う（図2）．

注射手技のポイントは，腓腹筋膜を穿通する抵抗感が消失した比較的浅部への薬液の注入である．薬剤は浅深方向へも浸潤するため，腓腹筋への注射でも深部に存在するヒラメ筋への作用が出現する．しかし，極端な深部への投与は腓腹筋への効果が薄くなるだけでなく，後脛骨筋，長母趾屈筋，長趾屈筋への作用が出現するため注意を要する．

Ⅶ．屈曲膝変形への BT 投与法

ハムストリングは膝屈筋群の総称で，内側ハムストリングとして半腱様筋と半膜様筋，外側ハムストリングとして大腿二頭筋からなる．屈曲膝は主にハムストリングの痙縮で生じ，尖足に合併することも多い．片側性の場合，運動能力の高い痙直型片麻痺でよくみられる．なお，両側の膝を曲げ前方にかがみ込む姿勢を示すものはかがみ肢位と呼ばれ，歩行可能ながらやや不安定さを伴う脳性麻痺（痙直型両麻痺）で典型的な姿勢である．一般的に幼児までは内側ハムストリングのみに痙縮を認め，学童以降に外側ハムストリングまで痙縮筋が広がる傾向にある．股関節と膝関節を越える二関節筋が主体となるハ

ムストリングの関与を判断するには，PoA が用いられる（図3）．立位・歩行で屈曲膝を示す場合に，膝関節伸展制限がなく PoA が増加していればハムストリングの痙縮が強いと判断する．後述する内転股が目立つ場合には内転筋群と薄筋の痙縮の影響が強いので，投与範囲の拡大を検討する．ハムストリングへの投与では，仰臥位かつPoA 計測の肢位で膝窩内外側に筋腹〜腱状部を触知する．注射パターンとしては，幼児では半腱様筋遠位腱部とその3 cm 近位部，さらに大腿部1/2の3ヵ所に投与する．小学校低学年ではさらに大腿二頭筋遠位腱部へ投与を加えた計4〜6ヵ所に投与を行う．小学校高学年以降では，内側および外側へ6〜9ヵ所に投与を行う．

注射手技の要点は，腹臥位で遠位腱に当てるよう皮膚に垂直に針を立てて刺入し，腱を穿通する抵抗感が消失した比較的浅部への薬液の注入である．ハムストリングは膝屈筋であるが，股関節伸展筋としても動作するため，筋近位部への投与が過剰になると骨盤股関節伸展不全が生じて立位が不安定となる可能性もある．

Ⅷ．内転股変形への BT 投与法

股関節内転筋群は下肢筋の中でもっとも大きな筋腹を有し，自由度の高い股関節の可動性に応じて恥骨から扇

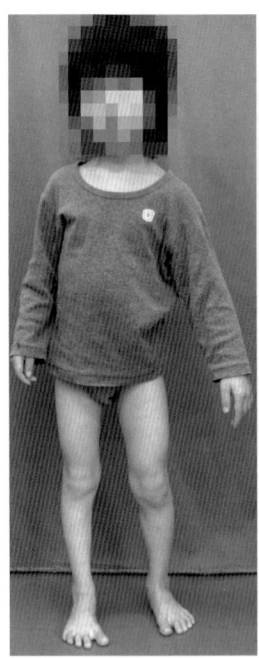

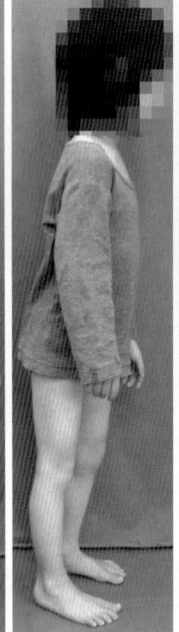

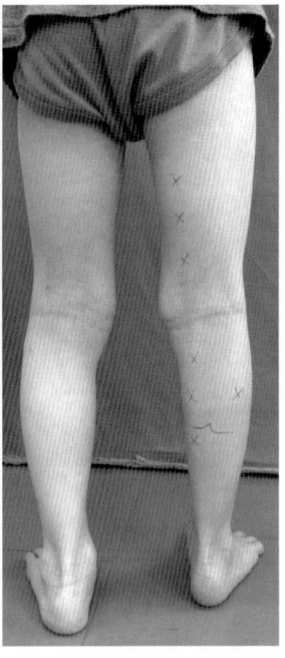

a．立位臨床所見(1)　　b．立位臨床所見(2)　　c．BT 投与部位（×印）

図 2．**片側性の尖足および膝屈曲への投与**．右痙直型片麻痺を示す比較的軽症の脳性麻痺例（5 歳，男）．立位ではわずかに右踵部が浮き上がり尖足を生じ，同時に右膝は過伸展位，右股は屈曲位となる．しかし，歩行時の動的観察では尖足歩行で右膝は伸展不全の屈曲膝を示す．計測では DFKF が－10°，DFKE が－25°，PoA が 30°となり，筋硬度を参考に腓腹筋 3 ヵ所，ヒラメ筋 1 ヵ所，内側ハムストリング 3 ヵ所の計 7 ヵ所に 100 単位（0.3 ml×7）を投与した．

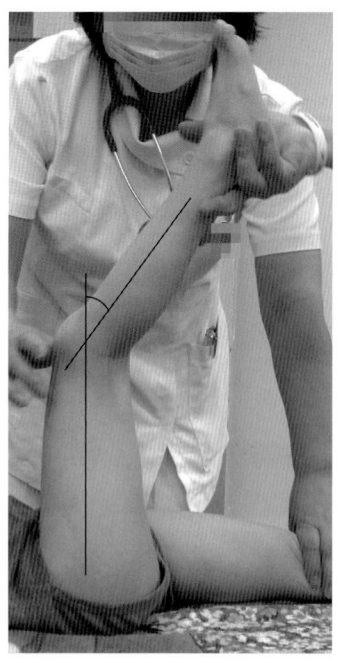

図 3．**PoA**．ハムストリングは股関節と膝関節を越える二関節筋が主体となる．評価には PoA を用い，股関節 90°屈曲位において可及的膝伸展位での伸展制限角を計測する．本例では PoA が 30°で，ハムストリングに軽度の痙縮を認めた．

状にさまざまな筋に分かれる．その中でも痙縮性の高いものとして短内転筋，長内転筋，薄筋があげられ，筋長もその順に長くなる．はさみ脚は股関節の内転内旋位が顕著となり，膝伸展と尖足を伴う場合に認められ，伝い歩き程度にとどまる歩行不能な脳性麻痺で典型的である．内転筋群の痙縮の関与については，股関節外転角（hip abduction：AB），股関節開排角（hip flexion abduction：f-AB）を計測する．AB は内転筋群全体での痙縮を表現しやすく，f-AB は長内転筋の痙縮の把握に優れている．

　内転筋群への投与では仰臥位で開排位をとれば長内転筋腹が浮き上がって同定でき，そのまま膝伸展させると薄筋が緊張するので触知しやすい．短内転筋は伸展外転位として縫工筋の内側で長内転筋の外側に存在するが，大腿動脈を触知して誤穿刺を避ける．おおまかな注射パターンとしては，幼児では長内転筋の近位腱部とその 3 cm 遠位部，薄筋の近位腱部とその 3 cm，6 cm 遠位部，短内転筋の 1 ヵ所の計 6 ヵ所に投与する．小学校低学年以降ではそれぞれ遠位部へ追加して長内転筋に 3～4 ヵ所，薄筋に 3～6 ヵ所，短内転筋に 1～2 ヵ所の計 7～12 ヵ所に投与を行う（図 4）．

IX．内反足変形への BT 投与法

　下肢痙縮にみられる内反足変形の多くは内反尖足として表現され，主に後脛骨筋によるものの，長母趾屈筋や長趾屈筋の痙縮も関与する．これらの筋群はすべて足関節底屈筋でもあるため，内反だけでなく尖足も増強される傾向にある．ジストニア型の痙縮では，加えて足内在筋である母趾外転筋の関与が認められる場合もある．後脛骨筋の痙縮の確認は必ずしも容易でないが，外反方向への伸展ストレッチでクローヌスが誘発されれば判別しやすい．

　後脛骨筋への投与では仰臥位のまま下肢を胡坐様に外旋させると，内果後方に後脛骨筋腱が浮き出るので同定可能である．観察しにくい例でも後脛骨筋は足部が内反位であれば，脛骨内側縁から後面にかけて浅部に偏位走行しているので，脛骨内側縁に近接させて穿刺すれば投与は容易である．それよりも後方に偏ると後脛骨動静脈，脛骨神経が存在するので誤穿刺を避ける．また併走する長趾屈筋と長母趾屈筋に同時に作用が現れる場合がある

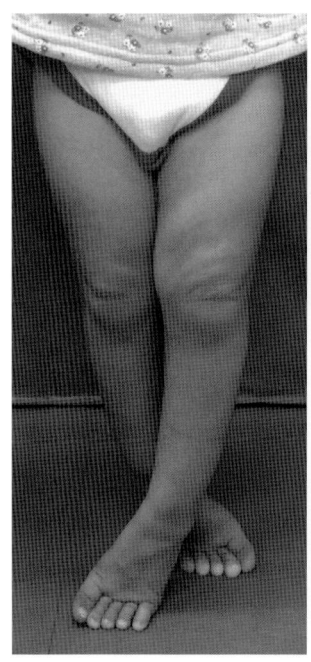

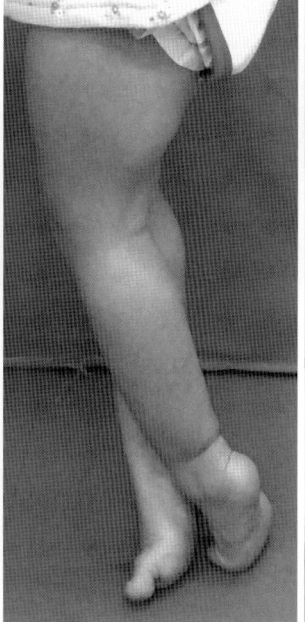

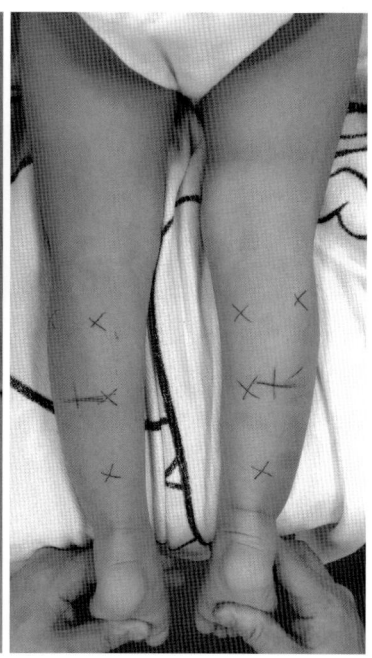

a．立位臨床所見（1） b．立位臨床所見（2） c．BT投与部位（×印）[1]

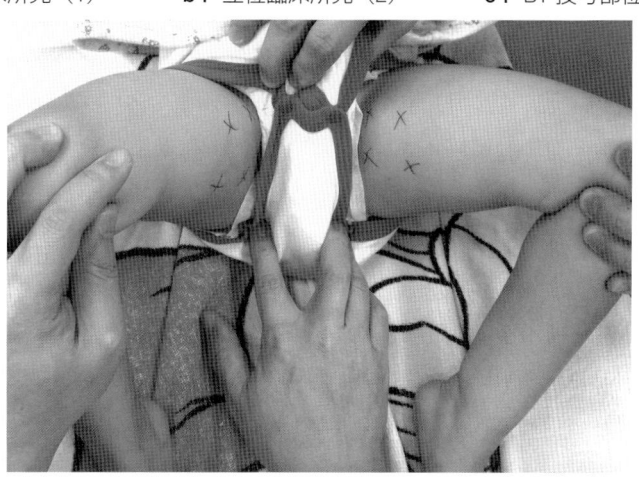

d．BT投与部位（×印）[2]

図4．はさみ脚への投与．歩行困難でつかまり立ち可能な痙直型両麻痺を示す脳性麻痺例（3歳，女）．股関節の内転筋痙縮が強く，外転運動が必要な伝い歩きはむずかしい．はさみ脚は顕著な内転股に膝伸展と尖足を伴う場合に認められる．計測ではABが20°/20°，f-ABが30°/30°，PoAが40°/40°，DFKFが－10°/－10°，DFKEが－30°/－30°となり，筋硬度を参考に長内転筋4ヵ所，薄筋4ヵ所，腓腹筋6ヵ所，ヒラメ筋2ヵ所の計16ヵ所に100単位（0.2 ml/×16）を投与した．

が，両者とも変形に関与しているため必ずしも不良作用とはならない．注射パターンとしては，下腿遠位1/3，1/2，近位1/3への3ヵ所の投与となるが，体格によって3～6ヵ所へ調整する（図5）．

X．BTの限界と拘縮への対応法

痙縮が主体となる本来の適応症への投与における後療法では特別なプログラムは必要なく，日常生活をいつもどおりに行うことが基本になる．当センターの尖足治療成績では，BT単独使用においてFCS，MASが軽減したことから痙縮への有効性が確認された．一方，足関節背屈角度の変化はおおむね10°程度にとどまったことから，小児でも下腿三頭筋の拘縮性変化はすでに生じていた可能性が示唆され，BT単独使用の限界と考えられた（表2）．なお，本研究の後療法にはストレッチ，装具，矯正ギプスが用いられた．

過去の報告でもBT単独使用の有効性が述べられている[5~7]が，一方でBTへ矯正ギプスや装具を併用することが有用[8~10]とする意見もある．これはわれわれの意見と同

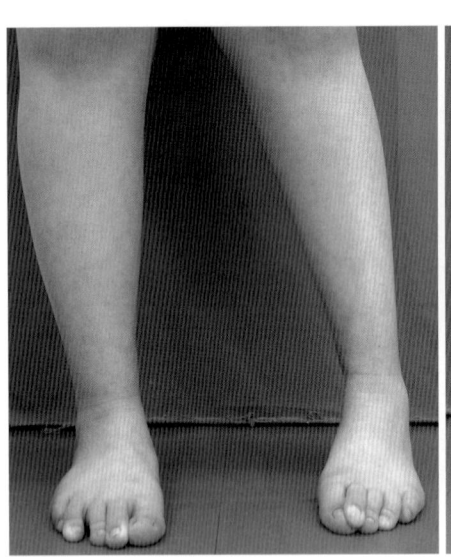

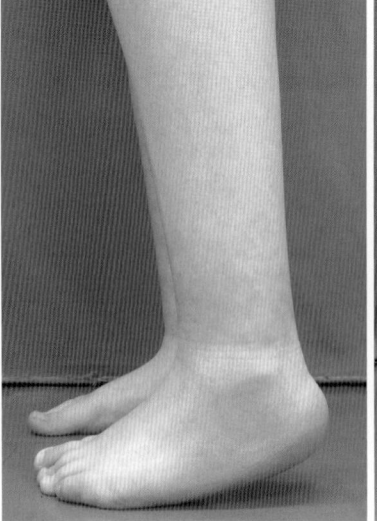

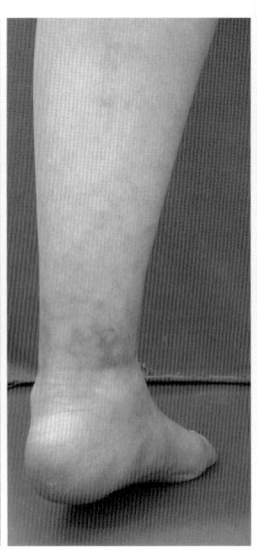

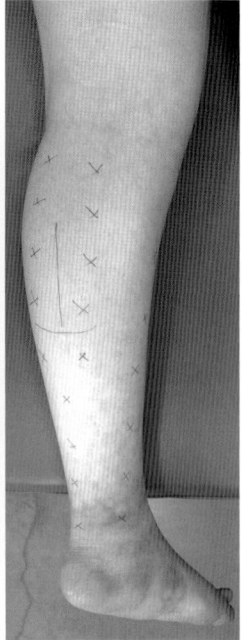

a．立位臨床所見（1）　　b．立位臨床所見（2）　　c．立位臨床所見（3）　　d．BT 投与部位（×印）

図5．片側性の内反尖足への投与． 痙直型両麻痺を示す比較的軽症の脳性麻痺例（16歳，女）．立位では左踵部の浮き上がりと足部内反を生じる．歩行時の動的観察でも同様に内反尖足歩行を呈する．計測では DFKF が－15°，DFKE が－30°で筋硬度を参考に腓腹筋8ヵ所，ヒラメ筋6ヵ所，後脛骨筋6ヵ所の計20ヵ所に200単位（0.3 ml／×20）を投与した．

様に，拘縮を少なからず併発することによるためと考えられる．したがって，BT 単独での効果が十分とはいいがたい例では，拘縮の関与を念頭におき，毎日の下腿三頭筋ストレッチの指導や装具，矯正ギプスの併用を検討する．

まとめ

1）近年になり導入された麻痺性下肢変形に対する BT 療法について，具体的な使用方法を含めて報告した．

2）BT 療法は侵襲性と効能において，従来の保存的治療と整形外科的筋腱手術的治療の中間的な選択肢となる．

3）尖足変形，屈曲膝変形，内転股変形，内反足変形など代表的な麻痺性下肢変形に関与する筋群と投与方法について解説した．

文 献

1) 落合達宏：筋疾患，神経疾患に伴う二次性関節変形．小児疾患診療のための病態生理2，第4版，東京医学社，東京，p1056-1062，2009
2) Bohannon RW, Smith MB：Interrater reliability of a modified Ashworth scale of muscle spasticity. Phys Ther **67**：206-207, 1987
3) 落合達宏：小児脳性麻痺．ボツリヌス治療実践マニュアル，梶 龍兒，目崎高広（編），診断と治療社，東京，p150-171, 2012
4) 落合達宏：小児脳性麻痺．MB Med Reha **144**：41-47, 2012
5) Desloovere K, Molenaers G, De Cat J et al：Motor function following multilevel botulinum toxin type A treatment in children with cerebral palsy. Dev Med Child Neurol **49**：56-61, 2007
6) Reddihough DS, King JA, Coleman GJ et al：Functional outcome of botulinum toxin A injections to the lower limbs in cerebral palsy. Dev Med Child Neurol **44**：820-827, 2002
7) Scholtes VA, Dallmijer AJ, Knol DL et al：The combined effect of lower-limb multilevel botulinum toxin type a and comprehensive rehabilitation on mobility in children with cerebral palsy；a randomized clinical trial. Arch Phys Med Rehabil **87**：1551-1558, 2006
8) Corry IS, Cosgrove AP, Duffy CM et al：Botulinum toxin A compared with stretching casts in the treatment of spastic equinus；a randomised prospective trial. J Pediatr Orthop **18**：304-311, 1998
9) Bottos M, Benedetti MG, Salucci P et al：Botulinum toxin with and without casting in ambulant children with spastic diplegia；a clinical and functional assessment. Dev Med Child Neurol **45**：758-762, 2003
10) Desloovere K, Molenaers G, Jonkers I et al：A randomized study of combined botulinum toxin type A and casting in the ambulant child with cerebral palsy using objective outcome measures. Eur J Neurol **8**〔Suppl 5〕：75-87, 2001

重症脳性麻痺例の骨代謝に対する発光ダイオード（LED）照射の影響

朝貝 芳美

はじめに

重症脳性麻痺例の脆弱性骨折に対する予防法は確立されていない．われわれは脳性麻痺児の骨代謝について報告し[1]，低出力レーザー[2]や発光ダイオード（light-emitting diode：LED）照射[3]により脳性麻痺児の骨代謝によい影響がみられることを報告した．本稿では，市販のLED電球による骨代謝への影響と脆弱性骨折予防の可能性について検討した．

I. 対象および方法

対象は全例坐位不能の重症脳性麻痺患者15（男性9，女性6）例で，年齢は4〜20（平均9）歳であった．LDA9D-H Everleds（100 V/9.2 W），電球4個（825 lm，波長400〜700 nm：Panasonic社，大阪）を用いて1日60分，四肢の皮膚を露出し約30 cmの距離から照射，原則として照射前と1ヵ月以降に副甲状腺ホルモン（parathyroid hormone：PTH）-whole，低カルボキシル化オステオカルシン（undercarboxylated osteocalcin：ucOC），インスリン様成長因子-1（insulin-like growth factor-1：IGF-1），骨性アルカリホスファターゼ（bone-alkaline phosphatase：BAP），尿I型コラーゲン架橋N-テロペプチド（type I collagen cross-linked N-telopeptide：uNTX）/Cr と手指X線像から骨塩定量（digital image processing method：DIP法），手根骨骨年齢を検査し，BAP，uNTX/Cr，ucOCでは照射後の変化率を成人の最小有意変化と比較し，骨代謝と骨密度，骨年齢への影響を検討した．照射期間は1〜18（平均9）ヵ月であった．対照群として照射期間が14日以内の10（男性5，女性5）例，年齢3〜13（平均5）歳の骨代謝の変化を検討した．加えて，LED電球の照射距離とパワー密度の関係を測定した．本研究は，当センター倫理審査会の承認と保護者の同意を得て実施した．

II. パワー密度測定方法

センサーはPD300-BB-SH（オフィール社，埼玉），表示器はNOVA（オフィール社）を使用した．測定距離は電球先端から300 mmで電球中心軸を中心とした同心円平面上で，同心円の直径は100，200，300，400 mmとし，この円を8等分する直線と各円周の交点および中心点の光パワー密度を測定した．測定点は電球4個で合計132点を測定した．

III. 結　果

IGF-1照射後増加は9例で，うち低値3例は正常値まで増加した．6ヵ月で照射を終了した1例は再度低値となった（図1）．BAP照射前低値11例中9例の変化率は最小有意変化より有意に変化し（$p<0.05$），うち4例は正常値まで増加した．5ヵ月で照射を終了した1例では再度低値となり，照射再開により正常値に近づいた（図2）．BAP照射前正常値3例の変化率は−3〜16（平均7.3）％であった．uNTX/Cr照射前低値7例全例の変化率は最小有意変化より有意に変化し（$p<0.05$），うち5例は正常値まで増加した．5ヵ月で照射を終了した1例では再度低

Key words

severe cerebral palsy, bone metabolism, insufficiency fracture, LED

*The effect of light-emitting diode irradiation for bone metabolism in severe cerebral palsy
　要旨は第40回日本生体電気・物理刺激研究会において発表した．
**Y. Asagai（所長）：信濃医療福祉センター整形外科（〒393-0093　長野県諏訪郡下諏訪町社花田6525-1；Dept. of Orthop. Surg., Shinano Handicapped Children's Hospital, Nagano）．

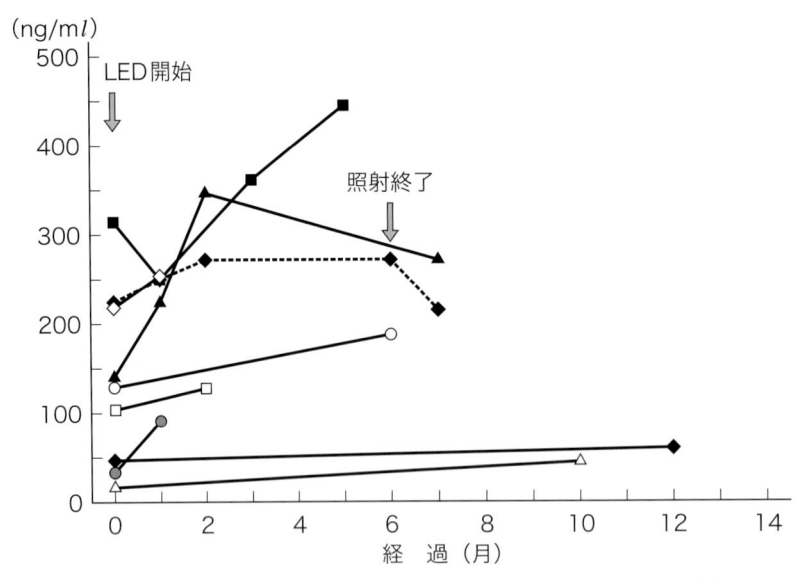

図 1. IGF-1 増加例. LED 照射後増加は 9 例で，うち照射前低値 3 例は正常値まで増加している．6ヵ月で照射を終了した 1 例では再度低値となっている．

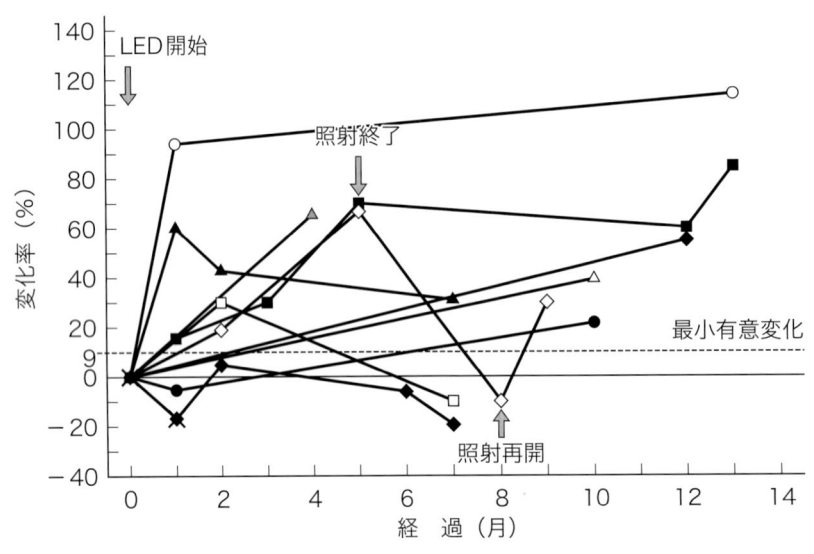

図 2. BAP 低値例の変化率. BAP 照射前低値 11 例中 9 例の変化率は最小有意変化より有意に変化し（$p<0.05$），うち 4 例は正常値まで増加している．5ヵ月で照射を終了した 1 例では再度低値となり，照射再開により正常値に近づいている．

値となった（図 3）．uNTX/Cr 照射前高値 5 例は全例低下し，うち 4 例は正常値まで低下した．6ヵ月で照射を終了した 1 例では再度高値となり，照射再開により正常値に近づいた（図 4）．uNTX/Cr 照射前正常値 3 例の変化率は －0.2〜－18（平均 －7）％であった．PTH-whole 照射前高値の 2 例も変化率 －54％と －78％で正常値まで低下し，ucOC 照射前低値 7 例の変化率は 37〜331％で全例最小有意変化より有意に変化した（$p<0.01$）．照射前正常範囲内の項目では全例正常範囲内での変化であった．

また 1ヵ月の照射では，中止すると骨代謝マーカーは照射前の値に戻る傾向がみられた．照射回数が 14 日以内の 10 例では，IGF-1 が増加した例はなく，BAP 低値は 5 例で全例増加はみられず，uNTX/Cr 低値は 6 例で正常値まで増加した例はなかった．

DIP 法骨密度は正常 8 例，低下 5 例，測定不能 2 例であり，1ヵ月の照射では骨密度に変化はみられなかった．症例 1（8 歳，男）では，照射期間延べ 33 日で BAP が照射前 27.3 μg/l から 3ヵ月後 52.9 μg/l に増加し，8ヵ

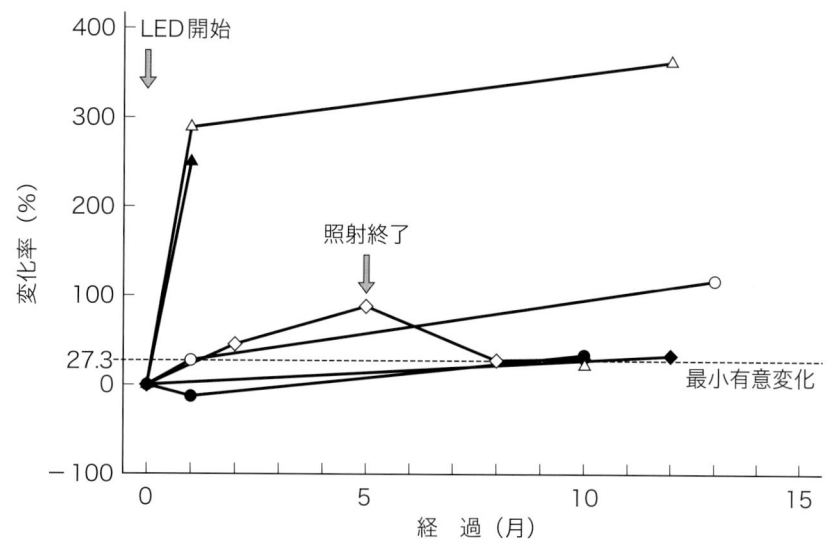

図3. 尿 NTX/Cr 低値例の変化率. uNTX/Cr 照射前低値 7 例全例の変化率は最小有意変化より有意に変化し（$p<0.05$），うち 5 例は正常値まで増加している．5 ヵ月で照射を終了した 1 例では再度低値となっている．

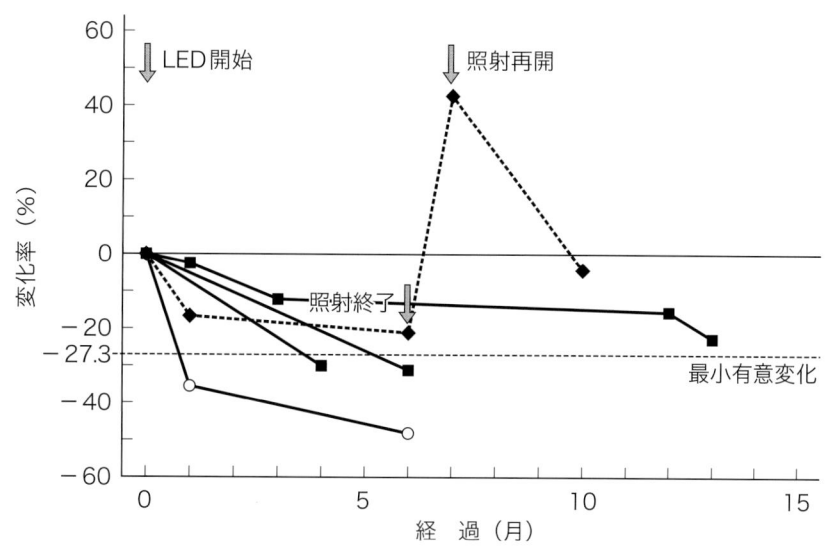

図4. 尿 NTX/Cr 高値例の変化率. uNTX/Cr 照射前高値 5 例は全例低下し，うち 4 例は正常値まで低下している．6 ヵ月で照射を終了した 1 例では再度高値となり，照射再開により正常値に近づいている．

月後に骨密度も 0.77 ΣGS/D（mmAL）から 1.07 ΣGS/D（mmAL）に増加した．骨年齢も 2 年の経過で 3 歳 6 ヵ月から 9 歳に改善した（図5）．その他，照射前骨年齢が 2 歳 6 ヵ月であった 5 歳の男性は照射期間延べ 35 日で，1 年後の骨年齢は年齢相当の 6 歳に改善した．また症例 2（8歳，女）では，自宅で断続的に平均月 15 日照射を延べ 1 年間継続し，骨密度は 8 歳 1.47 ΣGS/D（mmAL）から 1 年 11 ヵ月後 1.81 ΣGS/D（mmAL）に増加した（図6a）．骨代謝マーカーも BAP 照射前 35.8 μg/l と低値が 66.2 となり，uNTX/Cr は 830.7 nmol BCE/mmol・Cr と高値が 639.1 となり正常値に近づいた．本例は左下肢の脆弱性骨折を 2 回繰り返したが，大腿骨顆部 X 線像で照射前に比較して 1 年 6 ヵ月後には明らかに皮質骨幅が増加し，以後骨折はみられなかった（図6b）．この皮質骨幅の増加は，非照射重症脳性麻痺児の大腿骨皮質骨幅の経年的変化と比較して明らかであった[1]．対照群の DIP 法骨密度と骨年齢の 1 年後の変化では，骨密度は 0.2 ΣGS/D（mmAL）以上，骨年齢も 2 歳以上改善した例はなかった．照射による副作用はなかった．

LED 電球照射 1 秒あたりのパワー密度の測定では，光軸上で 0.85〜0.94 mW/cm^2，平均 0.9±0.05 mW/cm^2 であった．光軸から 5 cm 離れると平均 0.85±0.04 mW/cm^2

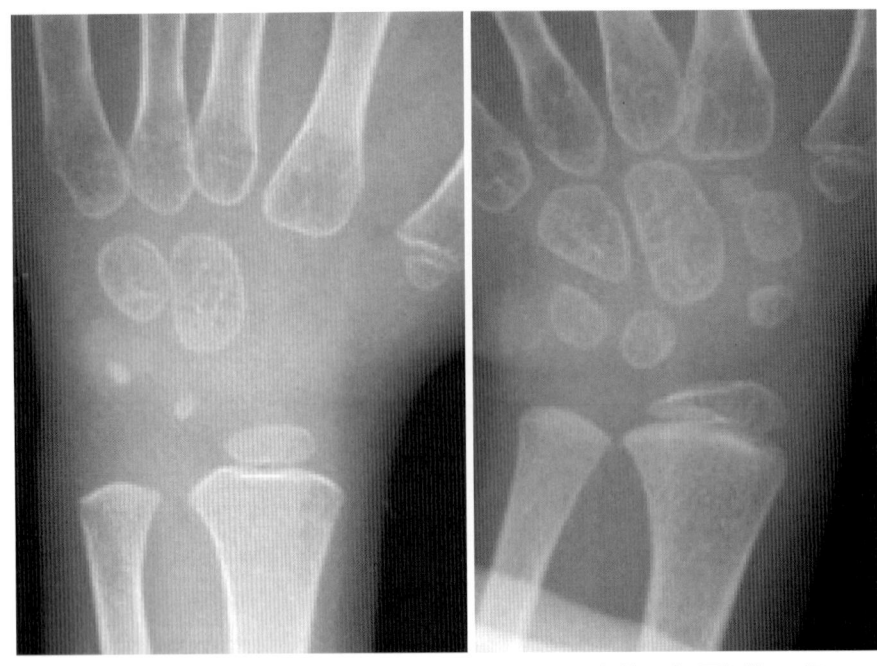

a．骨年齢3歳6ヵ月/歴年齢8歳　　　　　　b．骨年齢9歳/歴年齢10歳

図5．症例1．8歳，男．重症脳性麻痺．骨年齢の経過． 照射期間延べ33日でBAPが照射前27.3μg/lから3ヵ月後52.9μg/lに増加し，骨年齢も2年の経過で3歳6ヵ月から9歳に改善している．

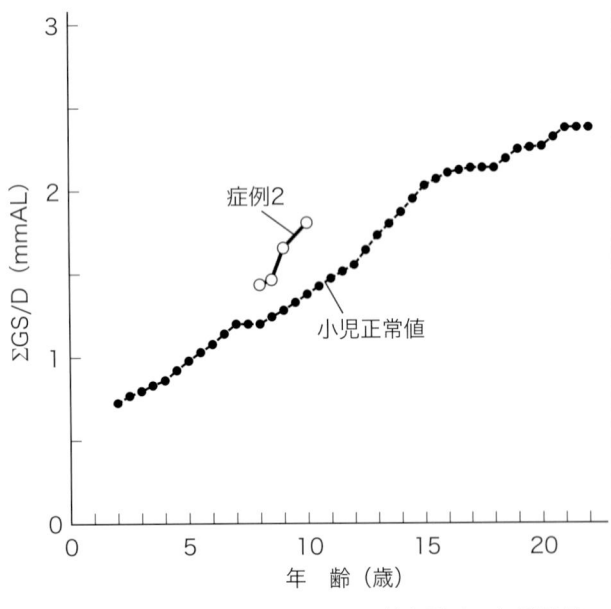

a．自宅で断続的に平均月15日照射を延べ1年間継続し，骨密度は8歳1.47ΣGS/D（mmAL）から1年11ヵ月後1.81ΣGS/D（mmAL）に増加している．

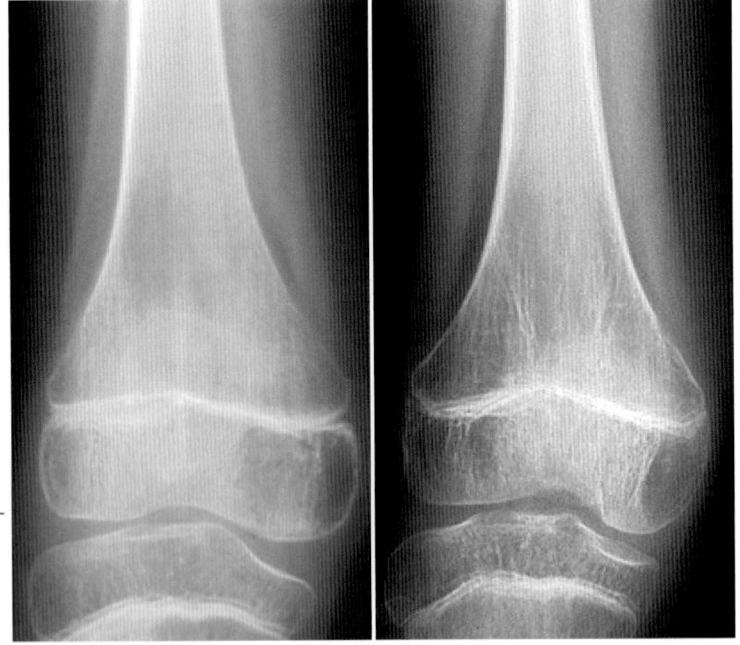

b．大腿骨顆部X線像．照射前（左）に比較して1年6ヵ月後には明らかに皮質骨幅が増加している（右）．

図6．症例2．8歳，女．重症脳性麻痺．骨密度と大腿骨皮質幅の変化

となり6％減弱，10cm離れると 0.73 ± 0.04 mW/cm^2 となり19％減弱，15cm離れると 0.58 ± 0.03 mW/cm^2 となり36％減弱，20cm離れると 0.44 ± 0.03 mW/cm^2 となり52％減弱した．

IV．考　　察

われわれは重症脳性麻痺児の成長期，特に幼児期にIGF-1の低下を防ぎ，骨吸収，骨形成のバランスを保つ

ことが脆弱性骨折の防止につながる可能性について報告した[1]．今回 LED 照射により IGF-1 が増加し，骨代謝で BAP，uNTX/Cr，ucOC が成人の最小有意変化を超えて正常化する傾向がみられ，対照群との比較では骨密度，骨年齢，大腿骨骨皮質幅にもよい影響がみられ，脆弱性骨折予防の可能性が高まっている．なお，ucOC 低値 7 例は全例 BAP も低値で，LED 照射により両方とも増加したことから ucOC は小児でも骨形成の指標となる．レーザーよりも広い範囲に照射可能な LED の創傷治癒効果や骨萎縮への応用は米国航空宇宙局（National Aeronautics and Space Administration：NASA）も着目しており[4]，医療以外にも応用範囲が広がっている．

LED の特徴として，太陽光，蛍光灯などほかの光源と異なり，不要な紫外線や赤外線を含まない光が得られること，波長により生体に対する作用に違いがみられることがあげられる．今回，市販の LED 電球の中でも青色波長（446～477 nm）に波長のピークがあり，パワー密度の高い電球を使用した．太陽光は，日本付近では最大 100 mW/cm^2 のエネルギーとされており，電球先端から 30 cm の距離で光軸上では 0.9 mW/cm^2 のパワー密度であり，日光浴よりパワー密度は低く安全で，医療機器でないため安価で使いやすい．しかし電球先端から 30 cm の距離で光軸から 20 cm 離れると約 1/2 のパワー密度に減弱するため，照射距離と電球の数，照射時間が重要と考えられた．

まとめ

1）1 ヵ月以上の LED 照射により，IGF-1，BAP，uNTX/Cr，PTH-whole，ucOC が正常化する傾向がみられた．

2）照射前に正常範囲であった骨代謝検査項目の変化は正常範囲内であった．

3）これまで治療法が確立していなかった重症脳性麻痺児の脆弱性骨折に対して，LED 照射が家庭でできる安価で安全な予防法となる可能性がある．

文 献

1) 朝貝芳美，山本健吾：脳性麻痺児の重症度別骨代謝と脆弱性骨折の検討．整形外科 64：501-508，2013
2) 朝貝芳美：重度脳性麻痺児の骨代謝に対する LLLT の影響．日レーザー医会誌 32：389-392，2012
3) Asagai Y, Yamamoto K, Ohshiro T et al：Bone metabolism in cerebral palsy and the effect of light-emitting diode (LED) irradiation. Laser Therapy 21：23-31, 2012
4) Whelan HT, Buchmann EV, Whelan NT et al：NASA light emitting diode medical applications；from deep space to deep sea. AIP Conf Proc 552：35-45, 2001

* * *

Ⅲ．手術的治療の進歩

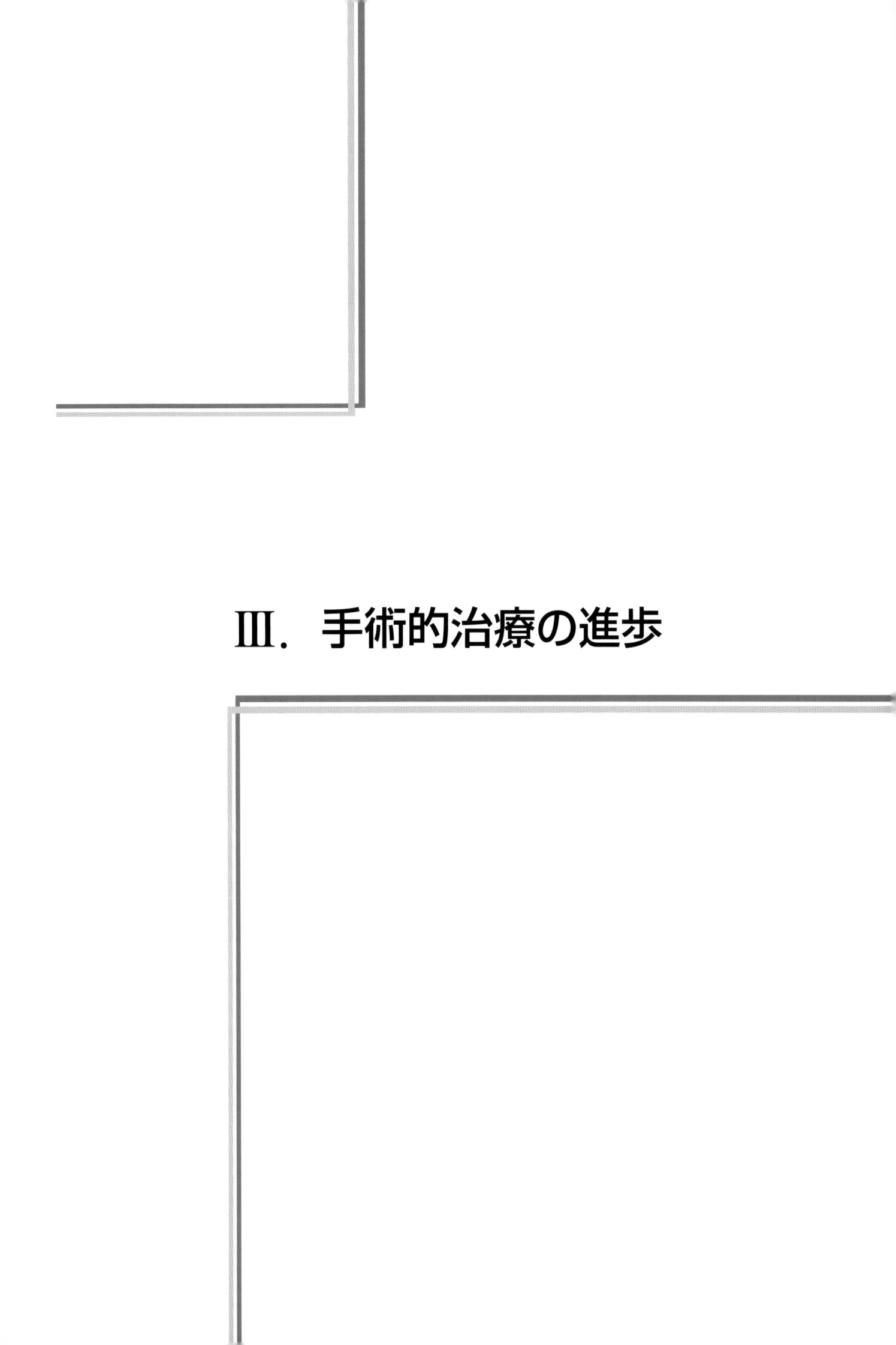

III. 手術的治療の進歩 ◆ 1. 脊椎疾患

思春期特発性側弯症の後方矯正固定法の進歩

山崎　健　村上秀樹　張簡鴻宇　熊谷瑠里子

はじめに

本稿では1960年代に開発されたHarrington法[1]以後から現在にいたる思春期特発性側弯症（adolescent idiopathic scoliosis：AIS）の後方矯正固定法の進歩について述べる.

I. 歴史的背景
——後方矯正固定法の変遷（図1）

近代のAISの脊椎インストゥルメンテーションを用いた矯正固定法は, 1962年Harrington法がその嚆矢である. 当時, ポリオによる側弯症が頻発し, 麻痺性側弯の矯正は従来の方法では惨憺たる成績であった. Harringtonはステンレスロッドを開発し, 麻痺性側弯の術後成績が飛躍的に向上し, かつ急速に普及した. その後, 1976年

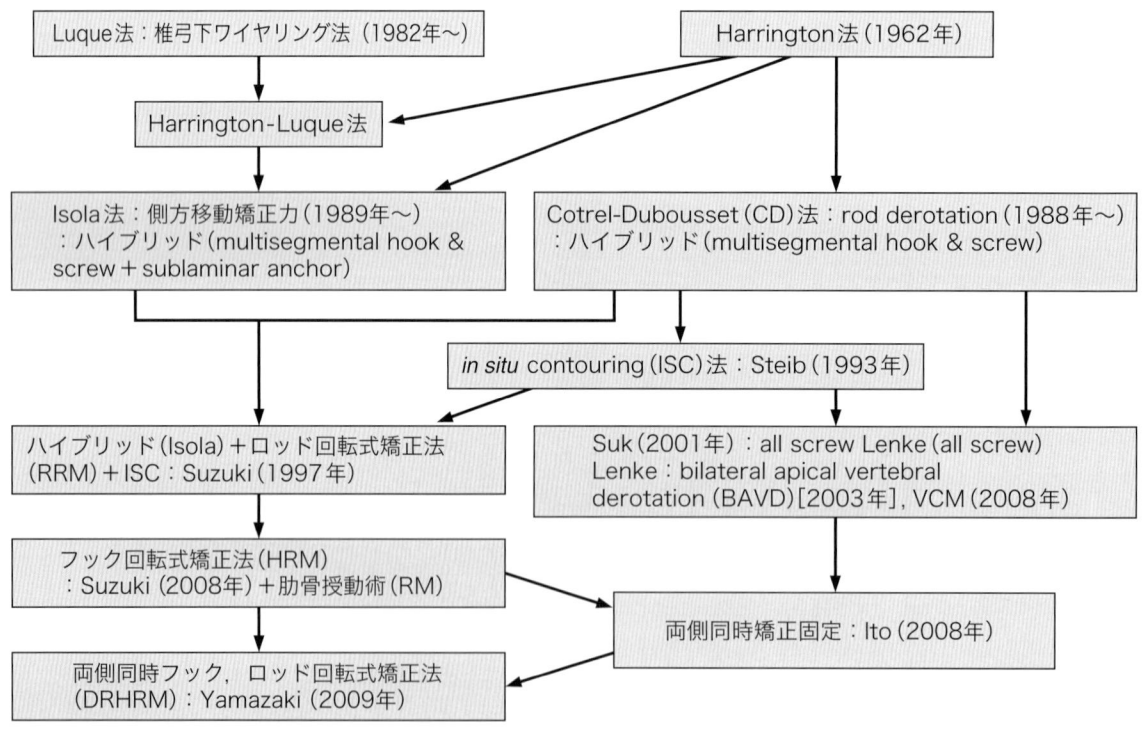

図1. AISにおける脊椎インストゥルメンテーションを用いた後方矯正固定法の変遷（1962～2009年）

Key words
adolescent idiopathic scoliosis, posterior corrective fusion, spinal instrumentation

*Change and progress of posterior corrective fusion with spinal instrumentation for adolescent idiopathic scoliosis
**K. Yamazaki（准教授）, H. Murakami（特任講師）, K. Chokan, R. Kumagai：岩手医科大学整形外科（Dept. of Orthop. Surg., Iwate Medical University School of Medicine, Morioka）.

に椎弓下ワイヤリング法を用いた分節的脊椎インストゥルメンテーション（segmental spinal instrumentation），いわゆる Luque 法[2]が開発され 1980 年代に世界中で普及した．さらに，両者を融合した Harrington-Luque 法に発展し，矯正率や固定力が飛躍的に向上した．1980 年以降，側弯変形における三次元的矯正固定法の進歩には二つの大きな流れが存在する．一方は Isola 法[3]を用い，主に側方移動矯正力（translational force）を主体とした矯正法，他方は Cotrel-Dubousset（CD）法[4]を用い側弯カーブに沿った弯曲をロッドにつけ，ロッドを回転させながら矯正を行い，回旋矯正力（derotational force）を用いる方法であるが，近年，減捻効果は術後 CT などの検討からは大きなものではなく，後にロッド回転式矯正法（rod rotation maneuver：RRM）[5]として本邦では普及した．CD 法はさらに二つの方向に分かれてきた．一方はフック，椎弓根スクリューを設置した後にロッドを弯曲に沿わせて装着し，その後 in situ ベンダーで弯曲を矯正する in situ contouring 法[6]，他方は胸椎を含め，固定範囲に可能な限りの椎弓根スクリューを刺入し頂椎部に減捻を加える直達椎体回旋矯正法（direct vertebral derotation：DVD）[7]である．RRM によって，側弯カーブの良好な矯正が得られるようになったが，胸椎カーブの矯正においては肋骨隆起の遺残をしばしば認めた．これは，凸側からの矯正が不十分であったことが要因として考えられたが，RRM は適度な後弯獲得と保持を可能とした．河野，鈴木ら[8]はこの肋骨隆起の遺残という欠点を補うべく，凸側より肋横関節の十分な解離とフックローテーションによる矯正を加味したフック回転式矯正法（hook rotation maneuver：HRM）を開発した．Ito ら[9]は，多方的首振り（multi-axial）スクリューを用いた椎弓根スクリュー法に際し両側にロッドを同時に装着するが，凹側ロッドは凸側ロッドより弯曲を減じたロッドを装着し RRM を行うことで凸側肋骨隆起（hump）を低減することを目的とした両側同時矯正固定（simultaneous double-rod rotation technique）を開発し，その短期臨床成績が良好であったことを報告している．

筆者は HRM と両側同時矯正固定の利点を融合した両側同時フック，ロッド回転式矯正法（dual rod rotation with hook rotation maneuver：DRHRM）[10]を考案した．凹側ロッドの RRM を矯正の主動力とし，凸側の頂椎部横突起にフックと超高分子ポリエチレンテープ（テクミロンテープ）を用い，HRM による減捻を頂椎部に加えつつ，凹側ロッドの RRM を補完する．本法は頂椎部に椎弓根スクリューを用いずフックとテクミロンテープを用いて，椎弓根スクリュー法とほぼ同じ矯正固定が可能であった．術後短期成績ではあるが，DRHRM によって良好な Cobb 角矯正率，肋骨隆起の低減，後弯保持と獲得が同時

に可能であった[10]．現時点での AIS の後方矯正固定法においては，各症例の条件（Cobb 角，脊柱可撓性，解剖学的椎弓根径，骨脆弱性など）に即したインプラントを選定される場合がほとんどであり，DVD と RRM の二つの矯正法を併用しつつ，in situ contouring 法や側弯の頂椎凹側部には減捻を，凸側には圧迫を加えつつ矯正を行うことが実際的である．

II．インプラントおよび骨移植の進歩について

AIS の矯正固定法に用いるインプラントの開発はめざましい．現在，脊椎固定用インプラントは金属ロッド，フック，椎弓根スクリューとテクミロンテープの組み合わせで用いられており，金属の材質は 1980 年代にはステンレススチールからチタン合金および純チタンが使用されるようになってきた．2010 年以降は，本邦でもコバルトクロム合金がロッドや椎弓根スクリューを中心に導入されつつあり，徐々に普及してきている．また，椎弓下ワイヤリングは金属ワイヤーを椎弓下に通過させるために神経合併症が報告されるようになり[11]，2000 年ごろよりワイヤーにかわりテクミロンテープが導入され，固定力・安全性が飛躍的に向上した[12,13]．金属アンカーはフックシステムから固定力・矯正力の強い椎弓根スクリューが，腰椎レベルのみならず胸椎レベルにも現在繁用されている．しかし，椎弓根スクリューが潜在的に有する神経・血管合併症を完全に回避できないことより，刺入に関してはきわめて慎重な操作が必要である．正確な椎弓根スクリュー刺入には，術中イメージやナビゲーションシステムも開発・導入され，安全性の向上が図られた[14]．しかし，きわめて内径の小さい椎弓根に対しての椎弓根スクリュー刺入は椎弓根を逸脱・穿破し血管・神経損傷を生じる場合があり，椎弓根スクリュー刺入に固執することなくフック，テクミロンテープを適宜組み合わせて用いることが肝要である．

骨移植に関しては，Harrington 法の開発と同時期に Moe[15]により椎間関節固定術が開発され骨癒合率が向上した．現在，AIS の後方矯正固定法には原則として腸骨移植は行っておらず，十分に軟部組織を除去し洗浄を加えた局所骨と β-リン酸三カルシウム（β-TCP）の併用により対処しており，全例に良好な骨癒合が得られている．

III．AIS 分類について——King 分類[16]から Lenke 分類[17]への転換（表 1）

King 分類は 1983 年 King & Moe により開発された分類[16]であり，二次元的な解析により 5 type（type 1：ダブルカーブ，type 2：胸椎・腰椎二重カーブで腰椎カーブの

表1. Lenke分類. 6つのカーブタイプと二つのモディファイアがあり, King & Moe分類では表現されていなかったカーブタイプや矢状面アライメントを分類に取り入れ, タイプ別に手術進入路の選択基準を示した分類である（文献17より引用）.

	近位胸椎（PT）	主胸椎（MT）	胸腰椎/腰椎（TL/L）	カーブタイプ	手術進入路
type 1	NS	S*	NS	main thoracic（MT）	ASF or PSF
2	S	S*	NS	double thoracic（DT）	PSF
3	NS	S*	S	double major（DM）	PSF
4	S	S*	S*	triple major（TM）	PSF
5	NS	NS	S*	TL/L	ASF or PSF
6	NS	S	S*	TL/L-main thoracic	PSF

S：構築性, NS：非構築性, *メジャーカーブ（最大Cobb角）vs マイナーカーブ：その他のカーブ, ASF：前方固定, PSF：後方固定

structural criteria（マイナーカーブ）
PT：サイドベンディング Cobb＞25°, Th2〜Th5 後弯＞20°
MT：サイドベンディング Cobb＞25°, Th5〜L2：後弯＞20°
TL/L：サイドベンディング Cobb＞25°, Th10〜L2：後弯＞20°

腰椎モディファイア（CSVL to lumbar apex）	胸椎矢状面モディファイア（矢状面カーブ Th5〜Th12）
A（CSVL between pedicle）	[−（hypo）：＜10°]
B（CSVL touches apical body）	[N（normal）：10°〜40°]
C（CSVL completely medial）	[＋（hyper）：＞40°]

可撓性（flexibility）が大きい, type 3：胸椎カーブ, type 4：long Cカーブで下位胸椎・上位腰椎を頂椎としL4までカーブが存在している, type 5：胸椎二重カーブ）に分類された. 本分類は矢状面が考慮されておらず, 腰椎カーブが分類されないなどの問題点が指摘されていた. この問題点を克服すべく2001年にLenke分類[17]が提唱された. 本分類は6つのカーブタイプに加え, 矢状面の要素を取り入れた点, サイドベンディングによる可撓性を取り入れた点, タイプにより前方あるいは後方法の大まかな手術進入経路を示した点, 代償性の腰椎カーブに三つの亜型を設けた点など, やや煩雑であるが多くの点でKing分類では表現されなかった点が明らかになった.

Ⅳ. 矯正固定法について

現在, AISの後方矯正固定法はいわゆるハイブリッド法と椎弓根スクリュー法に大別されている. 展開は肋横突起まで軟部組織を徹底的に除去し, 硬い側弯カーブに対しては肋骨授動術（rib mobilization）[8], 下関節突起切除, Ponte骨切り術[18]を施行し可撓性をもたせる. 通常, pedicle subtraction osteotomy（PSO）や vertebral column resection（VCR）など大きな骨切り術[18]を必要とするAISはまれである.

❶ハイブリッド法[3〜5,8,10,12,13]

下位固定端（下位胸椎, 上位腰椎）2〜3椎にのみ椎弓根スクリューを用い, 上位端にはフックを用い, 頂椎部凸側にはフック, 凹側には金属ワイヤーによる椎弓下ワイヤリングを行うが, 現在ではテクミロンテープを用いる. 凹側にはチタン合金製6.35 mm（6 mm以上）径のロッドを弯曲に沿わせてベンディングしテープを25 kgfで締結し, ロッドを矢状面方向に90°回転して仮固定し, その後テープの増し締めを行い, 凹側にはチタン合金製5.5 mm（5 mm以上）のロッドを用い, 凹側ロッドはよりベンディングを減じ, フックはdrop entryで装着する. トランスバースコネクターを上下に各1個以上装着する. 矯正には主にRRMを用いる（図2）.

❷椎弓根スクリュー法[7,9,19,20]

腰椎レベルのみならず胸椎椎弓根スクリューを用いることにより, 椎体に直接回旋矯正力をかけ, 矯正固定する方法である. 頂椎部に椎弓根スクリューを専用のデロテータを用いて矯正する. 最近は三次元矯正装置, vertebral column manipulation（VCM）システムを用いると, 三次元矯正がさらに容易に行えるようになっている[19,20]（図3）.

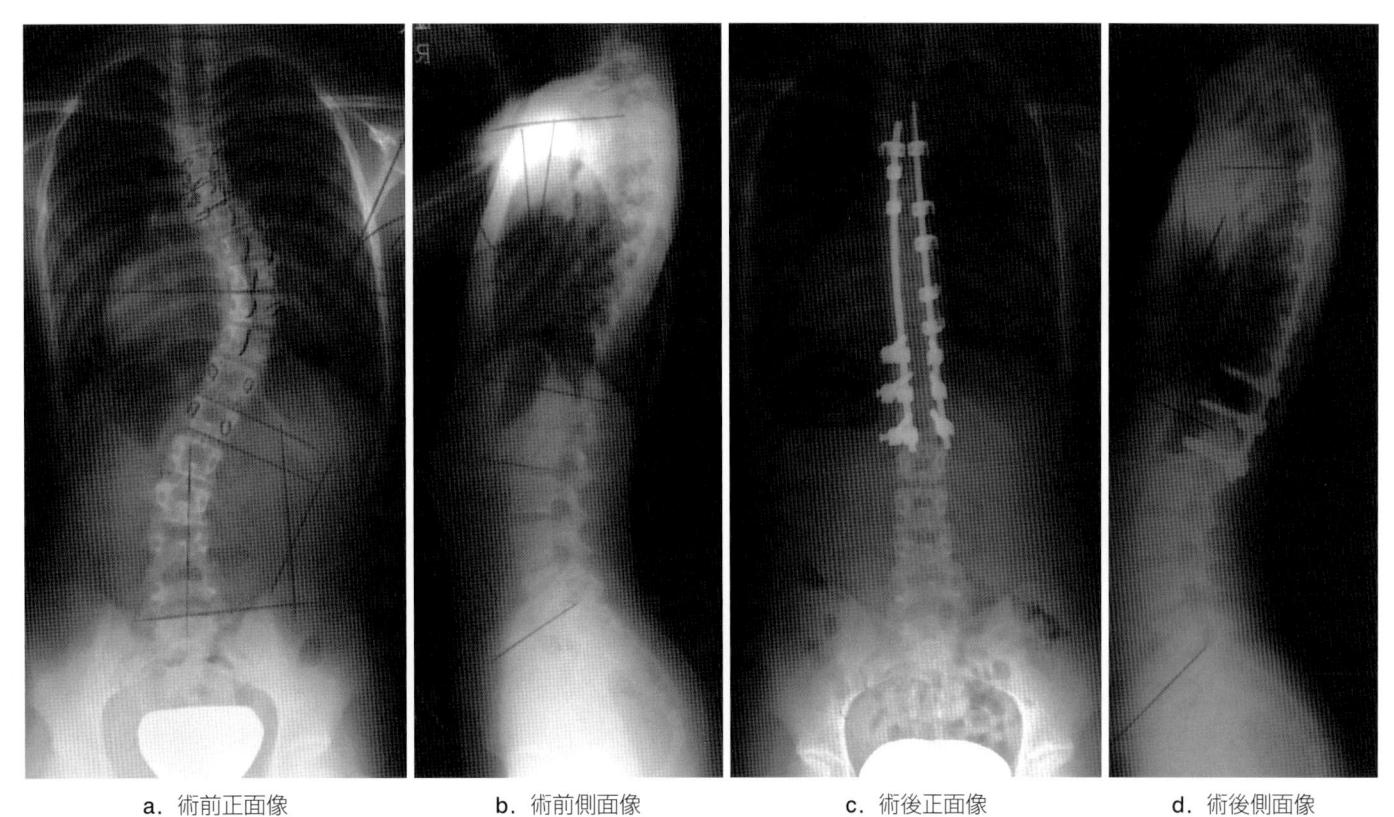

a．術前正面像　　　　　b．術前側面像　　　　　c．術後正面像　　　　　d．術後側面像

図2．13歳，女．AIS に対するハイブリッド法．DRHRM[10]により Th4〜L1 を固定し，術前 Cobb 角 54°から術後 7°に矯正されている．Th5〜Th12 の矢状面 Cobb 角は術前 14°から 24°になっている．

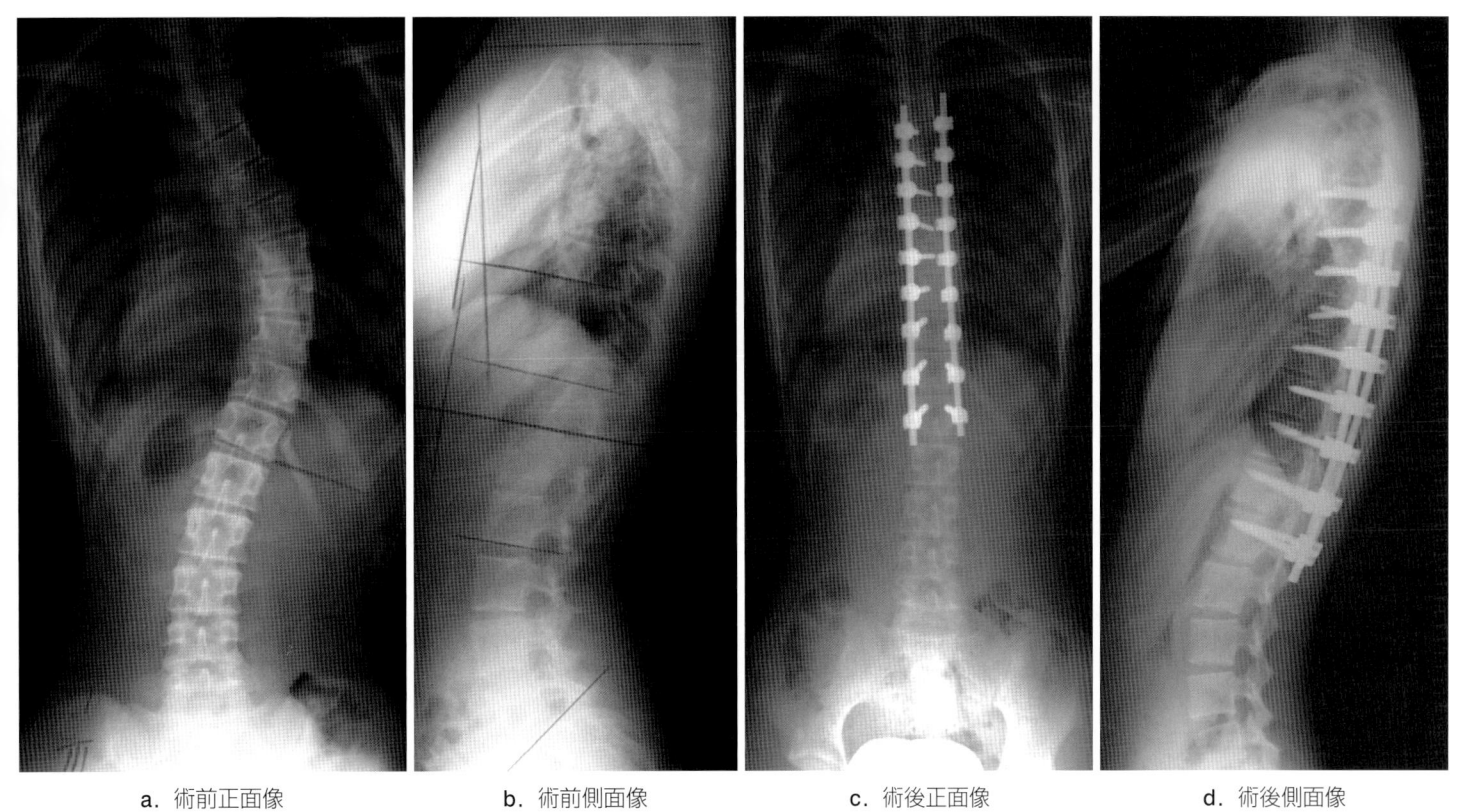

a．術前正面像　　　　　b．術前側面像　　　　　c．術後正面像　　　　　d．術後側面像

図3．14歳，女．AIS に対する椎弓根スクリュー法．椎弓根スクリュー法[20]により Th4〜L1 を固定し，術前 Cobb 角 52°から術後 6°に矯正されている．Th5〜Th12 の矢状面 Cobb 角は術前 9°から 21°になっている．

V. 上下固定端の決定について

Lenke 分類[17]は大まかな進入経路を示している．また，強大な矯正力を椎体にかけることが可能である椎弓根スクリューを用いた三次元矯正固定により，アンカーポイントを短縮・減少させることが可能となった．下位固定端（lower instrumentation vertebra：LIV）は Lenke 分類 type 1～2 の胸椎カーブにおいては，古くから多くの議論があり Harrington は stable zone[1]を提唱し，King & Moe は center sacral vertical line（CSVL）が左右椎弓根を二等分する椎体を stable vertebra とした[16]．Dubousset と Cotrel は，臥位 X 線像においてサイドベンディングで椎間板の傾きが逆転する上位椎を LIV とした[21]．Lenke らは終椎を原則として LIV とした選択的胸椎矯正固定を行い[17]，腰椎の可動椎間（mobile segment）の可及的温存につながっていった．Lumbar spine modifier は A，B，C の三つのタイプ（表 1）があるが，C について LIV の決定，すなわち選択的胸椎固定を選択するか否かはいまだ議論が多く，長期経過例の比較・検討がまたれる．

上位固定端（upper instrumentation vertebra：UIV）は，術後の肩バランスとの関係でいまだに多くの議論がある．筆者は経験的に胸椎カーブにおいては術前上位胸椎カーブ（proximal thoracic：PT）が非構築性かつ Th2～Th5 の後弯が 10°以下で，左肩下がりであれば Th4 か Th5 を UIV にする．術前に肩が水平レベルで Th2～Th5 が 10°～20°の軽度の後弯を呈し PT が構築性カーブか近い状態の場合は Th3 を UIV にする．また左肩上がりで Th2～Th5 の矢状面に 20°以上の後弯があり，臥位 X 線正面像のサイドベンディングで 25°以上の場合は Lenke 分類 type 2 であり，Th2 を UIV としている．重要な点は PT カーブが構築性か否かを診断する点である．実診療では立位 X 線側面像で上位胸椎レベルは肩の重なりが多く，拳を鎖骨上窩におく，フィスト・オン・クラビクラのポジションをとらせても上位胸椎が明確でない場合が多く角度計測に苦慮する．また，サイドベンディング 25°近くの角度の場合には，構築性か否かの判断に苦慮せざるをえない．UIV の決定においても今後の検討がまたれる．

Lenke 分類 type 3，5，6 の場合の後方矯正固定術の LIV についても議論が多い．術後長期経過観察では可動椎間の可及的温存と下位腰椎の変性変化の軽減のため，L3 を LIV にすることを原則としている[22]が，サイドベンディング，牽引で L4 tilt が 10°以上残存する症例は術後の L4 tilt も遺残しやすく，長期経過において下位腰椎の変性変化が腰痛の原因になることが予測され，L4 までの固定にいたる場合もある．また，矢状面においては腰椎前弯の保持，獲得に努めることが将来的な脊椎～骨盤アライメントの良好な保持と獲得に有用であることが予測される．ゆえに個々の症例の長期経過観察が重要と考える．LIV の決定には矢状面において胸腰椎移行部の後弯矯正，前弯化は腰椎前弯獲得に重要であり，胸腰椎移行部を越えて Th10 以上を基準にすべきである[23]．胸椎カーブが構築性である type 3，6 については，個々の症例に応じて Th4～Th6 以上が UIV になる．

ま と め

1）AIS の診療に際しては，すでに二次元的変形矯正から進歩し，三次元的変形矯正が求められ，さらに個々の症例に即した成長，発育，骨成熟，加齢の時間軸を十分に熟知した四次元的対応が求められている．

2）三次元的変形矯正が求められる今日，その真の意味が深く問われている．X 線像，3-D CT などの画像のみの変形矯正ではなく，胸郭，肩，ウエストライン，乳房の左右差など，体幹バランスとすべての体表上の矯正が美容上の評価の対象となり，さらに胸郭の変形矯正が呼吸機能や肺機能障害，また健康寿命の点からも重要視されてきている．

3）高齢期までできるだけ痛みのないバランスのよい体幹も求められている．

4）脊椎の変形で悩むことなく，終生にわたる精神的な安定も重要な診療のポイントである．

以上をふまえて，AIS の後方矯正固定法を行うことが重要である．

文 献

1) Harrington PR：Treatment of scoliosis correction and internal fixation by spinal instrumentation. J Bone Joint Surg 44-A：591-610, 1962
2) Luque ER：Segmental spinal instrumentation for correction of scoliosis. Clin Orthop 163：192-198, 1982
3) Asher M：Isola instrumentation for scoliosis. Spinal Instrumentation Techniques, ed by Brown CW, Scoliosis Research Society, Milwaukee, p1-31, 1994
4) Cotrel Y, Dubousset J, Guillaumat M：New universal instrumentation in spinal surgery. Clin Orthop 227：10-23, 1988
5) 鈴木信正：脊柱側弯症に対する Isola インストゥルメンテーション．脊椎脊髄 11：1027-1037, 1998
6) Steib JP, Dumas R, Mitton D et al：Surgical correction of scoliosis by in situ contouring；a detorsion analysis. Spine 29：193-199, 2004
7) Suk SI, Kim WJ, Kim JH et al：Thoracic pedicle screw fixation in spinal deformities；are there really safe？ Spine 26：2049-2057, 2001
8) 河野克己，鈴木信正：胸椎側弯に対する後方固定術時の肋骨隆起矯正の試み—rib mobilization と hook rotation

maneuver. 日インストゥルメンテーション会誌 **8**：16-20, 2009
9) Ito M, Abumi K, Kotani Y et al：Simultaneous double-rod rotation technique in posterior instrumentation surgery for correction of adolescent idiopathic scoliosis. J Neurosurg Spine **12**：293-300, 2010
10) 山崎　健，村上秀樹，吉田知史ほか：特発性側弯症に対する dual rod rotation with hook rotation maneuver（DRHRM）. J Spine Res **1**：2050-2054, 2010
11) Wilber RG, Thompson GH, Shaffer JW et al：Postoperative neurological deficits in segmental spinal instrumentation；a study using spinal cord monitoring. J Bone Joint Surg **66-A**：1178-1187, 1984
12) 山崎　健，村上秀樹，吉田知史ほか：思春期特発性側弯症に対して rod rotation maneuver（RRM）と ultra high molecular weight polyethylene（UHMWP）テープを用いた後方矯正固定の検討. 脊柱変形 **21**：120-126, 2006
13) Takahata M, Ito M, Abumi K et al：Comparison of novel ultra high molecular weight polyethylene tape versus conventional metal wire for sublaminar segmental fixation in the treatment of adolescent idiopathic scoliosis. J Spinal Disord Tech **20**：449-455, 2007
14) 村上秀樹，山崎　健：特発性側弯症に対するコンピュータ・ナビゲーション手術. OS NOW **14**：139-148, 2010
15) Moe JH：A critical analysis of methods of fusion for scoliosis；an evaluation in two hundred and sixty-six patients. J Bone Joint Surg **40-A**：529-554, 1958
16) King HA, Moe JH, Bladford DS et al：The selection of fusion levels in thoracic idiopathic scoliosis. J Bone Joint Surg **65-A**：1302-1313, 1983
17) Lenke LG, Betz RR, Harms J et al：Adolescent idiopathic scoliosis；a new classification to determine extent of spinal arthrodesis. J Bone Joint Surg **83-A**：1169-1181, 2001
18) 日本脊椎脊髄病学会（編）：Spinal osteotomy 脊椎骨切り術. 脊椎脊髄病用語辞典，第4版，南江堂，東京，p167-168, 2010
19) Lenke LG, Kuklo TR：Multi-axial reduction screw（MARS）；techniques and considerations for spinal correction in the sagittal, coronal, and axial planes. Surgical Techniques, Medtronic, Memphis, p1-12, 2009
20) 山崎　健，村上秀樹，吉田知史ほか：思春期特発性側弯症に対する三次元矯正固定法—vertebral column manipulation（VCM）を用いた矯正法. J Spine Res **1**：1812-1817, 2010
21) Dubousset J, Cotrel Y：Application technique of Cotrel-Dubousset instrumentation for scoliosis deformities. Clin Orthop **264**：103-110, 1991
22) 飯田尚裕，鐙　邦芳，庄野泰弘ほか：脊柱側弯症における下位非固定椎間の態様—ISOLA spinal system による治療例の検討. 脊柱変形 **11**：89-93, 1996
23) 山崎　健，村上秀樹，吉田知史ほか：思春期の胸腰椎・腰椎側弯症に対する後方矯正固定法. 別冊整形外科 **63**：248-252, 2013

* * *

特発性脊柱側弯症に対する uniplanar screw を用いた direct vertebral rotation 法による変形矯正

関 庄二　中野正人　川口善治　峯 隼人　牧野紘士
安田剛敏　木村友厚

はじめに

特発性側弯症の矯正法は，1960年代のHarrington ロッド法[1]，1982年からLuque法[2]，1984年にCotrel-Dubousset（CD）法[3]が出現し，現在1995年にSuk らにより報告された各椎体に椎弓根スクリューを刺入して矯正する方法が主流となっている[4]．しかし，現在の各椎体に椎弓根スクリューを刺入する方法においても各椎体回旋の改善は十分ではなく，またpolyaxial screw は変形矯正力がスクリューの自由度により失われてしまうという欠点がある．そこでLeeら[5]により2004年にdirect vertebral rotation（DVR）が報告され，三次元的に回旋を矯正する方法として普及しつつある．しかし矯正力が強いと思われるmonoaxial screw を用いた方法では，平背という問題点も報告されている[6]．このような問題点を解決するために，近年 uniplanar screw が出現し，polyaxial screw より十分な回旋矯正力があり[7]，かつ平背を起こしにくいことが報告されている[8]．本研究の目的は，DVRの手技を行う際に刺入するスクリュー深度と椎弓根に対するスクリュー径が，術前後の椎体回旋にどのくらい影響を及ぼすかを検討することである．

I．対象および方法

❶ 対　象

対象は uniplanar screw を用い DVR を施行した特発性側弯症患者16例（すべて女性）で，測定椎体数は145

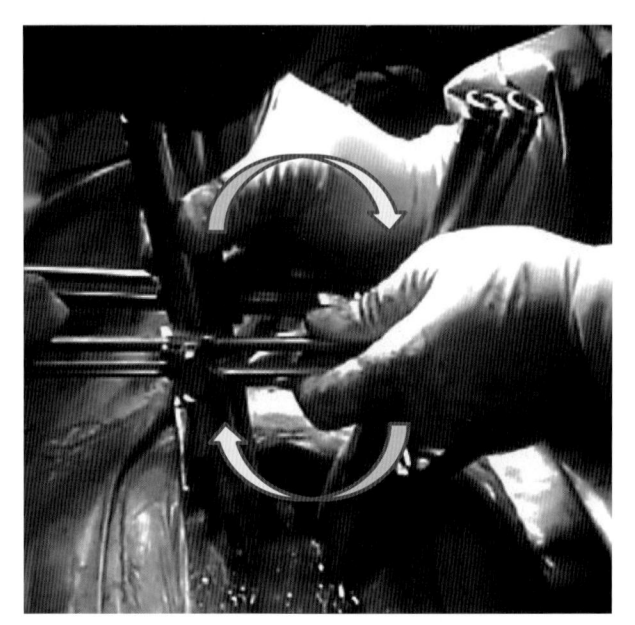

図1．DVR の手術所見（矢印：回旋矯正の方向）

椎体（260本）を対象とした．

❷ 手術方法

手術は以下の5点（①頂椎部のPonte解離術，②各椎体に椎弓根スクリューを刺入，③5.5 mm コバルトクロムロッドの使用，④凹側および凸側ロッドの曲げを変化させる，⑤各椎体のDVR）に重点をおいて矯正を行っている．まず脊椎後方より進入し，展開後両側の椎間関節を切除する．次に頂椎部にPonte解離術を行い，各椎体に uniplanar screw を挿入する．その後側弯凹側に5.5 mm コバルトクロムロッドを装着し，ロッドローテー

Key words

idiopathic scoliosis, direct vertebral rotation, uniplanar screw

*Three dimensional correction combined with the uniplanar screw and direct vertebral rotation in the idiopathic scoliosis
　要旨は第87回日本整形外科学会学術総会において発表した．
**S. Seki：富山大学整形外科（Dept. of Orthop. Surg., Faculty of Medicine, University of Toyama, Toyama）；M. Nakano（主任部長）：高岡市民病院整形外科；Y. Kawaguchi（准教授），H. Mine，H. Makino，T. Yasuda（講師），T. Kimura（教授）：富山大学整形外科．

ションを行った後に最下位スクリューを固定してロッドを保持する．その後に側弯凸側にロッドを装着する．このロッドは凸側と凹側で曲げる角度をかえて設置する．最後に下位椎体より1椎体ごとにDVRを行う（図1）．

椎弓根スクリューの刺入は，術前に長さと径をCTで計測し，さらに術中にプローブを用いて椎体前方を触知し，できる限り長く太い径のスクリューを挿入している．

❸検討項目

①刺入した椎弓根スクリューの逸脱度（Raoらの分類でgrade 2以上を逸脱），②CTで椎弓根スクリューの先端と椎体前方からの距離を測定し，スクリューの刺入深度（図2a）と術前後の椎体回旋改善角度の関係，③CTで測定した椎弓根に対するスクリュー径（図2b）と，術前後の椎体回旋改善角度との関係を検討した．

❹測定方法

スクリュー刺入深度はスクリュー先端と椎体前方までの距離をmmで測定し，計測した（図2a）．また椎弓根に対するスクリュー径はgrade 1〜3に分類し計測した（図2b）．

II. 結　果

平均年齢16歳，術前平均Cobb角60°であった．また平均椎体回旋度は術前14.3°，術後9.2°であった．スクリューをあえてoutside-in法を用いて刺入したものを除いて，スクリュー逸脱度は260本中13本（5.0％）であった（図3）．Raoらの分類でgrade 2は10本，grade 3は3本であったが，明らかな合併症は認めなかった（図3）．

次に両側のスクリュー刺入深度の合計と術前後の椎体回旋改善角度との関係は，刺入深度が深くなればなるほ

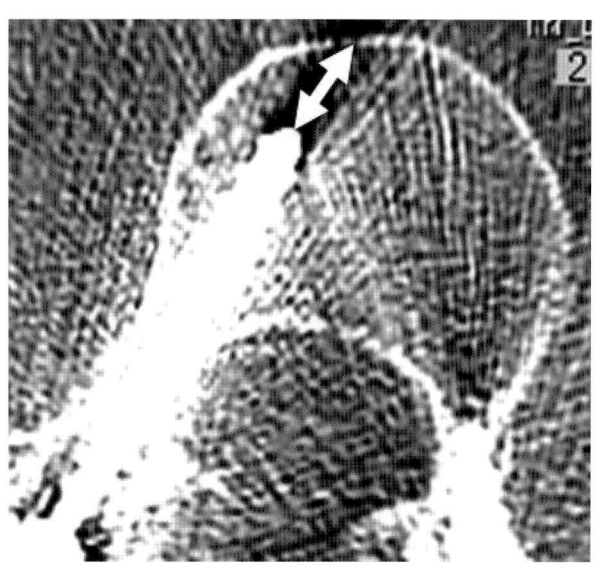

a．椎弓根スクリューの刺入深度［矢印：椎体前方までの距離（mm）］

b．椎弓根に対するスクリュー径

grade 1	スクリュー径が椎弓根径より狭い
grade 2	スクリュー径が椎弓根径と同型
grade 3	スクリュー径が椎弓根径より広い

図2．スクリュー長と径の測定方法

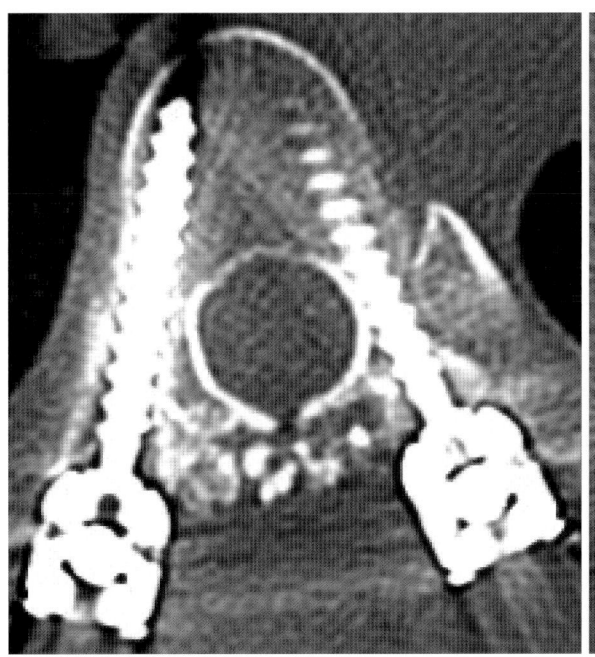

a．Grade 2（10本）　　　b．Grade 3（3本）

図3．椎弓根スクリュー逸脱度［260本中13本（5.0％）］

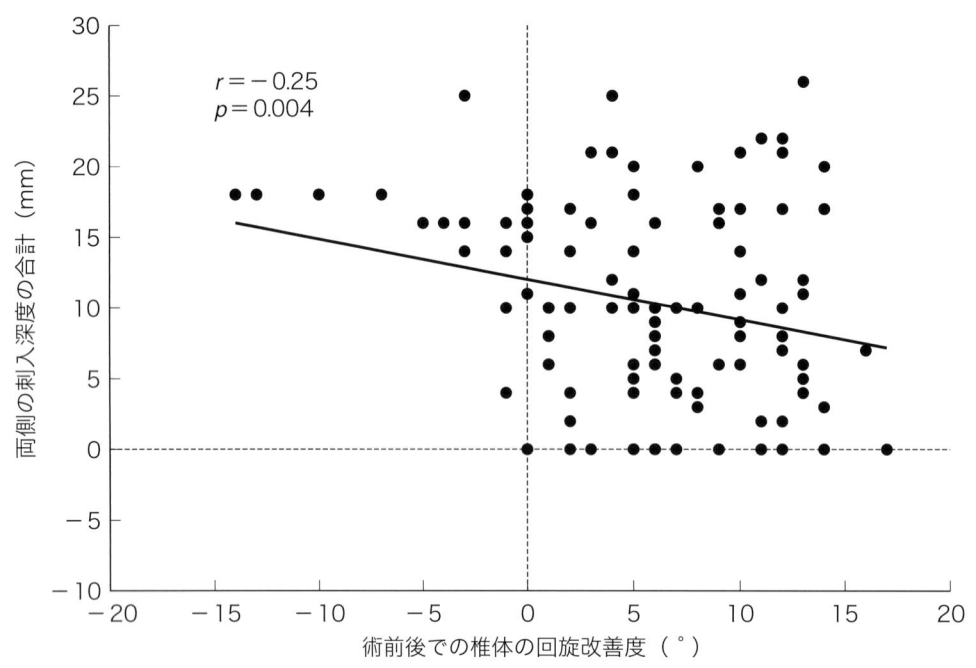

図 4. 両側のスクリュー刺入深度と椎体回旋改善角度の関係. 刺入深度は値が小さいほどスクリューが椎体前面に到達していることを示す.

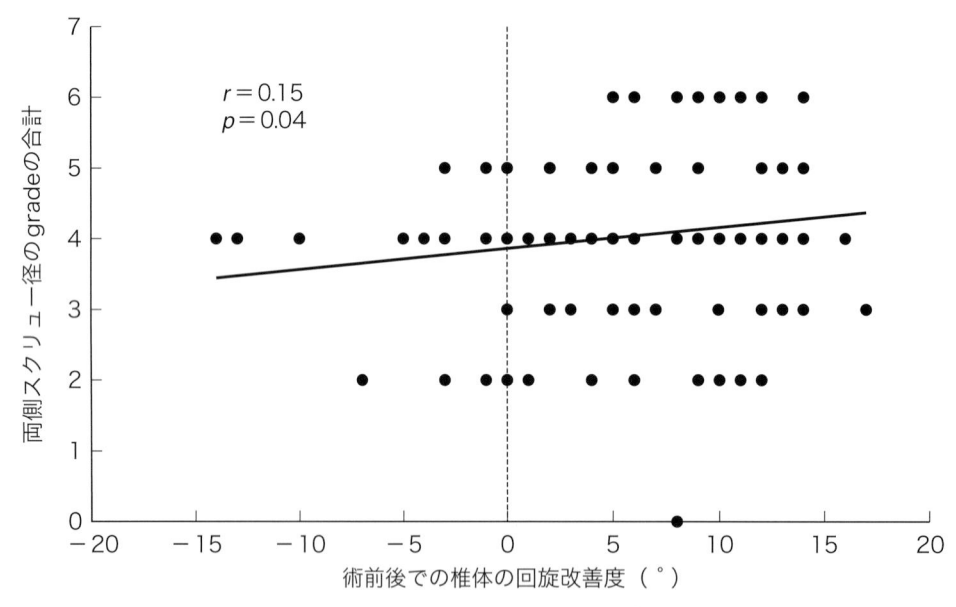

図 5. 両側スクリュー径の grade と椎体回旋改善角度

ど, 術後の椎体回旋改善角度がよいという結果であった ($r=-0.25$, $p=0.004$) [図 4]. さらに椎弓根に対するスクリュー径の grade と術前後の椎体回旋改善角度については, スクリュー径が太いほど回旋が改善する傾向を認めた ($r=0.15$, $p=0.04$) [図 5].

Ⅲ. 症例提示

症例 1. 13 歳, 女.

特発性側弯症で, Lenke 分類 type 2 A-の Cobb 角 65°の側弯症を認めた (図 6). Th2~L2 の後方矯正固定術を行い, 術後 1 年の X 線像上, メインカーブの Cobb 角が 17°まで改善し, 胸椎の後弯も維持されていた (図 7). 外観所見も術前に肋骨隆起, 肩甲骨の左右差, ウエストラインの左右差を認めたが, 術後改善した (図 8).

症例 2. 12 歳, 女.

特発性側弯症で Lenke 分類 type 5C-の Cobb 角 64°の側弯症を認め (図 9), Th10~L4 の後方矯正固定術を施行した. 術後 1 年の X 線像上, 術後メインカーブの Cobb 角が 18°まで改善した (図 10). 外観所見も術前に

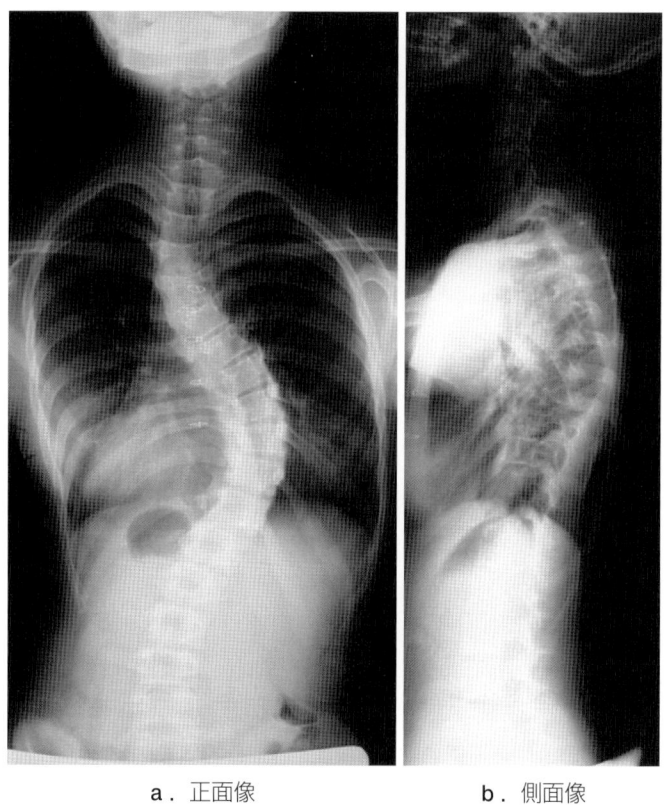

a．正面像　　　　b．側面像
図 6．症例 1．13 歳，女．術前単純 X 線像

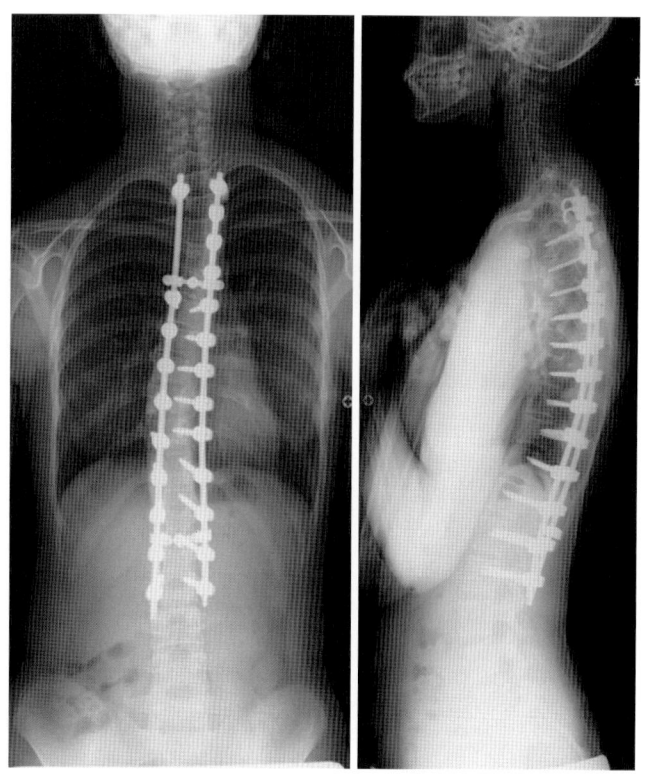

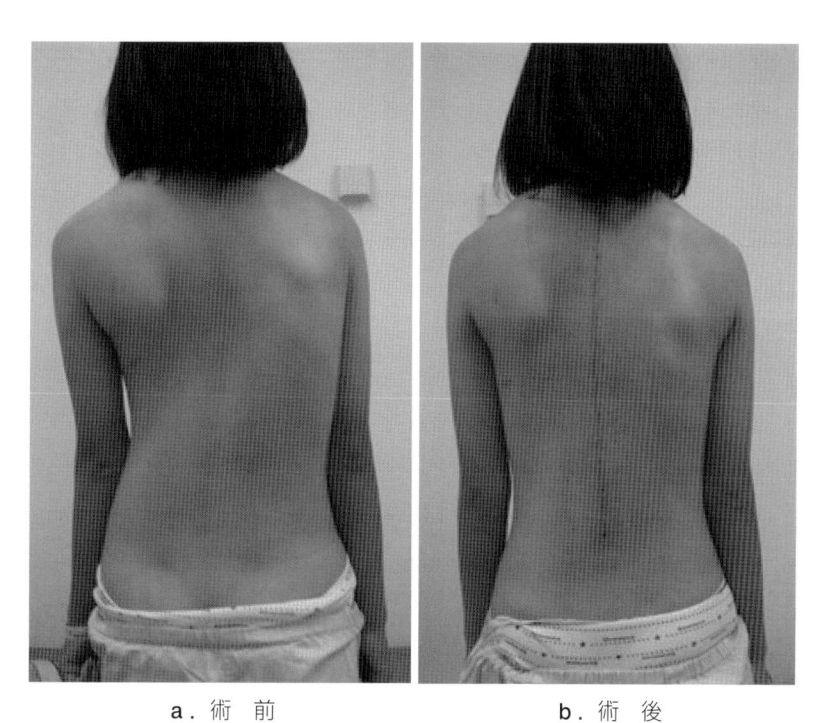

a．正面像　　　　b．側面像
図 7．症例 1．術後単純 X 線像

a．術　前　　　　b．術　後
図 8．症例 1．外観所見

明らかなウエストラインの左右差および体幹の左へのシフトを認めたが，術後 1 年の外観上，ウエストラインや体幹のシフトは十分に改善されている（図 11）．

IV．考　　察

DVR は Lee ら[5]により 2004 年にはじめて報告され，その回旋矯正に対する有効性は多く報告されている．今

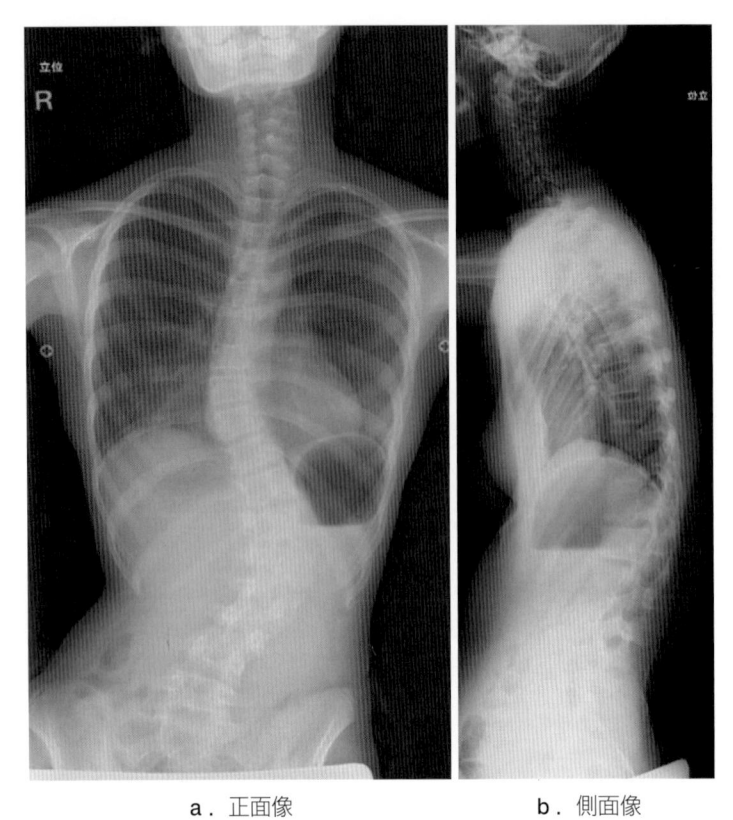

Ⅲ．手術的治療の進歩　1．脊椎疾患

a．正面像　　　　　　　b．側面像

図9．症例2．12歳，女．術前単純X線像

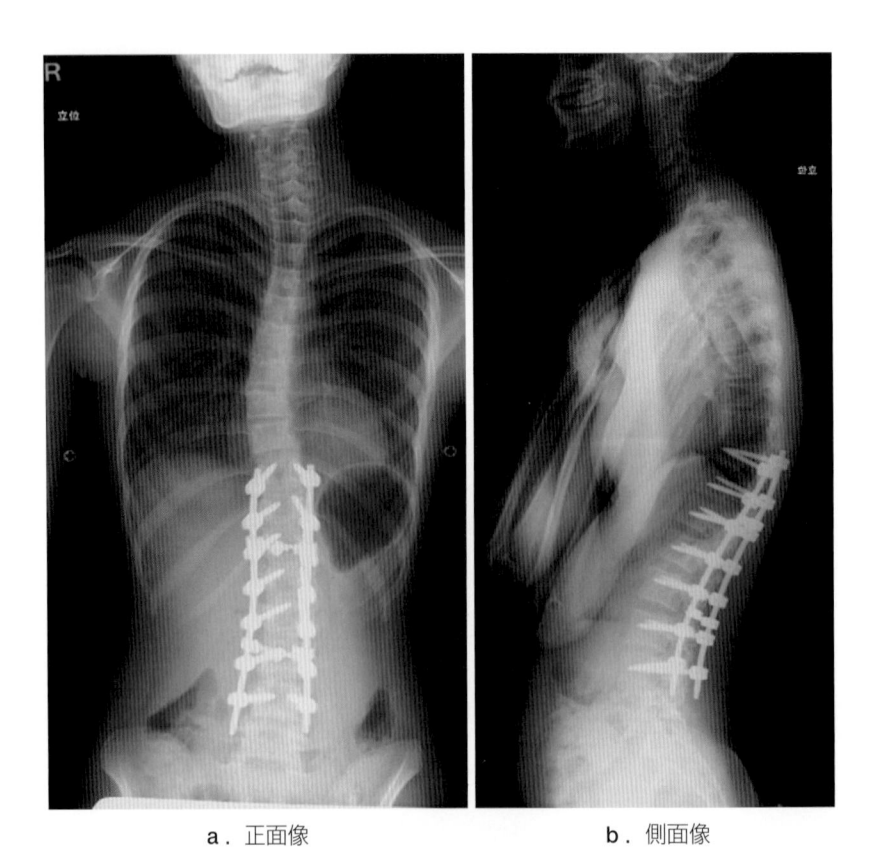

a．正面像　　　　　　　b．側面像

図10．症例2．術後単純X線像

回われわれの結果からは，DVRを行う際にはできるだけ椎体に深く刺入し，さらに椎弓根に対して太いスクリューのほうが術後の椎体回旋改善角度がよくなる傾向にあっ

た．われわれは前述のように，DVRを行う際には下位椎体から上位椎体に向けて順番に個々の椎体ごとにDVRを行っている．本法では各椎体にDVRを行うため，一塊

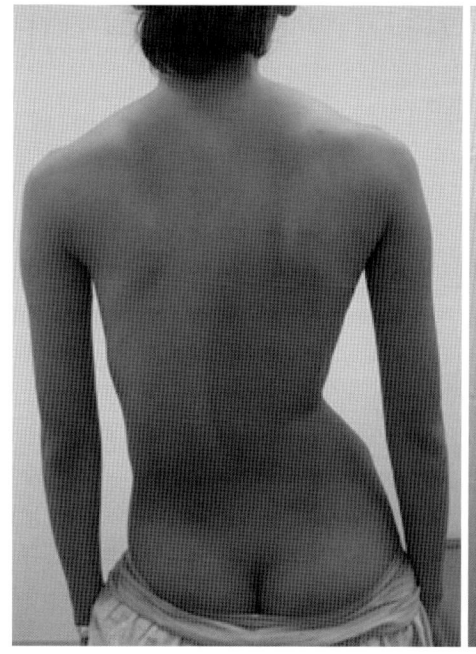

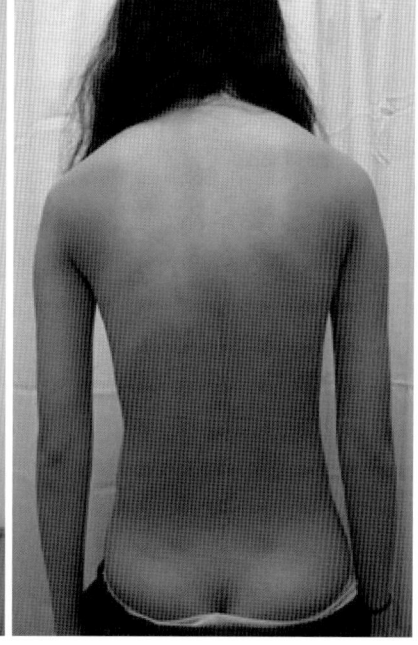

a. 術前　　　　　　　　　　b. 術後

図11. 症例2. 外観所見

にDVRを行う場合よりも，各椎体に深くまでスクリューを刺入することが重要であると考えられた．また，椎弓根が細い，またはほとんど皮質骨のみの場合でも，特に頂椎部周囲はできる限りスクリューを挿入し，個々の椎体ごとにDVRを行っている．しかしながら，これまでにDVRを行う際の椎弓根に対するスクリュー径やスクリュー長が椎体回旋に及ぼす影響についての報告は，われわれが渉猟する限りなかった．

Bezerら[9]は，ウシの椎体に椎弓根スクリューを挿入してDVRを行い，椎体が破壊されるまでの力を測定している．本実験では，DVRの際にスクリューが長いほうが椎体が破壊されにくいと報告している．本実験の意義は，スクリューが長いと椎体にしっかりと挿入されているため，DVRの手技の際に椎体が破壊されにくく，神経や周囲組織への安全性も高いと考えられた．このことからも，DVRの際のスクリュー長は重要な要素であると思われた．

まとめ

1）椎弓根スクリューの逸脱はgrade 2が10本，grade 3が3本であり，逸脱率5.0％であった．

2）両側のスクリュー刺入深度が深いほど椎体回旋改善角度は有意に上昇した．

3）両側スクリュー径が太いと椎体回旋改善角度がよくなる傾向を認めた．

4）DVRを行う際には，少しでも長く太いスクリューの刺入が効果的であると考えられた．

文献

1) Harrington PR : The spine in the handicapped child. Am J Orthop **6** : 156-164, 1964
2) Luque ER : Segmental spinal instrumentation for correction of scoliosis. Clin Orthop **163** : 192-198, 1982
3) Cotrel Y, Dubousset J : A new technique for segmental spinal osteosynthesis using the posterior approach. Rev Chir Orthop Reparatrice Appar Mot **70** : 489-494, 1984
4) Suk SI, Lee CK, Kim WJ et al : Segmental pedicle screw fixation in the treatment of thoracic idiopathic scoliosis. Spine **20** : 1399-1405, 1995
5) Lee SM, Suk SI, Chung ER : Direct vertebral rotation ; a new technique of three-dimensional deformity correction with segmental pedicle screw fixation in adolescent idiopathic scoliosis. Spine **29** : 343-349, 2004
6) Lonner BS, Auerbach JD, Boachie-Adjei O et al : Treatment of thoracic scoliosis ; are monoaxial thoracic pedicle screws the best form of fixation for correction? Spine **34** : 845-851, 2009
7) Dalal A, Upasani VV, Bastrom TP et al : Apical vertebral rotation in adolescent idiopathic scoliosis ; comparison of uniplanar and polyaxial pedicle screws. J Spinal Disord Tech **24** : 251-257, 2011
8) Demura S, Yaszay B, Carreau JH et al : Maintenance of thoracic kyphosis in the 3D correction of thoracic adolescent idiopathic scoliosis using direct vertebral derotation. Spine Deformity **1** : 46-50, 2013
9) Bezer M, Ketenci IE, Saygi B et al : Bicortical versus unicortical pedicle screws in direct vertebral rotation ; an *in vitro* experimental study. J Spinal Disord Tech **25** : E178-E182, 2012

内視鏡と経皮的椎弓根スクリューを用いた低侵襲分離部修復術*

樫村いづみ　村田泰章　森田裕司　谷口浩人　柴　正弘
加藤義治**

はじめに

　腰椎分離症は，学童期のスポーツ選手に生じることの多い疾患であり，疲労骨折の一種と考えられている[1]．治療には保存的治療と手術的治療があるが，分離部が骨硬化して癒合する可能性が低い保存的治療無効例が手術的治療の適応となる．手術の治療では，進行度に応じて分離部修復術や椎間固定術が選択されるが，椎間板変性や分離部の骨棘形成のない例，すなわち神経症状を伴わない例が分離部修復術の適応となる．われわれは，L5腰椎分離症に対し分離部修復術の一種であるスクリュー・ロッド・フック（SRH）法を施行するにあたり，内視鏡下に分離部修復およびフック設置を行って経皮的に椎弓根スクリューを挿入し，すべての修復操作を経皮的に行う手技を施行している．この鏡視下経皮的SRH法は，従来のSRH法よりも低侵襲で，スポーツや日常生活への復帰に関して利点があるため，若干の文献的考察を加えて報告する．

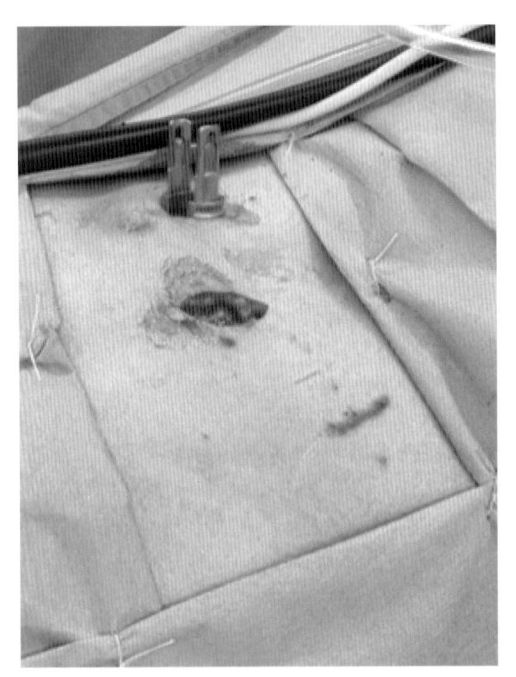

図1．症例．16歳，男．左L5椎弓根に経皮的に椎弓根スクリューを挿入

I．手術方法

　全身麻酔下に四点支持台を使用して腹臥位とする．対象の腰部正中に約3cmの皮切を加える．皮膚を左に牽引して正中より1横指左で筋膜を切開し，左L5椎弓分離部上にダイレータを用いて直径18mmの内視鏡のシースを設置する．その後，鏡視下に分離部を確認し，へらを挿入して透視下に分離部であることの再確認を行う．次に，正中より約8cm左，L5椎弓根の高さに約2cmの縦切開を加え，Mantis（日本ストライカー社，東京）を用いて，左L5椎弓根に透視下経皮的に椎弓根スクリューを挿入する（図1）．さらに，対側のMantis挿入用皮切より，トレフィン（日本メドトロニック社，東京）を用いて経皮的に腸骨を採取する（図2）．鏡視下にエアドリルとのみを使用して分離部を新鮮化した後（図3），鏡視下にL5椎弓下縁から黄色靱帯を剥離してフックを設置するスペースを確保する（図4）．内視鏡のシースを分離部に戻し，採取した腸骨を移植する．フックをロッドに固定する際に使用するドライバーを装着することにより，内視鏡のシースを利用して左L5椎弓下縁にフックをかける．この操作

Key words

lysis, percutaneous surgery, minimally invasive surgery（MIS）

*Minimally invasive repair of lysis employing endoscope and percutaneous pedicle screw
**I. Kashimura, Y. Murata（准教授），Y. Morita, H. Taniguchi, M. Shiba, Y. Kato（教授）：東京女子医科大学整形外科（Dept. of Orthop. Surg., Tokyo Women's Medical University, Tokyo）．

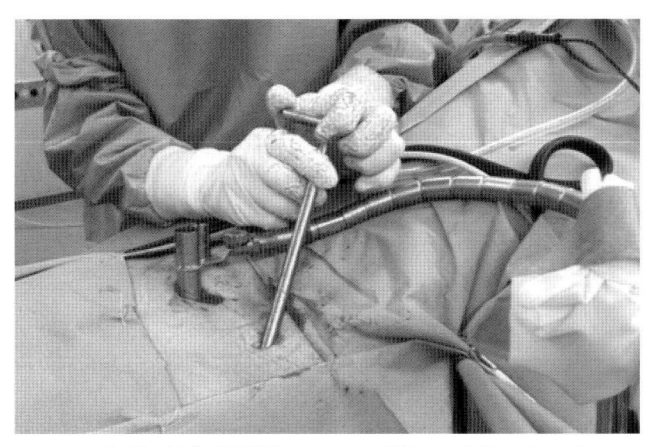

図2. 症例. 操作部対側の Mantis 挿入用皮切より, トレフィンを用いて経皮的に腸骨を採取

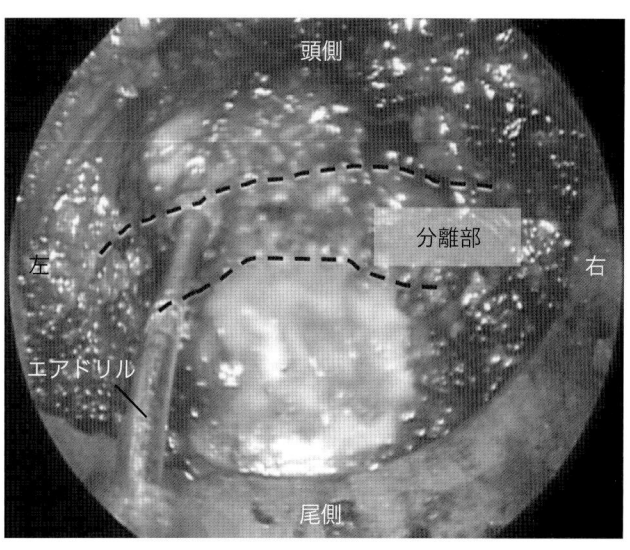

図3. 症例. 鏡視下での術式 (1). エアドリルを使用して分離部を新鮮化している.

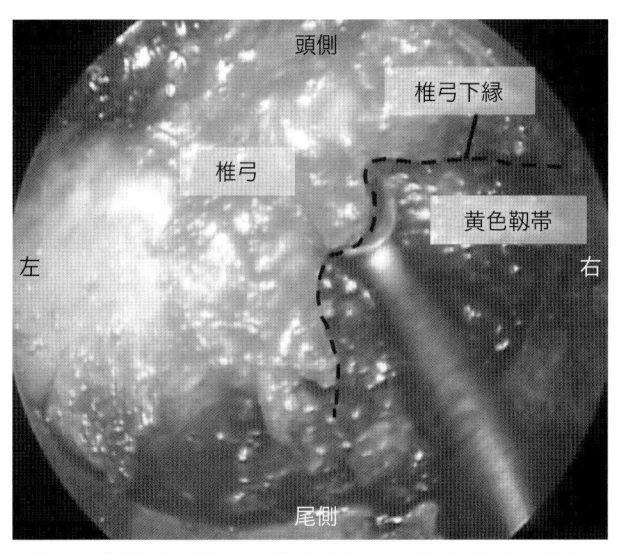

図4. 症例. 鏡視下での術式 (2). L5 椎弓下縁から黄色靱帯を剥離し, フック設置の空間を確保している.

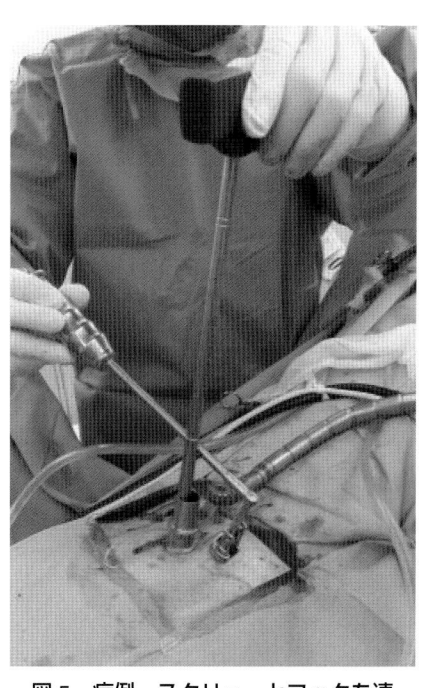

図5. 症例. スクリューとフックを連結するためのロッドを経皮的に挿入

を行うためには, 内視鏡のシースの径は 18 mm を選択しなければならない. 続いて, スクリューとフックを連結するためのロッドを経皮的に挿入する (図5). Mantis の椎弓根スクリューシステムとフック固定用ドライバーを引き寄せることで, 分離部に圧着力を加えることができる. 右側分離椎弓にも, スクリュー挿入以降の操作を同様に施す.

II. 症例提示

症 例. 16歳, 男.

術後 3-D CT を図6に示す. L5 の両側に SRH 法に準じたかたちで設置された椎弓根スクリューとフックが確認できた. 本例における出血量は 30 ml であった. また, 術後の炎症反応を確認するために測定した CRP は手術翌日 2.07 mg/dl, 術後 1 週 0.75 mg/dl であった. 術後 1 週の単純 CT では分離部においた移植骨が確認でき, 術

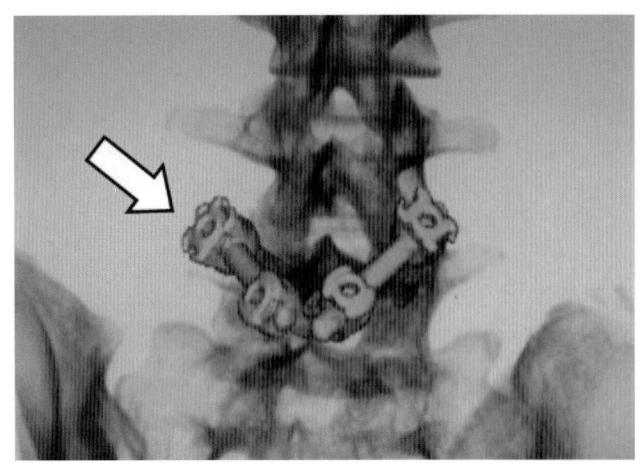

図6. 症例. 術後 3-D CT. L5 の両側に, SRH 法に準じたかたちで椎弓根スクリューとフックが設置されている（矢印）.

後9ヵ月の単純 CT では移植骨の癒合を確認できた. 術後9ヵ月でインストゥルメントを経皮的に抜去した. 本例の主訴は腰痛であったが, 術直後より腰痛は改善しており, インストゥルメント抜去後も修復部の状態は良好で, 腰痛の再発はない.

III. 考 察

腰椎分離症の治療には安静, スポーツ休止, ストレッチ, コルセット装着, 装具装着などの保存的治療と, 手術的治療がある. 通常, 手術的治療は保存的治療が無効な症例に対して行われ, 椎間板変性がない例には分離部修復術が, 分離部の変形や椎間板変性の生じた進行例には椎間固定術が選択される. 分離部修復術には, 棘突起と横突起にワイヤーをかける Scott 法（ワイヤリング固定術）[2], 棘突起とスクリューにワイヤーをかける modified Scott（m-Scott）法[3], 分離部をスクリューで直接固定する Buck 法（スクリュー固定術）[4], 椎体に挿入したスクリューと分離椎弓にかけたフックをロッドでつなぐ SRH 法[5], スクリューと接続した U 字型のロッドを用いて分離部を直接抑え込む smiley face rod 法（U-hook 法）[6]などがある. 仔ウシ死体の脊椎を用いた生体力学試験では, Scott 法, m-Scott 法, Buck 法, SRH 法のうち SRH 法がもっとも良好な固定力があり, 次いで Buck 法が良好であったとの報告がある. この結果に基づき, われわれは分離部修復術の中から SRH 法を採用した[7]. なお, SRH 法による治療は骨格が成長途中であり, 分離部のすべりと不安定性が少なく, 保存的治療に抵抗性を示す患者に推奨されるとの報告もあり[8], 特に若年者に対し有効であると考えられた.

SRH 法は近年, 両側の椎弓根スクリューを経皮的に挿入することで侵襲を低く抑えた, 経皮的手技が施行されている[9]. この経皮的 SRH 法は, 展開して直視下で手術を行う従来の手技と比較して低侵襲であり, かつ出血量も少ないと考えられた. われわれは, さらに分離部の骨移植やフック設置時にも内視鏡を用いることで傍脊柱筋へのダメージを抑え, 従来の経皮的 SRH 法よりも低侵襲となり, より短期間での日常生活およびスポーツ復帰に有利に働く鏡視下経皮的 SRH 法を施行した.

本手技の問題点として, 長期の手術データの欠如があげられる. また, 手術時間も従来法に比べて延長しているが, 手順が確立されると片側の修復が 1 時間未満で済むことから, 今後手術時間の問題は解消されると考えられた. また, 本手技には内視鏡下椎間板摘出術（MED）や経皮的スクリュー挿入の手技で得た経験を生かすことができるため, ラーニングカーブ自体は急峻であるといえる.

さらに, 本術式の適応は腰椎分離症の中でも対象が限られる. 分離部骨棘形成, 椎間の不安定性, 椎間板変性, 神経症状がいずれも認められず, 通常の SRH 法の適応であることが前提となる. また, 対側 Mantis 用皮切より経皮的に腸骨を採取する場合は, 皮切の長さおよび腸骨採取用器具の長さに限界があることから, 皮切と腸骨の距離が近い L5 腰椎分離症に適応が限定される. このように適応範囲は絞られるが, 従来法より低侵襲である本術式は, 特に若年者の手術的治療の選択肢の一つとして検討する価値があると思われた.

ま と め

1）分離部修復術の適応である L5 腰椎分離症に対する鏡視下経皮的 SRH 法について述べた.

2）本術式は, スクリューやフック設置, 分離部修復, 骨移植の操作をすべて経皮的に行うことで, 腰椎に付着している筋肉をほとんど剥離せずに手術を施行できるものである.

3）適応例には限界があるが, 本術式は従来の術式と比較して低侵襲で, 日常生活およびスポーツ復帰に有利であると考えられた.

文 献

1) Wiltse LL：The etiology of spondylolisthesis. J Bone Joint Surg 44-A：539-560, 1962
2) Nicol RO, Scott JH：Lytic spondylolysis；repair by wiring. Spine 11：1027-1030, 1986
3) Salib RM, Pettine KA：Modified repair of a defect in spondylolysis or minimal spondylolisthesis by pedicle screw, seg-

mental wire fixation, and bone grafting. Spine **18**：440-443, 1993
4) Buck JE：Direct repair of the defect in spondylolisthesis；preliminary report. J Bone Joint Surg **52-B**：432-437, 1970
5) Tokuhashi Y, Matsuzaki H：Repair of the defects in spondylolysis by segmental pedicular screw hook fixation；a preliminary report. Spine **21**：2041-2045, 1996
6) Altaf F, Osei NA, Noordeen HH et al：Repair of spondylolysis using compression with a modular link and screws. J Bone Joint Surg **93-B**：73-77, 2011
7) Deguchi M, Rapoff AJ, Zdeblick TA：Biomechanical comparison of spondylolysis fixation techniques. Spine **24**：328-333, 1999
8) Ivanic GM, Pink TP, Achatz W et al：Direct stabilization of lumbar spondylolysis with a hook screw；mean 11-year follow-up period for 113 patients. Spine **28**：255-259, 2003
9) Sairyo K, Sakai T, Yasui N：Minimally invasive technique for direct repair of pars interarticularis defects in adults using a percutaneous pedicle screw and hook-rod system. J Neurosurg Spine **10**：492-495, 2009

*　　　*　　　*

術中所見にて外側型の上腕骨小頭離断性骨軟骨炎に対する病巣掻爬＋自家骨軟骨柱移植術の治療成績*

戸祭正喜**

はじめに

上腕骨小頭離断性骨軟骨炎（osteochondritis dissecans：OCD）例における肉眼所見の病期分類としては，International Cartilage Research Society（ICRS）による関節鏡分類を用いられることが多く，本分類ではstage Iは特に所見のないもの，stage IIは軟骨に亀裂があるが病変部は安定しているもの，stage IIIは骨片が部分的に剥がれたもの，stage IVは骨片が完全に離れて遊離しているものとされている．さらに上腕骨小頭の場合は，大腿骨顆部と比べると上腕骨小頭の表面積が小さいため，病巣の位置が治療成績に影響すると考えられており，最近では病巣部が中央に限定されている中央型と，病巣部が外側辺縁にまで達し，上腕骨小頭外側骨皮質の欠損および破壊を伴う外側型の2群に大別される[1]（図1）．

本稿では，上腕骨小頭OCD例のうち難治性と考えられている，術中所見にて外側型の症例に対して離断骨軟骨片の摘出，病巣掻爬を行った後に生じた上腕骨小頭の骨軟骨欠損部に同側膝蓋大腿関節の非荷重面より採取した自家骨軟骨柱の移植を行った（以下，本術式）上腕骨小頭OCD例の治療成績について，自験例と若干の文献的考察を加えて報告する．

I. 対　象

1995年以降に手術的治療を行った上腕骨小頭OCD例のうち，手術所見でいわゆる外側型の症例に対して本術式を行った51例を今回の対象とした．競技種目は野球44（うち投手経験者26）例，器械体操2例，バレーボール2例，バスケットボール，テニス，柔道各1例であった．罹患肢は右45肘，左6肘で，すべて利き手側であった．手術時年齢は平均14.0歳で，術後経過観察期間は平均14.8ヵ月であった．また，X線像では外側辺縁が保たれているようにみえたが，手術所見では外側辺縁にまで病巣が到達していた症例が7例あった．

II. 手術方法

術直前に仰臥位のままで関節鏡検査を行うが，はじめに駆血せずに病態を把握して術式の最終決定を行う．その後，駆血をした後に遊離体摘出・滑膜切除などの操作を必要であれば追加する．特に，前方関節腔内の状況は肉眼的に把握しづらいことがあるので，遊離体の有無や滑膜，骨棘の状態を十分に観察しておく．

皮切は腕橈関節部のやや後方で緩い弓状切開とし，皮切と同方向に筋膜を切開し，肘筋を後方に鈍的に剥がしていき，関節包を露出させ，次いで外側の側副靱帯と関節包をまとめてその線維方向に合わせて切開し関節腔内に到達する．近位側は上腕骨小頭の関節軟骨の外側縁が確認できれば十分であり，遠位側は肘関節を屈曲させることで病巣部全体が露出され，適切な方向にドリルガイドが立てられるようになるまで，輪状靱帯の一部を切離して展開する必要があるが，関節包および靱帯の切開は必要最小限にするように工夫している．腕橈関節部を展開した後，離断骨軟骨片の摘出，病巣部の掻爬，滑膜切

Key words

humeral capitellum, osteochondritis dissecans, autologous osteochondral pillar grafting

*Clinical results of autologous osteochondral pillar grafting for lateral-type osteochondritis dissecans of the humeral capitellum
要旨は第25回日本肘関節学会において発表した．
**M. Tomatsuri（部長）：川崎病院整形外科（〒652-0042　神戸市兵庫区東山町3-3-1；Dept. of Orthop. Surg., Kawasaki Hospital, Kobe）．

a．中央型

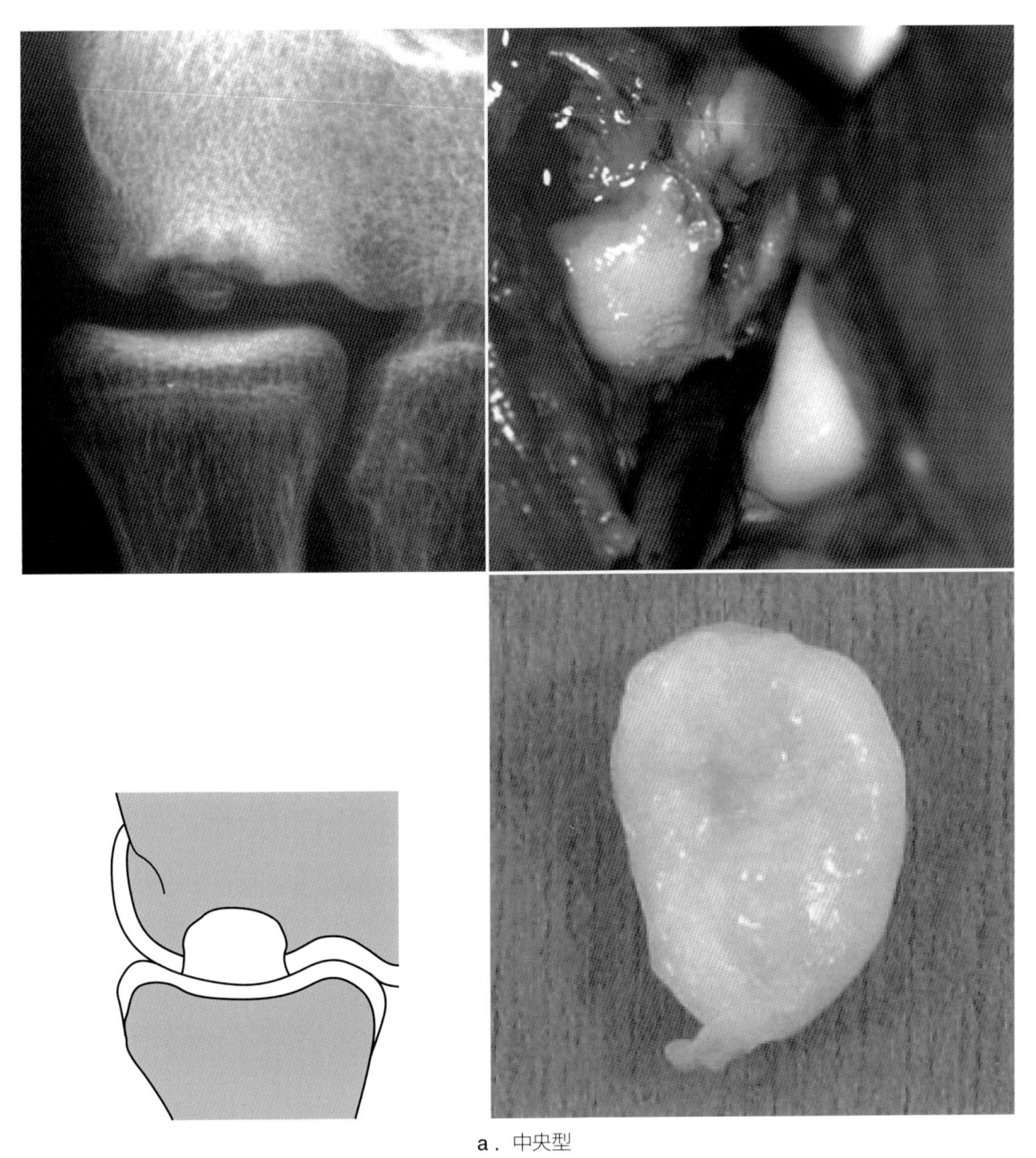

図1．病巣の位置による手術所見分類．中央型（a）に比べて外側型（b）では離断骨軟骨片に付着している軟骨成分が多い傾向がある．

除を行う．自家骨軟骨柱は，同側の大腿骨膝蓋骨関節面外側辺縁の非荷重部から採取し，直径4.5 mm，長さ15 mmのものを基本的に用いるようにしている．膝関節を屈曲させていくことで皮切部の位置が移動するので，小皮切でも3本の骨軟骨柱の採取は可能であり，関節鏡視下に行う必要は少ないと考えている．

次いで骨孔の作成に入るが，まず肘関節を屈曲位とし病巣を完全に見渡せるように筋鉤を引く．外側には必ず2本の骨孔を作成できるように前もって作成位置をある程度決定したうえで，まずはじめにもっとも内側に，側面からみて上腕骨軸に対して45°前方の傾斜をつけて，正面からは上腕骨軸とほぼ平行となるようにドリルガイドを立て，型のごとく20 mmの深さの骨孔を作成する．骨軟骨柱移植を行う際には，解剖学的に上腕骨小頭をもとの形に修復するのが理想であるが，上腕骨小頭は球状を呈しており，かつその直径が小さいため骨軟骨柱を密に打ち込もうとすると，先に打ち込んだ骨軟骨柱を破壊しながら次の骨軟骨柱を打ち込まなければならなくなる．このことを避けるために骨軟骨柱を平行に挿入せざるをえないが，最近では作成した骨孔に入れたダイレータを抜かずに，次の骨孔を作成することで，骨孔を平行にかつ干渉しないように作成するようにしている（図2）．

採取した骨軟骨柱は内側から順に挿入していくが，打ち込みすぎないように注意する．病巣母床部から骨軟骨

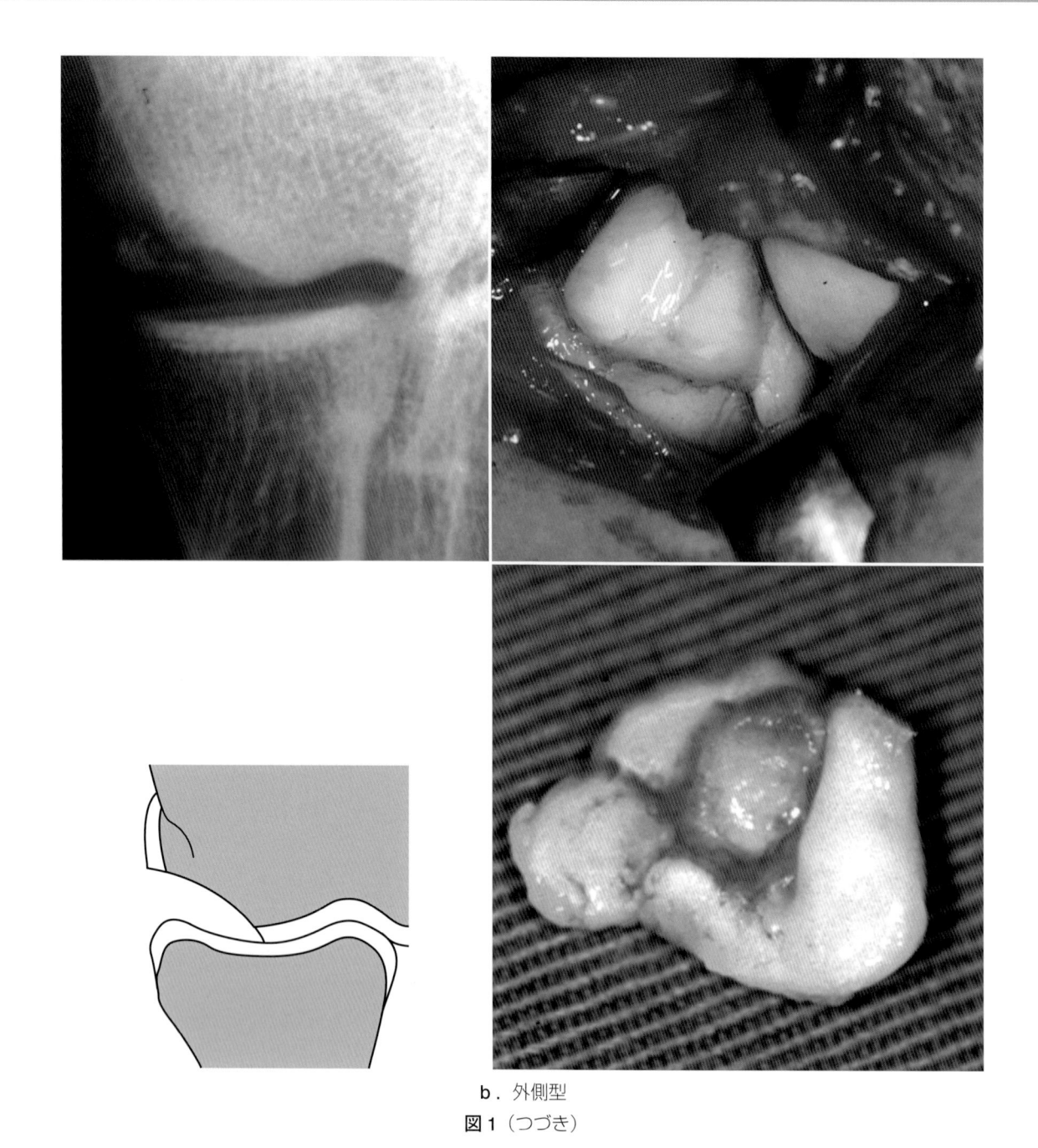

Ⅲ．手術的治療の進歩　◆　2．上肢の疾患

b．外側型
図1（つづき）

a．作成する骨孔の方向
図2．骨孔の作成

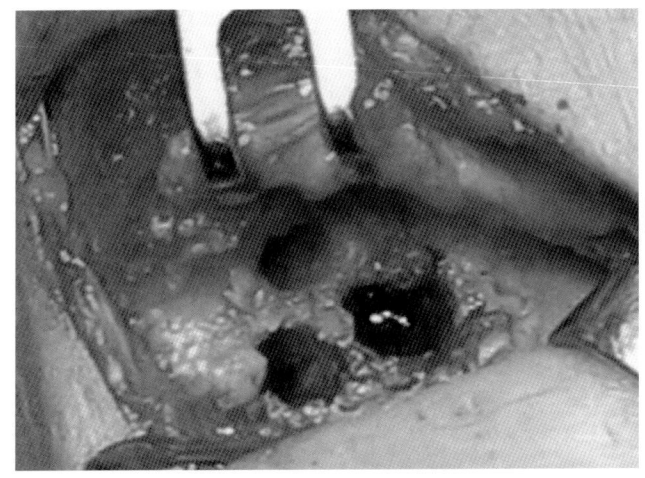

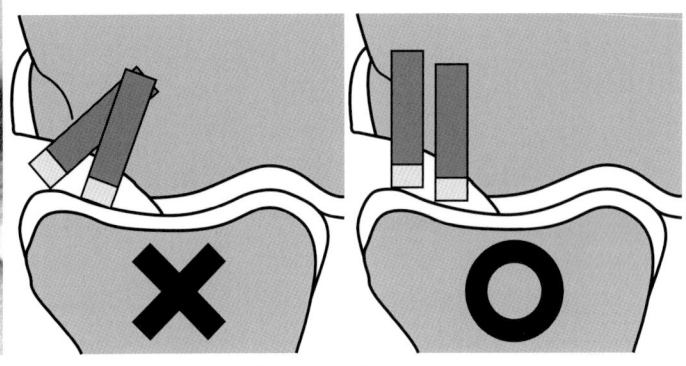

b．骨孔の作成位置　　　　　　　　　　　　　c．骨軟骨柱を打ち込む方向

図2（つづき）

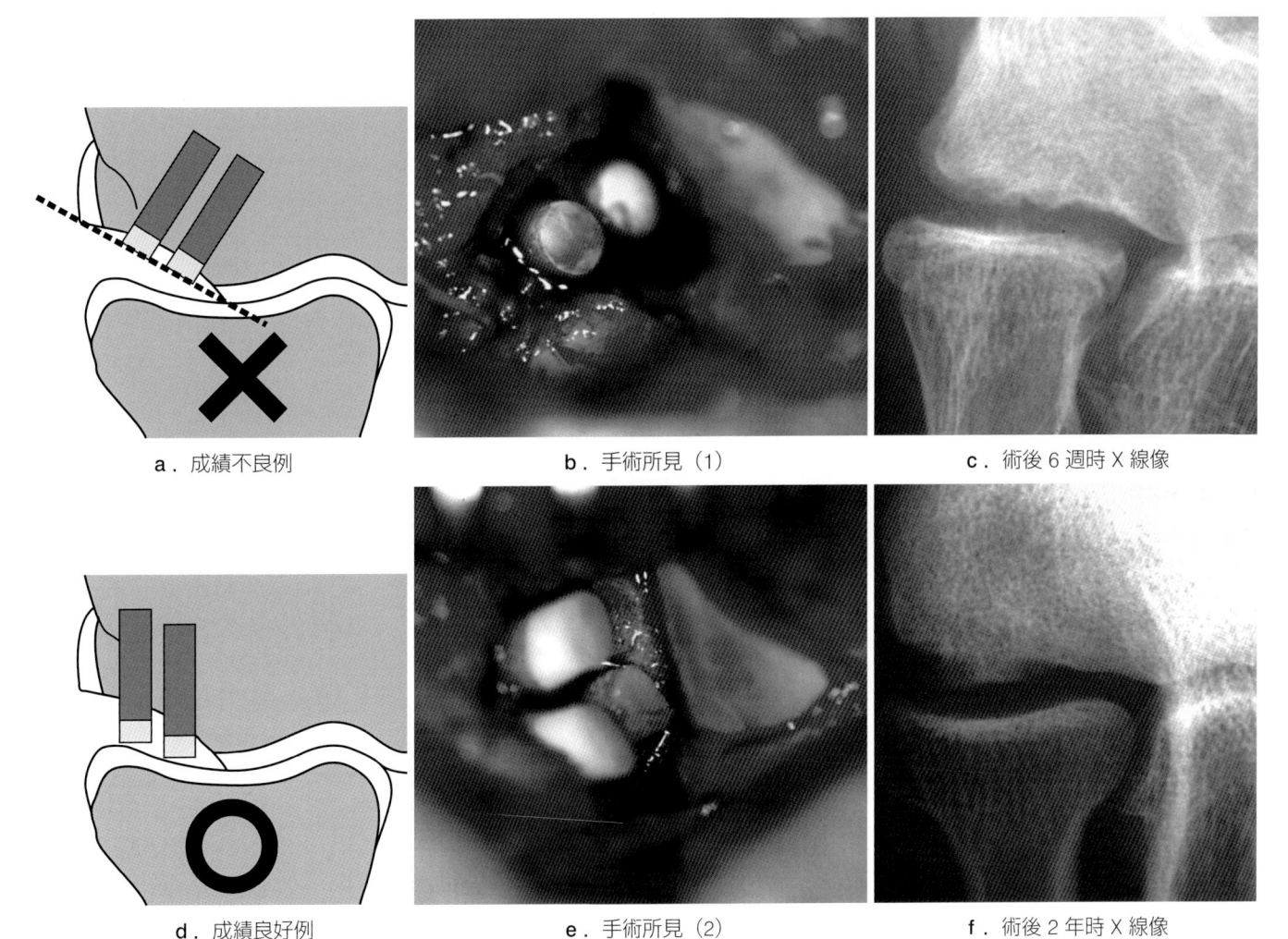

a．成績不良例　　　　b．手術所見（1）　　　　c．術後6週時X線像

d．成績良好例　　　　e．手術所見（2）　　　　f．術後2年時X線像

図3．成績良好例と不良例の比較． 病巣部では軟骨とともに骨も欠損してえぐれた状態になっていることから，上腕骨の軟骨面に合わせて骨軟骨柱を立てると，打ち込みすぎてa～cのごとく骨軟骨柱の位置が低くなり，骨軟骨柱は橈骨頭を支えることができないために，腕橈関節間の不安定性は改善せず，関節症性変化が進行する．良好な成績を得るには，上腕骨外側に橈骨頭の支えとなるような組織をいかに再構築するかが鍵となる．

柱の骨部分が露出していても構わない．橈骨頭をもとの位置に戻したときに，骨軟骨柱の軟骨面が橈骨頭の関節面ときちんと対向し，触れるか触れないかのぎりぎりの高さとなっていることが確認できるまで調整する．特に外側に打ち込む2本の骨軟骨柱が手術成績にもっとも影響するので，挿入は慎重に行う必要がある（図3）．すべ

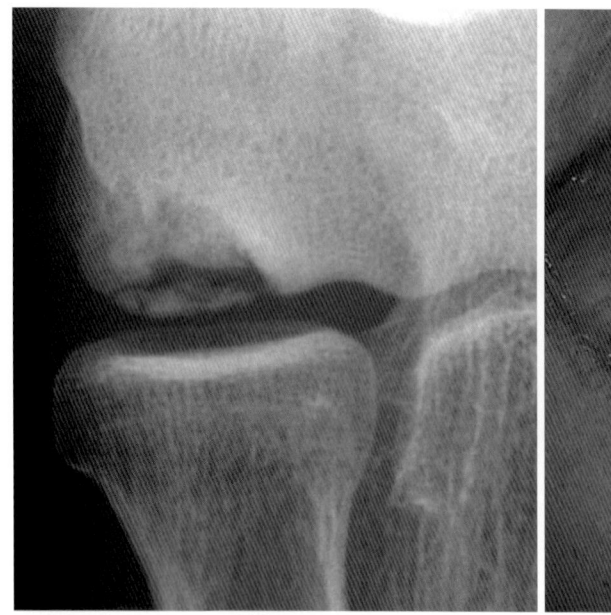

III. 手術的治療の進歩 ◆ 2. 上肢の疾患

a. 術前 X 線像　　　　　　　　　　b. 手術所見（病巣掻爬後）

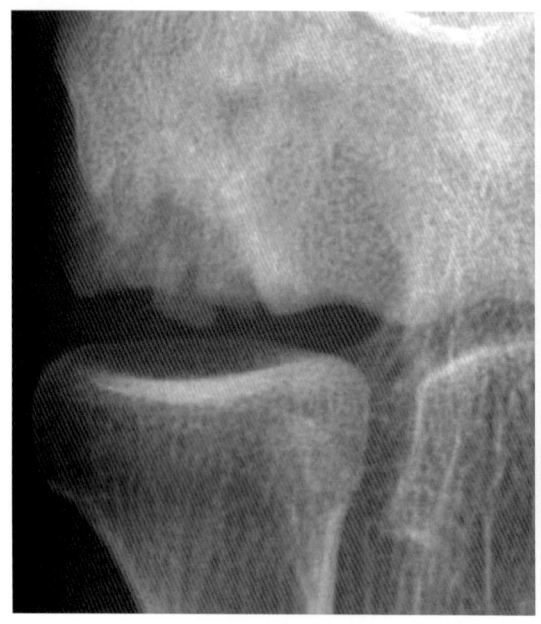

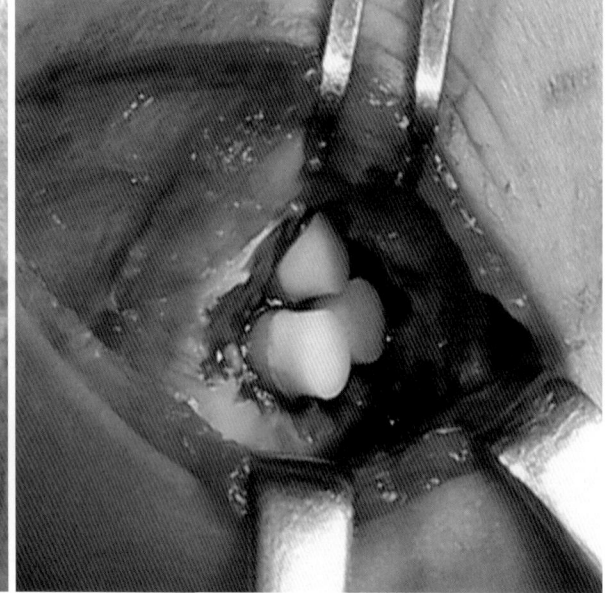

c. 術後 1 週時 X 線像　　　　　　　d. 手術所見（自家骨軟骨柱移植後）

図 4. 症例. 13 歳, 男. 5 ヵ月前より投球時に右肘関節痛を自覚するようになり，徐々に症状が増強してきたため初診となった．剥がれかけていた離断骨軟骨片を摘出し病巣掻爬を行うと，病巣が外側辺縁にまで達していたので，骨軟骨柱による病巣部の充填を行った．術後疼痛は消失し，関節 ROM も改善した．術後 3 ヵ月より投球動作を再開し，術後 6 ヵ月で復帰した．

ての骨軟骨柱を挿入した後，肘を屈伸・回内外させ，可動域（ROM）制限がなく，関節適合性がよいことを確認する（図 4）．

III. 術後後療法

　膝関節については，一本松葉杖使用での部分荷重歩行は術後翌日より許可し，腫脹が軽減するにつれて膝関節の自動運動も徐々に許可するようにしている．腫脹は平均術後 3 週ほどで消失することが多く，術後 4 週からランニングを含めて運動制限なしとしている．肘関節については，術後 2～3 週間の外固定を行った後，自動での関節 ROM 訓練を開始する．

　術後 6 ヵ月での完全復帰を目標として後療法をすすめていくが，最近では MRI よりも簡便にできる超音波検査で関節面の状態を確認するようにしている（図 5）．術後 2～3 ヵ月で肘関節伸展 ROM の改善を認めたところで積極的な筋力増強訓練と投球練習を徐々に行うが，関節

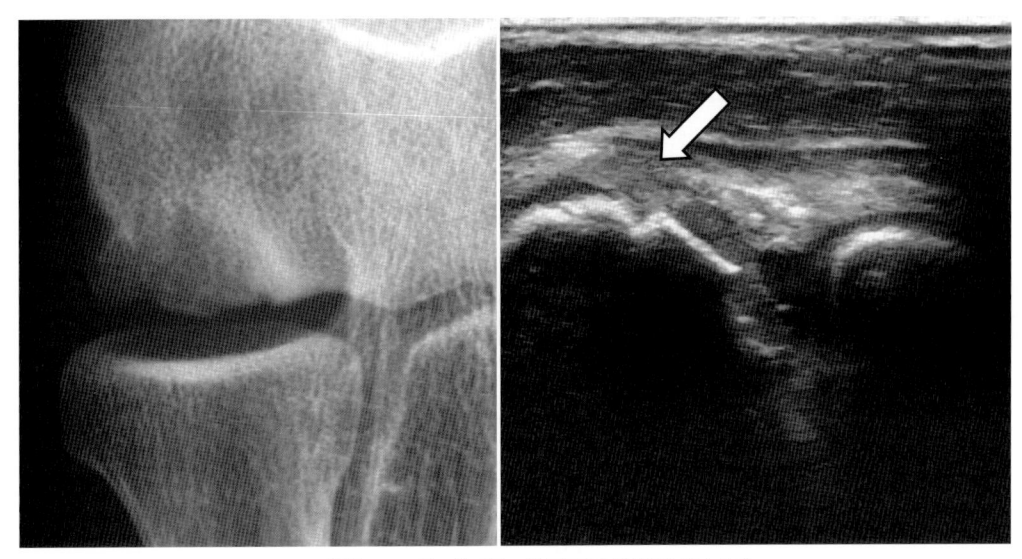

a．術後3ヵ月（矢印：軟骨面の連続性がない）

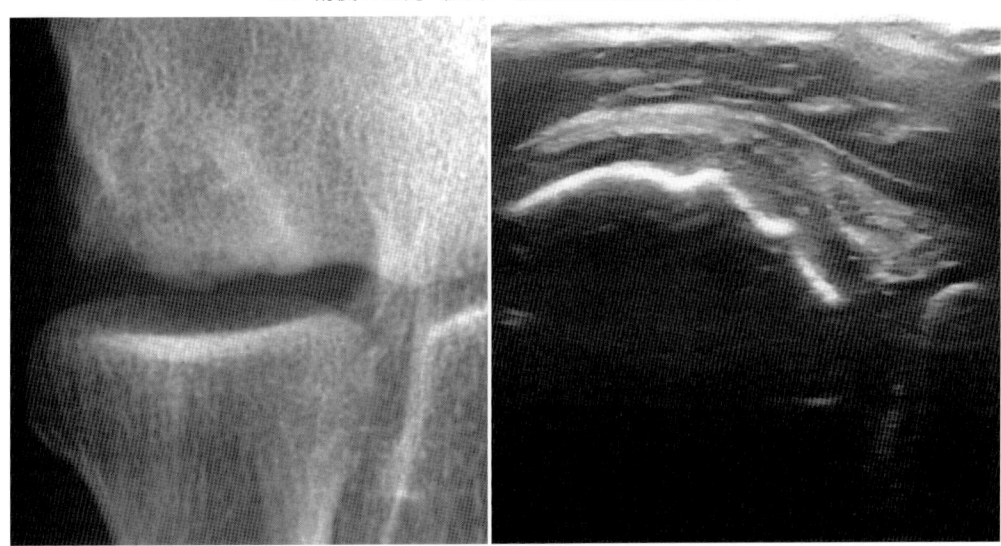

b．術後6ヵ月

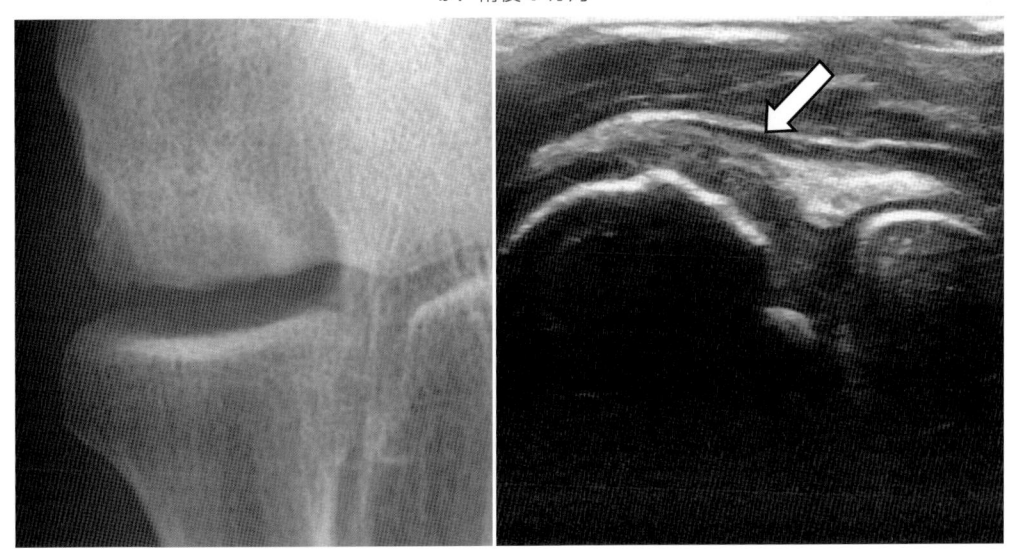

c．術後1年（矢印：軟骨面が平滑となっている）

図5．**症例．術後経過．**術後3ヵ月の時点では，骨軟骨柱の軟骨部分と周囲の軟骨面との連続性はなく，橈骨頭を支えるには強度が不十分と考えた．術後6ヵ月で骨軟骨柱間の連続性が得られている．術後1年では軟骨下骨，軟骨面ともに平滑となり，良好な修復像を認める．

図6. 術式の選択

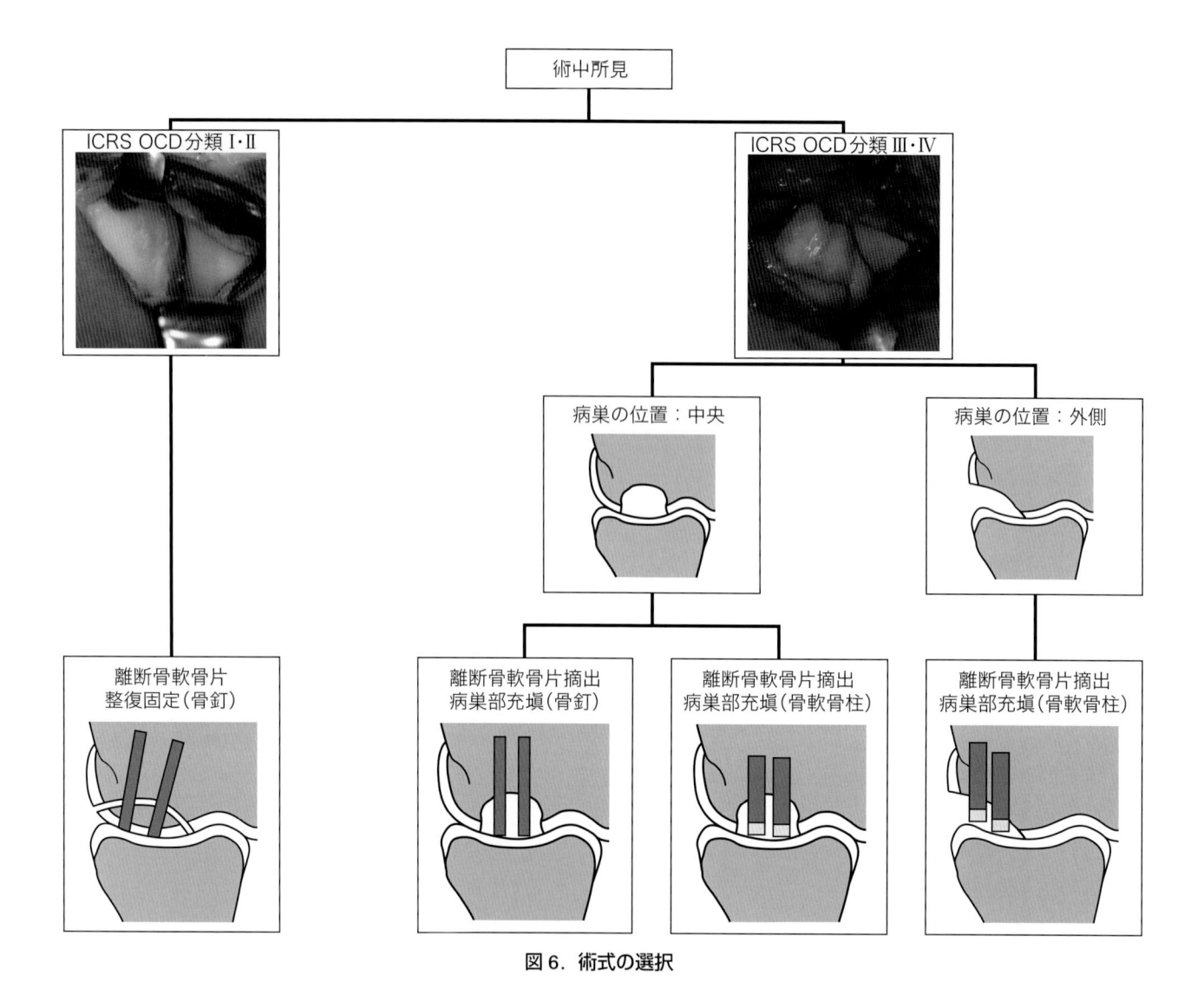

ROMがなかなか改善しない症例，画像所見で修復傾向がみられない症例については無理に投球復帰させないようにし，場合によっては追加手術を行うこともある．

IV. 結　果

術後平均4.9ヵ月で投球練習を開始した．最終調査時に腕橈関節部に疼痛や腫脹が残存している症例はなかった．術前の平均関節ROMは伸展−13.1°，屈曲125.6°であったが，最終調査時には伸展−4.5°，屈曲130.1°に改善していた．6例（12%）が，スポーツ種目変更やポジション変更により術前のレベルまで復帰できていなかった．

腕橈関節の関節症性変化が進行したものが1例，最終調査時に肘関節後方の疼痛を訴えていたものが2例，肘関節前方の疼痛を訴えていたものが3例あった．術後膝関節の腫脹が継続し関節穿刺による血腫除去を行ったのが，初期例で3例あった．最終調査時に膝関節の違和感，疲労感を訴えていたのは2例であった．

V. 考　察

当院では，初診時に診断が確定した後にはまずは急性炎症の除去，ROMの改善，投球動作の指導といった保存的治療を第一選択としているが，X線像で十分な骨修復が得られない場合や，疼痛やROM制限が著しく保存的治療が行えない場合には手術的治療を選択するようにしている[2]．

次に手術の治療法の選択についてであるが，術前の画像所見と病巣の状態は必ずしも一致しないことをしばしば経験しており，術式の決定を術前に行うことは困難であることから，複数の手術法ができるよう準備して手術に臨むのがよいと考えている[3,4]．術中に病巣部の状態をよく観察したうえで，図6に示すごとく病巣部の状態と位置に応じて治療法を選択している．軟骨面に亀裂があるが，病巣部は安定している症例（ICRS OCD分類Ⅱに相当）に対しては，骨釘を用いた離断骨軟骨片固定術を

行うことによって良好な成績が期待できるので，本術式を選択することは少ない[1,5]．離断骨軟骨片が部分的に剝がれて不安定となっている症例（ICRS OCD 分類Ⅲに相当）や，離断骨軟骨片が完全に離れて遊離している症例（ICRS OCD 分類Ⅳに相当）が本術式の適応例となる．ICRS OCD 分類Ⅲもしくは Ⅳに相当する症例のうち，病巣部が中央に限定されている中央型の症例に対しては，器械体操の選手など，上肢を荷重肢とすることを要する症例においては本術式で対処することが多いが，病巣部が小さい場合には，離断骨軟骨片のみや骨釘による病巣部の充填で対処することもある[4]．

一方，病巣部が外側辺縁にまで達している外側型の症例は，離断骨軟骨片の大きさが中央型と同等であっても病巣部を搔爬すると軟骨の欠損は大きくなることが多いため，離断骨軟骨片の摘出，病巣搔爬のみで対処すると橈骨頭の支えとしては不十分であり，将来的に日常生活でも障害をきたし成績不良となる可能性が高い[6,7]．以前には，骨釘を用いて離断骨軟骨片を再接着する方法を試みたが，離断骨軟骨片の骨部分が小さいことが多く，十分な固定性をもって骨接合することが困難であり良好な結果は得られなかった[8]．このため，ICRS OCD 分類のⅢもしくはⅣに相当する外側型の症例においては，橈骨頭を支える組織を再構築する目的で本術式を行い，最近では比較的良好な治療結果が得られている[3,4]．

本術式を行った後に，腕橈関節の関節症性変化が進行したものが 1 例あったが，この原因としては，骨軟骨柱の挿入方法に問題がある場合に発生しやすいと考えている（図 3）．また，最終調査時に肘関節後方の疼痛を訴えていたものが 2 例，肘関節前方の疼痛を訴えていたものが 3 例あったが，術後に腕橈関節の不適合が残ると周囲の肘頭部および腕尺関節部にも，圧の上昇などのなんらかの影響を及ぼすことが原因ではないかと思われた．また，自家骨軟骨柱移植術の適応外となる症例は，上腕骨小頭の骨端線が未閉鎖の症例，術前よりすでに関節症性変化がある症例，橈骨頭の肥大・変形や亜脱臼があるために腕橈関節の適合性が不良となっている症例としているが，明確な境界線を引くことは困難であった[8]．

ま と め

1）過去の治療経験から，上腕骨小頭 OCD 例の治療成績は，上腕骨外側に橈骨頭の支えとなるような組織をいかに再構築するかが鍵となるのではないかと考えた．

2）この考えを実践すべく，骨軟骨柱を肘関節 45°屈曲位の状態で橈骨関節面に対向する向きになるように挿入し，橈骨頭に触れるか触れないかのぎりぎりの高さに調整し，外側辺縁に 2 本の骨軟骨柱を移植する方法を行うことで，術中所見で ICRS 分類のⅢもしくはⅣに相当する外側型の症例であっても良好な治療結果が得られつつある．

文 献

1) 戸祭正喜，田中寿一，大迎知宏ほか：上腕骨小頭離断性骨軟骨炎症例に対する骨釘移植術．日肘会誌 13：63-64，2006
2) 戸祭正喜，司馬良一，藤井正司ほか：肘離断性骨軟骨炎に対する治療経験．スポーツ傷害 6：35-38，2001
3) 戸祭正喜：上腕骨小頭離断性骨軟骨炎に対する自家骨軟骨柱移植術．新 OS NOW 23：96-104，2004
4) 戸祭正喜，田中寿一，吉矢晋一：骨軟骨欠損部に自家骨軟骨柱移植を行った上腕骨小頭離断性骨軟骨炎症例の治療成績．日肘会誌 14：25-28，2007
5) 伊坪敏郎，村上成道，中村恒一ほか：肘離断性骨軟骨炎に対する骨釘移植術治療成績．日肘会誌 14：11-14，2007
6) 佐々木勲，三浪明男，高原政利：肘離断性骨軟骨炎の病巣切除術の長期成績．日小整会誌 3：402-406，1994
7) Bauer M, Jonsson K, Josefsson P et al：Osteochondritis dissecans of the elbow；a long-term follow-up study．Clin Orthop 284：156-160，1992
8) 戸祭正喜，田中寿一：術後成績が不良であった上腕骨小頭離断性骨軟骨炎症例の検討．日肘会誌 12：97-98，2005

*　　　*　　　*

先天異常手指に対する仮骨延長術の治療成績*

射場浩介　和田卓郎　金谷耕平　高橋信行　山下敏彦**

はじめに

指骨延長術は，指短縮を伴う先天異常手の機能と整容の改善に有用な手術方法である[1,2]．延長方法には骨切り部に生じた仮骨を延長器で徐々に延長する仮骨延長法と，骨移植を併用した一期的あるいは二期的延長法がある[1~4]．仮骨延長は骨移植を必要とせず，骨形成能力が旺盛な小児にはよい適応となる．一方，問題点として小児の手指骨は小さく，創外固定の装着可能な部位が制限されることがあげられる．本稿では，指短縮を伴う先天異常手に対して行った仮骨延長術の術後成績について検討した．

I．対象および方法

対象は2009年4月～2011年3月に手指骨延長を行い，

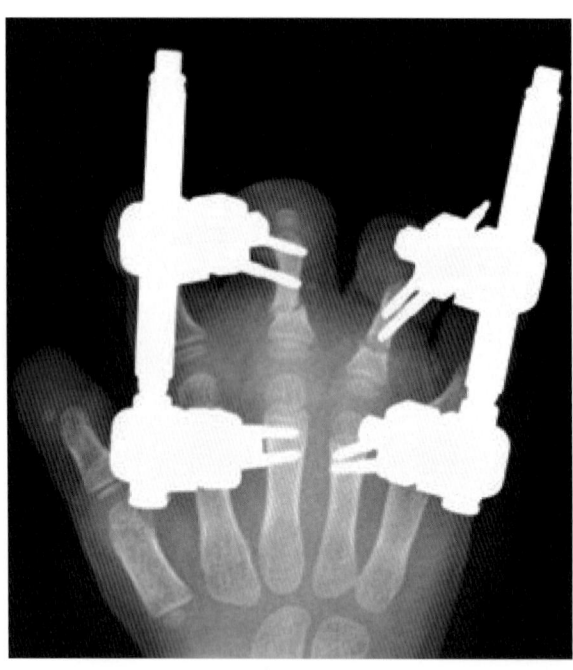

図1．**症例．4歳，男．基節骨仮骨延長**．ハーフピン（直径1.65 mm）を基節骨遠位骨片と中手骨に刺入し，MP関節を挟んで創外固定器装着と骨切り術を行う．1週間待機後に0.25 mm×2＝0.5 mm/日 の延長を基本として仮骨延長を開始した．

Key words

callotasis, external fixator, congenital anomaly, hand

*Post-operative outcomes of callotasis for congenital anomaly of the hand
要旨は第54回日本手外科学会において発表した．
**K. Iba（准教授）：札幌医科大学整形外科（Dept. of Orthop. Surg., School of Medicine Sapporo Medical University, Sapporo）；T. Wada（教授）：同大学道民医療推進学講座；K. Kanaya, N. Takahashi, T. Yamashita（教授）：同大学整形外科．

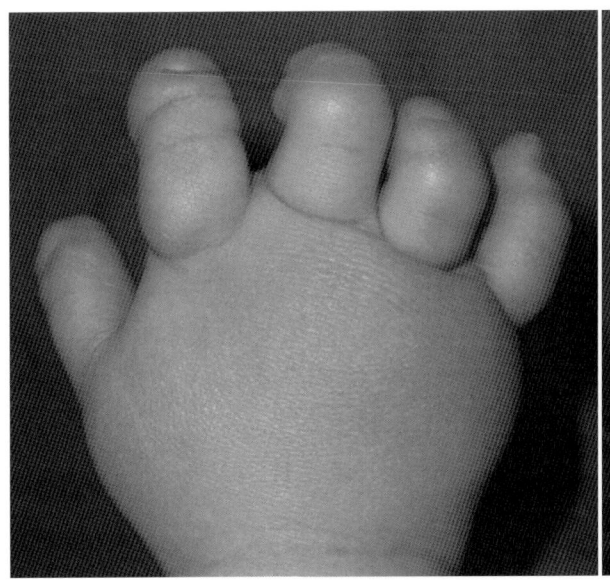

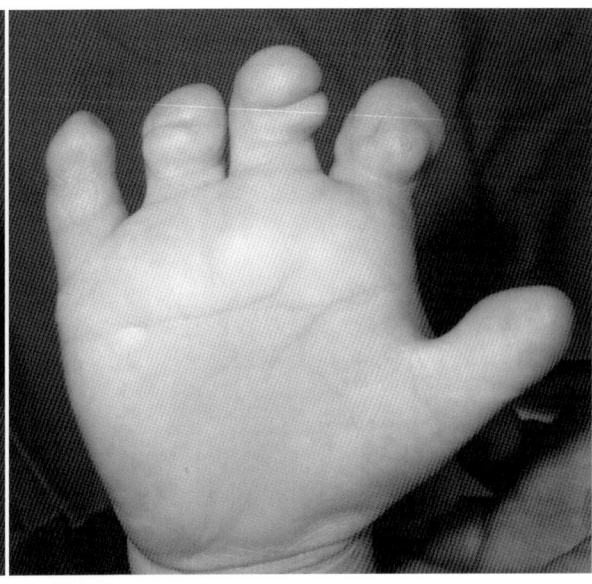

a．示指～小指の著明な短縮と指尖部の過剰な軟部組織を認め，つまみ動作は困難である．

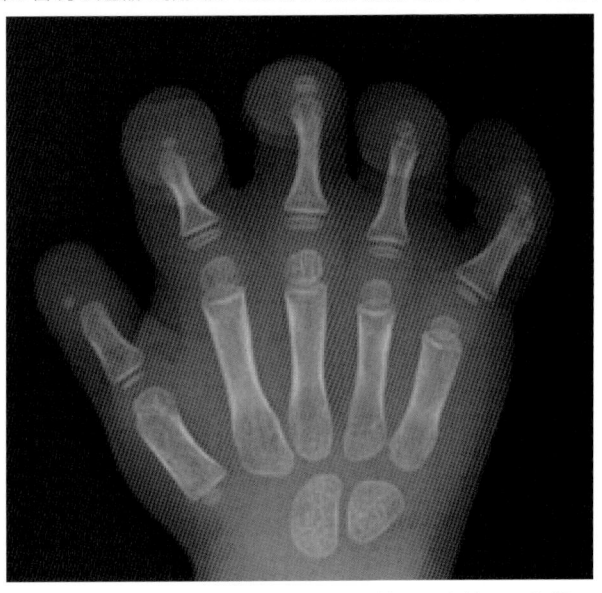

b．母指の末節骨と示指～小指の中節骨・末節骨は欠損し，基節骨も低形成を呈している．

図2．症例．術前

2年以上の経過観察が可能であった先天異常手の3例6指とした．全例が男性で，手術時平均年齢は56（41～75）ヵ月であった．全例で指短縮による握り・つまみ動作の障害を認めた．先天異常疾患は絞扼輪症候群が2例5指，合短指症が1例1指であった．握り・つまみ動作の改善目的に仮骨延長手術を行った．延長指は示指と環指が各2指であり，中指と小指が各1指であった．延長骨は基節骨が5指で，中手骨が1指であった．術後平均観察期間は36（27～45）ヵ月であった．

検討項目は，握り・つまみ動作を筆者らが報告した巻きメジャーを用いた方法（メジャー法）で行い，「メジャーをつかむことができる」を1点，「メジャーのボタンを押すことができる」を2点，「メジャーテープの端をつまむことができるが引き出すことができない」を3点，「メジャーテープの端を側方つまみで引き出すことができる」を4点，「メジャーテープの端を指腹つまみで引き出すことができる」を5点とする5段階で評価した[5]．また，握り・つまみ動作について保護者の術後評価を，「変化なし」，「改善」，「著明に改善」の3段階で検討した．延長量の評価は骨延長量，延長割合，延長期間，固定期間，healing index を測定して行った．合併症の有無についても検討した．

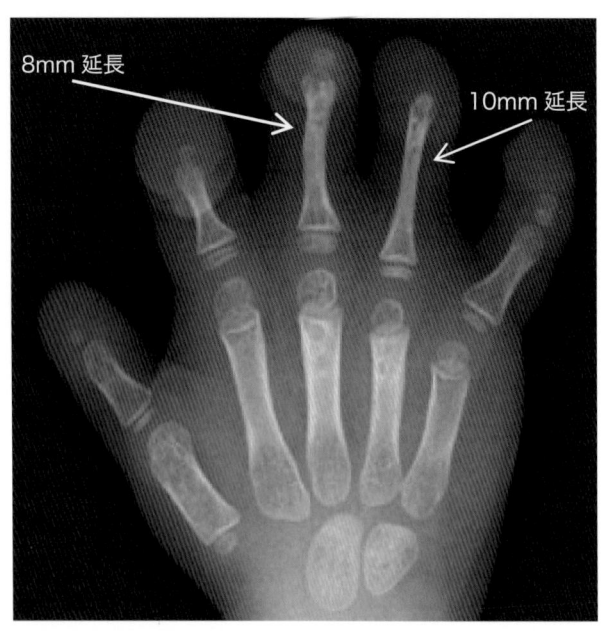

a．中指・環指の仮骨延長術後

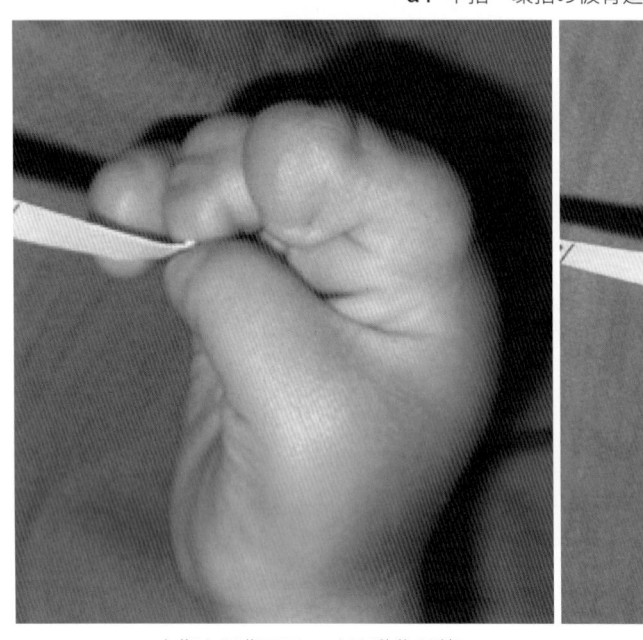

b．中指と母指でのつまみ動作可能

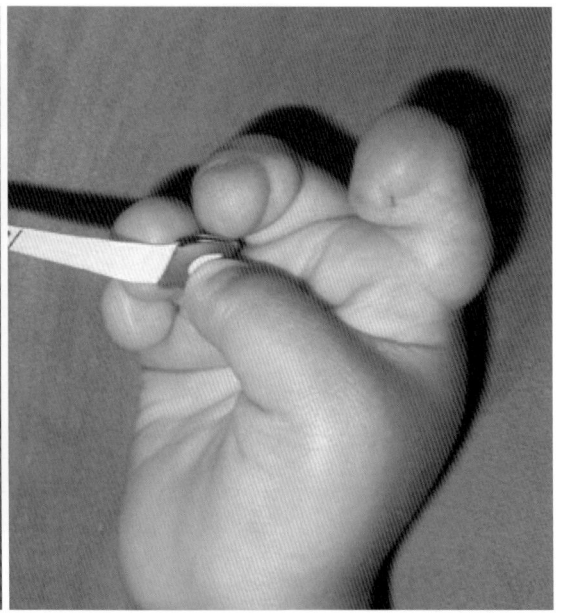

c．環指と母指でのつまみ動作可能

図3．症例．中指・環指の延長術後

II．手術方法

手術は Hoffman II Micro 延長器（Stryker 社，Kalamazoo）を用いた仮骨延長術を全例に行った．小児の先天異常手では延長する骨が小さいため，術前にX線像で骨サイズを測定した．延長骨に刺入する直径 1.65 mm のハーフピンと創外固定器装着が可能であることを確認し，つまみ動作に必要な延長量を決定した．皮切は背側の緩いS状で行い，伸筋腱の側方から骨膜を縦切して骨切り部を展開した．骨膜を損傷しないように骨切りを行い，骨膜を修復した．絞扼輪症候群の2例では，基節骨を延長するために基節骨遠位骨片と中手骨にハーフピンを刺入し，中手指節（MP）関節を挟んで創外固定器を装着した．また，合短指症の1例では延長する中手骨が小さいため，手関節を挟んで創外固定器を装着した．骨切り後は1週間待機して延長を開始し（図1），1日延長量は 0.25 mm を2回行い，0.5 mm/日を基本とした．延長操作は保護者が行い，延長開始後1週間で問題がなければ退院とした．その後の延長は自宅で行い，週1回の外来診察で仮骨延長状況を確認した．

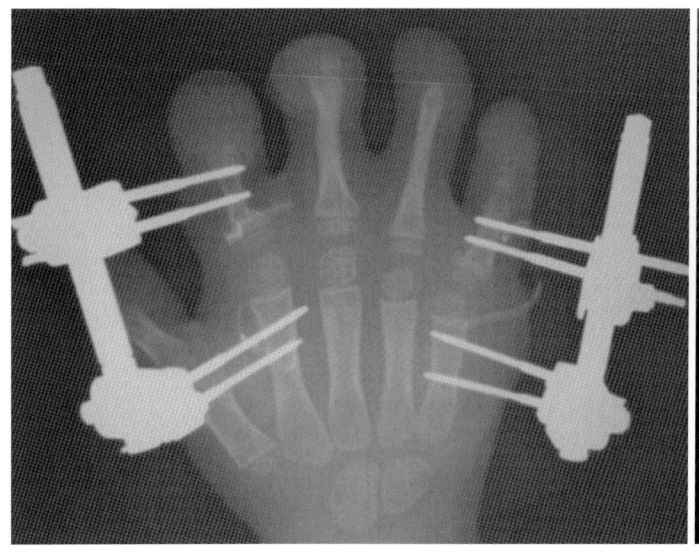

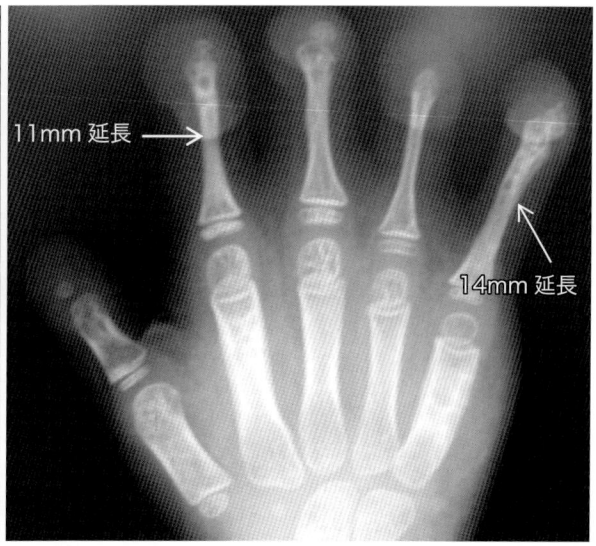

a. 示指・小指の仮骨延長

b. 示指・小指の仮骨延長術後

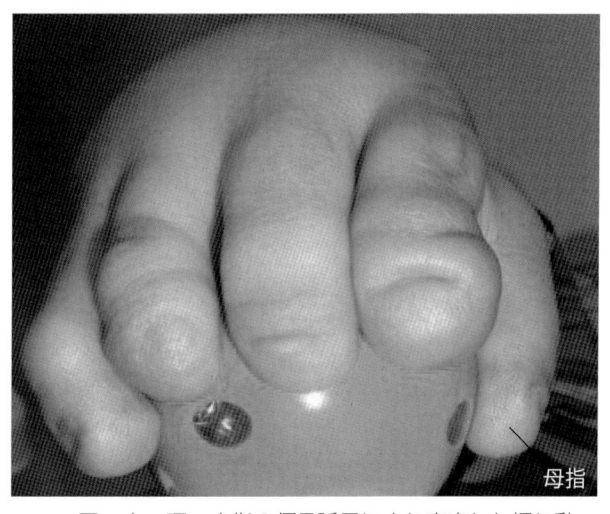

11mm 延長
14mm 延長

c. 示・中・環・小指の仮骨延長により安定した握り動作を獲得

母指

図4. 症例. 示指・小指の延長術後

III. 結　果

　術後の握り・つまみ動作評価では，3例全例で良好なつまみ動作を獲得し，メジャー法で術前1.3（1～2）点から術後4.7（4～5）点に改善した．保護者の術後評価においても全例で「著明に改善」であった．

　指骨延長の評価では，平均延長量が9.7（7～14）mm，延長割合は52（33～78）％，延長期間は28（22～35）日，創外固定器装着期間は83（56～98）日，healing indexは89（58～123）日/cmであった．合併症はピン刺入部の表層感染を1指に，指尖部の痛みを1指に認め，抗生物質の投与と延長終了で症状は改善した．

IV. 症例提示

　症　例．4歳，男．右手先天性絞扼輪症候群．

　母指～小指の短縮と示指～小指指尖部の過剰軟部組織により，つまみ動作障害を認めた．メジャー法での評価では1点であった（図2）．つまみ動作改善の目的で，中指・環指の基節骨仮骨延長による長く安定した指の再建を計画した．基節骨が小さいため創外固定器はMP関節を挟んで装着した（図1a）．骨切り1週間後より，創外固定器の目盛りで0.5 mm/日の割合で延長を行った（図1b）．術後2週間で退院し，自宅で延長を行った．最終的な基節骨延長量は中指で8 mm，環指で10 mmであった（図3a）．延長部の骨形成が良好であることを確認して，術後98日で創外固定を抜去した．Healing indexは中指

表1. 先天異常手に対する仮骨延長術の報告

報告者（年）	対象数	年齢（歳）	部位	延長量（%）	healing index（日/cm）
Katoら （2002)[9]	3例 6指	13.3	中手骨	43.8	62.3
Miyawakiら （2002)[10]	4例 7指	7.3	中手骨	81.6	38.3
Matsunoら （2004)[11]	15例23指	8.0	中手骨 12 指節骨 11	56.0	
高木ら （2006)[12]	16例22指	9.2	中手骨 18 指節骨 4	(9.3 mm)	141.3
自験例 （2013)	3例 6指	4.7	中手骨 1 指節骨 5	52	89

が123日/cmであり，環指が98日/cmであった．術後は母指・中指間，または母指・環指間で良好なつまみ動作を獲得し，メジャー法ではそれぞれ4点と5点であった（図3b, c）．さらに術後1年で示指と小指に対して11 mmと14 mmの仮骨延長を行い（図4a, b），安定した握り動作を獲得した（図4c）．術後27ヵ月では握り・つまみ動作に支障なく，日常生活においても制限はなかった．

V．考　察

先天異常手に対する手指延長の術式は創外固定を用いた漸次延長[1〜4]以外に，足趾趾節骨移植[6,7]や遊離血管柄付き足趾移植術がある[8]．いずれも良好な手術成績が報告されているが，足趾を犠牲にするという問題点がある．漸次延長の中でも仮骨延長術は治療期間が長期となる問題点はあるが，骨移植の必要がない侵襲の少ない治療法である．特に骨形成能力の旺盛な小児に対して広く用いられている術式である[1,4]．

先天異常手に伴う指短縮に対して行った仮骨延長手術の成績については，これまでにいくつかの報告がある（表1）．延長量については自験例も含めて，50％前後の延長が期待できる術式と考える．一方，healing indexが報告により異なり，治療期間について一定した見解がない．その原因として手術時年齢や延長骨（中手骨または基節骨）の違いが関係している可能性がある[9〜11]．仮骨延長後の手指機能については，多くの研究が良好な術後成績を報告しており[2,4,6〜8]，自験例においても同様に良好なつまみ機能を獲得した．指短縮を伴う先天異常手に対して，指骨仮骨延長は有用な治療方法の一つと考える．

先天異常手指の仮骨延長を行う場合，延長する骨が小さいため一つの骨にすべてのピンを刺入することが困難な症例がある．また，筆者らは延長する骨が小さい場合でも延長後のMP関節レベルを一定に保つことを考慮し，可能な限り基節骨の延長を行っている．自験例では6指中5指で基節骨延長を行った．基節骨が小さいためハーフピンは基節骨遠位骨片と中手骨に刺入し，MP関節を介して創外固定器を装着した．一方，MP関節を介した基節骨延長の問題点として，軟部組織の伸展により創外固定器の延長量と骨の延長量が一致しないこと，関節包・靱帯の伸張による関節不安定性や成長帯障害を生じる可能性があること，基節骨近位骨片の固定ができないため延長骨のアライメント異常が生じる可能性があることが考えられた．しかし，本検討では延長後に関節不安定性や成長帯の障害を呈した症例はなかった．さらに，これまでに先天異常手指に対する関節を介した骨延長術の問題点については報告がないことや，関節包の伸張による拘縮予防効果の可能性があることが指摘されている[1]．また，本術式では基節骨骨切り部の骨膜修復が重要であると考えた．その理由として，修復した骨膜が骨形成の促進作用以外に，固定ピンのない基節骨近位骨片と延長している遠位骨片間の連続性を保ち，延長骨の骨片間アライメントを維持する作用があることがあげられる．今後は症例を増やした長期経過観察による検討が必要と考えた．

先天異常手のような小さな指の仮骨延長を行うためには，専用の創外固定器が必要となる．延長器の種類については多くの報告を認める[1〜4,9〜13]が，筆者らはHoffman II Micro延長器を使用している．Ilizarov延長器[13]と比較すると固定ピンが太く，小さな骨の延長能力には劣っている可能性があるが，延長操作が簡便であり保護者による延長が可能である．そのため，患者の早期退院と自宅での延長が可能となる．自験例の6指すべてが自宅での保護者による延長で良好な仮骨延長を獲得した．小児の治療において長期入院が不要であることは，大きな利点と考えた．先天異常手の機能障害に対しては，早期のつまみ動作を獲得することがもっとも重要と考える．そのため，筆者らは先天的な指短縮によるつまみ障害を認める症例では，比較的早い時期での指骨延長を行っている．一方，延長骨の相対的成長障害や早期骨端閉鎖により再延長が必要となる症例が報告されており，骨延長の施行

時期については一定の見解がない[1,11,12]．個々の症例に合わせた慎重な手術計画が重要と考えた．

まとめ

1）握り・つまみ障害を認めた先天異常手3例6指に対して手指骨仮骨延長術を行い，術後成績を検討した．

2）術後は全例で良好な握り・つまみ動作を獲得した．仮骨延長量は平均 9.7 mm，延長割合は平均 52%，healing index は 89 日/cm であった．

3）MP関節を介した基節骨延長で良好な握り・つまみ機能を獲得し，問題となる合併症を認めた症例はなかった．

文 献

1) Seitz WH：Distraction lengthening in the hand and upper extremity. Green's Operative Hand Surgery, 6th Ed, ed by Wolfe SW, Hotchkiss RN, Pederson WC, Elsevier Churchill Livingstone, Philadelphia, p1483-1502, 2011
2) Ogino T, Kato H, Ishii S et al：Digital lengthening in congenital hand deformities. J Hand Surg **19-B**：120-129, 1994
3) Toh S, Narita K, Arai K et al：Distraction lengthening by callotasis in the hand. J Bone Joint Surg **84-B**：205-210, 2002
4) Seitz WH, Shimko P, Patterson RW：Long-term results of callus distraction-lengthening in the hand and upper extremity for traumatic and congenital skeletal deficiencies. J Bone Joint Surg **92-A**：47-58, 2010
5) Iba K, Wada T, Aoki M et al：New method of assessing pinch function in children with anomalies of the hands. J Plast Surg Hand Surg **45**：238-243, 2011
6) Cavallo AV, Smith PJ, Morley S et al：Non-vascularized free toe phalanx transfers in congenital hand deformities；the Great Ormond Street experience. J Hand Surg **28-B**：520-527, 2003
7) Gohla T, Metz CH, Lanz U：Non-vascularized free toe phalanx transplantation in the treatment of symbrachydactyly and constriction ring syndrome. J Hand Surg **30-B**：446-451, 2005
8) Wei F-C, Henry SL：Toe-to-hand transplantation. Green's Operative Hand Surgery, 6th Ed, ed by Wolfe SW, Hotchkiss RN, Pederson WC, Elsevier Churchill Livingstone, Philadelphia, p1807-1837, 2011
9) Kato H, Minami A, Suenaga N et al：Callotasis lengthening in patients with brachymetacarpia. J Pediatr Orthop **22**：497-500, 2002
10) Miyawaki T, Masuzawa G, Hirakawa M et al：Bone-lengthening for symbrachydactyly of the hand with the technique of callus distraction. J Bone Joint Surg **84-A**：986-991, 2002
11) Matsuno T, Ishida O, Sunagawa T et al：Bone lengthening for congenital differences of the hand and digits in children. J Hand Surg **29-A**：712-719, 2004
12) 高木岳彦，高山真一郎，日下部浩ほか：手指先天異常に対する仮骨延長法の検討．日手会誌 **23**：118-123，2006
13) Sawaizumi T, Ito H：Lengthening of the amputation stumps of the distal phalanges using the modified Ilizarov method. J Hand Surg **28-A**：316-322, 2003

* * *

歩行開始後に診断された発育性股関節脱臼の手術
―― 広範囲展開法*

遠藤裕介　香川洋平　赤澤啓史　三谷　茂　岡田芳樹
尾﨑敏文**

[別冊整形外科 64：118〜123, 2013]

はじめに

発育性股関節脱臼（DDH）は予防活動などにより発生頻度が減少しており，その治療に携わる機会は非常に少なくなっている．現在では発生頻度が少ないうえに，早期発見例ではほとんどが保存的治療で整復され，観血的整復術を経験する小児整形外科医も少なくなってきている．しかし保存的治療で整復困難な難治例や，保存的整復の機会を逸した遅発見例には，最終手段として観血的手術が必要となる．当院では，観血的整復術として広範囲展開法（田邊法）を施行している．歩行開始後に本法を施行したDDH例の術後就学期までの経時的股関節発育について調査・検討した．

I．対象および方法

1976〜2007年に当院で観血的整復術を行った歩行開始後の未治療DDHで，6歳時まで経時的にX線像で経過観察できた27例30股を対象とした．奇形性脱臼，麻痺性脱臼，追加手術を施行された症例は除外し，追跡率は82％であった．片側例24例，両側例3例，女性24例，男性3例であり，手術時平均年齢は2歳1ヵ月（1歳1ヵ月〜5歳7ヵ月）であった．手術時年齢により1歳台で手術を施行した1歳群（19股），同様に2歳群（5股），3歳以上で手術を施行した3歳群（6股）の3群に分け検討した（表1）．検討項目は臼蓋指数（acetabular index：AI）[1]，center-edge angle（CE角）[2]，大腿骨頭核横径の健患側比（a/a'）で，術前および術後2ヵ月，4ヵ月，半年，1年，以後1年ごとに6歳時まで撮影された両股関節X線正面像から計測を行った．統計学的有意差検定にはt検定を用い，$p<0.05$を有意差ありとした．各値の相関はPearsonの相関係数を用いて判定した．

表1．各年齢群の内訳

	症例（股）	手術時平均年齢
1歳群	19	1歳6ヵ月
2歳群	5	2歳3ヵ月
3歳群	6	3歳9ヵ月

II．手術適応

当院では歩行開始後の症例では，全身麻酔下での股関節造影を2方向で行い治療方針を決定している．関節造影を行い，整復肢位における正面開排像と側面像の評価を行う．開排像では三宅の分類[3]，側面像ではMitani分類[4]で評価する．歩行開始後の症例では，高度の臼蓋形成不全と骨頭変形のみならず，臼蓋入口部は関節唇の内反を認める場合がほとんどである．整復不可能例または整復肢位で，いずれかの関節唇が内反しているものを手術適応としている．手術は田邊[5]の方法で行っている．

Key words
developmental dislocation of the hip, open reduction, after walking age

*Open reduction for developmental dislocation of the hip after walking age
要旨は第23回日本小児整形外科学会において発表した．
**H. Endo：岡山大学大学院運動器医療材料開発講座（Dept. of Medical Materials for Musculoskeletal Reconstruction, Okayama University Graduate School of Medicine, Dentistry and Pharmaceutical Sciences, Okayama）；Y. Kagawa：同大学整形外科；H. Akazawa（院長代理）：旭川荘療育・医療センター整形外科；S. Mitani（教授）：川崎医科大学骨・関節整形外科；Y. Okada, T. Ozaki（教授）：岡山大学整形外科．

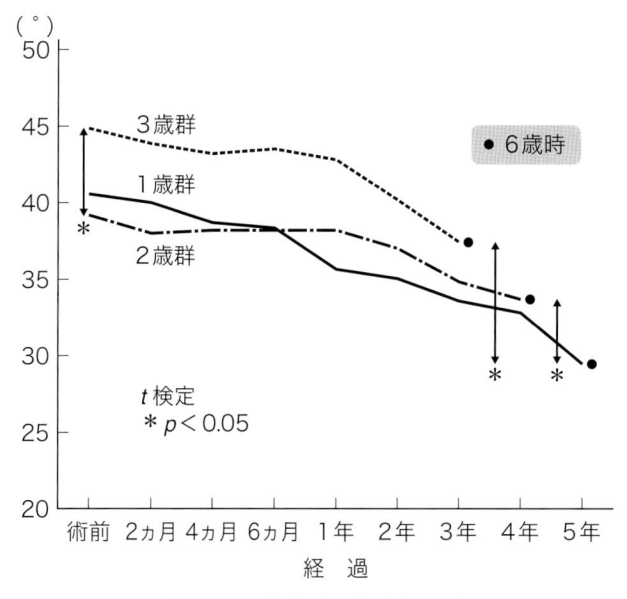

図1. AIの推移（手術時年齢別）

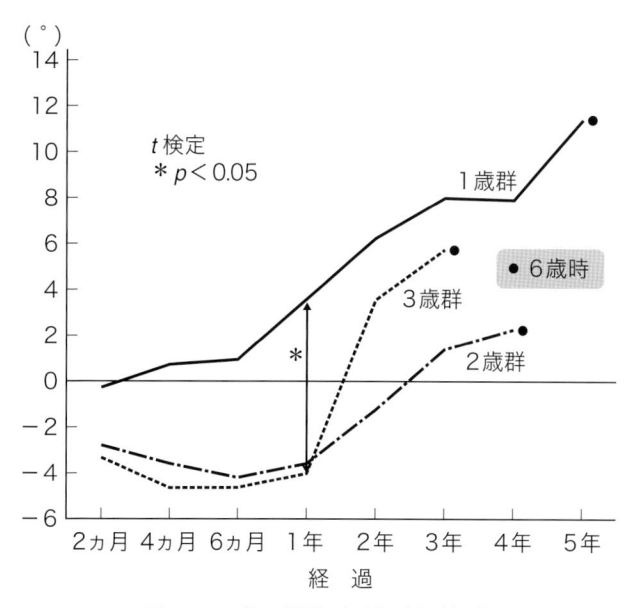

図2. CE角の推移（手術時年齢別）

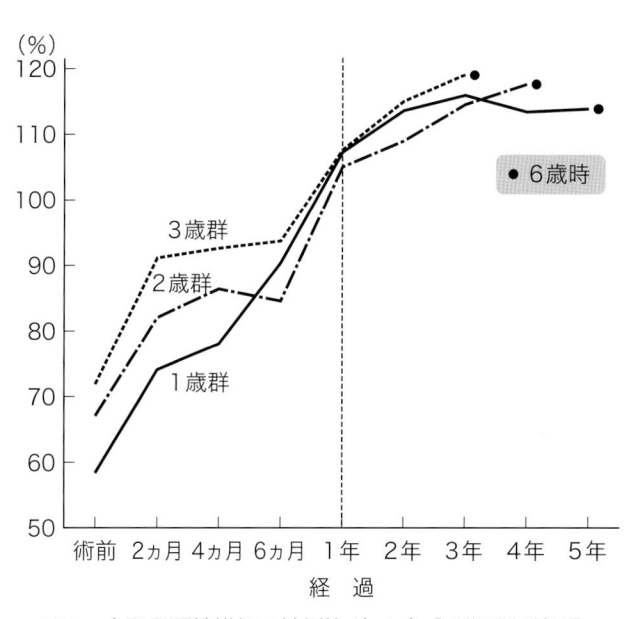

図3. 大腿骨頭核横径の健側比（a/a'）[手術時年齢別]

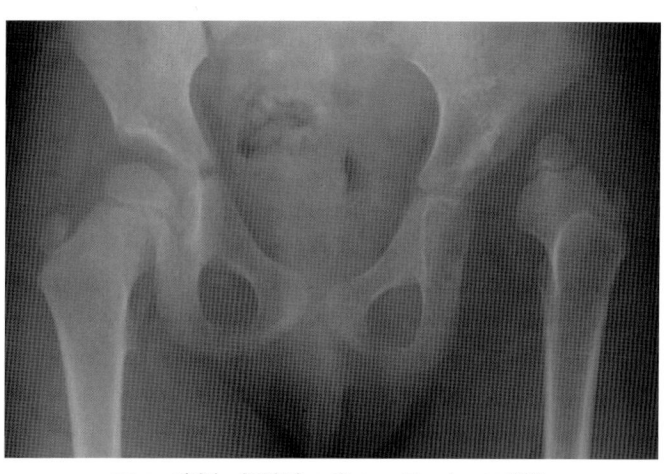

図4. 症例. 初診時3歳9ヵ月, 女. X線像

Ⅲ. 結　果

　AIは各群間の比較で，術前の1～2歳群と3歳群，6歳時における1歳群と2歳群，1歳群と3歳群との間に各々有意差を認め，手術時の年齢が高いほど術前から有意に高い値で6歳時まで推移していた（図1）．CE角は，術後1年時までは1歳群に対して2歳群および3歳群は改善傾向に乏しく，特に3歳群では有意に低い値を示したが，術後1年以降には改善を認めた（図2）．a/a'の術後推移は，どの手術年齢群においても術後1年で健側とほぼ同等以上の骨頭核横径となっていた（図3）．6歳時のAIとa/a'，CE角とa/a'には相関関係は認められず，骨頭肥大と臼蓋形成には関連を認めなかった．一方でAIとCE角には統計学的に負の相関がみられた．

Ⅳ. 症例提示

　症　例．初診時3歳9ヵ月, 女.
　母親にDDHの既往があった．妊娠・出産歴に異常はなく，初歩は11ヵ月であった．1歳時検診で異常を指摘されていたが放置されており，3歳以降でも歩容が改善しないため近医を受診し当科へ紹介された．術前AI 52°，CE角-52°と高度の臼蓋形成不全を認め，骨頭核は小さく，a/a'は67.9％で変形を認めた（図4）．術前の股関節造影所見では正面像で上方関節唇の内反を認め，開排整

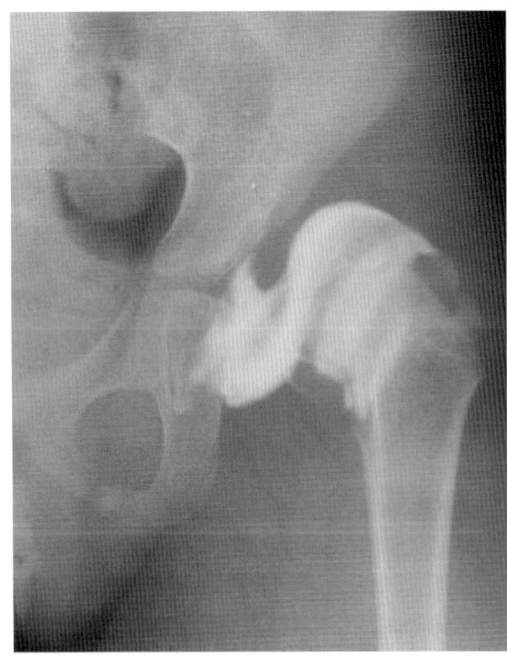

a．術前関節造影正面像
b．整復肢位の開排像
c．整復肢位の側面像

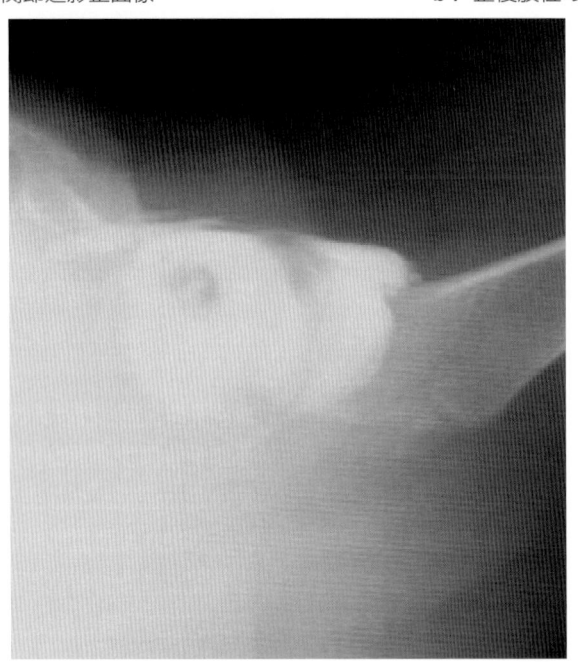

図5．症例．術前関節造影正面像と整復肢位の開排・側面像

復肢位では上方の関節唇が介在し臼蓋入口部は閉塞しており，三宅の分類は整復不能型，側面整復肢位も Mitani 分類 type C であった（図5）．3歳11ヵ月時に観血的整復術を施行した（図6a）．術後6ヵ月，1年までは外転拘縮を認め，臼蓋発育はすすんでいなかった（図6b, c）．術後3年時では骨頭核横径は a/a′ 103.1％となり，臼蓋発育はすすんでいたが AI 42°，CE 角 9°と臼蓋形成不全は残存していた（図7a）．術後6年では大腿骨頭内側に変形があるものの良好な関節リモデリングを認め（図7b），最終調査時の11歳時 X 線像ではさらに臼蓋発育が促進され，Sharp 角 47°，CE 角 21°，a/a′ は 101.9％と改善していた（図7c）．

V．考　察

DDH の治療目標は大腿骨頭の求心位整復と維持，最終的には変形性股関節症の心配のない股関節への発育である．歩行開始後の年長児では高位脱臼，軟部組織介在，

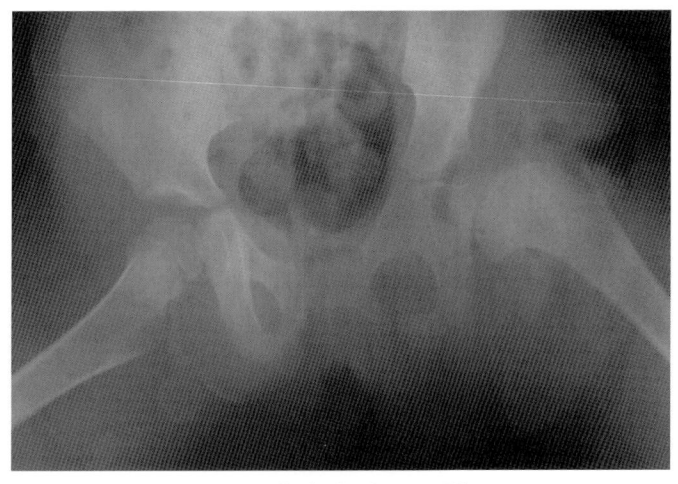

a. 手術時（3歳11ヵ月）

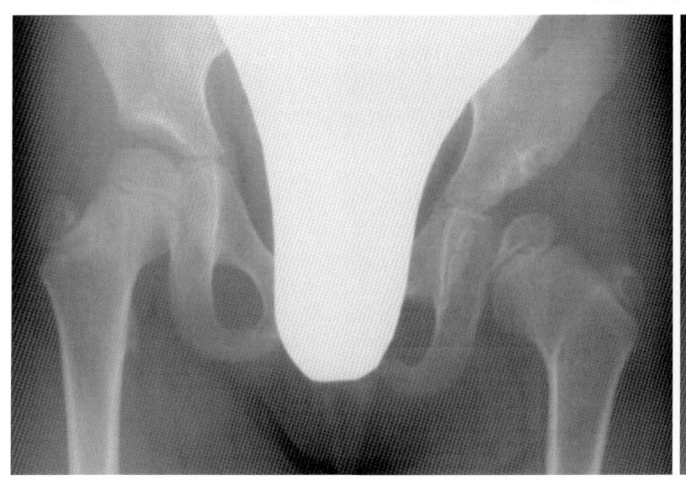

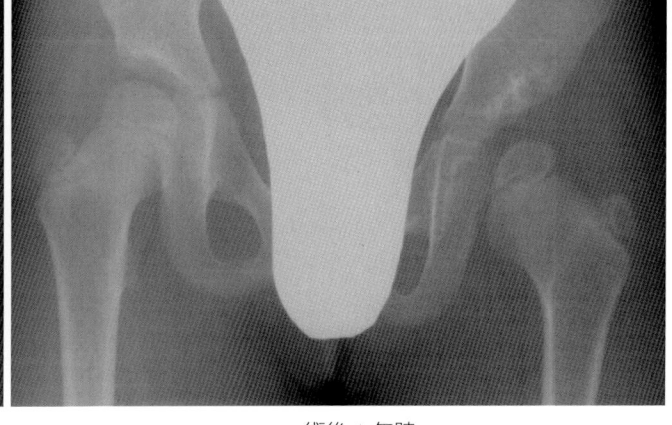

b. 術後6ヵ月時

c. 術後1年時

図6. 症例. X線像（1）

臼蓋形成不全，大腿骨頭前捻などにより一般的に治療が困難とされる[6,7]．当院では歩行開始後の症例には関節造影評価により適応を決定し，広範囲展開法（田邊法）による観血的整復術を行っている．本法による術後早期の臼蓋発育経過を考察するため，他治療の影響を受けていない未治療の歩行開始後に加療した症例に限定し検討を行った．臼蓋発育の過程の評価にはAI，CE角を用いた．また臼蓋発育に対する骨頭肥大の影響を調査するため，骨頭核横径を測定し健側比で評価を行った．

臼蓋発育に関する報告として，Broughamらは平均15（1〜44）ヵ月時に非観血的整復を施行した63股を平均11（7〜18）年経過観察した結果，平均5歳（17ヵ月〜8歳）で臼蓋発育は終了するが，整復時の年齢はその後の臼蓋発育期間には影響せず，77%の症例では整復後4年以上臼蓋発育が続いたと報告している[8]．Albinanaらは平均16（1〜46）ヵ月時に非観血的整復を施行した48股と，観血的整復を施行した24股を7年以上経過観察し，整復後4年までが臼蓋発育のピークとしている[9]．また

Gholveらは，平均31（15〜92）ヵ月時に観血的整復を施行した歩行開始後の49股を平均9.7（5〜16.9）年経過観察し，整復後4年までは十分な臼蓋発育が得られると報告している[10]．本研究におけるAIの検討では，手術時年齢が低いほど6歳時のAIは良好であった．またCE角の推移では，1歳群では早期から改善傾向を示したのに対し，2〜3歳群では術後1年時までは負の値で推移していた．一方ですべての年齢群で骨頭核横径は術後1年で健側と同等になっていたが，6歳時のa/a'とAIやCE角に有意な相関は認めなかったことから臼蓋発育における骨頭肥大の影響は少ないと考えた．今回の結果における仮説として，2〜3歳群では術直後には関節適合性が不良であるが，整復1年後からリモデリングにより臼蓋発育が促進されることが推察された．

Rampalらは歩行開始後のDDHに対して持続牽引による保存的整復治療を行い，骨頭壊死が少なく補正手術との組み合わせで良好な長期成績を報告している[11]．その一方で牽引後のギプス固定は平均21週と長期にわたり，

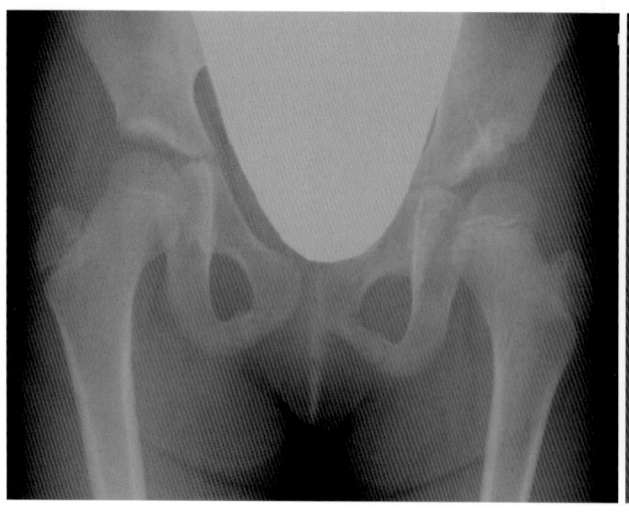

a. 術後3年時　　　b. 術後6年時

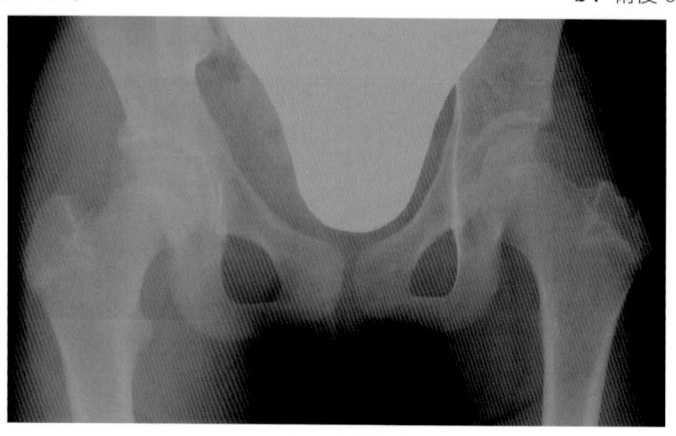

c. 11歳時

図7. 症例. X線像（2）

その後の補正手術は91.5%の症例で施行されている．広範囲展開法（田邊法）の成績は，Fujiiらが83股の12〜24年の術後長期成績で79%がSeverin分類groupⅠ/Ⅱであったと報告している[12]．田邊法は良好な求心位を維持できるため，臼蓋形成が促進され補正手術をする頻度は少ない．本研究における6歳時点での臼蓋発育が未熟な症例も，その後の経過で十分な臼蓋発育が認められる可能性がある．今回は6歳までの調査であり，さらに長期における臼蓋発育の検討が必要と考えられた．また，手術時年齢が高いほど術前の変形が高度であるため，術直後の関節適合性は不良である．また，臼蓋発育がもっとも良好な時期を過ぎている可能性もあり，本法による単独治療には症例によっては限界がある．手術時年齢や6歳時点でのX線計測値から，同時にもしくは追加での補正手術を行う指標を検討する必要がある．

まとめ

1）歩行開始後の未治療DDH例の27例30股における6歳までの臼蓋発育について検討した．

2）AIは手術時年齢により術前と6歳時の値に有意差を認めた．

3）CE角は2〜3歳群では術後1年より改善する傾向を認めた．

4）骨頭核横径は術後1年で健側と同等に追いつく傾向が，すべての手術時年齢群で認められた．

5）田邊法による観血的整復術は良好な求心位が保たれることにより，術前に変形がある症例でも術後1年ごろからリモデリングにより関節適合性が改善し，臼蓋発育が促進される可能性が考えられた．

文献

1) Heyman CH, Herndon CH：Legg-Perthes' disease；a method for measurement of the roentgenographic result. J

Bone Joint Surg **32-A**:767-778, 1950
2) Wiberg G:Studies on dysplastic acetabula and congenital subluxation of the hip joint;with special reference to the complications of osteoarthritis. Acta Chir Scand Suppl **83**[Suppl]:28-38, 1939
3) 三宅良昌:先天股脱股関節造影の分類. 中部整災誌 **10**:467-486, 1967
4) Mitani S, Nakatsuka Y, Akazawa H et al:Treatment of developmental dislocation of the hip in children after walking age. J Bone Joint Surg **79-B**:710-718, 1997
5) 田邊剛造, 国定寛之, 三宅良昌ほか:先天股脱―観血的整復の際の一つの試み. 日整会誌 **51**:503-511, 1977
6) Karakas ES, Baktir A, Argun M et al:One-stage treatment of congenital dislocation of the hip in older children. J Pediatr Orthop **15**:330-336, 1995
7) Dimitriou JK, Cavadias AX:One-stage surgical procedure for congenital dislocation of the hip in older children;long-term results. Clin Orthop **246**:30-38, 1989
8) Brougham DI, Broughton NS, Cole WG et al:The predictability of acetabular development after closed reduction for congenital dislocation of the hip. J Bone Joint Surg **70-B**:733-736, 1988
9) Albinana J, Dolan LA, Spratt KF et al:Acetabular dysplasia after treatment for developmental dysplasia of the hip. J Bone Joint Surg **86-B**:876-886, 2004
10) Gholve PA, Flynn JM, Garner MR et al:Predictors for secondary procedures in walking DDH. J Pediatr Orthop **32**:282-289, 2012
11) Rampal V, Sabourin M, Erdeneshoo E et al:Closed reduction with traction for developmental dysplasia of the hip in children aged between one and five years. J Bone Joint Surg **90-B**:858-863, 2008
12) Fujii M, Mitani S, Aoki K et al:Significance of preoperative position of the femoral head in failed closed reduction in developmental dislocation of the hip;surgical results. J Orthop Sci **9**:346-353, 2004

*　　　*　　　*

III. 手術的治療の進歩 ◆ 3. 股関節疾患

Salter 骨盤骨切り術における T-saw の応用*

中村吉秀　木村政一**

はじめに

　Salter 骨盤骨切り術は発育性股関節形成不全（DDH）の遺残性亜脱臼，臼蓋形成不全に対する外科的治療として確立された手技である[1~3]．当科では 2004 年以降同手術を施行するにあたり，カッティングデバイスとして T-saw（プロメディカル社，金沢）とその改良版であるダイヤモンド T-saw（マニー社，宇都宮）を使用している[4]．本稿ではその臨床成績を報告し，さらに有用性，手術手技上の注意点やコツについて述べる．

I. 手術適応

　乳幼児期より経過観察，あるいは治療を行ってきた DDH 例の遺残性亜脱臼，臼蓋形成不全例を対象とし，手術適応年齢は 3~6 歳，原則として小学校入学前としている．X 線指標として臼蓋角[5]30°以上，あるいは center-edge angle（CE 角）[6] 5°未満を目安としている．特に術前両股関節外転・内旋位での X 線正面像において，臼蓋の求心性と被覆が改善する症例をよい適応と考えている（図 1a，b）．

II. 手術方法

　Smith-Peterson 皮切で腸骨稜を展開する．腸骨稜骨端軟骨は正中で縦切し，内側・外側のそれぞれ骨膜下に剥離をすすめる．坐骨切痕展開には尾側方向への展開を意識することが必要である．丁寧に骨膜下に展開することが，無駄な出血を防ぐうえで重要である．出血をみたときは 50 万倍エピネフリン添加生理食塩水で浸したガーゼをいったん挿入，圧迫止血を試み，内側・外側交互に展開をすすめるとよい．坐骨切痕を確認したら，細長い筋鈎を挿入し視野を確保する．先端が弯曲した鉗子を使用して T-saw を坐骨切痕下に通し両端を皮切外で確保，把持する．われわれは Favaloro 血管鉗子を使用している．骨切りは坐骨切痕より下前腸骨棘近位部に向けて切り上げるため，坐骨切痕部の神経・血管組織を保護するための特殊な器具は不要で，前述の細長い筋鈎で軟部組織を保護している．T-saw は非常に鋭利であるため，薄い骨切りが可能で，また通常の Gigli 線鋸のごとく把持する際に大きな角度を必要とせず，より狭い術野での操作が可能である．骨切り部の加熱とこれに伴う組織損傷を最小限にするため，生理食塩水を滴下しながら骨切りを行っている．これにより微細な骨組織片も同時に洗い流すことができる．

　骨切りを終えた後，寛骨臼を含む遠位骨片を前外側に引き出す．上前腸骨棘部より三角形の骨片を採取し，骨切り部に生じたギャップに適合するようトリミングした後に移植する．2~3 本の 2.4 mm 径ねじ付き Kirschner 鋼線 2~4 本で母床に移植骨を固定する．縦切した腸骨稜骨端軟骨を縫合・修復した後，創を閉じる（図 1c）．患側股関節，膝関節および健側股関節を股関節外転位でギプス固定する．固定は 4~6 週間行う（図 1d）．Kirschner 鋼線を術後 4~6 ヵ月で抜去する．

III. 対象および方法

　対象例は 13 例 13 関節（男性 1 例，女性 12 例），平均手術時年齢は 5 歳であった．8 関節（62%）がリーメン

Key words
Salter innominate osteotomy, developmental dysplasia of the hip, T-saw

*Application of T-saw as a new cutting device for Salter innominate osteotomy
**Y. Nakamura（科長）：つがる西北五広域連合西北中央病院整形外科（〒037-0053　五所川原市字布屋町 41；Dept. of Orthop. Surg., Seihoku Chuoh Hospital, Goshogawara）；M. Kimura：弘前大学整形外科．

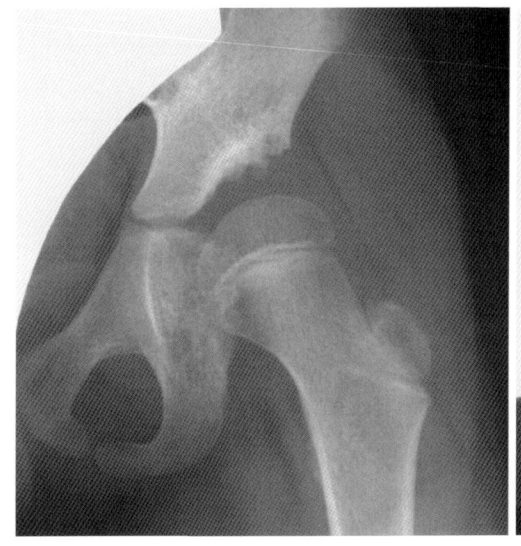

a．術前正面像

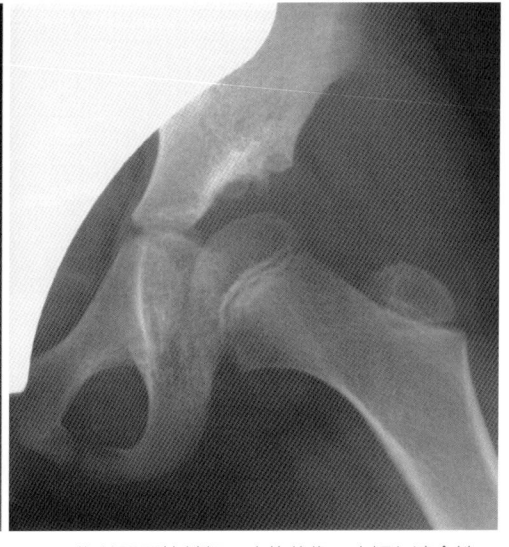

b．術前股関節外転・内旋位像で良好な適合性が得られるものは特によい適応である．

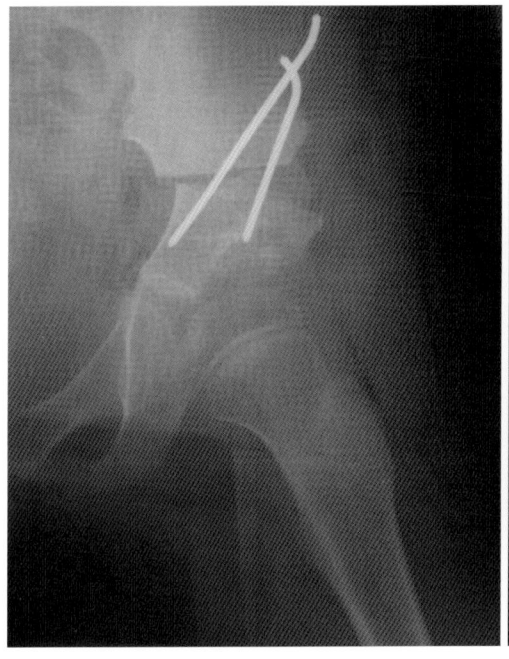

c．手術直後．スムーズな骨切りが得られる．

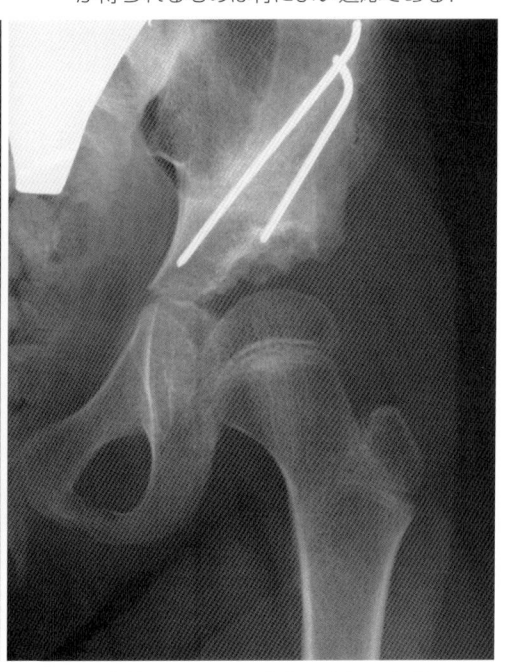

d．術後3ヵ月．骨癒合は良好である．

図1．症例11．5歳，女．X線像

ビューゲル治療歴を有し，また12関節（92％）が観血的整復術後の遺残性亜脱臼，臼蓋形成不全であった．経過観察期間は1〜8（平均3.4）年であった．平均手術時間は1時間38分，出血量は123 mlであった（表1）．これらの症例の臼蓋角，Sharp角[7]，CE角について術前，術後，最終調査時の値を計測した．また最終評価としてSeverin分類[8]を用いた．

Ⅳ．結　果

術前臼蓋角，Sharp角はそれぞれ36°，54°であったが，術後21°，45°に改善され，最終調査時では19°，44°と良好に維持された．CE角も術前−5°から術後17°，調査時20°に改善した．ただしSeverin分類groupⅢの症例が4例（30％）あった（表2）．手術に際して大量出血，神経血管損傷，術後感染，皮膚損傷などの合併症は認めなかった．また骨癒合不良例，遷延例はなかった．

Ⅴ．考　察

Salter骨盤骨切り術に使用可能なカッティングデバイスとして，骨のみや気動式あるいは電動式のこなどがあげ

表1. 症例の内訳

症例	年齢(歳)・性	身長(cm)	体重(kg)	手術側	RB治療歴	OR治療歴	手術時間(分)	出血量(ml)	観察期間(年)
1	3・女	90	12	右	あり	あり	141	200	8
2	6・男	111	22	左	あり	あり	118	90	6
3	7・女	118	20	左	なし	あり	158	377	6
4	6・女	112	20	右	なし	あり	84	60	4
5	5・女	113	21	左	あり	なし	81	20	4
6	6・女	113	19	右	あり	あり	101	15	3
7	4・女	101	14	左	あり	あり	74	5	2
8	5・女	110	18	左	なし	あり	80	50	3
9	4・女	96	13.5	左	あり	あり	63	5	2
10	4・女	88	14	左	なし	あり	61	100	2
11	5・女	114	23	左	あり	あり	85	250	1
12	6・女	144	20	左	なし	あり	110	230	2
13	4・女	107	18	左	あり	あり	116	200	1
平均	5.0	109.0	18.0				97.8	123.2	3.4

RB：リーメンビューゲル法, OR：観血整復

表2. 結果一覧

症例	臼蓋角(°) 術前	臼蓋角(°) 術後	臼蓋角(°) 調査時	Sharp角(°) 術前	Sharp角(°) 術後	Sharp角(°) 調査時	CE角(°) 術前	CE角(°) 術後	CE角(°) 調査時	調査時 Severin分類(group)
1	29	17	16	51	45	44	0	11	19	I
2	34	29	27	55	51	48	−8	7	10	III
3	40	36	17	53	50	48	0	14	12	III
4	35	21	24	53	47	45	−4	8	15	I
5	33	17	20	54	42	45	−7	22	23	I
6	39	19	19	59	46	49	5	21	22	I
7	39	23	18	56	44	44	−6	17	17	II
8	38	20	22	54	39	39	0	30	30	I
9	34	21	23	53	42	41	−11	12	10	III
10	31	13	9	53	39	41	−8	22	32	I
11	31	19	11	50	45	42	11	18	26	I
12	55	26	23	60	49	46	−45	19	11	III
13	30	12	16	54	47	44	6	14	28	I
平均	36.0	21.0	18.8	54.2	45.1	44.3	−5.2	16.5	19.6	

られるが，これらは手前から後方坐骨切痕に向かって切っていくこととなり，神経血管損傷の危険が高く，きわめて厳重な注意が必要である．線鋸は後方から前方へ引き出す方向に骨切りを行うため，比較的安全性が高い．従来のGigli線鋸は径が太く表面が粗いため，しばしば骨切り部で挟まり込み，動きが止まる．これを避けるためには両手で把持する角度を広め（可能であれば鈍角）にする必要があるが，このためには大きな術野，あるいは特殊な筋鈎が必要となる．また径が太いこともあり，骨量の損失が多い点でも小児の骨切り術においては不利である．

T-sawは，Tomitaら[9]により開発されたステンレス鋼製マイクロケーブルからなるカッティングデバイスである．現在ではより鋭利な骨切りを行うために表面にダイヤモンドコーティングされたダイヤモンドT-sawも入手可能で，それぞれ約0.4，0.5，0.8 mmの3種類の太さのものが選択可能である．T-sawは鋭利なため，比較的狭い角度で把持し骨切りを行うことが可能である（図2）．これは小児におけるSalter骨切り術のような狭い術野で行う手術にも有用である．またデバイスが骨切り部に挟まり込むこともなく，円滑な骨切りが行える．さらに，骨切りにおける骨量喪失がほとんどないことも特長の一つ

a．Gigli 線鋸   b．T-saw

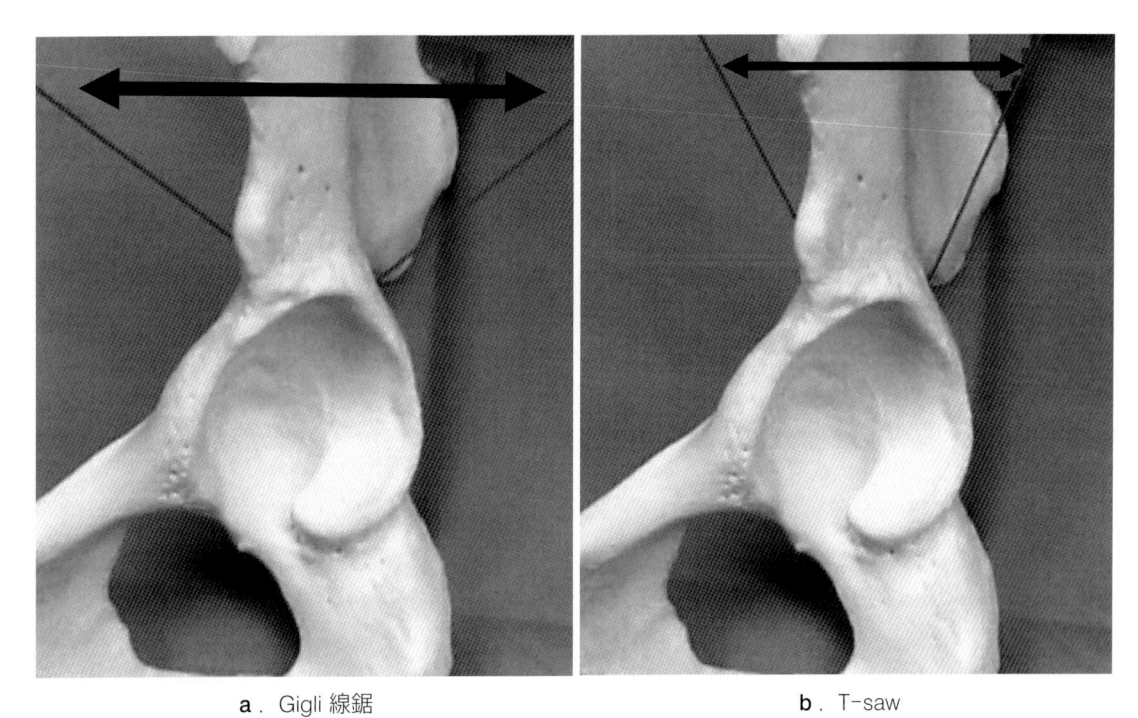

図2．各デバイスの把持角．T-saw は鋭利なため，通常の線鋸の把持角（a）に比べ，より狭い把持で骨切りが可能（b）である．

である．Tomita らは椎弓や椎弓根を切離する際に，脊髄硬膜や脊髄神経根を傷つける危険性が少ない点で脊椎外科領域での有用性を報告しており[9〜12]，この後も脊椎外科，脳外科領域での有用性に関する報告が多い[13〜15]．仙骨腫瘍摘出術などの脊椎領域の使用においては，神経血管損傷を防ぐ目的で，デバイスを所定の位置に通すための専用のガイド用プローブが開発・報告されているが[13]，Salter 骨切り術においては手術手技の項で述べたごとく，先端が曲がった鉗子により容易に坐骨切痕部に T-saw を通すことができる．

手技の注意点，コツとしては，T-saw は鋭利であるため骨切り部で線鋸が挟まり込んで動かなくなるということはほとんどないものの，径が細いため無理な力を加えると破断しやすい．必ず数本の予備を準備しておくべきである．急いで骨切りを終了させようとするあまり，手前に引く力を強くするとワイヤーが破断する．同様に往復運動が速くなりすぎないように丁寧に回数をかけて切り抜くことを意図したほうが，結果として骨切りに要する時間も短縮する．また坐骨切痕部皮質骨に最初の切れ目が入るまで少し抵抗があるが，これ以降は比較的容易に切れる．後方から前方（下前腸骨棘近位）に向けて切り上げるが，特に最後の一切りはゆっくり落ち着いて切ると，線鋸の跳ね上がりなどで術野を汚すことがない．当科では 0.5，0.8 mm の T-saw を使用している．導入当初は線鋸の破損を経験したが，上記の点に注意するようになってから1回の手術に1本使うだけで手術を終了している．

われわれのこれまでの経験では，神経・血管損傷などの合併症や遷延癒合，偽関節発生はなく，正確な骨切りが行えた．自験例では最終調査時 Severin 分類 group Ⅲ の症例が4例あったが，カッティングデバイスに関連したものとは考えがたく，骨片の移動不足や移植骨の軽度の移動，圧潰が関連した可能性がある．手術手技の向上が今後の課題であると同時に，高度形成不全例に対する本骨切り術の限界を示すものかもしれず，この点についてはさらなる検討が必要である．

まとめ

1）Salter 骨盤骨切り術におけるカッティングデバイスとして T-saw を使用し，その臨床成績を報告し，また手術手技上の注意点，コツについて報告した．

2）T-saw は使用にあたって特殊な筋鉤やプローブなどは不要で，安全性に優れ，またスムーズな骨切りを行ううえで有用なデバイスである．

文　献

1) Salter RB：Innominate osteotomy in the treatment of congenital dislocation and subluxation of the hip. J Bone Joint Surg **43-B**：518-539, 1961

2) Salter RB : Role of innominate osteotomy in the treatment of congenital dislocation and subluxation of the hip in older children. J Bone Joint Surg **48-A** : 1413-1439, 1966
3) Thomas SR, Wedge JH, Salter RB : Outcome at forty-five years after open reduction and innominate osteotomy for late-presenting developmental dislocation of the hip. J Bone Joint Surg **89-A** : 2341-2350, 2007
4) Nakamura Y, Kimura M, Ohishi H et al : Salter innominate osteotomy using T-saw for developmental dysplasia of the hip. Curr Orthop Pract **22** : 447-450, 2011
5) Yamamuro T, Chene SH : A radiological study on the development of the hip joint in normal infants. J Jpn Orthop Assoc **49** : 421-439, 1975
6) Wiberg G : Studies on dysplastic acetabula and congenital subluxation of the hip joint. Acta Chir Scand **83** [Suppl 58] : 1-135, 1939
7) Sharp IK : Acetabuar dysplasia ; the acetabular angle. J Bone Joint Surg **43-B** : 268-272, 1961
8) Severin E : Contribution to the knowledge of congenital dislocation of the hip ; late results of closed reduction and arthrographic studies of recent cases. Acta Chir Scand **84** [Suppl 63] : 37, 1941
9) Tomita K, Kawahara N : The threadwire saw ; a new device for cutting bone. J Bone Joint Surg **78-A** : 1915-1917, 1996
10) Tomita K, Kawahara N, Toribatake Y et al : Expansive midline T-saw laminoplasty (modified spinous process-splitting) for the management of cervical myelopathy. Spine **23** : 32-37, 1998
11) Kawahara N, Tomita K, Shinya Y et al : Recapping T-saw laminoplasty for spinal cord tumors. Spine **24** : 1363-1370, 1999
12) Fujita T, Kawahara N, Matsumoto T et al : Chordoma in the cervical spine managed with *en bloc* excision. Spine **24** : 1848-1851, 1999
13) Osaka S, Kondoh O, Yoshida Y et al : Radical excision of malignant sacral tumors using a modified threadwire saw. J Surg Oncol **93** : 312-317, 2006
14) Currier BL, Papagelopoulos PJ, Krauss WE et al : Total *en bloc* spondylectomy of C5 vertebra for chordoma. Spine **32** : E294-E299, 2007
15) Shimizu S, Miyazaki T, Suzuki S et al : Supratentorial craniotomy using a threadwire saw ; technical note. Neurol Med Chir (Tokyo) **48** : 191-194, 2008

＊　　＊　　＊

安定型大腿骨頭すべり症に対する *in situ* pinning

小林大介　薩摩真一　衣笠真紀

はじめに

大腿骨頭すべり症（SCFE）の治療の目的は，さらなるすべりの防止と股関節の適合性の改善である．当科では安定型の SCFE に対し，すべりの程度にかかわらずまず全例に現位置ピン固定（*in situ* pinning：ISP）を行ってきた．本稿の目的は SCFE に対する ISP の治療成績を調査することである．

I．対象および方法

❶ 対象

当科において ISP を行い，術後 2 年以上経過した安定型の SCFE 23 例 29 関節を調査対象とした．全例慢性型であり，患側での荷重歩行が可能な安定型であった．男性 18 例 23 関節，女性 5 例 6 関節，手術時年齢は平均 12 歳 0 ヵ月（5 歳 3 ヵ月～16 歳 4 ヵ月），最終調査時年齢は平均 16 歳 7 ヵ月（12 歳 5 ヵ月～20 歳 1 ヵ月）であった．基礎疾患として内分泌異常が認められた症例が 2 例存在し，その内訳は 2 例とも汎下垂体機能低下症であった．また body mass index（BMI）は平均 22.6（14.9～26.9）であった．

❷ 方法

追加手術の有無，合併症の有無，術前および最終調査時の後方すべり角（posterior tilting angle：PTA）を測定した．リモデリングの評価には Jones の分類を用いた．

II．手術方法

安定型 SCFE に対する現在の当科での ISP の手術方法を述べる．まず適応は，すべりの程度にかかわらず全例に ISP を試みることとしている．手術は全身麻酔下に行う．牽引手術台は用いず，股関節部の透視が可能な手術台を使用する．はじめに透視下にガイドピンを刺入していくが，まず股関節前後方向で皮膚に刺入方向をマーキングしておく．次に，実際にガイドピンを経皮的に大腿骨外側に当てマーキングした方向に刺入する．下肢を開排位にもってきて，側面での刺入方向を確認する．このとき乱暴に下肢を動かすと，骨頭が意図せず整復されてしまうことがあり十分に注意する．方向が決まれば慎重に頚部を通過させ，骨端線を越え骨端に刺入する．理想は前後像，側面像のどちらもスクリューの先端が骨端の中央部に位置することが望ましい．この際決してガイドピンの先端が骨頭を貫かないよう注意する．先端が骨頭を穿破すると，重篤な合併症である軟骨融解をきたす場合がある．位置が決まれば，原則 1 本の 6.5 mm の SCFE スクリューで固定を行う．年少児には 5.5 mm のスクリューを用いることもある．固定方法は年少児（おおよそ 12 歳以下）の場合，スクリューヘッドを骨皮質から 10～15 mm 突出させるいわゆる dynamic fixation とし[2]，それ以上の年齢では static fixation とする．ただし static fixation の場合でも，ややヘッドは骨皮質から浮かせたほうがその後の抜釘が行いやすいというメリットがある．術後は安定型の場合は約 3 週間の非荷重とし，6～8 週で

Key words

slipped capital femoral epiphysis (SCFE), *in situ* pinning (ISP), stable, remodeling

*Outcome of *in situ* pinning for stable slipped capital femoral epiphysis
要旨は第 48 回日本小児股関節研究会において発表した．
**D. Kobayashi（部長），S. Satsuma（部長），M. Kinugasa（医長）：兵庫県立こども病院整形外科（〒654-0081　神戸市須磨区高倉台 1-1-1；Dept. of Orthop. Surg., Kobe Children's Hospital, Kobe）．

表1. 各症例の術前, 最終調査時のPTAの変化

症例	患側	手術時年齢	最終調査時年齢	術前PTA(°)	最終PTA(°)	Jones分類
1	br	13歳9ヵ月	15歳9ヵ月	44	40	C
	bl	11歳9ヵ月	15歳9ヵ月	16	25	B
2	br	16歳4ヵ月	18歳1ヵ月	17	11	A
	bl	16歳4ヵ月	18歳1ヵ月	24	20	B
3	右	12歳3ヵ月	18歳	26	20	A
4	左	12歳6ヵ月	17歳5ヵ月	29	25	A
5	左	10歳10ヵ月	16歳1ヵ月	29	11	A
6	右	13歳2ヵ月	17歳1ヵ月	67	52	C
7	左	11歳3ヵ月	16歳4ヵ月	18	15	A
8	左	11歳4ヵ月	17歳9ヵ月	26	21	A
9	右	13歳6ヵ月	17歳7ヵ月	34	30	A
10	左	13歳10ヵ月	18歳	27	20	A
11	右	11歳11ヵ月	16歳4ヵ月	23	18	A
12	左	5歳3ヵ月	17歳10ヵ月	36	10	A
13	左	12歳9ヵ月	15歳9ヵ月	15	20	A
14	br	7歳8ヵ月	12歳5ヵ月	30	13	A
	bl	9歳1ヵ月	12歳5ヵ月	30	13	A
15	右	12歳	17歳	18	21	A
16	右	14歳4ヵ月	20歳1ヵ月	73	POTOF	
17	br	12歳	16歳3ヵ月	60	POTOF	
	bl	12歳	16歳3ヵ月	58	POTOF	
18	右	10歳8ヵ月	12歳1ヵ月	27	37	C
19	右	14歳7ヵ月	18歳5ヵ月	54	46	B
20	右	10歳11ヵ月	18歳5ヵ月	48	38	C
21	br	12歳1ヵ月	14歳5ヵ月	33	28	C
	bl	11歳	14歳5ヵ月	30	27	C
22	左	14歳3ヵ月	17歳3ヵ月	28	26	A
23	br	11歳8ヵ月	18歳	28	24	A
	bl	11歳8ヵ月	18歳	28	22	A

br：両側右, bl：両側左, POTOF：大腿骨屈曲骨切り術

全荷重としている．ただしスポーツ活動に関してはすべりの程度，年齢にもよるが，原則半年間は禁止としている．

III. 結　果

全例に ISP がなされており，スクリューの刺入ができなかった症例はなかった．術中に安定性に問題ありと判断し2本のスクリューで固定した1例1関節を除き，全例1本の SCFE スクリューで固定されていた．手術方法としては static fixation を行った症例が 24 関節，dynamic fixation を行った症例が5関節であった．

❶追加手術

2例3関節において ISP 後経過観察中リモデリング不良と判断し，Kamegaya ら[3] の推奨する転子間での大腿骨屈曲骨切り術（POTOF）を二期的に行った．また dynamic fixation を行った5関節中3関節において，延べ6回のスクリューの入れ替えを行った．

❷合併症

経過観察期間中に大腿骨頭壊死，軟骨融解など重篤な合併症の発生は認めなかった．また感染，スクリューの脱転なども認めなかった．抜釘時にスクリューが破損し大腿骨頭内に遺残した症例が1例で認められた．

❸PTA

術前の PTA は平均 33.6°（15°〜73°）であった．最終調査時の PTA は骨切り術を行った3例を除くと平均 24.3°（10°〜52°）であった（表1）．術前に比べて 5°以上 PTA が増強した症例が3関節（10.3%）あり，増強角度は平均 8.0°（5°〜10°）であった．10°すべりが増強した1例は，スクリューの先端が中心ではなくやや前方に位置していた．本例ではスクリュー周囲の骨透亮像が出

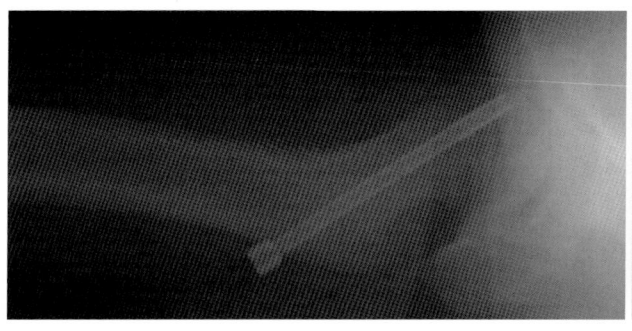

a．ISP 直後．スクリューの先端が骨端部の中心でなくやや前方に刺入されている．

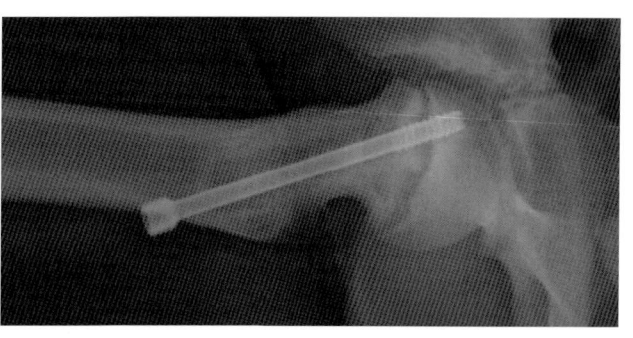

b．ISP 術後1年．約10°のすべりの増強およびスクリュー周囲の骨萎縮像，いわゆる windshield-wiper phenomenon が認められる．

図1．症例18．初診時10歳8ヵ月，男．右SCFE．単純X線像

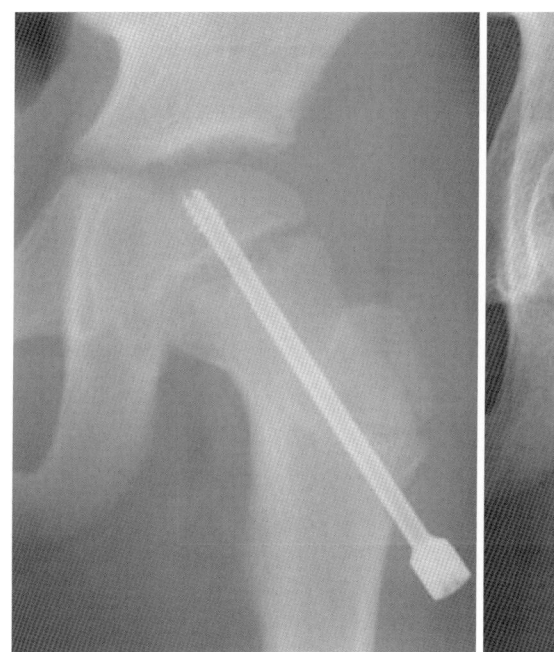

a．ISP 直後．スクリューは dynamic fixation としている．

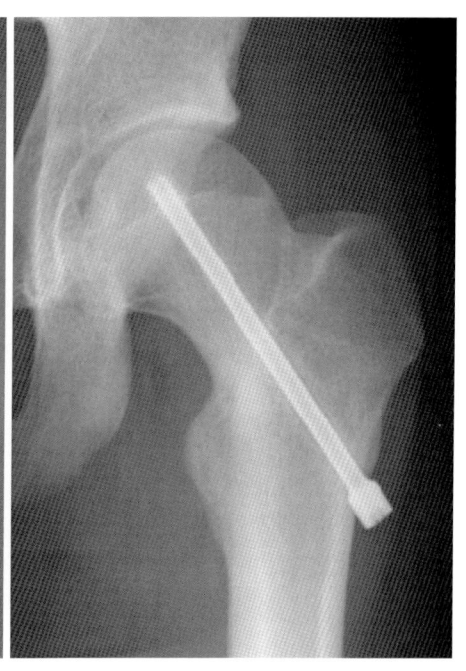

b．16歳1ヵ月時．スクリューの入れ替えを一度行い骨端線は閉鎖している．

図2．症例5．初診時10歳10ヵ月，男．左SCFE．単純X線像

現し，いわゆる windshield-wiper phenomenon が認められた（図1）．

❹Jones 分類

最終調査時のX線像では，骨切りした3関節を除き分類すると type A が17関節，type B が3関節，type C が6関節であった．

IV．症例提示

症例5． 初診時10歳10ヵ月，男．

初診時29°のすべりを認め，年齢を考慮してSCFEスクリュー1本で dynamic fixation を行った（図2a）．スクリューの入れ替えを一度施行し，16歳の現在骨端線の閉鎖を得た（図2b）．

症例16． 初診時14歳4ヵ月，男．

PTA 73°と本研究においてもっともすべり角の大きい症例であった（図3a）．本例に対し大腿骨やや前方から 6.5 mm のSCFEスクリュー1本でISPを行った（図3b）．本例は経過観察中リモデリングが十分でなく，ISP後1年2ヵ月でPOTOF（屈曲45°，外反10°）を行った（図3c）．

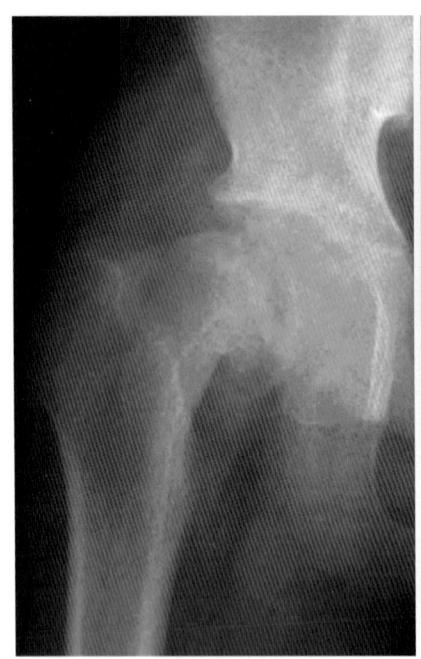

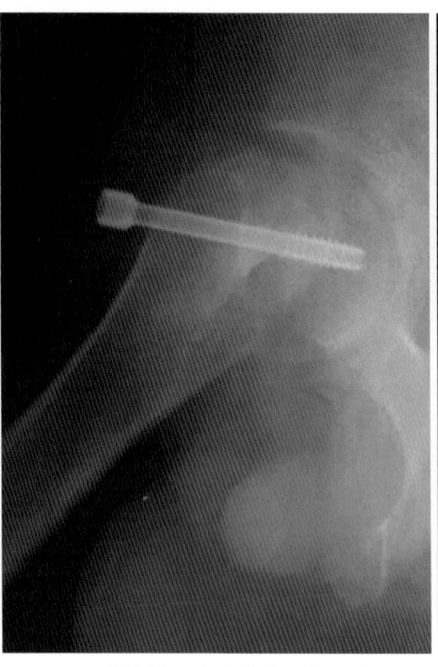

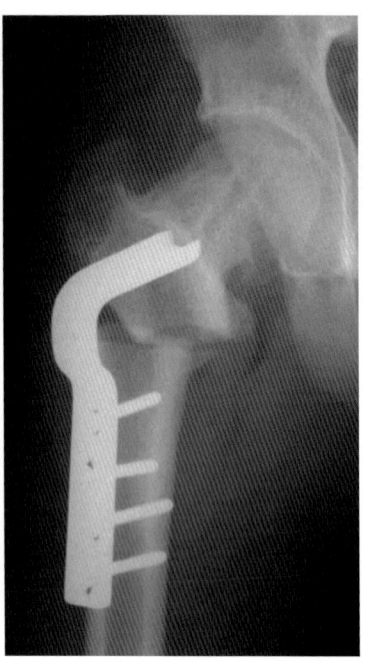

a．PTA 73°の重度のすべりが認められる．
b．ISP術直後．やや前方からのピンニングを施行している．
c．大腿骨屈曲外反骨切り術直後．ISP後1年2ヵ月でリモデリング不良と判断しPOTOFを行っている．

図3．症例16．初診時14歳4ヵ月，男．右SCFE．単純X線像

V．考　察

　SCFEの治療の目的は，不安定な骨頭部分を安定化させさらなるすべりを防止すること，骨頭壊死，軟骨融解などの合併症の発現を防ぐこと，将来変形性股関節症に進展することを防止することであると考えられる．Wardらは，安定型SCFEに対しては6.5 mmあるいは7.0 mmのスクリュー1本で十分骨頭は安定すること，また多数のスクリューを刺入するよりもスクリュー1本のほうが合併症のリスクを減らすことができると報告した[4]．われわれの結果からも，スクリューが適切な位置に刺入されれば1本の固定で骨端部は十分安定すると考えた．

　従来軽度のすべりにはISP，中等度～重度のすべりに対しては大腿骨骨切り術といった治療法の選択が主流であったが，近年ISPの適応を拡大していくとする報告がみられる[4,5]．Loderらは，高度のすべりを有する症例でもISPにより長期的に良好な予後が期待され，合併症も少ないことを報告している[6]．またJonesらはISP後のリモデリングについて調査を行い，すべりの角度が30°以下の軽度な症例の90%，30°以上の中等度な症例の50%にリモデリングが認められたことを報告しており，ISPが軽度のみならず中等度以上のすべりに対しても有用であることを示した[1]．自験例からも術後PTAの改善が認められる症例が多く存在し，これにより骨頭形態の改善も期待される．ISPの利点として骨切り術に比べ手技が簡単で侵襲が小さいこと，術後のリモデリングが期待できることがあげられる．一方欠点として，すべりの角度が大きければスクリューの挿入が困難であること，またリモデリングにも限界があることなどがあげられる．

　では何をもってリモデリング不良と判断したらよいのだろうか．Jones分類のtype Aにまでリモデリングされれば理想的であるが，type B～Cであるとどれくらいの確率でいつぐらいの時期に変形性股関節症を発症するのかはいまだ解明されていない．リモデリングに関係する要素として手術時年齢（骨年齢），当初のすべり角などがあげられ，当然その限界も存在すると考えられる．今回のわれわれのデータは骨端線閉鎖前の症例も多数含まれており，リモデリングの限界を調査するには経過観察期間が短い．今後の経過によって，骨切り術を考慮している症例も存在する．ただ術前のすべり角が40°以上の症例でJones分類のtype Aになった症例はなく，このあたりがリモデリングの限界かもしれない．

　近年，femoro-acetabular impingement（FAI）と変形性股関節症の関連が指摘されている．SCFEはまたcam typeのFAIをきたす疾患として認知されている．大腿骨骨端部の後方へのすべりは骨幹端部の突出をきたし，股関節を屈曲させる際にインピンジメントを起こしFAIをきた

す．Millis らは，すべりの程度が軽度であっても FAI により軟骨損傷をきたす場合があることを報告している[7]．対応策として Azegami らは，症状を有する FAI の患者に対し，PTA が 30°以下の軽度なすべりに対しては arthroscopic osteochondroplasty を，30°～60°の中等度なすべりに対しては surgical dislocation による osteochondroplasty を，60°以上の重度なすべりには大腿骨骨切り術の併用を推奨している[8]．当科では SCFE の ISP 後の遺残変形に対しては，リモデリングの状態をみながら二期的に POTOF を行うこととしている．手術を二期的に分けることのメリットとして，骨切り術の over-indication を減らせること，入院期間が長くかかる骨切り術の施行時期を受験（中学・高校・大学）や学校行事を控えた患児およびその両親と相談のうえ，ある程度融通の利く時期に行えるといったことがあげられる．

今後さらなる長期の追跡調査を行い，どのような症例が骨端線閉鎖後どのような股関節の形態になるのか，またどのような形態の股関節であればどれくらいの時期に変形性股関節症を発症するのか，どのような対応をすればよいのかなどを解明していく必要がある．

ま と め

1）当科における安定型 SCFE 23 例 29 関節に対する ISP の治療成績について報告した．

2）経過中 3 例に転子間での POTOF を要したが，重篤な合併症を認めた症例もなく成績は安定していた．ISP は安定型 SCFE に対し侵襲の少ない有効な治療手段であると考える．

3）今後どのような症例に，どの時期に大腿骨骨切り術や osteochondroplasty を行うのがよいか検討する必要がある．

文　献

1) Jones JR, Paterson DC, Hillier TM et al：Remodeling after pinning for slipped capital femoral epiphysis. J Bone Joint Surg **72-B**：568-573, 1990
2) Kumm DA, Lee SH, Hackenbroch MH et al：Slipped capital femoral epiphysis；a prospective study of dynamic screw fixation. Clin Orthop **384**：198-207, 2001
3) Kamegaya M, Saisu T, Ochiai N et al：Preoperative assessment for intertrochanteric femoral osteotomies in severe chronic slipped capital femoral epiphysis using computed tomography. J Pediatr Orthop B **14**：71-78, 2005
4) Ward WT, Stefko J, Wood KB et al：Fixation with a single screw for slipped capital femoral epiphysis. J Bone Joint Surg **74-A**：799-809, 1992
5) Aronson DD, Carlson WE：Slipped capital femoral epiphysis；a prospective study of fixation with a single screw. J Bone Joint Surg **74-A**：810-819, 1992
6) Loder RT, Aronsson DD, Dobbs MB et al：Slipped capital femoral epiphysis. Instr Course Lect **50**：555-570, 2001
7) Millis MB, Novais EN：*In situ* fixation for slipped capital femoral epiphysis；perspectives in 2011. J Bone Joint Surg **93-A**〔Suppl 2〕：46-51, 2011
8) Azegami S, Kosuge D, Ramachandran M：Surgical treatment of femoroacetabular impingement in patients with slipped capital femoral epiphysis；a review of current surgical techniques. Bone Joint J **95-B**：445-451, 2013

* * *

大腿骨頭すべり症に対する Hansson ピンによる *in situ* pinning

井上 尚美

はじめに

　大腿骨頭すべり症の治療目標はすべりの進行を止めることであり，その結果，股関節機能を温存し，疎血性壊死・軟骨融解症・内固定に伴う問題などの合併症の発生を防ぐことである．遺残変形が大きい場合や合併症があると，その程度に応じて関節症性変化が生じる．現位置ピン固定（*in situ* pinning）は合併症が少なく，すべりが高度でもリモデリングが生じるので，長期成績は比較的よいとされる．しかし，脚長不等や外転・内旋などの可動域制限，大転子高位などの遺残変形を生じる．筆者は，大腿骨頭すべり症に対して Hansson ピンを用いた *in situ* pinning を行ってきた．本稿では，Hansson ピンを用いて *in situ* pinning を行った症例の臨床成績を調べ，本法の利点を考察した．

I. 術式と後療法

　Chronic type では整復操作は行わず，手術時の患肢の肢位（股関節屈曲，外転，内外旋中間位）のみで *in situ* pinning を行う．慢性に経過していた例が急に大きなすべりを生じる型（acute on chronic type）では，1回のみ愛護的整復操作を行う．整復操作は，患肢股関節やや外転屈曲位で牽引を加えながら内旋すると，後内方に転位した骨端部が整復される（図 1a～c）．手術は牽引手術台を用いて行う．患肢は，股関節内外旋中間位（膝蓋骨が天井を向く）で屈曲外転位を保持する．ガイドピンの刺入点は，小転子中央の高さ，やや前方より刺入し，正面像，側面像で成長軟骨板に直角に挿入し，骨端部の中心に挿入する（図 1d, e）．透視下にガイドピン先端の位置を確認後にドリリングを行うが，骨端線の手前より慎重にすすめる（図 1f）．ピンの長さは，術中計測値＋15 mm とし，フックをすべり方向の反対（前上方）に出す（図 1g 左，中）．全例 Hansson ピン 1 本で固定を行い（図 1g 右），健側も予防的ピンニングを行い，患側同様成長軟骨板に直角にピンを挿入する．健側もピンの長さは術中計測値＋15 mm とし，フックを上方に出した（図 2）．

　術翌日より疼痛がなければ，健側全荷重で車椅子を許可する．部分荷重開始時期は，chronic type では術後 3 週以降，acute on chronic type では術後 6 週以降とした．

II. 対象および方法

　対象は，Hansson ピンを用いて *in situ* pinning を行った 11 例である．手術時平均年齢 12（9～13）歳，男性 10 例，女性 1 例であった．Body mass index（BMI）は，平均 25.4（18.8～33.7）であった．ホルモン異常などの合併症を有した症例はなく，全例片側発症例であった．発症様式は，chronic type 8 例，acute on chronic type 3 例で，発症～手術の期間は平均 75.6（28～260）日，追跡調査期間は平均 45.3（7～101）ヵ月であった．

　臨床評価は，調査時の日本整形外科学会股関節機能判定基準（JOA スコア），Heyman & Herndon 分類で行った．X 線評価は，posterior tilt angle（PTA）の経時的変化を調べた．PTA は大腿骨近位骨端の前後像を結ぶ垂線と骨幹軸のなす角度で計測した（図 3a）．調査時の大腿骨頚部長比を計測し，頚部長成長の評価とした．大腿骨頚部長比は，患側小転子頂点から大腿骨頭近位端までの距離 A と健側小転子頂点から大腿骨頭近位端までの距離 B を計

Key words

slipped capital femoral epiphysis, Hansson pin, *in situ* pinning

In situ pinning for slipped capital femoral epiphysis with Hansson pin
**H. Inoue（部長）：東北労災病院関節外科（〒981-8563　仙台市青葉区台原 4-3-21；Dept. of Orthop. & Joint Surg., Tohoku Rosai Hospital, Sendai）．

大腿骨頭すべり症に対する Hansson ピンによる *in situ* pinning

a．術前透視正面像．成長骨端線の離開と骨端部のすべりを認める．牽引を加え（矢印），患肢股関節やや外転屈曲位で牽引を加えながら内旋する．

b．整復後透視正面像

b（つづき）

c．整復後透視側面像

d．ガイドピンは，やや前方より刺入し，側面像では成長軟骨板に直角に挿入し，骨端部の中心に挿入する（破線：成長軟骨板）．

e．ガイドピンは，小転子中央の高さより刺入し，正面像でも成長軟骨板に直角に挿入し，骨端部の中心に挿入する（実線：小転子上端・下端）．

f．ドリリングは骨端線の手前より慎重にすすめる．

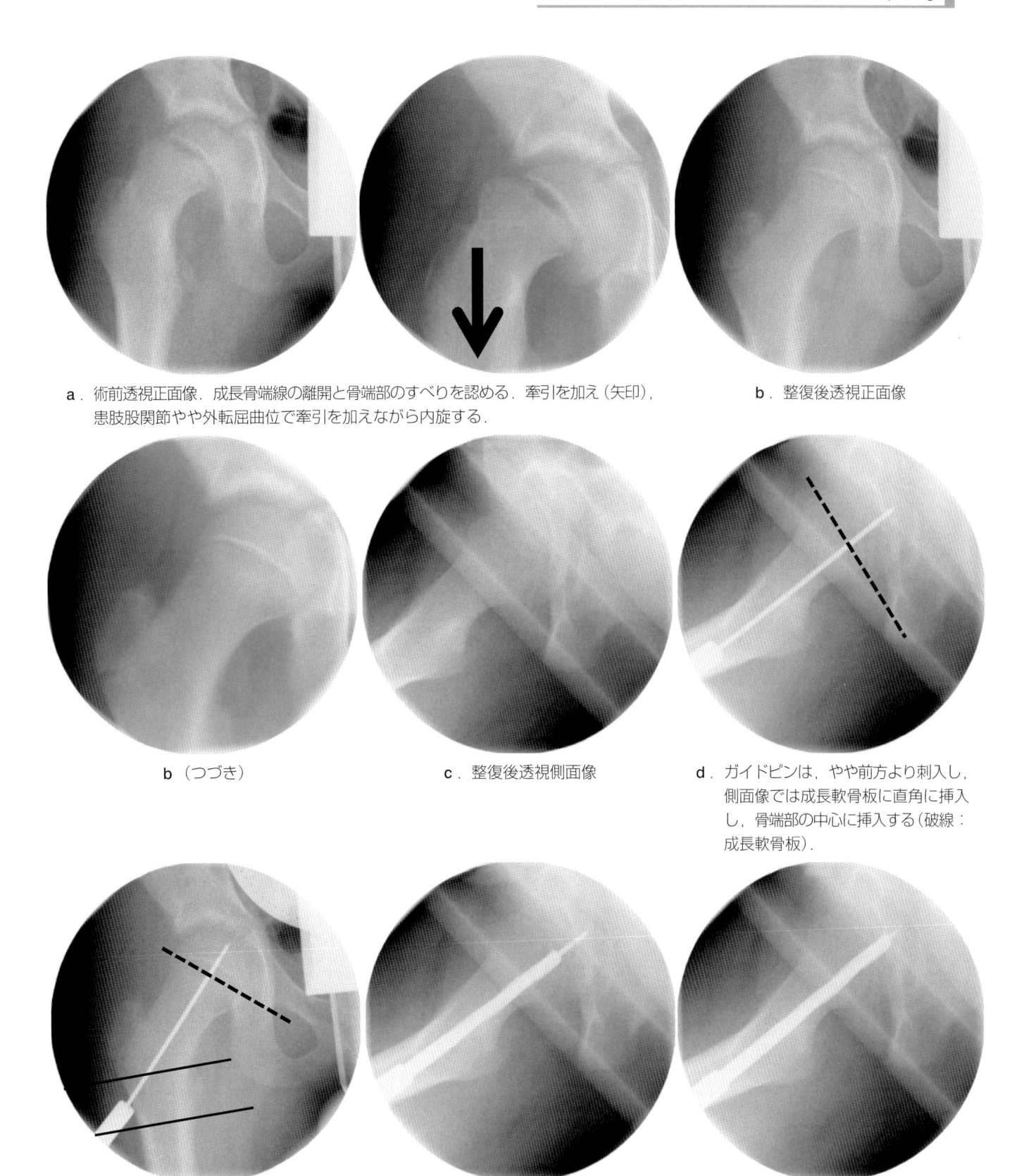

図1．術中透視像

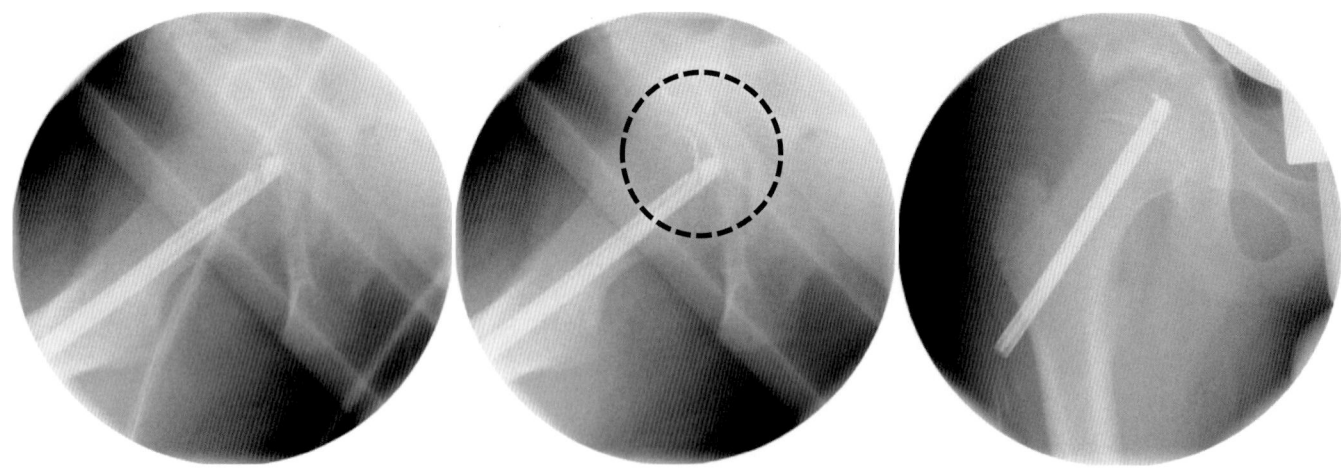

III．手術的治療の進歩 ◆ 3．股関節疾患

g．フックをすべり方向の反対（前上方：破線円）に出す．
図1（つづき）

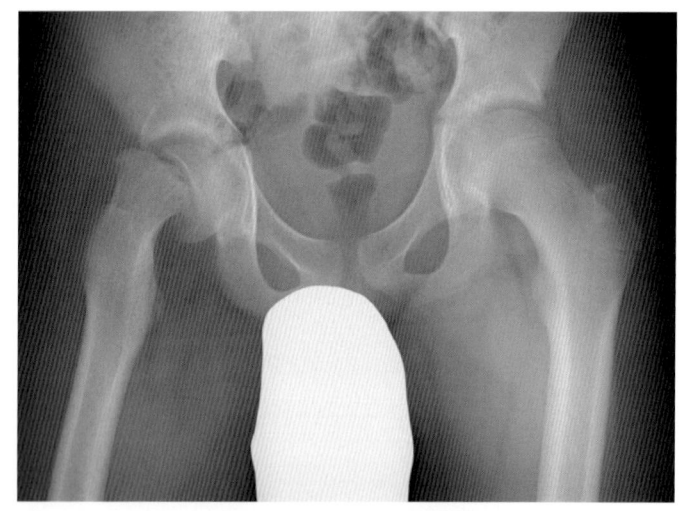

a．術前単純X線正面像

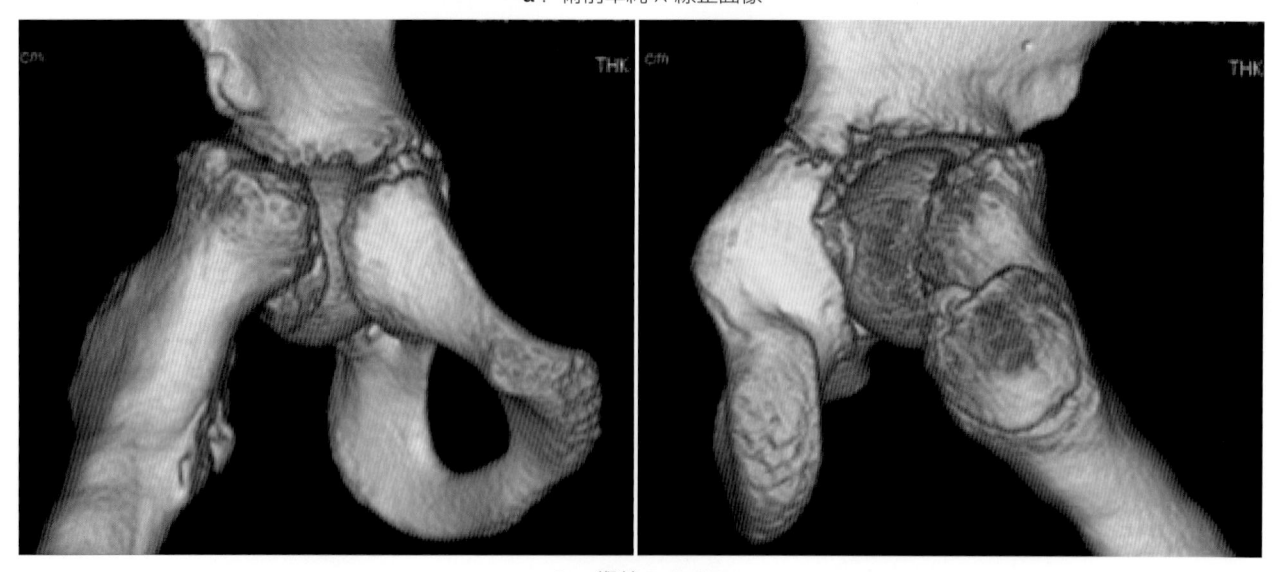

b．術前3-D CT
図2．手術例の術前後画像

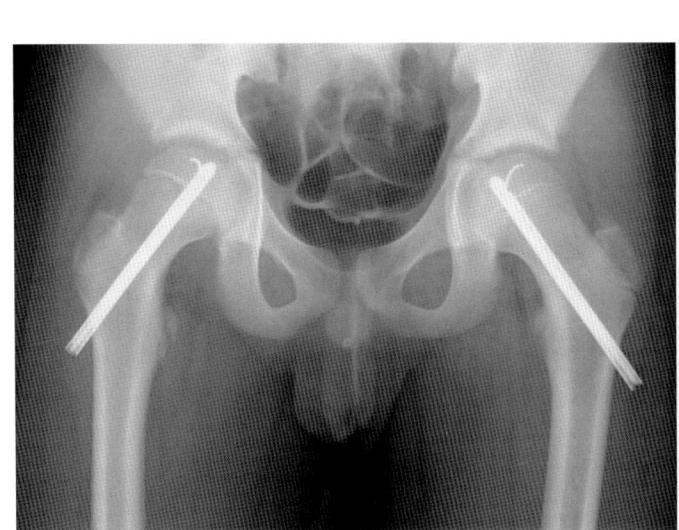

c. 術後単純 X 線正面像　　　　　　d. 術後単純 X 線側面像

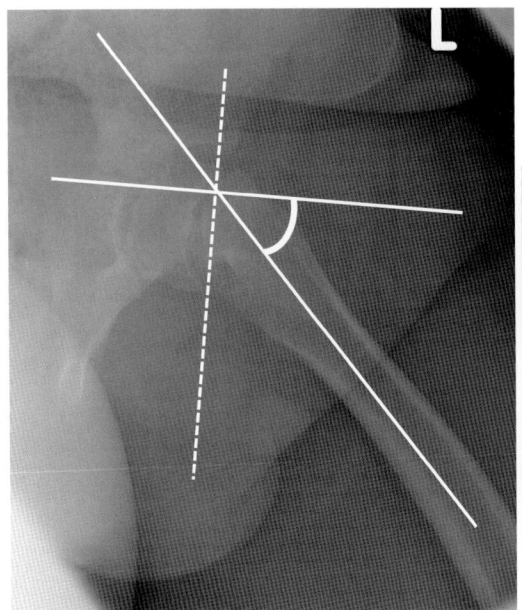

図2（つづき）

a. PTA. 大腿骨近位骨端の前後像を結ぶ線（破線）の垂線と骨幹軸のなす角度

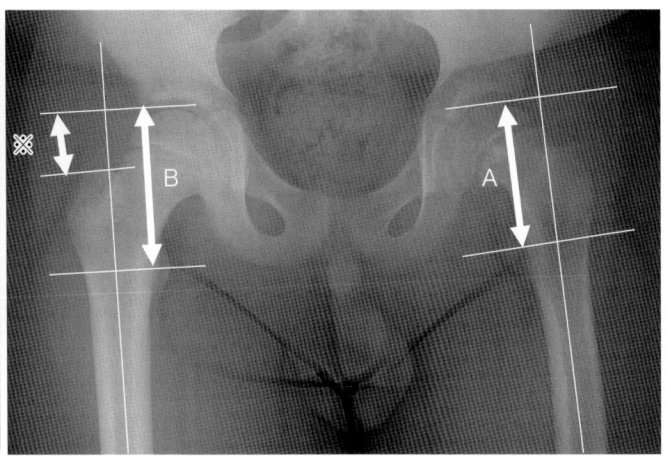

b. 大腿骨頸部長比（A/B）. 患側小転子頂点から大腿骨頭近位端までの距離 A と健側小転子頂点から大腿骨頭近位端までの距離 B を計測（※：ATD）

図3. 単純 X 線計測

測し，A/B で評価した（図3b）．大転子高位の有無として articulo-trochanteric distance（ATD）を計測し，健側との差も評価した（図3b）．また，術後合併症について調べた．

III. 結　果

調査時 JOA スコアは，片側機能が平均 55.6（50〜60）点，両側機能が平均 36.0（24〜40）点であった．総合評価は平均 91.6（77〜100）点であった．Heyman & Herndon

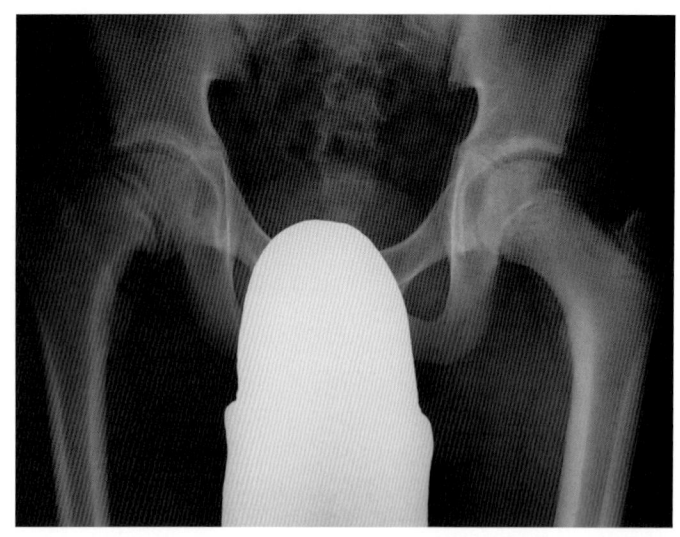

a．正面像

b．側面像

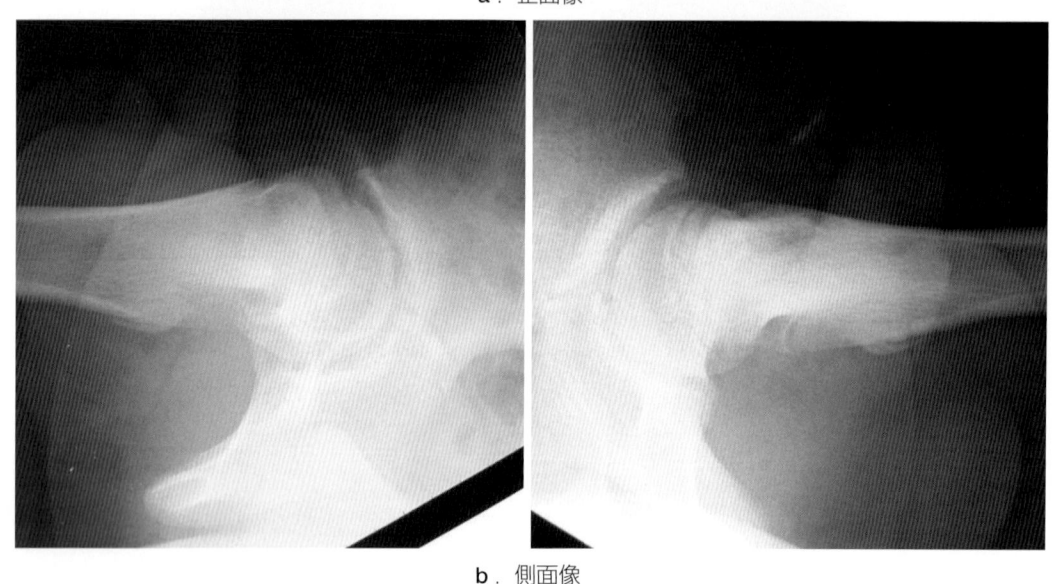

図4．症例3．初診時11歳，男．術前単純X線像

分類では，excellent 7例，軽度の内旋制限のみを有するgoodが4例であった．PTAは，術前平均37.0°（17°～65°）が術直後平均23.5°（9°～43°），調査時平均21.8°（8°～41°）であった．術直後～調査時の期間に，悪化した症例はなかった．大腿骨頚部長比は，術前平均0.93（0.88～0.97）が術直後平均0.98（0.97～1.00），調査時平均0.97（0.74～1.00）であった．調査時ATDは平均14.8（6.5～21.7）mmで，健側との差は症例3の1例以外では認めなかった．合併症は，健側の大腿骨転子下骨折が1例に生じた（症例3）．大腿骨頭壊死，軟骨融解症を生じた症例はなかった．

IV．症例提示

症例1． 初診時9歳，男．BMI 27.1，chronic type．

明らかな外傷歴はなく，股関節痛発症後5ヵ月で跛行もみられるようになり，当科を初診した．初診時PTA 44°，大腿骨頚部長比0.94であった．Hanssonピンを用いて in situ pinningを行い，術直後PTAは32°，大腿骨頚部長比1.0であった．術後6年4ヵ月の調査時，JOAスコア98点，Heyman & Herndon分類はexcellentであった．PTAは30°，大腿骨頚部長比1.0，ATD 7.6 mmであった．

症例2． 初診時10歳，女．BMI 25.4，acute on chronic type．

外傷歴はなく，左大腿部の痛みが誘因なく出現した．

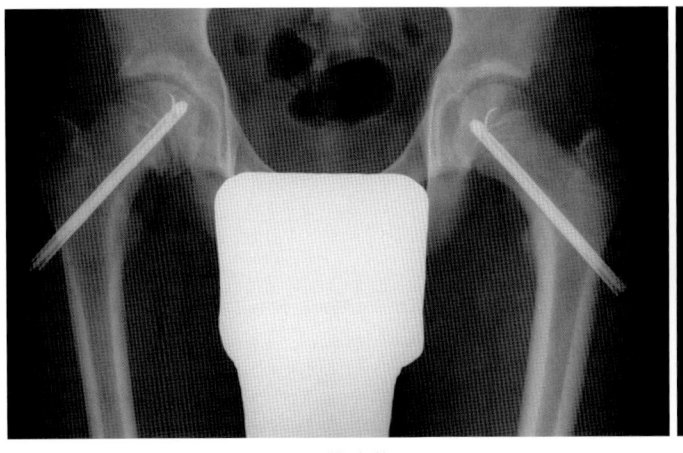

a．術直後

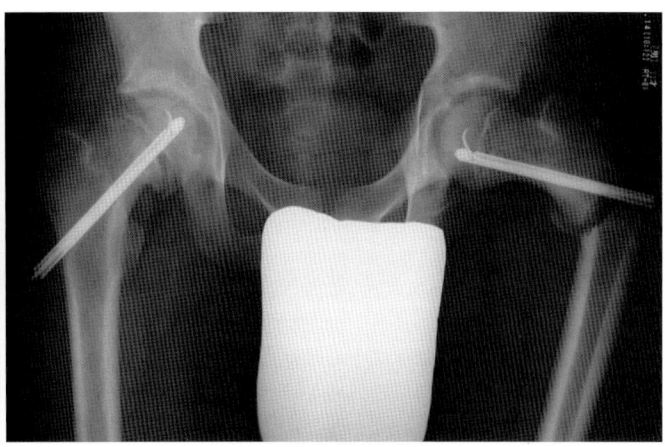

b．転倒し，ピン刺入部で大腿骨転子下骨折を生じている．

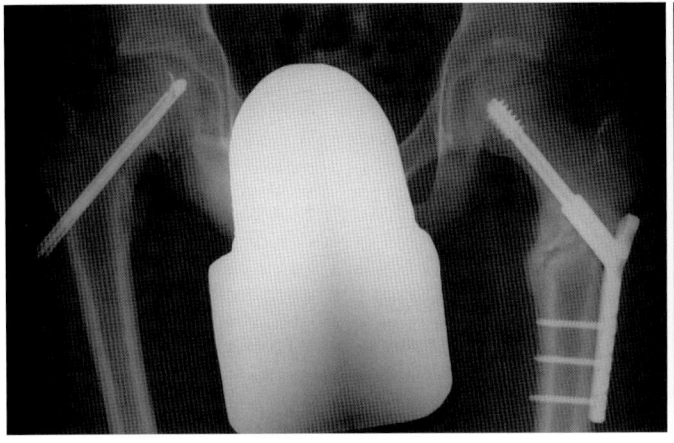

c．Sliding hip plate で骨接合術を行う．

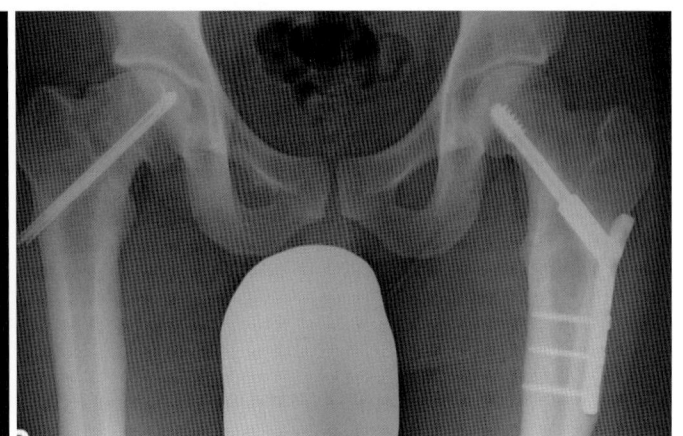

d．調査時

図5．症例3．術後経過の単純X線正面像

発症後1ヵ月で跛行もみられるようになり，近医を受診した．駐車場で父親の背中に負われた際に激痛が出現した．単純X線像で大腿骨頭すべり症を認め，当科を紹介され受診した．初診時PTA 65°，大腿骨頚部長比0.89であった．麻酔下に整復を行い，Hansson ピンを用いて in situ pinning を行った．術直後 PTA は25°，大腿骨頚部長比0.97であった．術後8年5ヵ月の調査時，JOAスコア98点，Heyman & Herndon 分類は excellent であった．PTA は25°，大腿骨頚部長比1.0，ATD 13 mm で，Hansson ピンを抜去した．

症例3．初診時11歳，男．BMI 29.0，chronic type．

外傷歴はなく，右大腿部の痛みが誘因なく出現し，発症後8ヵ月が経過して当科を初診した．初診時 PTA 43°，大腿骨頚部長比0.91であった（図4）．Hansson ピンを用いて in situ pinning を行い，術直後 PTA は43°，大腿骨頚部長比0.91であった．術後4週時に松葉杖歩行で外出中に転倒し，健側の大腿骨転子下骨折が認められ，sliding hip screw で固定した（図5）．術後3年経過後，運動を再開した．術後7年の調査時，JOA スコア95点，Heyman & Herndon 分類は excellent と臨床成績は良好で，運動も問題なく継続しているが，PTA は38°，大腿骨頚部長比0.74，ATD は6.5 mm で健側と8.7 mm の差がある．

V．考　察

Hansson は，75 股関節に円筒形の径6.5 mm のピンにフックを加えたフックピンで固定し，1関節にフックピン周囲の吸収像のため再手術を要したが，早期の骨端線の閉鎖傾向はなかったと報告した[1]．また30年以上経過観察した59関節の大腿骨頭すべり症において，すべり角度による画像変化を調べた．すべり角度が30°以下の41関節では，8関節（20%）に中等度の関節症変化を認め，1関節に重度の関節症変化を認めた．すべり角度31°〜50°の18関節では，6関節（33%）に中等度の関節症変化を認め，3関節に重度の関節症変化を認めたと報告した．すべり角50°までの症例に in situ pinning を推奨し，50°以上の症例に対して in situ pinning か矯正骨切り術の選択を行うと述べている[2]．

Hansson ピンを使用する利点は，smooth ピンであり，

骨端線への障害が少なく，頚部長の成長を妨げないこと，至適位置への挿入が容易であり，フックを前上方に出し，すべりの方向に拮抗させ，1本で安定性が得られること，軟骨下骨まで挿入可能であり，骨頭穿孔の危険性が少ないことがあげられる．

今後の課題として荷重開始時期，運動を許可するかどうかがあげられる．自験例ではPTA 30°以下のchronic typeは，術後全荷重開始は6週以降で松葉杖除去は4ヵ月以降，PTA 30°以上のchronic typeやacute on chronic typeでは，術後全荷重開始は12週以降で松葉杖除去は6ヵ月以降とした．しかし症例3では，術後3年を経過して運動を開始したが，大腿骨頚部長の成長障害が遺残した．ほかの運動を再開した症例は，現時点では成長障害もないことより，PTA 30°以上のchronic typeやacute on chronic typeでは，成長が終わる時期まで運動を許可しないほうがよいと考えられた．また，今回は全例健側の in situ pinningを行ったが，その必要性についても検討を要する．

まとめ

1）大腿骨頭すべり症11例に対してHanssonピンによる in situ pinningを行った．

2）臨床成績は良好であり，1例に大腿骨転子下骨折を生じた．

3）X線評価ではPTAが術後悪化した症例はなく，1例を除いて大腿骨頚部長は健側と比較して成長抑制がなかった．

4）Hanssonピンは，大腿骨頭すべり症に対して行われる in situ pinningにおいて有用なインプラントである．

文献

1) Hansson LI：Osteosynthesis with the hook-pin in slipped capital femoral epiphysis. Acta Orthop Scand **53**：87-96, 1982
2) Hansson G, Billing L, Högstedt B et al：Long-term results after nailing *in situ* of slipped upper femoral epiphysis；a 30-year follow-up of 59 hips. J Bone Joint Surg **80-B**：70-77, 1998

*　　　*　　　*

高齢発症 Perthes 病に対する大腿骨転子部屈曲骨切り術の短期成績

瀬川裕子　西須　孝　柿﨑　潤　亀ヶ谷真琴　神野哲也
大川　淳

はじめに

Perthes 病に対する治療はいわゆる containment 療法が主流となっており，その考えに則った大腿骨内反骨切り術，もしくは大腿骨内反骨切り術と Pemberton 骨盤骨切り術の合併手術を当科でも施行してきた．しかし高齢発症で重症例の中には，これらの手術では良好な成績が得られない症例が少なくなかった[1]．2009 年以降それらの症例に対して，containment の考え方ではなく，「生きている骨を荷重部に移動させる」という考え方[2]に基づき，Perthes 病の多くで残存している大腿骨頭後方の生きている骨を荷重部に移動させる，大腿骨転子部屈曲骨切り術を行っている．その短期成績について報告する．

I. 対象および方法

千葉県こども病院を受診した発症時年齢 8 歳以上の Perthes 病例の中で，大腿骨転子部屈曲骨切り術を施行し現在までに 1 年以上が経過している 5 例 5 股を対象とした（表 1）．全例男性で発症時年齢は平均 9.6±1.3（8.4～11.3）歳，手術時年齢は平均 10.8±1.3（9.2～12.2）歳，経過観察期間は平均 28.5±7.2（19.5～38.2）ヵ月，最終経過観察時年齢は平均 13.1±1.7（11.7～15.1）歳であった．手術時病期は壊死期 1 股，修復期 2 股，遺残期 2 股であった．Catterall 分類[3]は group 3 が 4 股，group 4 が 1 股，lateral pillar 分類[4]は B/C border group 1 股，group C 4 股であった．最終経過観察時 X 線像上の Stulberg 分類[5]を評価した．

II. 手術方法

術前に 3-D CT を撮影し，後方の生きている骨が荷重部に移動する角度を屈曲角度とし，骨固定には亀ヶ谷式有角プレート（ナカシマメディカル社，岡山）を用いた．手術は側臥位，大腿骨転子部への側方アプローチで行った．屈曲角度は 4 股で 45°，1 股で 35°であった．術後は股関節を 30°～40°屈曲位で臥床とし，1 週間かけて

表 1. 症例一覧

症例	手術時年齢（歳）	病期	Catterall 分類（group）	lateral pillar 分類（group）	経過観察期間（月）	最終経過観察時年齢（歳）	Stulberg 分類
1	12.0	遺残期	3	C	38.2	15.1	III
2	12.2	修復期	3	C	30.7	14.7	II
3	9.2	壊死期	3	C	30.1	11.7	III
4	9.8	修復期	4	C	23.8	11.7	III
5	10.8	遺残期	3	B/C	19.5	12.4	II

Key words

late onset Legg-Calvé-Perthes disease, femoral flexion osteotomy

*Flexion osteotomy for late onset Legg-Calvé-Perthes disease
**Y. Segawa：東京医科歯科大学整形外科（Dept. of Orthop. Surg., Tokyo Medical and Dental University, Tokyo）; T. Saisu（部長），J. Kakizaki（医長）：千葉県こども病院整形外科；M. Kamegaya（院長）：千葉こどもとおとなの整形外科；T. Jinno（講師），A. Okawa（教授）：東京医科歯科大学整形外科.

a. 術前正面像
b. 術前 Lauenstein 像
c. 術後 2 年正面像
d. 術後 2 年 Lauenstein 像

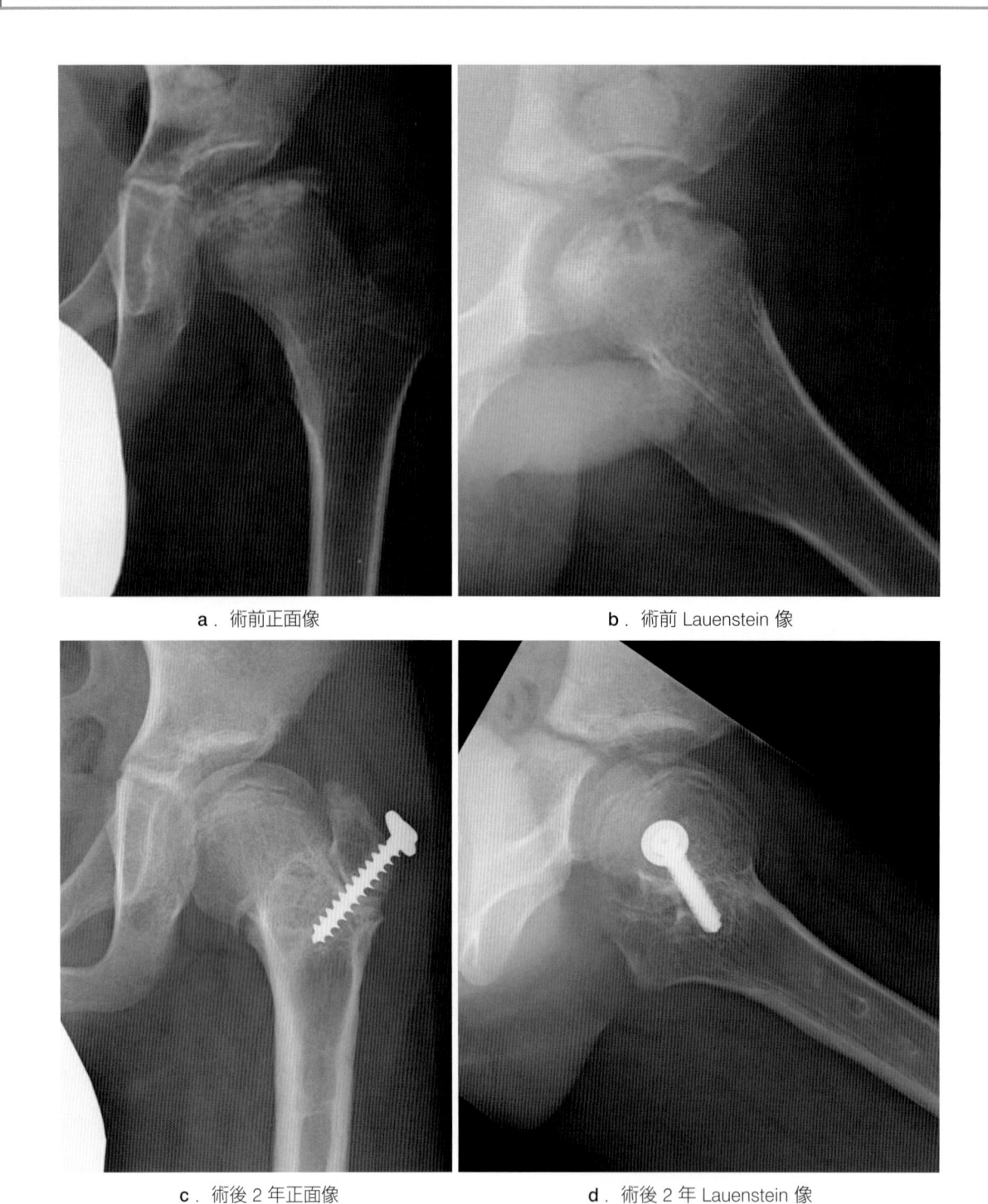

図1. 症例4. 手術時9歳9ヵ月, 男. 術前・最終経過観察時単純 X 線像

徐々に中間位まで伸展させた. 後療法は術後 2 週で車椅子移乗, 術後 6 週で免荷松葉杖歩行開始, 術後 8 週から荷重開始, 術後 10〜12 週で全荷重とした.

III. 結　果

Stulberg 分類はIIが 2 股, IIIが 3 股であった. 症例 4, 5 の術前および最終経過観察時単純 X 線像と, 症例 1, 3 の最終経過観察時単純 X 線像を示す（図 1〜4）.

IV. 考　察

2011 年に西須が Perthes 病重症例 4 例 4 股に対する本術式の短期成績を報告し, 大腿骨頭の形態は X 線正面像では球形度の改善を認めたが, 側面像では 3 股で前方に陥凹がみられていると述べた[6]. 自験例の症例 1〜3 は西須の報告の対象例でもあり, このうち症例 1, 3 は先に述べた前方に陥凹が残存していた症例であった. 西須が報

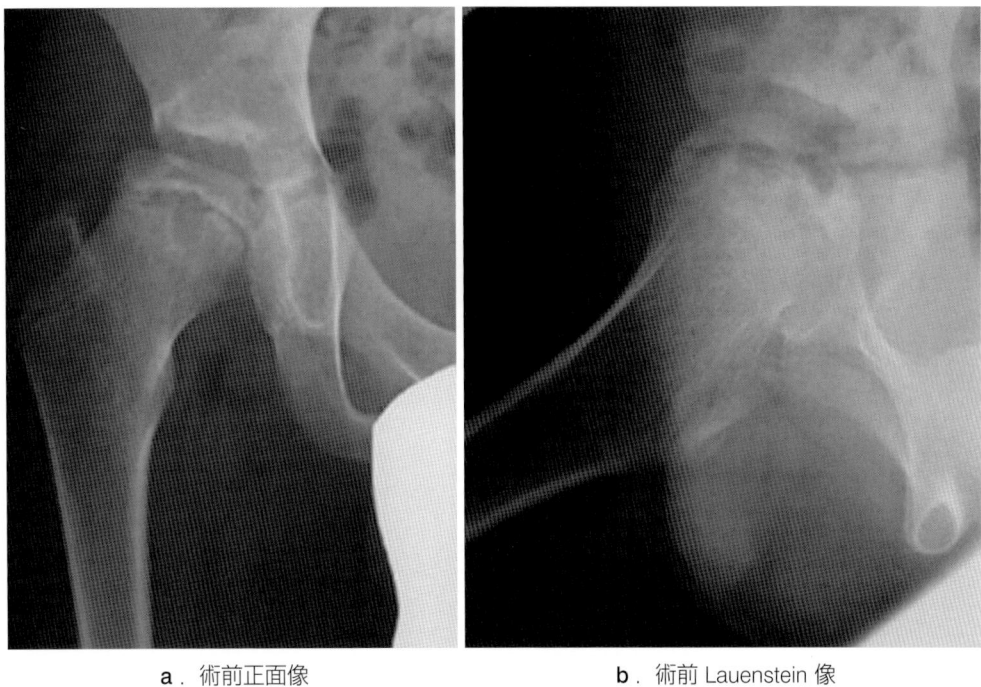

a．術前正面像　　　　　　　　　　b．術前 Lauenstein 像

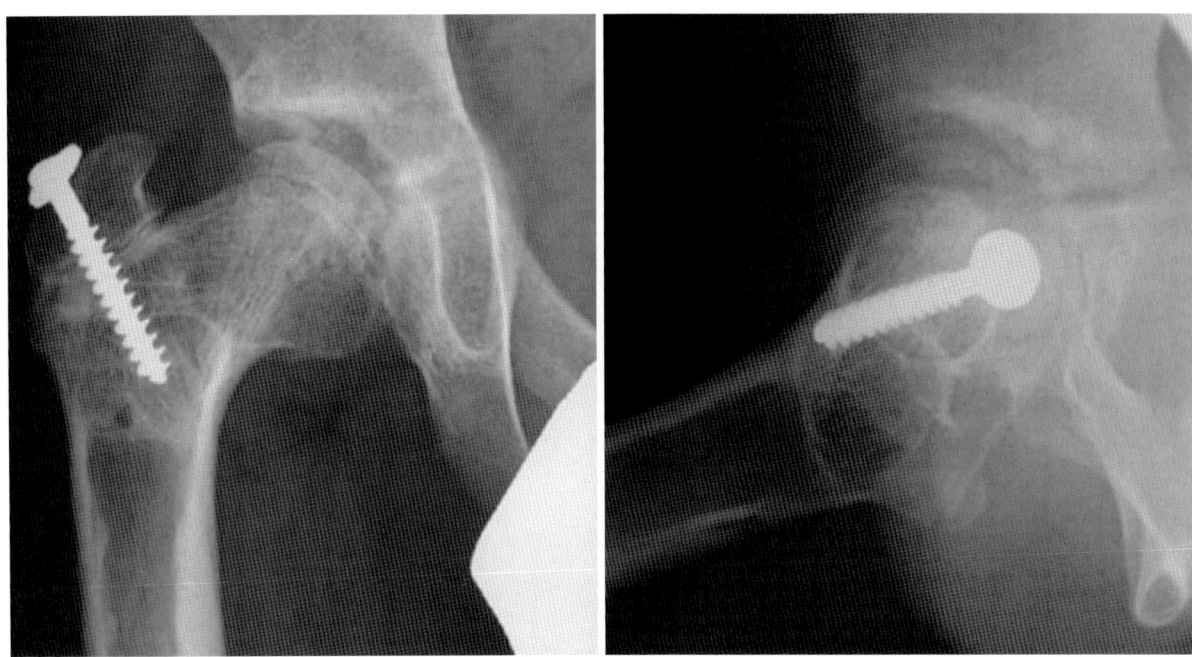

c．術後 1 年 7 ヵ月時正面像　　　　d．術後 1 年 7 ヵ月時 Lauenstein 像

図 2．症例 5．手術時 10 歳 9 ヵ月，男．術前・最終経過観察時単純 X 線像

告した時点と今回の最終経過観察時では 2 年以上が経過し，前方陥凹部の骨再生は進行したが依然残存しており，Stulberg 分類はⅢにとどまった（図 3, 4）．西須は，前方に移動した圧潰部に骨再生が生じれば長期成績が良好になると推測されたと述べたが，症例 1 についてはすでに成長終了を迎える年齢となっており，これ以上の骨再生は期待できないと考えた．本例は手術時年齢が 12 歳で，病期もすでに遺残期を迎えており，術前 Lauenstein 像での骨頭形態が楕円であったことから，より早期に本術式を行えばよりよい成績が得られたのではないかと推測する．一方，症例 3 および同じく Stulberg 分類Ⅲとなった症例 4 は，手術時病期が壊死期および修復期であったこと，いずれも現時点で 11 歳であることから，今後成長終了時までの骨再生に期待したいと考えた．Stulberg 分類Ⅱと成績良好であった症例 2 および症例 5 は，手術時年齢がそれぞれ 12 歳と 10 歳で手術時病期が修復期と遺残期であった．いずれも高年齢での手術であり，術後に大幅なリモデリングを期待できる例ではなかったが，術前 X

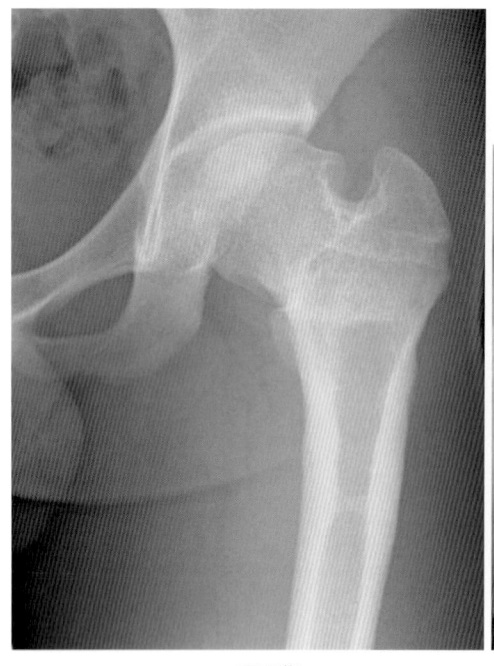

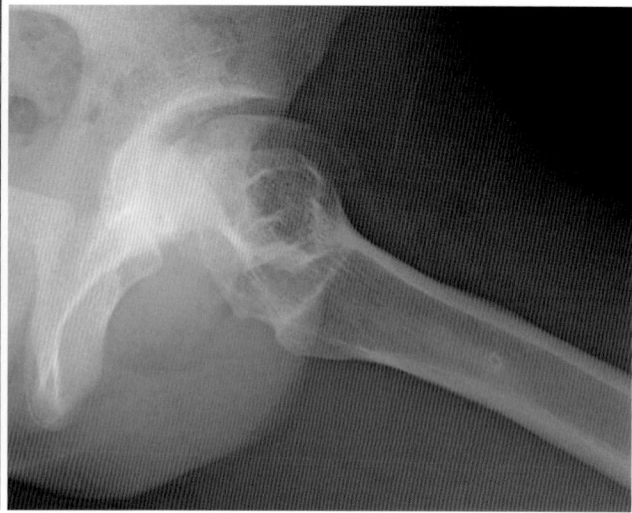

a．正面像　　　　　　　　　　　　　　　　b．Lauenstein 像

図3．症例1．手術時12歳，男．術後3年1ヵ月時X線像

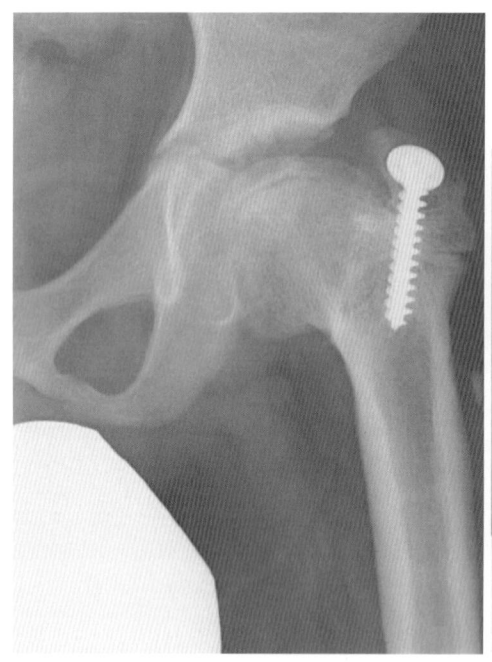

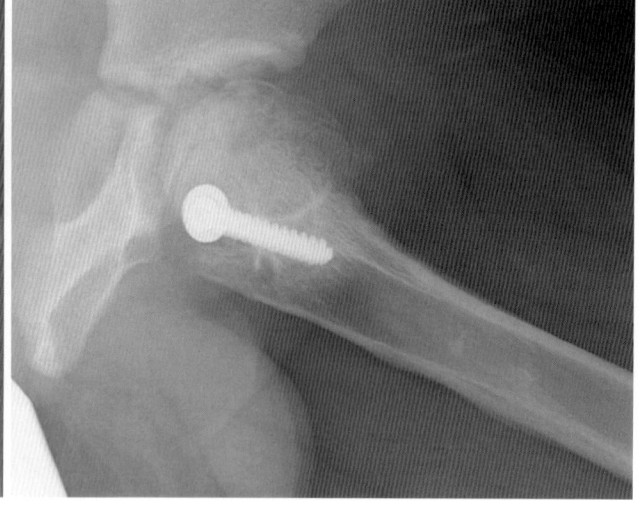

a．正面像　　　　　　　　　　　　　　　　b．Lauenstein 像

図4．症例3．手術時9歳2ヵ月，男．術後2年5ヵ月時X線像

線Lauenstein像上で前方から後方にかけて骨端部の高さが比較的保たれた状態で修復されていたことが，術後球形度の高い骨頭となった要因ではないかと考えた．本術式でよい成績が得られるか否かは，手術時年齢，手術時期，術前の骨頭形態によると考えられる．手術時年齢が低く，術前の骨頭形態が球形であるほど良好な成績が期待できることは明らかである．一方，手術時期についてはさらなる検討が必要であるが，手術によって荷重部に移動した後方部分が術後に圧潰してしまうことは避けなければならず，その点から壊死領域が明確になり後方部分が生きている，もしくは十分な骨再生が得られていると判断できたタイミングが適切ではないかと考えている．

本術式の短期成績では，長期予後がよいとされるStulberg分類IIになったのは5例中2例であったが，手術を

行わなかった場合にはより予後のわるい Stulberg 分類Ⅳ も考えられた重症例が対象となっていた．本術式を導入する際に意図した X 線正面像上での大腿骨頭形態の改善については良好な結果が得られており，このことが扁平骨頭（Stulberg 分類Ⅳ）を防ぐ結果につながったものと思われた．

ま と め

1）発症時年齢 8 歳以上の Perthes 病 5 股に対する大腿骨転子部屈曲骨切り術の短期成績を調査したところ，平均 28.5 ヵ月の経過観察で Stulberg 分類Ⅱが 2 股，Ⅲが 3 股であった．

2）十分に良好な治療成績とはいえないが，術前の重症度を考慮すると有効な術式ではないかと考えられた．

文　献

1) 西須　孝，亀ヶ谷真琴：Perthes 病に対する大腿骨内反骨切り術の治療成績．日整会誌 **84**：1056-1060, 2010
2) Atsumi T, Yoshiwara S：Rotational open wedge osteotomy in a patient aged older than 7 years with Perthes' disease；a preliminary report. Arch Orthop Trauma Surg **122**：346-349, 2002
3) Catterall A：The natural history of Perthes' disease. J Bone Joint Surg **53-B**：37-53, 1971
4) Herring JA, Kim HT, Browne R：Legg-Calvé-Perthes disease；part Ⅰ. classification of radiographs with use of the modified lateral pillar and Stulberg classifications. J Bone Joint Surg **86-A**：2103-2120, 2004
5) Stulberg SD, Cooperman DR, Wallensten R：The natural history of Legg-Calvé-Perthes disease. J Bone Joint Surg **63-A**：1095-1108, 1981
6) 西須　孝，瀬川裕子，若生政憲ほか：ペルテス病重症例に対する大腿骨屈曲骨切り術の短期成績．日小整会誌 **20**：327-330, 2011

＊　　　＊　　　＊

先天性内反足に対する Ponseti 法

衣笠真紀　薩摩眞一　小林大介

はじめに

　先天性内反足のうち，特発性のものは基礎疾患は認めないが，生直後より足部の内反・内転・尖足・凹足変形を認める．発症率は 1,000 名に 1 名程度であり，産科や小児科医，あるいは成人の整形外科医が初診にあたることも珍しくない[1]．家族が抱くもっとも素朴な不安は「この子は将来歩けるようになるのか？」ということであり，初診医は専門医に紹介する前に，このような家族の疑問に対してある程度の回答を用意しておく必要がある．先天性内反足治療における Ponseti 法は，現在ゴールドスタンダードな治療法としてコンセンサスが得られており，当院においても 2002 年より同法を用いることで初期治療成績の向上が得られた．本稿では初診医への情報提供を主たる目的とし，本法の要点と治療成績について述べる．

I. Ponseti 法普及の背景

　先天性内反足の初期治療は，従来 Kite 法[2]に代表されるさまざまな方法でギプス矯正が行われていた．しかし変形の遺残や再発に対して広範な軟部組織解離手術を必要とする症例も多く，必ずしも満足な成績は得られていなかった．
　Ponseti 法は，マニュアル化され理解しやすい一連の徒手矯正とギプスによる固定，遺残した尖足に対する早期のアキレス腱皮下切腱，さらに 4 歳ごろまでの外転装具の装着継続により矯正位を保持する，一連の治療体系として 1963 年 Ponseti 自身により報告された[3]．当時はそれほど注目されなかったが，1995 年に Ponseti 法の 30 年以上の長期成績が報告され[4]，その結果が良好であったこと，ギプス矯正についての解剖学的な説明が理解されやすかったことなどから世界的に広く普及した．2003 年には Ponseti 法の入門書が出版された．これは 10 ヵ国語以上に翻訳され，インターネットでも無料で配信されている[5]．また，この治療法の普及のため Ponseti 自ら実演を交えた講習会を開き，正確な治療法について教授していった．このような背景から，2000 年代に入り，各国で積極的に Ponseti 法を用いた治療がなされるようになった．

II. Ponseti 法の実際

　Ponseti 法の具体的な要点について解説する．まず治療の開始時期であるが，可及的早期（生後 1～2 週）で始めるのが望ましい．ただし未治療で放置されていた内反足に対しても，Ponseti 法は有用である．週に一度ギプスの巻き直しを行い，これを 6～7 回行う．ギプスを巻く際は児に空腹で来院してもらい，ギプス巻きは哺乳瓶からミルクを飲ませながら行う（図 1）．これにより児を泣かさずに落ち着いてギプスを巻くことが可能となる．1 回目のギプス巻きではまず凹足の矯正を行う．この際，前足部を回外させて矯正する．凹足矯正が終了した 2 回目以降は距骨頭を外側から押さえ，距骨周囲の足根骨群を一塊として，踵骨を距骨下でロールアウトさせる気持ちで前足部を外転させていく（図 2）．この徒手矯正は児を泣かさない，つまり痛がらせない程度に徐々に行うため，6～7 週間かけてギプス加療を行う．この操作により，舟状骨は距骨頭の前方をゆっくりと外転し，踵骨は立方骨に押され距骨頭下で外転していき，前足部の内転と後足

Key words
Ponseti method, congenital clubfoot, relapse, comprehensive release

*Ponseti method for treating congenital clubfoot
**M. Kinugasa（医長），S. Satsuma（部長），D. Kobayashi（部長）：兵庫県立こども病院整形外科（〒654-0081 神戸市須磨区高倉台 1-1-1；Dept. of Orthop. Surg., Kobe Children's Hospital, Kobe）．

先天性内反足に対する Ponseti 法

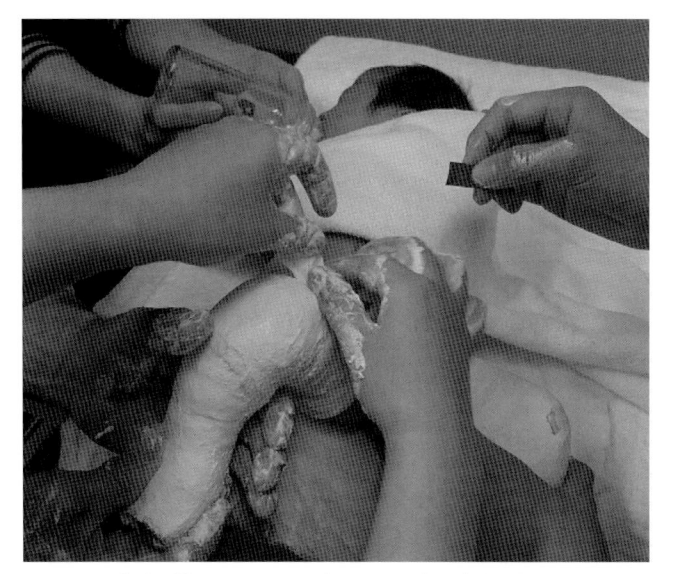

図1. ギプス巻き．ミルクを飲ませながらギプス巻きを行う．

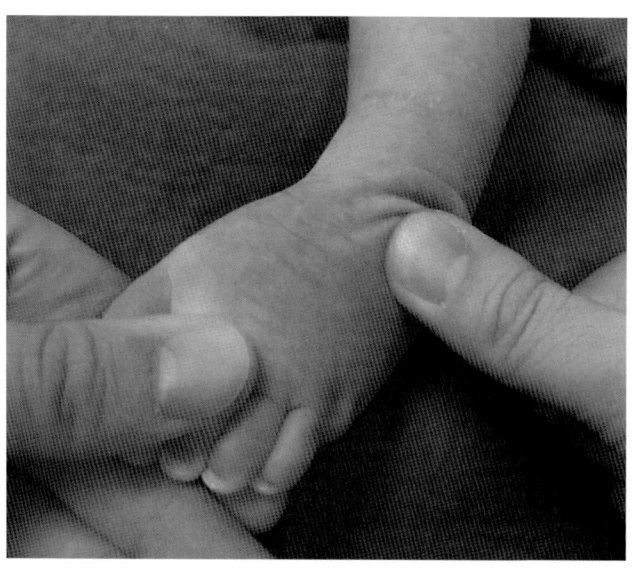

図2. 内転，内反の矯正．距骨頭を外側から押さえ，前足部を外転させて矯正する．

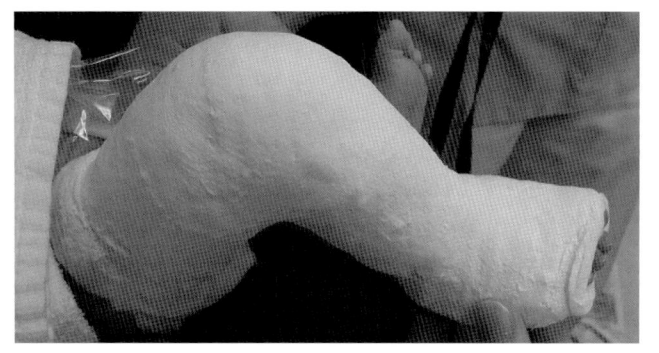

図3. ギプス形成．石膏ギプスで巻いて矯正位を保つ．

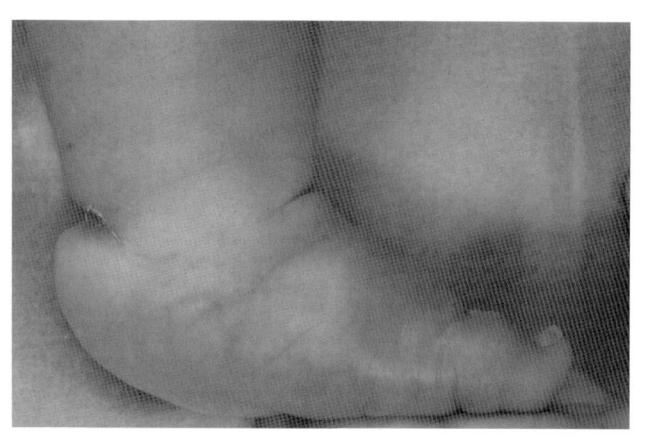

図4. アキレス腱皮下切腱前の尖足変形残存

部の内反が矯正されていく．このような矯正を正確に行い，ギプスをより精密に形成するためには石膏が適していると Ponseti は指摘しており，当院でも石膏を用いている（図3）．

その後，足関節背屈が 10°～15°未満の児に対して全身麻酔下あるいは局所麻酔下でアキレス腱皮下切腱を行う（図4, 5）．尖足の矯正はギプスのみでは不十分である場合が多く，当院でアキレス腱皮下切腱を行った症例は全体の約9割である．アキレス腱皮下切腱の後は，3週間ギプス固定を行い，その後は装具療法に移行する．装具はバー付きの外転装具を使用する．健側は 30°，患側は 75°外転させ，バーの長さは肩幅の約 1.5 倍とする（図6）．ギプスをはずしてから 3ヵ月間は終日装着する必要があるが，それ以降（ちょうどつかまり立ちを始める時期と重なることが多い）は夜間就寝時のみの装着に変更し，これを4歳になるまで続ける．

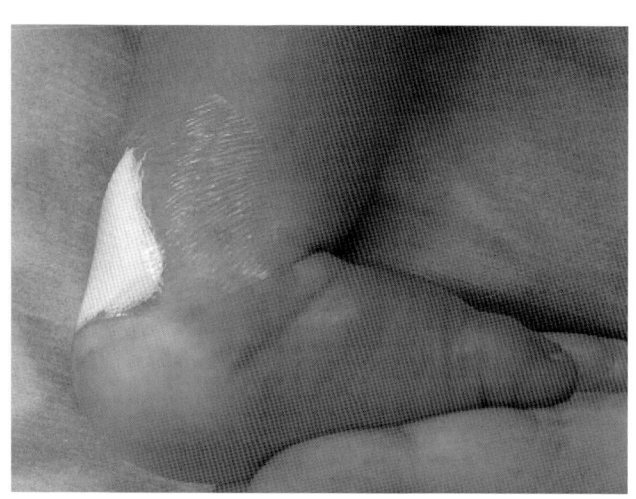

図5. アキレス腱皮下切腱術後．足関節背屈が十分となっている（図4と同一症例）．

147

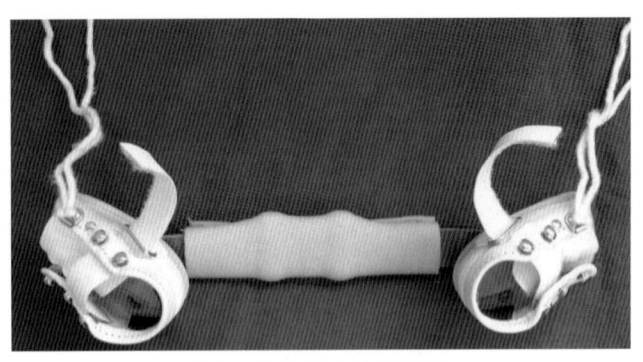

図6. 内反足用の外転装具

III. 対象および方法

❶ 対 象

麻痺性や症候性の内反足を除いた先天性内反足のうち，2003～2006年に初診となり，5年以上経過観察を行った29（男性24，女性5）例42足を調査対象とした．両側例が13例，右側のみが9例，左側のみが7例であった．

❷ 方 法

初診時にDimeglioスコアでの評価を行った[6]．治療はPonseti法に基づいて行った．手術適応についてはX線評価と臨床所見（歩容や足部の外観，足関節の可動域など）を加味して判断した．X線評価では足部の正面像および最大背屈位での側面像を撮影し，正面像における距踵角，側面像における距踵角，脛距角，脛踵角を測定した．距踵指数（最大背屈位側面および正面距踵角の和）が45以下または脛踵角75°以上を，X線学的な遺残変形または再発と判断した．

IV. 結 果

初診時日齢は平均22.9（7～129）日，初診時Dimeglioスコアは平均11.1（3～17）点であった．平均観察期間は6.3年で，手術は42足中，遺残変形あるいは再発例11足（26％）に行われた．手術時期は11足中7足が1歳時（1歳1ヵ月～1歳10ヵ月）にされており，残る4足は4～6歳時（4歳7ヵ月～6歳9ヵ月）に行われていた．これらの手術を要した症例を手術群，手術を要さなかった症例を非手術群として比較した．初診時日齢は非手術群で平均22.7日，手術群で平均23.4日であった．また，初診時Dimeglioスコアは非手術群が平均10.2点，手術群が平均13.5点であった．つまり手術群は非手術群に比べ初診時の重症度がやや高い傾向にあったが，初診時日齢はほとんど差を認めなかった．

手術群で1歳時という比較的早期に手術を行った症例は，いわゆる遺残変形であった可能性が高かった．これらの早期に行った7足の術式はすべて後方解離であった．このうち2足には再手術（後内方解離）を行った．また4歳以降に手術を行った4足については，いわゆる内反足の再発と考えられた．これらの術式は3足が後内方解離，1足は後方解離であった．このうち1足に再手術（下腿回旋骨切り術）を行った．

V. 考 察

Kite法による矯正は踵骨内反を遺残させ，結果として広範な軟部組織解離術を早期に要することが多かった．これに対しPonseti法は，正しい解剖学的理論に基づいた徒手整復，つまり矯正は距骨頭を押さえながら距骨下関節面に沿って行うこと，尖足の遺残に対しては早期にアキレス腱皮下切腱を行うこと，装具療法は十分な外転位を保つ装具を4歳まで継続することなど，特に必須となる治療の要点を明確にしたうえで発表されたため，広く用いられるようになった．2012年に発表された，北米小児整形外科学会（Pediatric Orthopaedic Society of North America：POSNA）320名のメンバーに対するアンケート結果によると，現在Ponseti法を用いていると回答したのは2001年調査時には65％であったのに対して，2010年調査時には97％となっている[7]．またここ数年間でPonsetiの講習会を受けたと答えた者は82.7％に達していた．このように，講習会を受けることで理解を深め，正確なPonseti法を実践している小児整形外科医が増えていることは，北米に限らず日本においても同様である．当院でもPonseti法の導入により，広範な軟部組織解離手術や骨性手術を回避できる確率は高まっており，本調査では5年以上の経過観察期間において手術回避率は74％であった．

過去の報告では従来の治療法の手術回避率が11～58％であったとされ[8]，飛躍的に治療成績が改善しているといえる．しかしPonseti法を行っても，後に手術を要する症例が存在するというのも事実である．また手術を要するような変形には遺残変形と再発の2種類が考えられるが，その区別はむずかしい．本調査で1歳時に手術を施行した症例を遺残変形と仮定すると，遺残変形は全体の16.7％であった．一方4歳以上で手術を要した症例を再発と仮定すると，再発は9.5％という結果になった．初診時のDimeglioスコアが高いほど手術を要する可能性が高くなることが示唆される結果となった．先天性内反足のX線評価についてはさまざまな意見があるが[9,10]，長期成績

との関連はこれまで言及されておらず，遺残変形や再発の一指標となりうるかは今後の議論が期待される．

ま と め

1）先天性内反足は，適切な時期に適切な治療が行われれば著明な変形を残すことはなく，日常生活にほとんど影響を及ぼさない，足底接地可能な足部として成長していく．

2）つまり「適切な治療を行えば，将来普通に歩くことができるようになる」というのが，患者家族の「この子は将来歩けるようになるのか？」の答えである．

3）本稿では，先天性内反足の初期矯正法として現在ゴールドスタンダードの位置を占めるPonseti法について，その実際と治療成績について述べた．

4）Ponseti法の普及後約10年以上が経過する今日，その長期成績や重症例の遺残変形，再発への対応など，今後もさらなる検討をすすめていく必要がある．

文　献

1) 薩摩眞一：先天性内反足・外反足．周産期医 36：698-700, 2006
2) Kite JH：Principles involved in the treatment of congenital clubfoot. J Bone Joint Surg 21：595-606, 1939
3) Ponseti IV, Smoley EN：Congenital club foot；the results of treatment. J Bone Joint Surg 45-A：261-344, 1963
4) Cooper DM, Dietz FR：Treatment of idiopathic clubfoot；a thirty-year follow-up note. J Bone Joint Surg 77-A：1477-1489, 1995
5) Ponseti IV：Clubfoot. Ponseti Management, 3rd Ed, ed by Staheli L, Global HELP Organization, Seattle, p1-31, 2006
6) Dimeglio A, Bensahel H, Souchet P et al：Classification of clubfoot. J Pediatr Orthop B 4：129-136, 1995
7) Zionts LW, Sangiorgio SN, Ebramzadeh E et al：The current management of idiopathic clubfoot revisited；results of survey of the POSNA membership. J Pediatr Orthop 32：515-520, 2012
8) Davidson RS：Clubfoot salvage；a review of past decade's contributions. J Pediatr Orthop 23：410-418, 2003
9) 町田治郎，中村直行，宮川祐介ほか：15歳以上まで経過観察した先天性内反足のX線所見．日小整会誌 18：254-258, 2009
10) 薩摩眞一，小林大介，康　暁博：Ponseti法による先天性内反足の治療経験．日小整会誌 14：12-16, 2005

＊　　　＊　　　＊

先天性内反足における従来法とPonseti法の初期治療成績の検討

平良勝章　根本菜穂　德橋泰明　長尾聡哉　山口太平
佐藤雅人**

はじめに

先天性内反足においてPonseti法は海外・国内を問わず優れた治療法として評価されている．しかしX線像と治療成績について評価した報告は少ない．われわれは，当科における先天性内反足の初期治療成績について従来法とPonseti法を比較した．特にX線像による評価について，手術回避率を指標に検討した．

I. 対象および方法

❶ 対象

2006年4月以降に当科を初診した，基礎疾患を有するものを除く先天性内反足66例96足を対象とした．2008年6月までに初診したものは従来法を，2008年7月以降に初診したものはPonseti法を選択した．従来法群は18（右6，左4，両側8）例26足，Ponseti法群は48（右14，左12，両側22）例70足であった．

❷ 方法

従来法は内反・内転・凹足・尖足を徐々に矯正し，矯正ギプスを10回前後行った後，Denis Browne装具を装着する．従来法の評価は生後約9ヵ月で行い，軟部組織解離手術が必要な場合は手術的治療を施行した．手術的治療が必要ない場合はDenis Browne装具の装着を継続した．Ponseti法はPonsetiグループの方法[1,2]に準じて矯正ギプスを4～5回行う．尖足矯正が不十分の場合は局所麻酔下にアキレス腱皮下切腱術を行った後，外転装具を装着する．Ponseti法の評価は生後約9ヵ月で行い，軟部組織解離手術が必要な場合には手術的治療を施行した．手術的治療が必要ない場合は外転装具を継続した（図1）．検討項目は生後9ヵ月前後における単純X線像で正面距踵角（antero-posterior talo-calcaneal angle：AP-TC），距骨第1中足骨角（talo-metatarsal angle：T-MT），側面距踵角（lateral talo-calcaneal angle：Lat-TC），側面脛踵角（lateral tibia-calcaneal angle：Ti-C）と矯正手術の回避率（Ponseti法におけるアキレス腱切離を除く）とした．

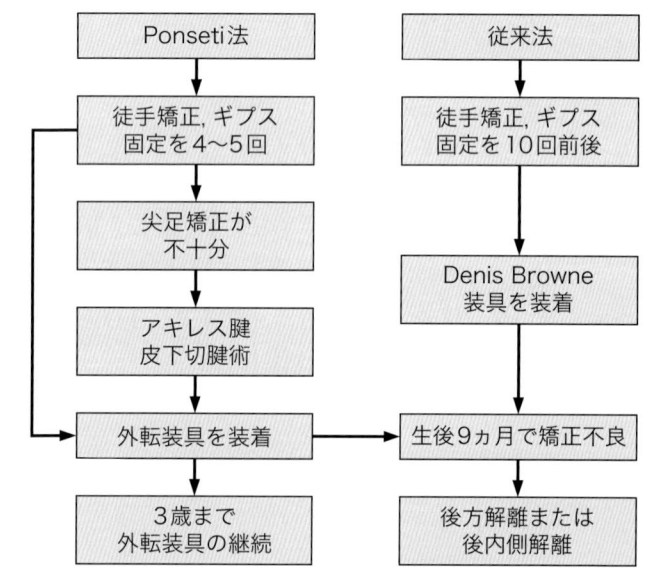

図1. 当センターでの先天性内反足の治療体系

Key words

congenital clubfoot, Ponseti method, short-term result

*Comparison between conventional and Ponseti clubfoot treatment methods ; a short-term results
**K. Taira（科長），N. Nemoto（医長）：埼玉県立小児医療センター整形外科（〒339-8551　さいたま市岩槻区馬込2100；Dept. of Orthop. Surg., Saitama Children's Medical Center, Saitama）；Y. Tokuhashi（主任教授），S. Nagao, T. Yamaguchi：日本大学整形外科；M. Sato（院長）：佐藤整形外科．

図2. 生後9ヵ月における単純X線像の比較

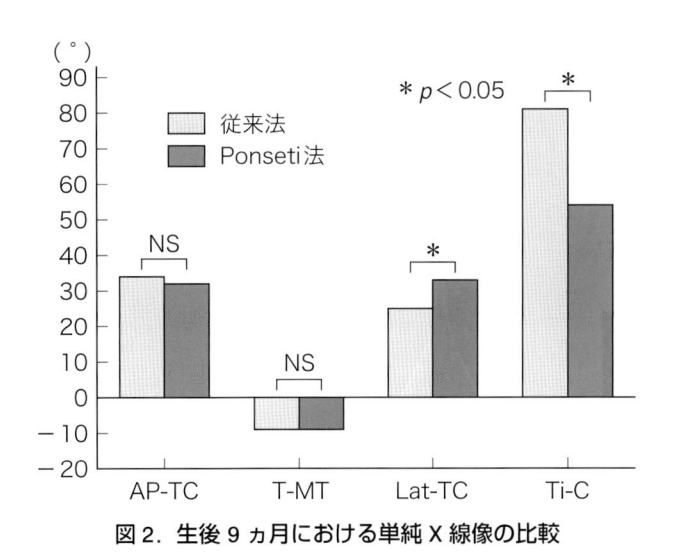

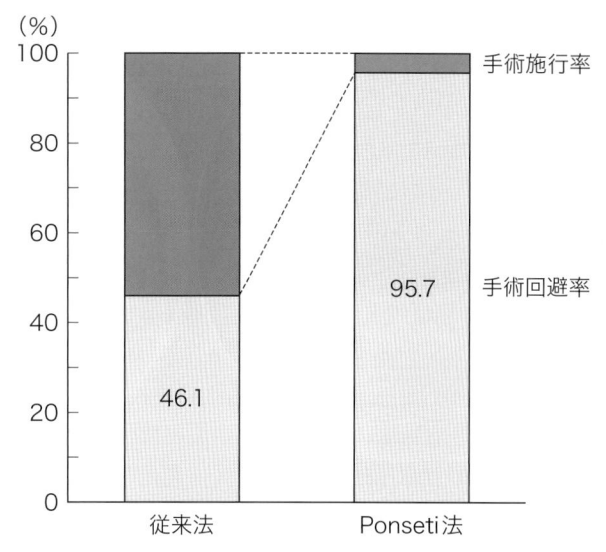

図3. 従来法とPonseti法の軟部組織解離手術回避率の比較

表1. 従来法における軟部組織解離術の回避率

報告者	内反足症例数（足）	軟部組織解離術（足）	手術回避率（％）
金澤ら[7]	19	12	36.8
杉山ら[8]	204	139	31.9
自験例	26	14	46.1

II. 結　果

Ponseti法70足中アキレス腱切離は67足（95.7％）に施行した．単純X線像においてLat-TC，Ti-CはPonseti法群で平均33.1°，54.5°と従来法の平均25.2°，81.6°に比べ優れており，有意差を認めた．AP-TC，T-MTでは有意差を認めなかった（図2）．軟部組織解離手術の回避率はPonseti法群が95.7％と，従来法群の46.1％に比べて高かった（図3）．

III. 考　察

先天性内反足の初期治療としてギプス矯正は一般的である．従来よりさまざまな方法でギプス矯正が行われてきたが，満足のゆくものではなかった．近年Ponseti法[1,2]が見直されており，当科でも導入している．

薩摩ら[3]は，Ponseti法は生後6ヵ月時のX線計測値の平均が従来法に比べ優れていたと報告している．さらに薩摩ら[4]は，生後9ヵ月時のX線像でもAP-TCとLat-TC，Ti-CでPonseti法は従来法より優れていたとしている．自験例でもLat-TC，Ti-CでPonseti法は従来法に比べ優れており，有意差を認めた．しかし，AP-TC，T-MTでは有意差を認めなかった．このことからわれわれは，術後9ヵ月時のX線像ではLat-TC，Ti-Cが客観的評価として有用であると考えている．

軟部組織解離手術は，術後に瘢痕や拘縮による可動域制限と筋力低下をきたす可能性がある[5]．また，手術により矯正が得られた内反足は柔軟性を欠き，過矯正されることがあるなど問題点が指摘されている[6]．従来法では保存的治療に抵抗性の内反足に対して軟部組織解離手術が行われる．自験例の手術回避率は46.1％と過去の報告[7,8]と同等であった（表1）．Ponseti法は従来法に比べ軟部組織解離手術の回避率が高く，自験例でも95.7％と過去の報告[6,9]と比べても高かった（表2）．

Ponseti法は軟部組織解離術の回避率が高く治療体系として有用であり，その客観的評価として生後9ヵ月時のX線像でLat-TC，Ti-Cが重要な指標となりうる．しかし，2010年に当センターの山口ら[10]が行った同研究での手術回避率は97.2％であり，わずかではあるがその割合は減少している．また，衣笠ら[11]もPonseti法の5年以上経過した症例について報告し，追加手術の割合が増加してきていると述べている．今後長期的な追跡調査が必要である．

表2. Ponseti法における軟部組織解離術の回避率

報告者	内反足症例数（足）	軟部組織解離術（足）	手術回避率（％）
Laaveg, Ponseti[6]	104	7	93.3
北野ら[9]	35	5	85.7
自験例	70	3	95.7

まとめ

1）先天性内反足における初期治療成績を検討した．

2）Ponseti法はLat-TC，Ti-Cで有意差をもって良好であった．

3）Ponseti法は軟部組織解離手術が回避できる可能性が高い．

4）Ponseti法の再発例も報告されてきており，今後長期的な追跡調査が必要である．

文献

1) Ponseti IV：Treatment of congenital club foot. J Bone Joint Surg **74-A**：448-454, 1992
2) Ponseti IV：Clubfoot management. J Pediatr Orthop **20**：699-700, 2000
3) 薩摩真一, 小林大介, 康　暁博：Ponseti法による先天性内反足の治療経験．日小整会誌 **14**：12-16, 2005
4) 薩摩眞一, 小林大介, 衣笠真紀ほか：Ponseti法による先天性内反足の治療—先天性内反足に対するPonseti法の初期治療成績—Ponseti法導入前の治療群と比較して．日小整会誌 **19**：394-397, 2010
5) Rumyantsev NJ, Ezrohi VE：Complete subtalar release in resistant clubfeet；a critical analysis of results in 146 cases. J Pediatr Orthop **17**：490-495, 1997
6) Laaveg SJ, Ponseti IV：Long-term results of treatment of congenital club foot. J Bone Joint Surg **62-A**：23-31, 1980
7) 金澤和貴, 吉村一朗, 竹山昭徳ほか：先天性内反足の治療成績．日足外会誌 **27**：6-10, 2006
8) 杉山正幸, 亀下喜久男, 奥住成晴ほか：先天性内反足の保存療法ならびに手術療法の適応と限界．日小整会誌 **11**：195-198, 2002
9) 北野元裕, 川端秀彦, 松井好人ほか：先天性内反足に対するPonseti法による治療の短期成績．日小整会誌 **13**：77-80, 2004
10) 山口太平, 平良勝章, 根本菜穂ほか：先天性内反足における従来法とPonseti法の初期治療成績の検討．日小整会誌 **20**：339-342, 2011
11) 衣笠真紀, 薩摩真一, 小林大介ほか：先天性内反足に対するPonseti法の治療成績—5年以上経過した症例について．日小整会誌 **20**：349-352, 2011

*　　　*　　　*

足根骨バイオメカニクスを重視したPonseti法*

垣花昌隆　増田陽子　大関　覚**

[別冊整形外科64：153～157, 2013]

はじめに

先天性内反足は下腿筋が低形成であり，下腿三頭筋とアキレス腱が短いため足関節は強く底屈して，踵骨は距骨下関節面に沿って内反と内転の方向に回旋している．足底筋も低形成であるため，踵骨に対してChopart関節以遠は回内して内転し，足部は凹足を呈する．この足根骨の動きは，関節面の形状と靱帯により規定されている．Ponseti法[1]では，前足部の回内を最初に矯正して足底筋を伸長し，次いで距骨下関節に回旋運動の中心を移して前足部を外転，回内方向に回旋させることで踵骨に直接触れることなく，踵骨の回旋異常を三次元的に矯正する．したがって，Ponseti法を行うには足根骨の動きの理解が不可欠である．本稿では先天性内反足の病態，Ponseti法の矯正におけるバイオメカニクスを中心に述べる．

I. 病　態

先天性内反足は出生時に足部が内がえし肢位に拘縮し，中間位まで矯正不可能な状態にある．下腿の筋肉の低形成がみられ，特に下腿三頭筋やアキレス腱が非常に小さく短い．このため踵骨に強い牽引力が加わり，踵骨は距骨の下で内旋・底屈・内反し，踵骨の前方部分が距骨頭の下に潜り込んで，いわゆるroll inと呼ばれる位置にあり（図1），後足部の尖足と内反変形を形成する．さらに後脛骨筋や長母趾屈筋も低形成で短く，前足部を内転させる．また足底筋も低形成であるため，前足部は後足部に対して回内しており，矢状面では凹足を呈している[2,3]．足外側の踵腓靱帯や足内側の踵舟靱帯は拘縮しており，

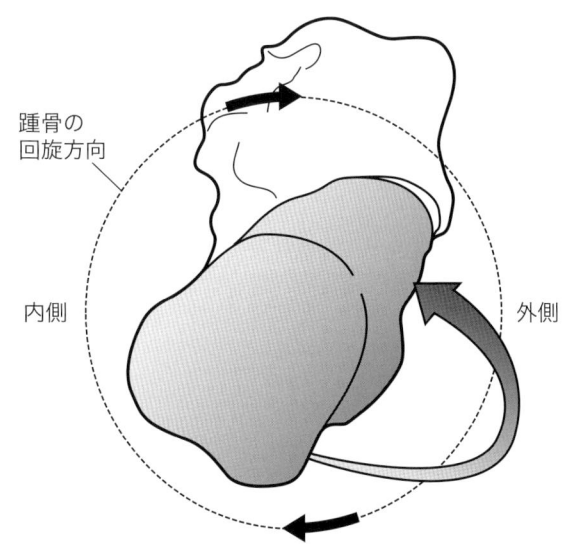

図1. 先天性内反足における距骨と踵骨の位置関係
（文献2より引用改変）．踵骨は距骨の下で内旋・底屈・内反し，踵骨の前方部分が距骨頭の下に潜り込んで，いわゆるroll inと呼ばれる位置にある．

骨間距踵靱帯や二分靱帯も拘縮している．また足関節，距骨下関節，距舟関節の関節包も拘縮していることがある．

II. バイオメカニクス

正常な距骨下関節の運動中心は前方では距骨頭の中心にあり，後方では踵骨後方関節の中心にあるため，足関節の運動軸と距骨下関節の運動軸は斜めで空間的捻れの位置関係にある[4]（図2）．尖足位のまま前足部を回外させ，外転していくと舟状骨が距骨の前方をすべるように外転

Key words
congenital clubfoot, Ponseti method, biomechanics

*The Ponseti method that attached great importance to biomechanics of the tarsal bone
**M. Kakihana, Y. Masuda, S. Ozeki (教授)：獨協医科大学越谷病院整形外科 (Dept. of Orthop. Surg., Dokkyo Medical University Koshigaya Hospital, Koshigaya).

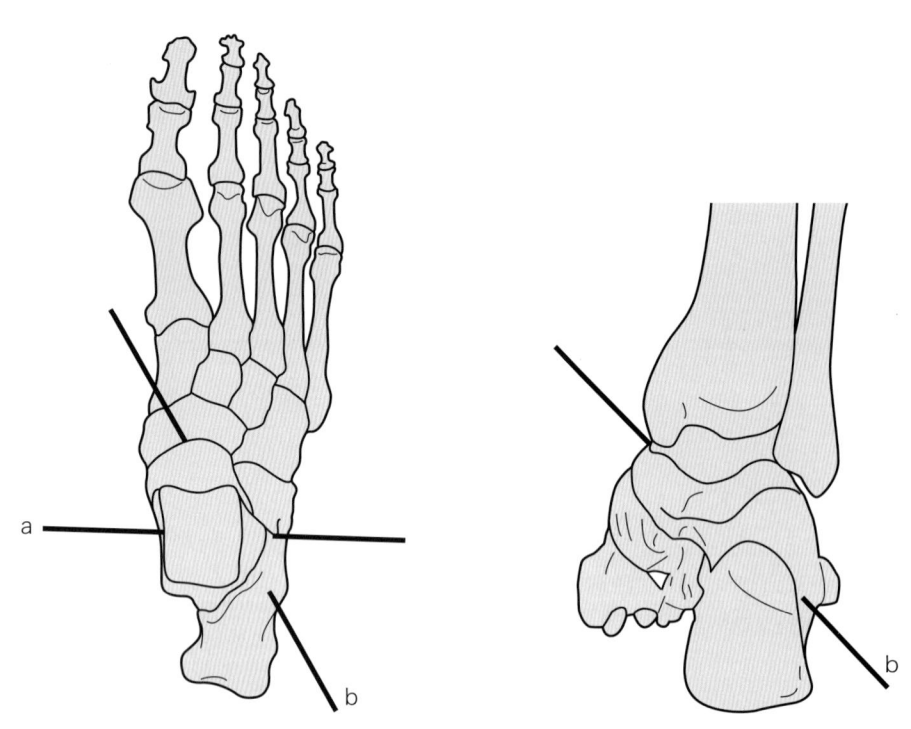

図2. 足関節，距骨下関節の運動軸（文献4より引用改変）．足関節と距骨下関節の運動軸は斜めで捻れの位置関係にある．a：足関節の運動軸，b：距骨下関節の運動軸

し，踵骨前方部（頭部）も距骨頭の下で外転していく．矯正は距骨下関節に沿って行われるが，徒手矯正の際に距骨下関節の運動方向をイメージすることが大切である．

III. Ponseti法

矯正の前に患児を十分にリラックスさせる必要がある．診察室ではオルゴールをかけたり，ミルクを与えたりすると効果的である．使用する下巻きとギプスは当院では短線維の下巻き綿（ウェブリル：アルケア社，東京）と，1〜2分で硬化する速硬性石膏ギプス（プラスラン緑：アルケア社）を使用している．2012年からはSpecialist（BSN Medical社，Charlotte）の輸入が可能となり，Iowa大学と完全に同じ治療材料が入手可能となった．はじめに徒手矯正を何度か行い，距骨下関節の運動方向の確認を行う．距骨頭を同定し，外側を指で押さえる．初回の矯正では凹足を矯正する．尖足位のまま距骨頭を外側より押さえ，前足部を回外させると頭部の上外側への隆起は舟状骨と並び，隆起は消失する．足底からみて足アーチが正常になるまで前足部を回外させる．この操作により後足部と前足部の位置関係がまず矯正され，前足部の内転と後足部の内反を矯正する前段階としてたいへん重要なポイントとなる（図3a）．2回目以降は，尖足位のまま距骨頭を指で押さえて前足部を外転していく．この操作により，距骨の内側に変位していた舟状骨は徐々に外側に整復されていく．また踵骨は外反・外旋方向に回旋して，内反・内転も矯正されていく．回旋しながら踵骨は背屈するため，踵骨底側を押さえないよう注意する．距骨頭を指で押さえ前足部を外転させることにより，距骨下関節に沿って踵骨が外旋するように矯正する（図3b〜d）．最後にアキレス腱の皮下切腱を行い，足部を背屈させ尖足の矯正を行う．ギプスは足先から大腿まで巻き，膝は90°屈曲させ足部を70°外旋させ，足関節最大背屈位でギプスは足先から大腿まで巻く（図3e）．アキレス腱の皮下切腱後3週で足部外転装具へ移行し，足部を60°〜70°外旋位に保持する．四つ這いが始まる6ヵ月以降は，3〜4時間フリーの時間をつくる．歩行開始後，外転装具の使用は夜間のみとし，就学前まで装着させる．

IV. 対象および方法

2004〜2010年に生後3ヵ月以内に当院に初診し，Ponseti法による初期治療を行えたのは17例25足であった．その内訳は男性12例，女性5例，右足3例，左足6例，両足8例であった．全例で最終ギプスの直前にアキレス腱の皮下切腱を行い，装具で外旋70°に保持した．

a．初 回

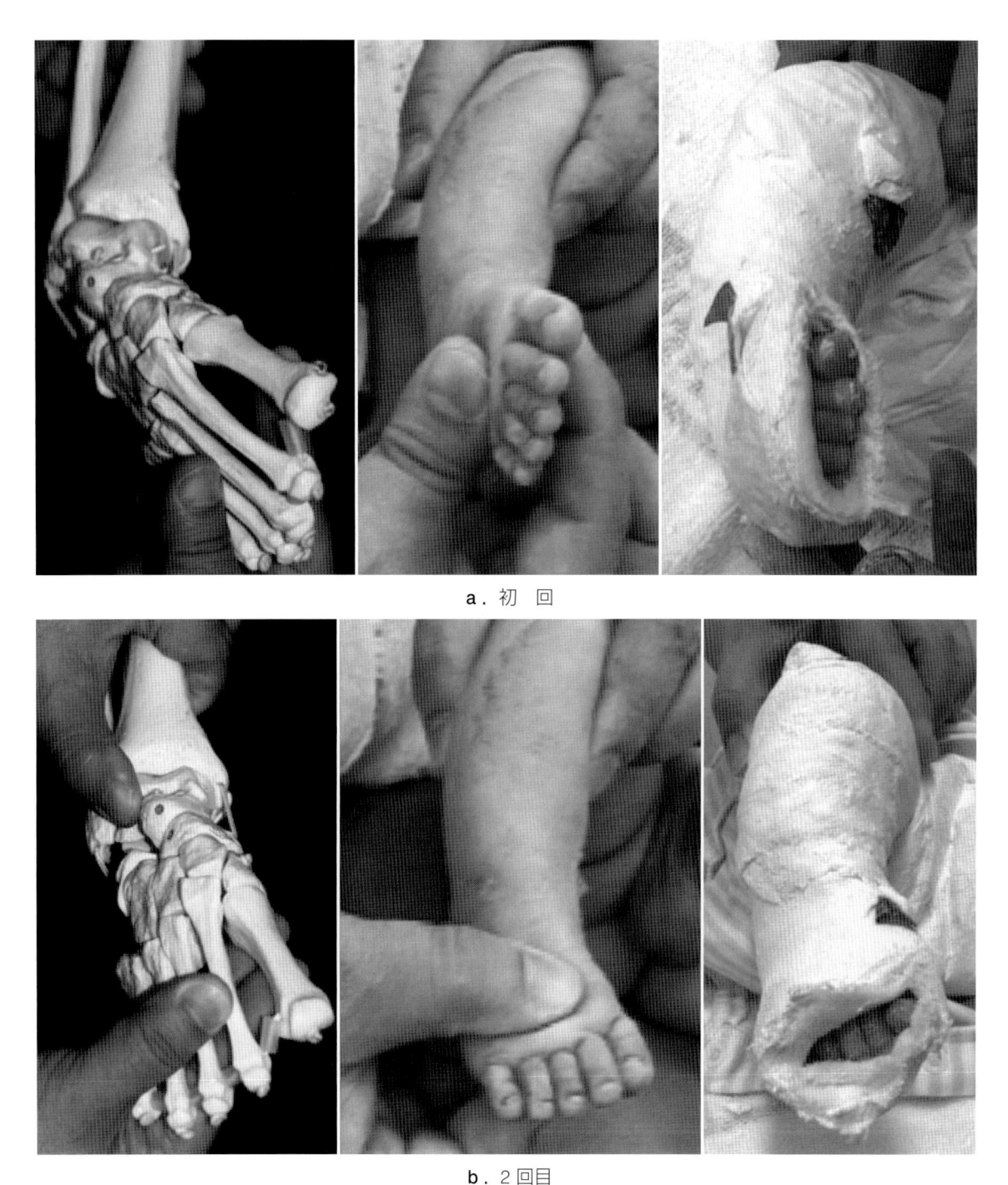

b．2回目
図3．Ponseti法での矯正過程

V．結　果

　全例良好に矯正されていた．1歳時の単純X線像において，正面距踵角は44.5°±5.6°，側面距踵角は37.5°±6.8°，脛踵角は59.8°±9.3°と良好な矯正を維持されており，全例良好に矯正されていた．しかし術後3年以降3例6足に再発を認め，平均3歳で再度アキレス腱の皮下切腱とSteindlerの足底腱膜解離術[5]を追加した．

VI．考　察

　Ponseti法のもっとも重要な点は初回の矯正，すなわち前足部を回外させるところにある．後足部に対して前足部が回内しているために凹足が生じる．内反足の遺残変形の多くが前足部の回内変形の遺残により足部全体が回外して起こっており，遺残変形を予防するためには前足部の回内変形をしっかり矯正することが必要である．また再発例では足底筋とアキレス腱の短縮があり，再度こ

c. 3回目

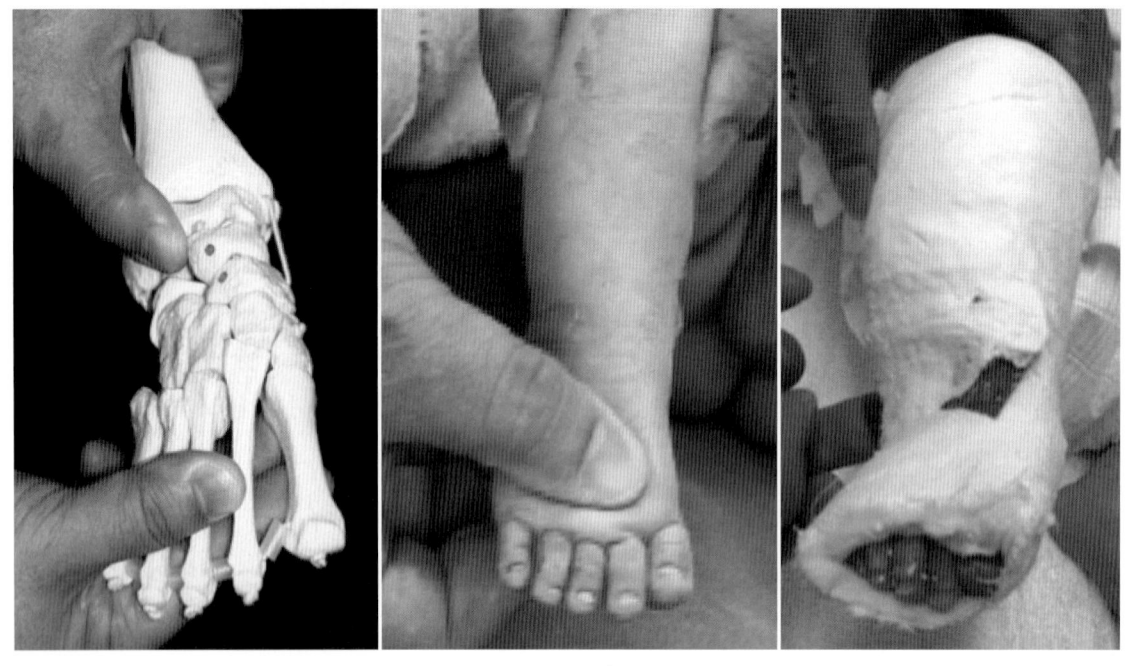

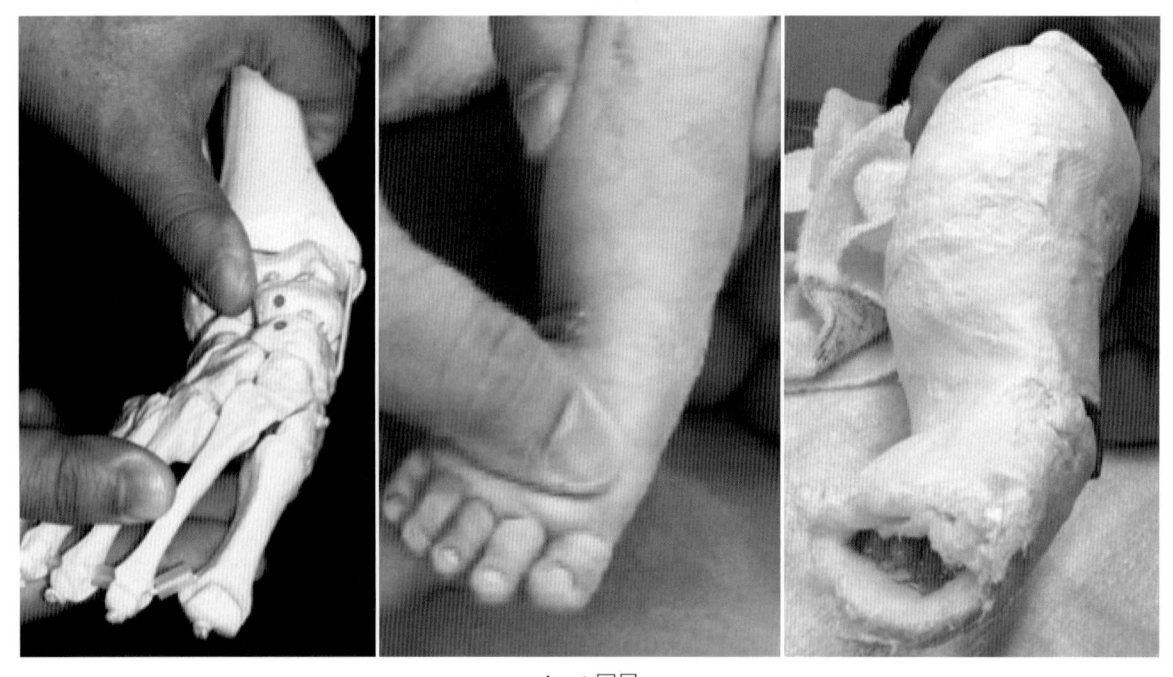

d. 4回目
図3（つづき）

れらを延長することで矯正が可能であった．

　2回目以降の矯正は，距骨頭を支点に前足部を70°まで過剰に外転していく．尖足位でアキレス腱の牽引力を弱めたまま矯正し，最後にアキレス腱の切腱を行うことで距骨の下にroll inした踵骨が外転・外反方向に回旋しやすくなる．このことは，われわれが以前行っていた三次元同時矯正法（3-D法）[6]と比較し距踵角の開きがPonseti法で有意に改善されていたことでも証明された[7]．

　3-D法とPonseti法の違いは初回矯正と過剰な外旋位の保持，アキレス腱切腱の時期にあった．Ponseti法では初回に行う前足部の矯正と早期のアキレス腱切腱により，先天性内反足の病態である下腿と足底筋の低形成に対処できたことにあると考えた．乳児の足根骨は軟骨で構成されているが，関節運動はこの軟骨性足根骨の表面形状に沿って起こる．無理な力を非生理的方向にかければ，安易に距骨下関節部の形態を変形させてしまう．足根骨配列異常を矯正するには，関節の三次元的な運動方向に沿って矯正力をかけることが重要で，これを理解せずPonseti法の手技のみに追従し行うことは，足根骨の形態異常や早期の足根関節癒合を引き起こす危険性が高い．

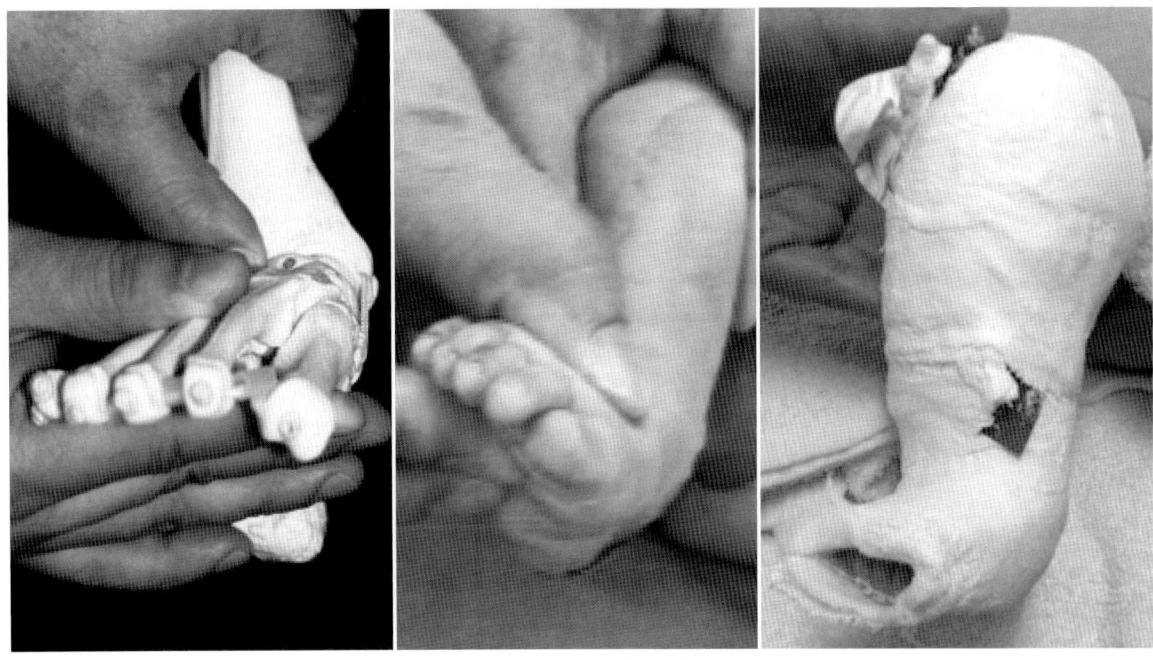

e．アキレス腱切腱後
図3（つづき）

したがって，距骨下関節と足関節の運動方向を指先でよく感じ取り，三次元的なバイオメカニクスを理解することがきわめて重要である．

ま と め

1）先天性内反足の病態およびPonseti法による矯正について報告した．
2）先天性内反足の治療を行う際は，足根骨の三次元的なバイオメカニクスを理解することが重要である．

文 献

1) Ponseti IV：Treatment of congenital clubfoot. J Bone Joint Surg 74-A：448-454, 1992
2) McKay DW：New concept of and approach to clubfoot treatment；sectionⅠ. principles and morbid anatomy. J Pediatr Orthop 2：343-356, 1982
3) Ponseti IV：Congenital Clubfoot；Fundamentals of Treatment, Oxford University Press, New York, p21-48, 1996
4) Schuenke M, Schulte E, Schumacher U：Atlas of Anatomy；General Anatomy and Musculoskeletal System, Thieme, Stuttgart, p410-411, 2007
5) Steindler A：Stripping of the os calcis. J Bone Joint Surg 2-A：8-12, 1920
6) 大関　覚：先天性内反足．小児診療 57 ［別冊］：43-52, 1994
7) 垣花昌隆，増田陽子，大関　覚：Ponseti法による先天性内反足の保存加療―北大式三次元的同時矯正法との比較．東日本整災会誌 23：179-183, 2011

*　　　*　　　*

月出法を行った先天性内反足ギプス終了時のMRI所見と長期治療成績*

岡安　勤**

はじめに

われわれは，1988年より月出法[1]を行ってきた．1994年以降，ギプス療法による内反・内転の矯正終了をMRIで確認し，そのMRIによる予後予測の正確さを検討した．最終評価は先天性内反足国際評価スコア（ICFSGスコア）[2]で行った．

I．対象および方法

対象は，1993〜2005年に早期ギプスから当科で治療を行った特発性先天性内反足14（男性12，女性2）例17足である．両側罹患例でもMRIが1側しか撮像できなかったものは片側例とした．両側3例，片側11例であった．Dimeglio重症度分類で後方視的に評価し，grade 2が2足，grade 3が11足，grade 4が4足であった．ギプス治療後のMRIは尖足矯正の術前に実施し，チオペンタールナトリウム注腸による睡眠誘導下に撮像した．3-Dフィールドエコー法，スライス幅2 mmで内・外果を通る線に直交するように矢状断像を撮像した．その矢状断像をもとに底屈した足底面に平行に横断像を撮像し，そのMRIから亀ヶ谷[3]の距骨頚体角（talus neck angle：TNA）と距舟関節の整復状態の指標となる舟状骨角（navicular angle：NA）を計測した．NAの高値は舟状骨が距骨頭部に対し，内方偏位が大きいことを示している．

❶月出法の徒手矯正

距骨の外側頭部をてこの支点として，踵立方関節を外側正常位に向けて外方に押し上げる．同時に前足部内側骨性支柱を前方に牽引しながら，舟状骨を距骨頭部の前方に移動させる．毎回の徒手矯正は20分行えばよい．この保存的治療は日数をかけて，短い靱帯と細い筋と腱を少しずつ延長させて矯正をすすめる．強い力で一気に矯正するのは，重度例には禁忌である．

❷ギプス固定

まず，背臥位の子どもの膝を直角に保持し，大転子から下腿の下1/4までギプス固定する．ギプスの固まるのをまち，助手に大腿からのギプスを保持させる．次に術者が足を矯正位に保持しているところを，第二の助手が下腿から足尖までギプスを延長する．内反・内転の矯正は，足部X線正面像において距骨長軸が第1中足骨より近位で足の内縁を貫通している状態とした．月出法を忠実に追試しようとしたが，膝窩部びらんのため大腿からのギプスが継続困難な場合，尖足位で矯正位を保ったまま膝を自由に動かせる愛徳整肢園式ギプス[4]も併用した（図1）．

❸尖足の矯正

手術はアキレス腱延長術・後方解離術・板てこ法あるいは経皮的板てこ法のみを行った．月出法では板てこの板の後部を長くして，前方部を背屈するのではなく踵骨後方のKirschner鋼線刺入部を底側に牽引して尖足を矯正する．これで矯正時の距骨滑車部への圧を及ぼすのを防いでいる（図2）．アキレス腱の延長量は，手術完了時の予想図から延長する長さを決定した．

最終評価は外来診察時にX線撮影し，ICFSGスコアを用いて行った．

Key words

clubfoot, MRI, Hitachi approach, long-term result

*Magnetic resonance imaging finding of congenital clubfoot after cast therapy and long-term results of Hitachi approach
**T. Okayasu（センター長）：愛徳医療福祉センター整形外科（〒641-0044　和歌山市今福 3-5-41；Dept. of Orthop. Surg., Aitoku Medical & Welfare Center, Wakayama）．

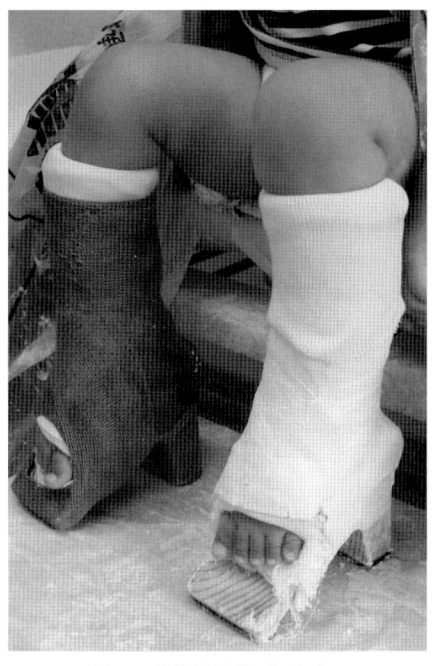

図1. 愛徳整肢園式ギプス

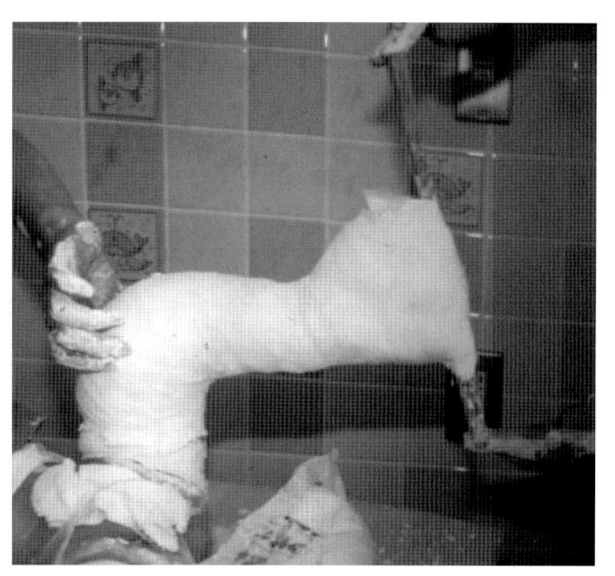

図2. 月出法における板てこ法

表1. 14例17足の一覧

症例	性	足	ギプス開始日齢	MRI実施月齢	TNA（°）	NA（°）	手術月齢	最終評価月齢	ICFSGスコア（点）	治療成績
1	男	右	62	8	50	20	10	183	6	良
2	男	右	15	18	19	20	19	194	6	良
		左	15	18	36	16	19	194	6	良
3	男	左	35	8	22	11	11	176	5	優
4	男	右	28	12	21	14	12	159	1	優
5	男	左	27	11	33	39	11	168	6	良
6	男	左	34	10	33	33	11	168	6	良
7	男	左	15	11	28	28	11	185	5	優
		右	15	11	31	51	11	185	14	良
8	男	右	16	10	32	6	11	172	6	良
9	男	右	17	12	37	50	12	152	1	優
		左	17	12	42	35	12	152	2	優
10	男	左	20	13	31	8	14	161	9	良
11	男	右	47	14	29	34	20	110	7	良
12	男	右	9	13	34	27	14	94	7	良
13	女	左	24	10	33	14	11	78	6	良
14	女	右	26	10	34	12	10	68	4	優

❹倫理的配慮

本研究は当センター倫理委員会から承認され，家族の同意を得ている．

Ⅱ．結　　果

初回矯正ギプスは生後平均24.8±13.5（9〜62）日から行われていた（表1）．月出法による内反・内転の矯正位が得られるまでには最短でも5ヵ月，最長17ヵ月（平均11.1±3.1ヵ月）を要した．MRIは生後平均11.8±2.8（8〜18）ヵ月（表1）で実施された．体重あたりチオペンタールナトリウム30 mgを注腸したが，睡眠時間が30〜40分であるため両側罹患例で両側検査できたものは5例中3例であった．

表2. Dimeglio 分類と NA, ICFSG スコア

Dimeglio 分類	NA	ICFSG スコア (点)
grade 2 (n=2)	29.5°±13.4°	6.0±0
grade 3 (n=11)	17.7°±9.6° ⎤	5.7±2.0
grade 4 (n=4)	41°±11.3° ⎦ p<0.05	5.5±5.9

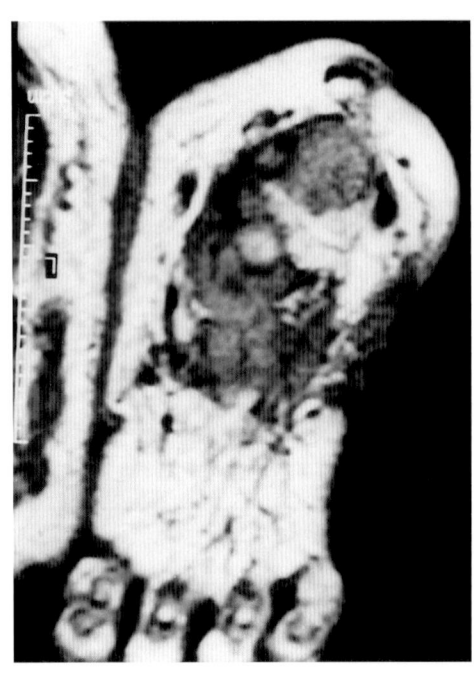

図4. 症例7. MRI 横断像. 右足. TNA 31°, NA 51°

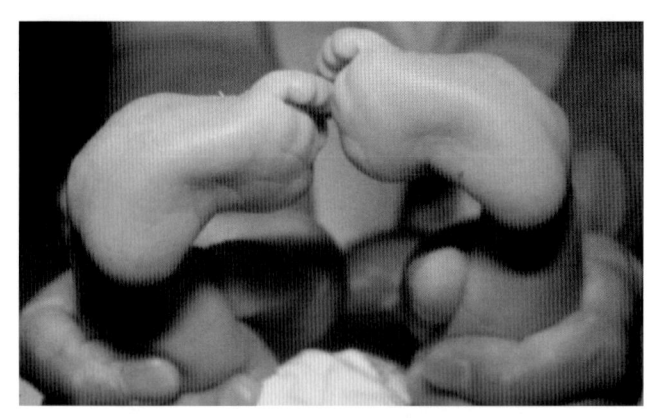

図3. 症例7. 15歳, 男. 初診時（生後10日）外観所見. Dimeglio 分類 grade 4

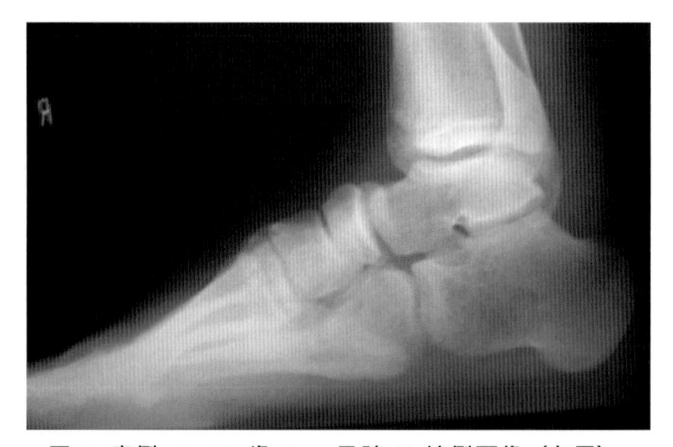

図5. 症例7. 15歳5ヵ月時 X 線側面像（右足）. Talonavicular position, talo M1 axis, 扁平距骨滑車の異常があり, スコアは3点であった.

❶MRI の結果

罹患側は右9足, 左8足で, ほぼ均等であった. TNA は 19°〜50°（平均 32.0°±7.4°）, NA は 6°〜51°（平均 24.5°±14.0°）［表1］であった. 教科書では距骨の頚部が内方へ 53°屈曲, つまり TNA 53°とされているが, 月出法のギプス矯正終了後の TNA は平均 32.0°±7.4°であった. すなわち, 先天性内反足の距骨頚体角は正常と同じということを示していた. 距骨頭部に対する舟状骨の偏位と相関があると思われる Dimeglio 分類では, grade 2 (n=2), grade 3 (n=11), grade 4 (n=4) の3群の NA はそれぞれ 29.5°±13.4°, 17.7°±9.6°, 41°±11.3°であった（表2）. Grade 3 と grade 4 の2群に5%危険率で統計学的有意差を認めた. 月出法手術時月齢は平均 12.8（10〜20）ヵ月（表1）であった. 板てこ法のみ群 (n=4) が 15.2±4.9 ヵ月, 後方解離・板てこ法群 (n=13) が 12.1±2.3 ヵ月と, 板てこ法のみ群のほうがより内反・内転の矯正に時間を要す傾向がみられた.

❷最終評価時の治療成績

最終評価時年齢は平均 12.7（5〜16）歳（表1）であった. ICFSG スコアによる 17 足の結果は優6足, 良11足, ICFSG スコア平均 5.7±3.0 点であった. 再手術例はなかった. Dimeglio 分類では grade 2 (n=2), grade 3 (n=11), grade 4 (n=4) の ICFSG スコアは, それぞれ 6±0, 5.7±2.0, 5.5±5.9 点で3群に差は認めなかった（表2）. MRI からの予後予測としては, NA が 40°未満であれば距舟関節の整復の程度はほぼ良好で, 平均 12.7 歳まで再発はみられないことがわかった.

Ⅲ. 症例提示

症例7. 15歳, 男.

両側罹患で生後10日目に初診し, Dimeglio 分類は grade 4 であった（図3）. 月出法ギプスを5ヵ月間行った. 膝窩部びらんのため, 愛徳整肢園式ギプスに変更した. 生後11ヵ月で MRI, 後方解離術, 板てこ法を実施

した．MRI では横断像で右足 TNA 31°，NA 51°（図 4），左足 TNA 28°，NA 28°であった．4 歳 4 ヵ月で大阪府へ転居し，15 歳 5 ヵ月の最終評価（ICFSG スコア）で右は形態学 7，機能評価 1，X 線評価 6 の合計 14 点で成績は良（図 5），左は形態学 4，機能評価 0，X 線評価 1 の合計 5 点で成績は優であった．中学 3 年間サッカー部で活動していた．

IV. 考　察

月出法は徒手整復とそれに続く holding cast を繰り返して矯正をすすめていき，底屈位にある距骨に向かって前足部と踵骨を正しく結合させ，正常な足の尖足位を形成することを第一段階としている．第二段階は尖足の矯正である．これは板てこ法や後方解離術によって一気に解決される．装具や矯正靴は一切必要なく，追加手術も必要ないと Hitachi[1]は述べている．しかしわれわれは尖足矯正の術後，靴型装具を 12 歳まで装着させた．平均 12.7 年経過観察を行っている自験例 17 足の ICFSG スコアの成績は良以上が 100％で，再手術例は皆無であった．

それでは，MRI を実施した時点で 12 年後の予後が予測できるのであろうか．先天性内反足の MRI による評価では，Kamegaya ら[5]は生後平均 9 ヵ月の軟骨を含む距骨全体の TNA は内反足 36 足で 44.0°±8.1°，正常足 9 足で 30.8°±5.5°と，0.1％の危険率で有意差があったと述べている．また，阿部ら[6]は MRI において TNA は正常 37°に対し，先天性内反足では 42°で統計学的有意差を認めたと述べている．一方 Pekindil ら[7]は，ギプス療法とそれに続く全周解離術を受けた平均 5.6 歳の先天性内反足の MRI を行った．横断面での TNA は先天性内反足では 51.2°，正常足 49.6°で距骨の内旋の矯正に成功した結果，先天性内反足の TNA は正常に近似であると報告した．また，三浦[8]は手術前と術後経年的に MRI を実施した．TNA は術前 40.5°から術後 5 年で 30.7°とほぼ正常値になった．NA は術前 45.8°から術後 25.2°に急激に改善したが，5 年後でも 21.7°であると述べた．舟状骨の内側偏位は徒手矯正や全周解離術によって著しく改善するが，距骨頚体角のような骨の形状は骨切り術以外では 10°も変化するとは考えにくい．Hitachi が述べるように先天性内反足の距骨頚体角は正常と同じであり，距骨頭部の頭頂部，外側部の関節面がリモデリングされ，NA が 20°に近づくようになったと考えるほうが理解しやすい．

自験例 17 足では TNA 平均 32.0°±7.4°で，解剖学的距骨頚体角 24°よりもやや高値であったが，Downey ら[9]の報告した正常足の TNA 39°よりも正常に近い角度であった．これは，ギプス療法による矯正が十分達成されていることを示している．MRI において距骨頚部の内転が正常化し，NA が 40°未満と求心性が得られていれば，尖足の再発はあっても内反・内転の再発は起こりにくいと思われた．

ま と め

1）月出法で治療した特発性先天性内反足 14 例 17 足の MRI から TNA，NA を計測した．

2）TNA の平均は 32.0°±7.4°で Downey らの正常値とほぼ同じであった．NA は平均 24.5°±14.0°であった．

3）Dimeglio 分類では NA に関して grade 3 が 17.7°±9.6°，grade 4 が 41°±11.3°で，より重症なほうが高値であった．5％の危険率で有意差を認めた．

4）長期治療成績を ICFSG スコアで評価した．優 6 足，良 11 足で，ICFSG スコアは平均 5.7±3.0 点であった．

5）月出法で内反・内転矯正終了後に MRI を行い，NA が 40°未満であれば 12 歳までに内反・内転の再発はみられないことがわかった．

6）月出法はギプス治療期間が長期になるが，優れた治療法と思われた．

文　献

1) Hitachi T：Early treatment of severe idiopathic clubfoot. The Clubfoot, ed by Simons GW, Springer-Verlag, New York, p553-569, 1994
2) Bensahel H, Kuo K, Duhaime M：Outcome evaluation of the treatment of club foot；the international language of clubfoot. J Pediatr Orthop B **12**：269-271, 2003
3) 亀ヶ谷真琴：先天性内反足の MRI．整・災外 **44**：999-1005，2001
4) 岡安　勤，毛保浩明，松崎交作：重度尖足拘縮に対する保存療法（愛徳整肢園式 cast 法）．日脳性麻痺の外研会誌 **2**：57-64，1992
5) Kamegaya M, Shinohara Y, Kuniyoshi K et al：MRI study of talonavicular alignment in club foot. J Bone Joint Surg **83-B**：726-730, 2001
6) 阿部義幸，斉藤　伸，野口京子ほか：先天性内反足の MR 像─距骨下関節全周解離術における足根骨の整復について．別冊整形外科 **32**：143-148，1997
7) Pekindil G, Aktas S：MRI in follow-up of treated clubfoot during child. Eur J Radiol **37**：123-129, 2001
8) 三浦陽子，亀ヶ谷真琴，西須　孝ほか：先天性内反足における舟状骨角と距骨頚体角の術後変化─MRI における経時的変化．日小整会誌 **14**：22-25，2005
9) Downey D, Drennan J, Gracia J：Magnetic resonance image findings in congenital talipes equinovarus. J Pediatr Orthop **12**：224-228，1992

先天性内反足の遺残変形に対する手術的治療

町田治郎　奥住成晴　中村直行　森川耀源　大庭真俊
阿多由梨加

はじめに

先天性内反足の遺残変形に対する手術的治療法を検討するため，他院で初期治療を受けた後に当センターを受診して遺残変形に対して手術を行った症例の治療成績を報告する．

I. 対象および方法

他院で特発性先天性内反足の初期治療を受けた後に当センターを受診し，歩行開始後の遺残変形に対し2001～2010年に手術を行った12（男性8，女性4）例15足を対象とした．そのうち9例11足については以前に報告した[1]．当センターの初診時年齢は平均3歳7ヵ月（13～79ヵ月）であった．他院での治療は，保存的治療9足，後方解離4足，後内側解離2足であった．他院で保存的

表1．症例一覧

	症例	性	左右	治療歴	術前評価(点)[McKay]	手術	手術時月齢(月)	術後期間(月)	術後評価(点)[McKay]	TMA(°)	関節ROM(°)	内転(°)	Dunn分類
初回手術群	1	女	右	保存	130 可	PMR	82	88	175 優	0	0	0	軽度
			左	保存	130 可	PMR	86	84	180 優	0	0	0	軽度
	2	男	左	保存	130 可	PMR	49	103	170 良	0	0	0	軽度
	3	男	右	保存	110 不可	PMR	19	77	140 可	−20	−10	−10	中等度
	4	男	右	保存	140 可	PMR	47	109	165 良	−10	0	−5	軽度
	5	男	左	保存	120 不可	PMR	24	118	180 優	0	0	0	軽度
	6	女	左	保存	120 不可	PMR	37	20	170 良	−10	0	0	軽度
	7	男	左	保存	140 可	EVP	34	18	175 優	0	0	0	軽度
			右	保存	110 不可	EVP	40	12	175 優	0	0	0	軽度
再手術群	8	女	左	PR	110 不可	EVP	66	120	145 可	0	−30	−5	重度
			右	PR	110 不可	EVP	72	114	130 不可	−10	−30	−10	重度
	9	女	左	PR	140 可	PMR	36	108	165 良	−10	0	0	中等度
	10	男	左	PMR	110 不可	EVP	65	75	160 良	0	−20	0	中等度
	11	男	右	PR	120 不可	EVP	43	60	175 優	0	0	0	軽度
	12	男	右	PMR	120 不可	triple	177	36	140 可	−10	−20	−10	重度

TMA：transmalleoular axis of the foot，PR：後方解離，PMR：後内側解離，EVP：Evans変法+PMR，triple：三関節固定術

Key words

child, clubfoot, Evans procedure, posteromedial release, surgery

*Surgery for residual deformity in congenital clubfoot
**J. Machida(部長), S. Okuzumi(副院長), N. Nakamura(医長), Y. Morikawa, M. Ooba, Y. Ata：神奈川県立こども医療センター整形外科（〒232-8555　横浜市南区六ツ川2-138-4；Dept. of Orthop. Surg., Kanagawa Children's Medical Center, Yokohama）．

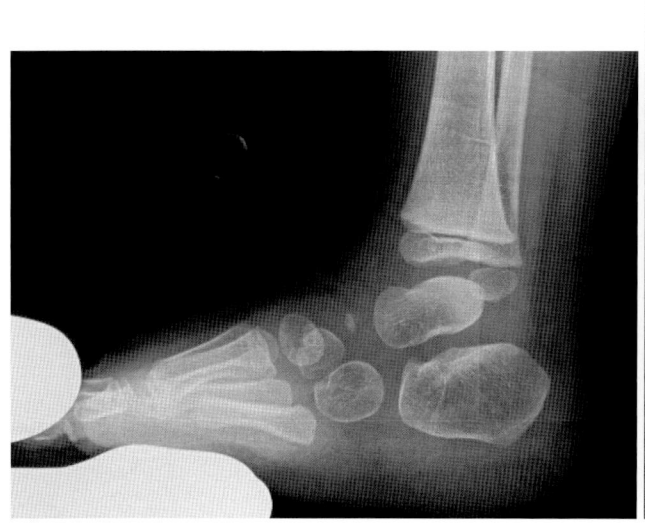

a. 術前最大背屈位側面像

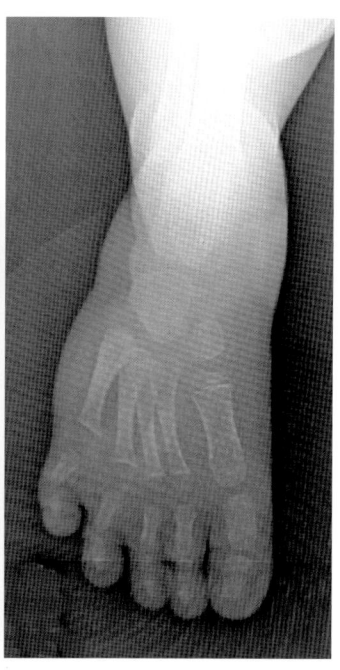

b. 術前立位正面像

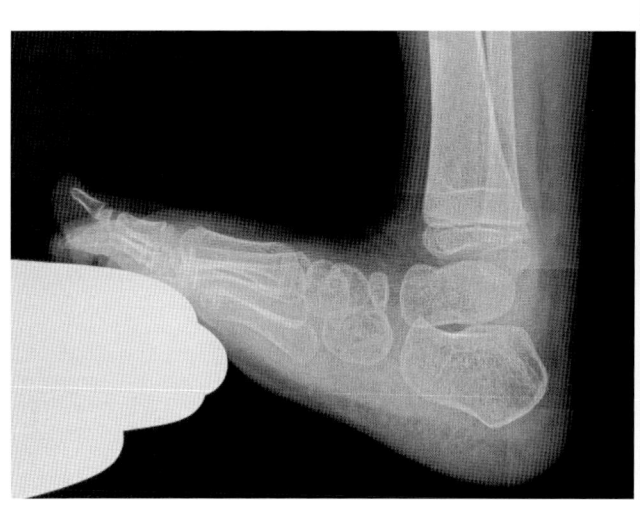

c. 術後1年8ヵ月の最大背屈位側面像

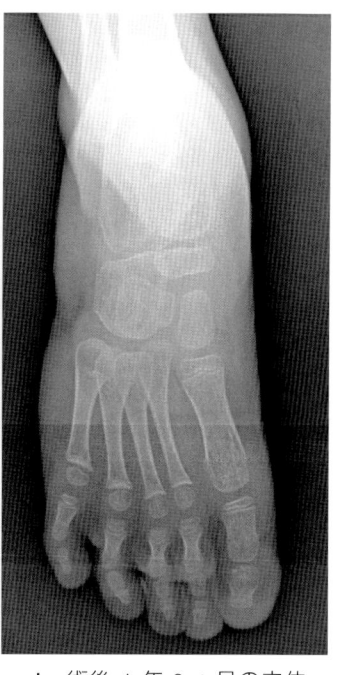

d. 術後1年8ヵ月の立位正面像

図1. 症例6. 初診時1歳1ヵ月, 女. 右先天性内反足. X線像. 他院で生後1ヵ月よりギプス治療を行い装具で経過をみていたが, 3歳1ヵ月で後内側解離術を施行した.

治療のみ行った例を初回手術群（9足），手術を施行された例を再手術群（6足）とした．当センターでの手術時年齢は平均4歳10ヵ月（19～177ヵ月）で，術後の経過観察期間は平均6年4ヵ月（12～120ヵ月）であった（表1）.

当センターで行った手術は距踵関節を解離しない後内側解離術8足，後内側解離術とEvans変法の合併手術が6足，三関節固定術が1足であった．初回手術群での後内側解離術は，1996年から行っている新しい後内側解離術を行った[2]．1995年までの従来の後内側解離術は，まず足関節の後内側部に弧状皮切をおく．アキレス腱と後脛骨筋腱をZ延長すると，背屈は軽度改善するが，完全な背屈は足関節後方解離，踵腓靱帯，後距腓靱帯切離後に得られる．内側で三角靱帯脛舟部を切離し，距舟関節を解離する．次に踵骨を外反位に保持し，前足部を回外位で外転することにより足部を矯正する．矯正位が得ら

163

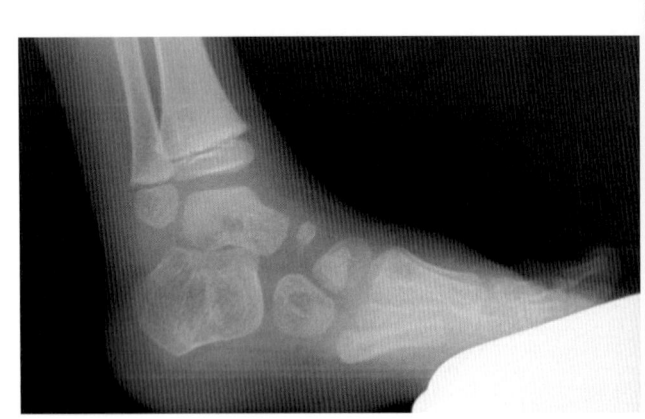

Ⅲ. 手術的治療の進歩 ◆ 4. 先天性内反足の初期治療と遺残変形への対処

a. 術前最大背屈位側面像

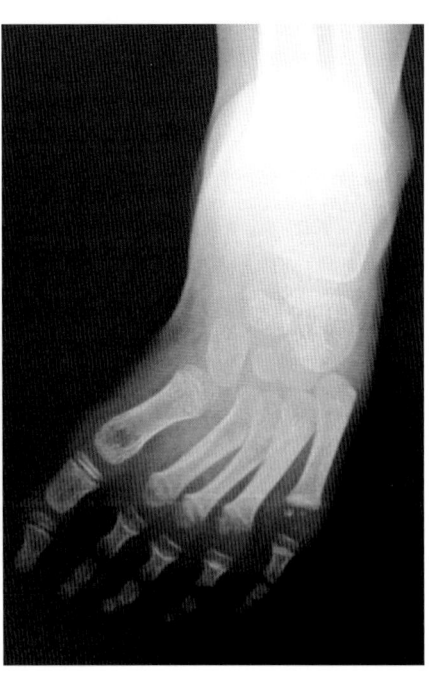

b. 術前立位正面像

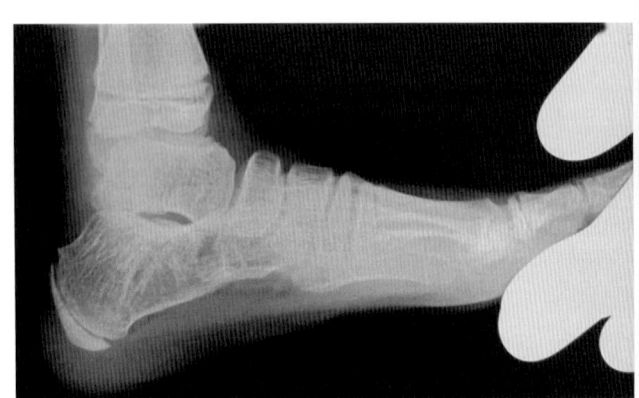

c. 術後6年3ヵ月の最大背屈位側面像

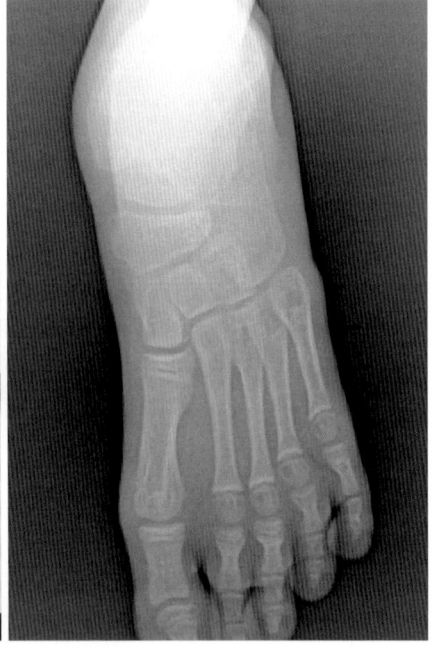

d. 術後6年3ヵ月の立位正面像

図2. 症例10. 初診時4歳7ヵ月, 男. 左先天性内反足. X線像. 他院で1歳時にCarroll法に準じた後内側解離術を施行し, 5歳5ヵ月時に当センターで後内側解離術とEvans変法を施行した.

れたら3本のKirschner鋼線を使用し, はじめに踵立方関節, 次に距舟関節, 最後に足関節を刺入固定し, アキレス腱と後脛骨筋腱を縫合する. 術後4週でKirschner鋼線を抜去し, ギプス固定は術後6週間行う. 1996年からは従来の後内側解離術に三角靱帯の脛踵部(長趾屈筋腱と長母趾屈筋腱の腱鞘を完全切離することによる), ばね靱帯の切離, 内側からの踵立方関節解離を追加して行っているが, 距踵関節を解離しないのは同様である[3]. 初回手術として後内側解離術を施行された再手術群では, 内側部の癒着が強く三角靱帯の脛踵部, ばね靱帯の切離, 内側からの踵立方関節解離は困難なため, 従来の後内側解離術とEvans変法を行っている. すなわち外側皮切を追加し, 踵立方関節の関節面をのみで削り, 関節固定を行う. これにより外転位を保持する.

術前後の臨床評価はMcKay基準[4]により行い, 術前の足底接地が可能であったかどうかを調べた. また調査時の立位足部X線側面像での距骨扁平化をDunn分類[5]により評価した.

II. 結　　果

術前のMcKay評価では初回手術群9足で可5足，不可4足で，再手術群6足で可1足，不可5足であった．完全な足底接地が得られていないものが初回手術群，再手術群とも4足にみられた．調査時は，初回手術群で優5足，良3足，可1足で（図1），再手術群で優1足，良2足，可3足であった（図2）．調査時の距骨扁平化は，初回手術群で軽度8足，中等度1足で，再手術群で軽度1足，中等度2足，重度3足であった（表1）．

III. 考　　察

内反足の治療においてMckay[4]，Simons[6]はCincinnati皮切を用いて，より広範な手術を行った．彼らは骨間靱帯を含め，距骨下解離を施行した．しかし多くの報告で広範な手術後は足が硬くなるとされ[7,8]，また時に距骨の無腐性壊死も生じた[9]．そのため世界中にPonseti法が広まった．その初期矯正率は高いが，変形再発が多い場合には1/3まで起きうる[10]．

Ponseti法は良好な成績を得るためには3～4年の装具療法を要するが，最近の報告では装具治療のプロトコールに従うのは困難という報告もある[11]．また安眠が妨げられるため，夜間の装具使用を嫌がる小児もいる．再発した内反足の治療は今でも困難である．Ponseti法後の再発例には前脛骨筋の外方移行で対処するという報告が多い[10,12]．しかし踵骨の距骨に対するroll inの改善，すなわち踵骨内反の改善は困難と思われる．

われわれは従来から，距踵関節を解離しない後内側解離術を行ってきた．それにより足根骨癒合や距骨の無腐性壊死を最小限にでき，柔軟な足に再建してきた．しかし，特に後方解離と整復方法の習得がむずかしい．後方解離では後方の足関節包だけでなく，踵腓靱帯と後方脛腓靱帯も切離する．これにより足の完全な背屈が得られる．整復方法は踵骨を外反位に保持し，前足部を回外位で外転することにより足部を矯正し，はじめに踵立方関節を刺入固定する．この整復手技はわれわれの後内側解離術の重要な点である．このようにして距踵関節解離を行わずに，正確な矯正を行う．

まとめ

1）保存的治療後に変形が残存した症例に後内側解離術を行うとすれば，できるだけ1回の手術で済み，可動域（ROM）制限，足根骨癒合や距骨壊死の発生を最小限にできる距踵関節を解離しない後内側解離術が望ましい．

2）その場合には，経験の深い術者について研修した医師のみが，後内側解離術を行うべきである．

文　献

1) 町田治郎，奥住成晴：初期治療後の遺残変形に対し手術を要した先天性内反足の治療成績．日足外会誌 **31**：104-107，2010
2) 町田治郎：先天性内反足の手術的治療．最新整形外科学大系18―下腿・足関節・足部，高倉義典，越智光夫（編），中山書店，東京，p113-122，2007
3) 町田治郎，佐藤美奈子，中村直行ほか：距踵関節解離を行わない先天性内反足の新しい後内側解離術の有用性―我々はなぜ亀下法にこだわるのか？　日小整会誌 **14**：189-195，2005
4) McKay DW：New concept of and approach to clubfoot treatment；section III. evaluation and results. J Pediatr Orthop **3**：141-148，1983
5) 町田治郎，中村直行，宮川祐介ほか：15歳以上まで経過観察した先天性内反足のX線所見―距骨扁平化と距踵関節癒合について．日小整会誌 **18**：254-258，2009
6) Simons GW：Complete subtalar release in club feet；part II. comparison with less extensive procedures. J Bone Joint Surg **67-A**：1056-1065，1985
7) Haasbeek JF, Wright JG：A comparison of the long-term results of posterior and comprehensive release in the treatment of clubfoot. J Pediatr Orthop **17**：29-35，1997
8) Ippolito E, Farsetti P, Caterini R et al：Long-term comparative results in patients with congenital clubfoot treated with two different protocols. J Bone Joint Surg **85-A**：1286-1294，2003
9) Cummings RJ, Bashore CJ, Bookout CB et al：Avascular necrosis of the talus after McKay clubfoot release for idiopathic clubfoot. J Pediatr Orthop **21**：221-224，2001
10) Chu A, Lehman WB：Persistant clubfoot deformity following treatment by the Ponseti method. J Pediatr Orthop B **21**：40-46，2012
11) Ramirez N, Flynn JM, Fernandez S et al：Orthosis noncompliance after the Ponseti method for the treatment of idiopathic clubfeet；a relevant problem that needs reevaluation. J Pediatr Orthop **31**：710-715，2011
12) Morcuende JA, Dolan LA, Dietz FR et al：Radical reduction in the rate of extensive corrective surgery for clubfoot using the Ponseti method. Pediatrics **113**：376-380，2004

*　　　*　　　*

先天性内反足遺残変形の病態と創外固定による治療

垣花昌隆　小川真人　大関　覚**

はじめに

　先天性内反足の遺残変形はしばしば治療に難渋する．特に，過去に軟部組織の解離術が不適切に行われたものでは関節変形が高度であり，三関節固定術を余儀なくされることも少なくない．しかし三関節固定術は将来，足関節の関節症変形へ進行することが多い．われわれは距骨下関節の微小な運動性を温存し，なおかつ安全に変形を矯正するために創外固定を用い治療を行ってきた．先天性内反足の遺残変形に対する創外固定術について述べる．

I. 病　態

　内反足は凹足・尖足・内転の変形からなるが，後足部に対し前足部が回内しており，距骨下関節で踵骨が距骨の下に roll in している．またアキレス腱は相対的に短く，尖足を呈する．これらの変形の原因に，下腿および足底筋の低形成が強く関与していると考える．遺残変形の治療の際は，どの変形が残存しているのかを評価し，足根骨間の運動性をできるだけ温存することが大切である．

II. 術前評価

　多くの症例で前足部の回内変形が残存し，前足部が内転している．これらの変形が徒手的に矯正可能であるかどうか，触診で確認する．Coleman のブロックテストは前足部の回内変形の影響を減弱し，後足部の内反の程度を確認するのに有用である．距骨下関節の可動性が不十分な場合は，距骨下関節の再解離術や踵骨の骨切り術が必要となる．これらの変形を単純 X 線像および 3-D CT を用いて評価しておく．

III. 手術方法

　術前の触診や Coleman のブロックテストで距骨下関節の可動性が確認できた症例は，低形成で短縮している足底筋に対してまず Steindler の足底腱膜解離術[1]を行い，前足部を回外させて矯正し，凹足を矯正しやすくしておく．また短縮したアキレス腱に対し，Hoke のアキレス腱延長術を行っておく．軟部組織の操作のみでは矯正困難な変形には，第 1 中足骨の骨切り術を併用している．距骨下関節の可動性が不十分な場合は，距骨下関節の再解離術を必要とすることがある．距骨下関節の関節変形が高度で距骨下関節での矯正がすでに困難になっている症例は，残存する凹足と前足部の内転・回内変形に対し Japas の V 字骨切り術[2]を行い，中部足根骨で三次元的矯正を行っている．また踵骨の内反が残存している症例に対しては，Dwyer の踵骨骨切り術[3]を追加している．

　一期的矯正が困難な場合には創外固定を，前足部・後足部にそれぞれフットリングを，下腿にはフルリングを設置する．それぞれのリングの間には延長器を設置し，漸次的な矯正が可能な状態にしておく．矯正ではまず前足部を回外させ凹足を矯正する．次に前足部と後足部を一つのコンパートメントとして，足部全体を外転する．この際，距骨の頚部を外側より押さえ距骨下関節で足部が外転するようにするためには，距骨頚部外側よりオリーブピンを刺入して，内側では下腿のリングに締結しておく（図 1）．最後に足関節を背屈させて尖足の矯正を行う．

Key words

congenital clubfoot, residual deformity, external fixator

*Clinical feature and treatment using external fixator for residual deformity of congenital clubfoot
**M. Kakihana, M. Ogawa, S. Ozeki（教授）：獨協医科大学越谷病院整形外科（Dept. of Orthop. Surg., Dokkyo Medical University Koshigaya Hospital, Koshigaya）.

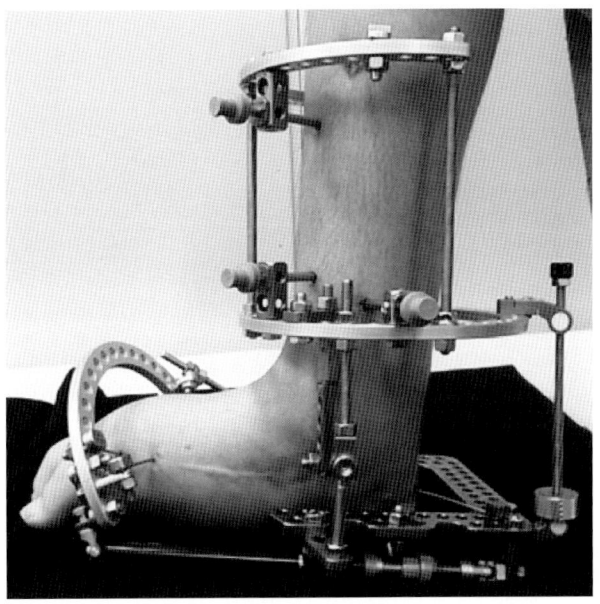

a. 下腿・前足部・後足部それぞれにリングを設置し，それぞれの間に延長器を設置する．

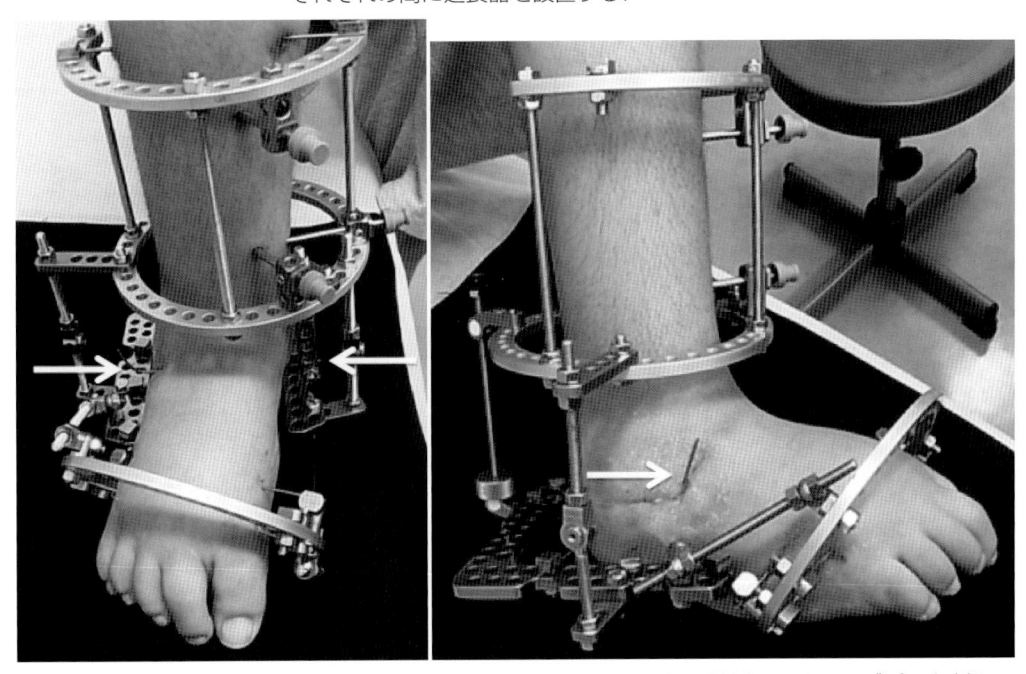

b. 矯正の際，距骨が外側に脱臼していかないように，距骨頚部に外側よりオリーブピンを刺入し内側は下腿のリングと接続しておく（矢印）．

図1. 創外固定器の設置方法

矯正は術中に足趾の色を確認しながら血流障害が起こらないところまで一期的に矯正をかけていき，血行不良となるようなら残りの変形は漸次的に矯正していくのが安全である．創外固定は骨切り術を行った場合は8〜12週，行っていない場合は4週装着する．抜去後は1〜2週ギプス固定を追加する．これらは術後の矯正損失を防止することにも寄与していると考える．

IV. 対象および方法

2000〜2012年に10例14足の手術を行った．その内訳は全例男性で，右側3例，左側3例，両側4例であった．手術時平均年齢は10（6〜15）歳で，平均経過観察期間は3（0.5〜7）年であった．

術前には全例蹠行性（plantigrade）が困難であり，外縁接地歩行となっていた．過去に行われていた手術は距骨

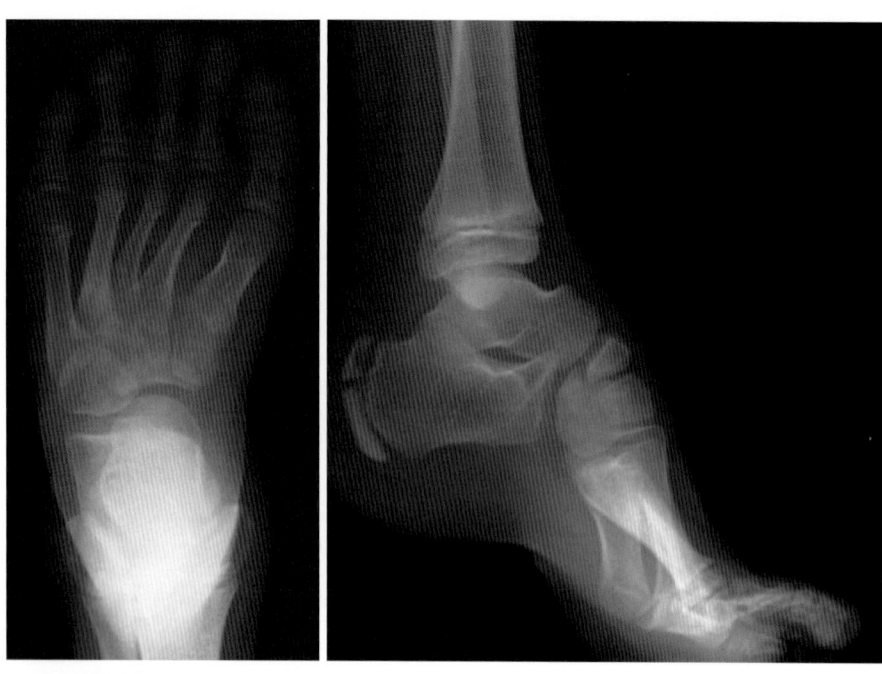

a. 術前単純X線正面像　　　　b. 術前単純X線側面像

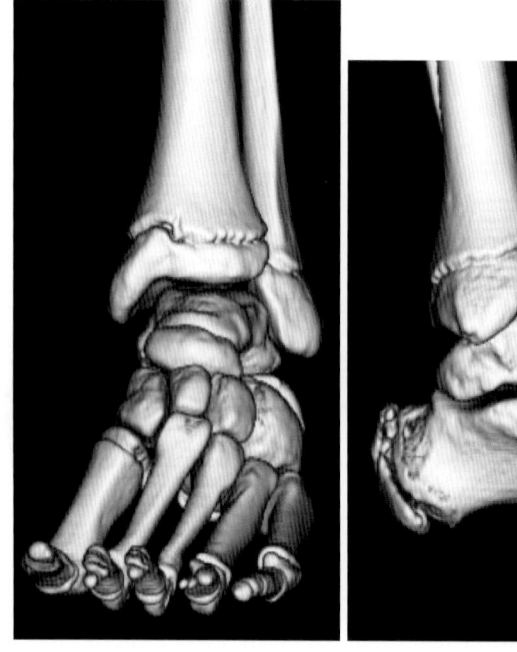

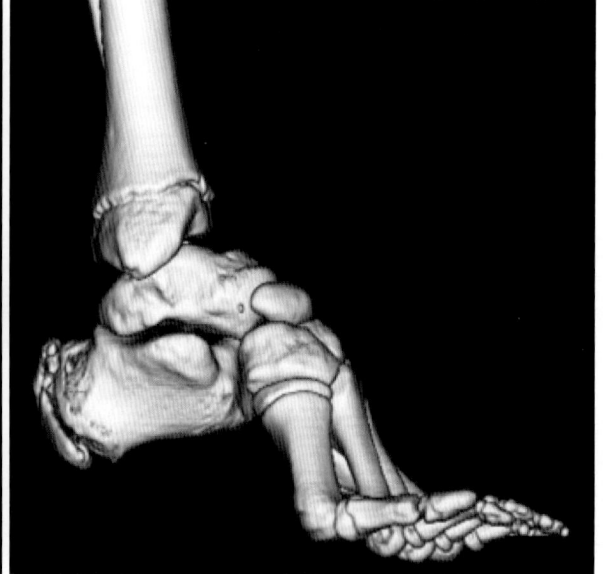

c. 術前3-D CT（正面）　　　　d. 術前3-D CT（側面）

図2. 症例. 11歳, 男. 左内反足遺残変形

下関節の全周解離術（CSR）9足，後方解離術（PR）4足，後内側解離術（PMR）1足で，全例何かしらの軟部組織解離術が行われていた．使用した創外固定器はIlizarov創外固定器4足，Taylor spatial frame（TSF）9足，TrueLok 1足であった．併用した手術はCSR 4足，PMR 2足，距舟関節解離術2足，Hokeのアキレス腱延長術8足，Steindlerの足底腱膜解離術12足，JapasのV字骨切り術2足，Dwyerの踵骨骨切り術1足，第1楔状骨の延長術3足であった．

V. 結　果

Mckayの評価基準[4]では，術前平均106.54（75〜135）点が最終経過観察時平均146.15（125〜160）点と改善されていた．またDimeglioスコア[5]では術前grade 3が12足，grade 4が2足であったが，術後はgrade 2が12足，grade 1が2足と改善され，すべての患者が蹠行性を獲得した．

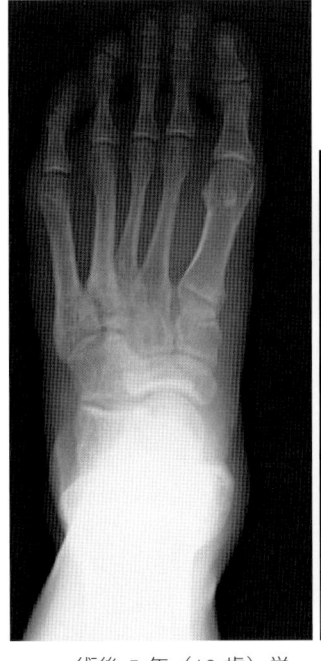

e．術後 5 年（16 歳）単純 X 線正面像

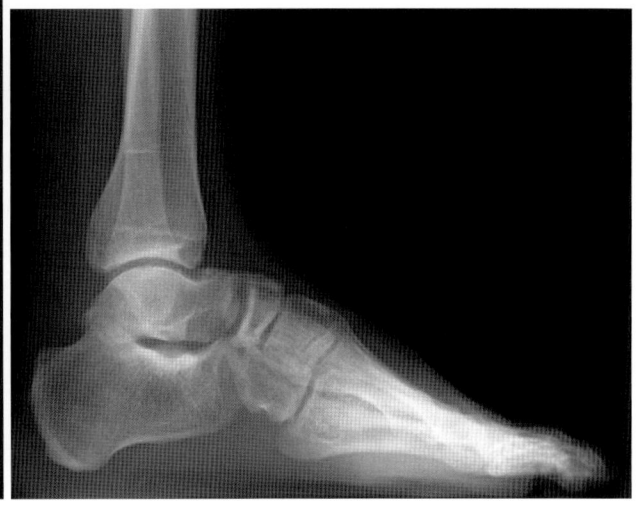

f．術後 5 年（16 歳）単純 X 線側面像

図 2（つづき）

Ⅵ．症例提示

症　例．11 歳，男．

1 歳時に PR を施行されていた．術前単純 X 線像では正面距踵角 8°，側面距踵角 20°，脛踵角 80°，Meary 角 68°，Fa 角 100°であった．Mckay の評価基準は 95 点，Dimeglio スコアは grade 3 で，跛行性が困難で外縁接地歩行であった．Hoke のアキレス腱延長術および Steindler の足底腱膜解離術を行い，下腿・前足部・後足部それぞれにリングを設置して矯正を行った．創外固定には TSF を使用した．術後 5 年（16 歳）の最終経過観察時，正面距踵角 30°，側面距踵角 35°，脛踵角 65°，Meary 角 5°，Fa 角 98°と改善され，Mckay の評価基準は 160 点で，Dimeglio スコアは grade 1 と改善された（図 2）．

Ⅶ．考　　察

Ponseti 法の普及により，重度の内反足遺残変形は激減してきている．これは矯正の初期に前足部を回外させ足底の筋を伸ばしておき，距骨下関節の軸に沿って矯正を行い早期にアキレス腱延長を行うことで，よりよい矯正が得られるためである．たとえ変形が遺残してきても，比較的軟らかい足が維持されており距骨下関節の動きが残存しているため，再手術も再度アキレス腱の延長を追加したり，Steindler の足底腱膜解離術を行うことで対応可能なことが多い．

内反足の病態は下腿および足底筋の低形成が根本にあると考える．遺残変形の症例でも足底筋が短縮して張っており，アキレス腱も短い．軽症例ではこれらを延長し，ギプスで矯正可能である．しかし重症例は関節変形が高度であるために，矯正を維持するための強固な固定が必要となる．

創外固定を用い軟部組織の牽引のみで矯正を行った報告[6〜8]もあるが，過去に軟部組織解離術が行われた症例は再度距骨下関節の解離術を要することも少なくない．この際には，われわれは解離を必要最小限になるように努めている．一度不適切な軟部組織解離術が行われた後の遺残変形では関節変形が高度で，軟部組織の拘縮により再解離術はきわめて困難である．距骨下関節の高度な関節変形があるような症例は，三関節固定術を余儀なくされることがある．しかし三関節固定術などの広範な関節固定は将来足関節が関節症変形へと進行する危険がある[9]ため，われわれは極力三関節固定術を避けるように努めている．Japas の V 字骨切り術は距骨下関節がすでに変形し距骨下関節での矯正が困難であるものに対して行われ，距骨下関節に手を触れず凹足と前足部の内転，回内変形を中部足根骨で矯正するのに有用な術式である．

創外固定の利点は，強固な固定と漸次的な矯正が可能なことである．しかし内反足の遺残変形の矯正の際，血

流障害には特に注意が必要であり，過去に軟部組織の解離術を受けている症例はいっそうの注意を要する．術中に足趾の色を観察しながら矯正を行い決して無理をせず，残存した変形は漸次的に行うのが安全である．創外固定は強固であるため矯正を維持できる利点があるが，逆に矯正が強力でありすぎるために距骨下関節をかえって破壊してしまうおそれもある．術中に距骨下関節の動きを感じながら矯正していくことが大切である．小児には創外固定が大きすぎ，X線像の評価がむずかしい欠点があるが，内反足の遺残変形に対してはそれにも増して安全に矯正が可能な優れた方法である．

まとめ

1) 重度の先天性内反足遺残変形に対する創外固定を用いた矯正について報告した．

2) 創外固定を用いることで安全に矯正を行うことが可能で，矯正が強固に保持できた．

文献

1) Steindler A：Stripping of the os calcis. J Bone Joint Surg 2-A：8-12, 1920
2) Japas LM：Surgical treatment of pes cavus by tarsal V osteotomy. J Bone Joint Surg 50-A：927-944, 1968
3) Dwyer FC：Osteotomy of the calcaneum for pes cavus. J Bone Joint Surg 41-B：80-86, 1959
4) McKay DW：New concept of and approach to clubfoot treatment；section Ⅲ. evaluation and result. J Pediatr Orthop 3：141-148, 1983
5) Dimeglio A, Bensahel H, Souchet P et al：Classification of clubfoot. J Pediatr Orthop B 4：129-136, 1995
6) Grill F, Franke J：The Ilizarov distractor for the correction of relapsed or neglected clubfoot. J Bone Joint Surg 69-B：593-597, 1987
7) De la Huerta F：Correction of the neglected clubfoot by the Ilizarov method. Clin Orthop 301：89-93, 1994
8) Bradish CF, Noor S：The Ilizarov method in the management of relapsed club feet. J Bone Joint Surg 82-B：387-391, 2000
9) Haritidis JH, Kirkos JM, Provellegios SM et al：Long-term result of triple arthrodesis；42 cases followed for 25 years. Foot Ankle Int 15：548-551, 1994

* * *

特発性先天性内反足遺残変形に対する観血的軟部組織解離を併用したIlizarov法の臨床成績

中瀬尚長　安井夏生　北野元裕　廣島和夫
濱田雅之　上田孝文　樋口周久　吉川秀樹

はじめに

特発性先天性内反足遺残変形は治療に難渋する病態である．再度の軟部組織解離術による一期矯正は困難で皮膚障害のリスクを伴うのみならず，しばしば可動性の低下をきたし，かつ矯正位の維持が困難で再発をきたすこともある[1]．矯正位の恒久的保持を目的として年長例で適応される関節固定では，可動性の低下に加え，足長の短縮といった問題点が懸念される．われわれは以前からこのような症例に対し，矯正に伴う皮膚障害を回避し，かつ可動性を維持する目的で，観血的な軟部組織解離術にIlizarov法を併用し緩徐矯正を行ってきたが[2,3]，本稿ではその手技と対象例の足部成長終了期における臨床成績について報告する．

I. 対象および方法

❶対象

対象は特発性先天性内反足治療後の遺残変形または未治療の重症例8例11足で，全例足部が成長終了期に達した症例である．手術時年齢は2.2〜10.5（平均6.5）歳であり，全例距骨下関節の解離術を行い，アキレス腱延長は過去に延長の手術歴を有する6肢についてのみ行った．

❷方法

脛骨・踵骨・中足骨の3セグメントに各々Ilizarovリ

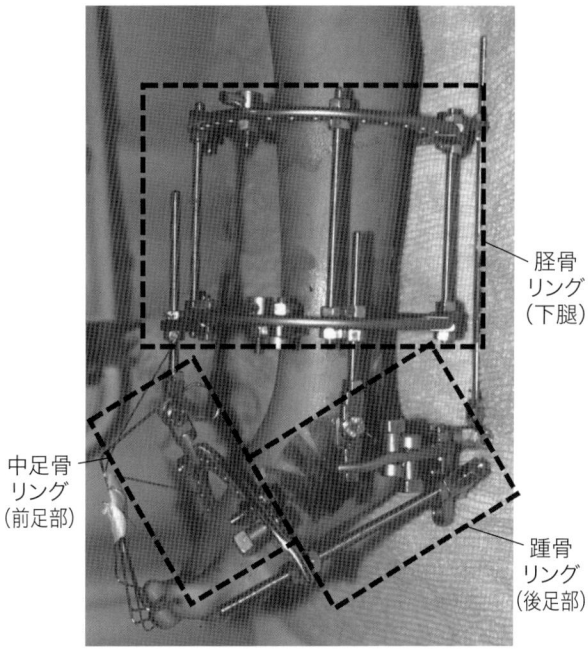

図1. リング設置の方法. 脛骨（下腿），踵骨（後足部），中足骨（前足部）を各々独立してリングに固定する．

ングを装着し（図1），各セグメント間で一期的または緩徐に矯正を行った．固定は原則的にワイヤーを用いて行ったが，症例によっては脛骨にハーフピンも使用した[3]．

❸解析

これらの症例において，術前と最終経過観察時におけ

Key words

idiopathic clubfoot, relapsed deformity, Ilizarov method, complete subtalar release, clinical outcome

*Surgical outcome after Ilizarov method combined with complete subtalar release for relapsed idiopathic clubfoot
**T. Nakase（部長）：星ヶ丘厚生年金病院整形外科（〒573-8511　枚方市星丘4-8-1；Dept. of Orthop. Surg., Hoshigaoka-kouseinenkin Hospital, Hirakata）；N. Yasui（教授）：徳島大学整形外科；M. Kitano, K. Hiroshima（名誉院長）：国立大阪医療センター整形外科；M. Hamada（院長補佐）：星ヶ丘厚生年金病院整形外科；T. Ueda（部長）：国立大阪医療センター整形外科；C. Higuchi, H. Yoshikawa（教授）：大阪大学整形外科.

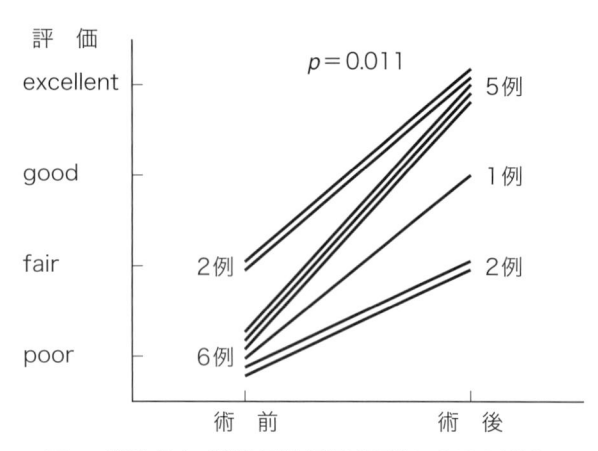

図2. 術前および術後最終経過観察時における外観・機能評価の変化（評価法は文献4より引用）. 術前後で有意な改善を認める（Wilcoxon 符号付き順位検定）.

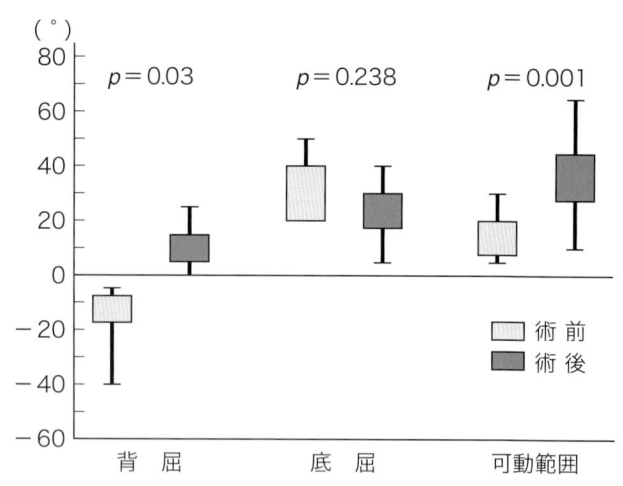

図3. 術前後における足関節背屈・底屈 ROM および可動範囲の変化. 最終観察時において術前に比し，足関節背屈 ROM および可動範囲の有意な改善を認める. 足関節底屈 ROM については有意な変化を認めない（paired t 検定または Wilcoxon 符号付き順位検定）.

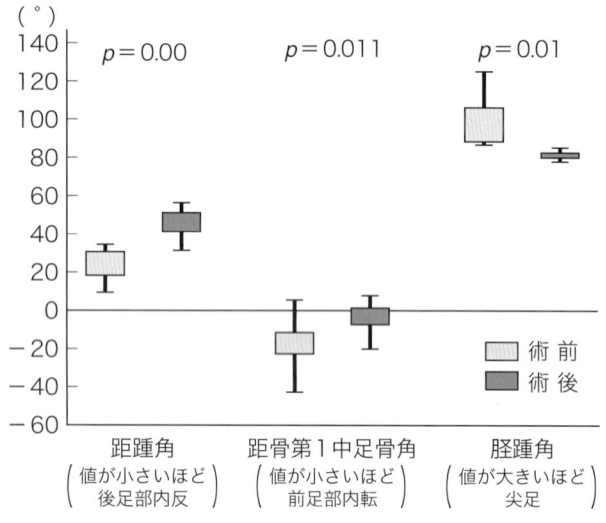

図4. 術前後の足部単純 X 線像における距踵角（正面像と側面像の合計），距骨第1中足骨角，脛踵角の変化. 最終観察時においてすべて有意な改善を認める（paired t 検定）.

る，①外観と機能の評価，②足関節背屈・底屈可動域（ROM）および可動範囲，③単純 X 線立位正面・側面像における形態計測（尖足：脛踵角，後足部内反：距踵角の正面・側面像での合計，前足部内転：距骨第1中足骨角）を行い，術後合併症について後ろ向きに調査した. 術前後の変化に関しては SPSS version 18 を用いた統計学的検定を行い，p＜0.05 の場合に有意差ありと判定した.

II. 結　果

経過観察期間は 2.4〜14.3（平均 7.6）年，最終観察時年齢は 11.3〜18.8（平均 14.5）歳，創外固定装着期間は 28〜89（平均 66.0）日であった. 全例で蹠行性足が獲得されたが，1 例で再発し，再度距骨下関節解離術と Ilizarov 法を行い最終的に蹠行性足が獲得された. Reinker & Carpenter の報告[4]に基づく外観と機能については術前後で有意な改善を認め（図2），足関節 ROM は背屈 ROM および可動範囲について有意な改善を認めたが，底屈 ROM については有意な変化を認めなかった（図3）. 画像所見では尖足の指標としての脛踵角，後足部内反の指標としての距踵角（正面像と側面像の合計），前足部内転変形の指標としての距骨第1中足骨角がいずれも有意に改善した（図4）. 合併症としてピン刺入部感染を 4 足に，距骨下関節癒合を 3 足に認めた. 経過中，皮膚障害や血行障害はまったく認めなかった. 代表的な症例の経過を図 5 に示す.

III. 考　察

特発性先天性内反足遺残変形に対する Ilizarov 法の有用性については，1987 年の Grill らの報告[21]を皮切りに以前から多くの報告がなされ[3,5〜21]，一部[13]を除き，その良好な成績が明らかにされている. 特にここ数年においては急激に報告が増加しており，本手法の重要性が改めて認識されつつあるといえよう. しかしながら，これらの

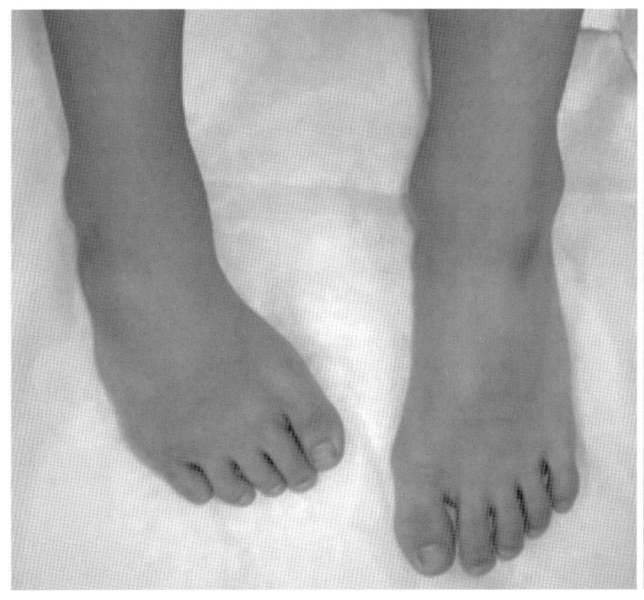

a．術前足部正面外観所見

b．術前足関節後面外観所見

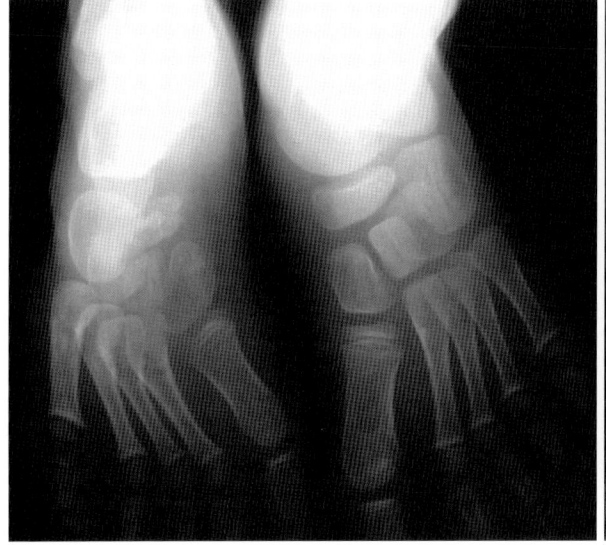

c．術前単純X線足部立位正面像

d．術前単純X線足部立位側面像

図5．代表症例の外観所見と単純X線像．手術時8歳，男．過去に多数回の矯正手術を受けており，距骨下関節の全周解離術およびアキレス腱のZ延長術を行いIlizarov法により緩徐矯正した．創外固定装着期間は82日間で，術後4.5年経過時（12.5歳）においても良好な矯正位が維持されている（a, b, e, fは文献3より引用）．

報告を鑑みても，長期にわたり術後経過を観察した研究がいまだ十分ではなく，本報告は特に成長終了期まで経過をみている点で非常に有用といえる．

Ilizarov法を用いない従来法の問題点は，一期矯正に伴う瘢痕化した非薄な軟部組織の血流障害（壊死）や，さらなる瘢痕形成の助長による拘縮，そして足根骨同士のインピンジメントによる矯正不良といったことがあげられる．Ilizarov法の使用により足根骨間を牽引することが可能となり，かつ緩徐に矯正できるため，今回の結果では全例で術後に軟部組織の障害も発生せず，良好な矯正位が獲得され，かつ可動範囲も改善されていた．特に後足部内反の指標である距踵角とROMについては，以前の報告時に比し[2]，一部の症例でさらに経過観察期間が延長された結果，本検討では統計学的に有意な改善を認めた．

本手法のユニークな点は，軟部組織解離術を併用していることである．瘢痕化の高度な軟部組織は牽引に反応しにくいであろうと推測し，あらかじめ解離を行い，形成された肉芽組織を牽引するという概念で行った．その結果，ROMの維持は比較的良好であった．ただし，年長例では軟部組織の解離に伴う侵襲や牽引負荷により関節軟骨に過剰な負荷を与える可能性があり，実際3足において術後の距骨下関節の癒合が認められた．しかしながらこれらの癒合は比較的良肢位で生じており，少なくと

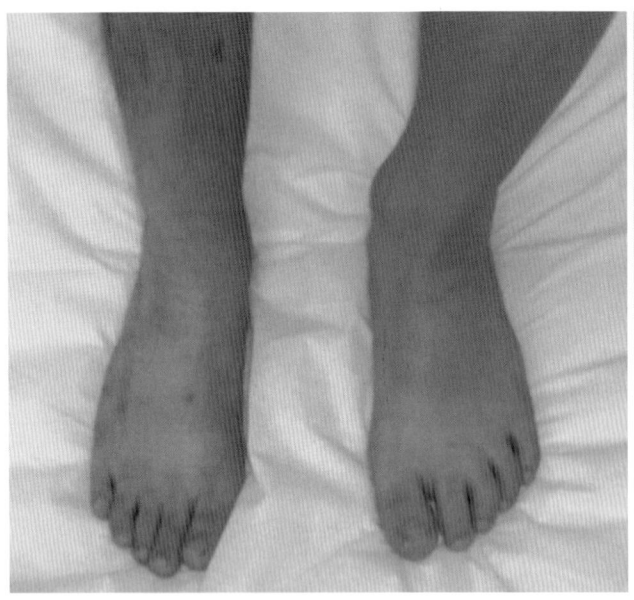

Ⅲ．手術的治療の進歩 ◆ 4．先天性内反足の初期治療と遺残変形への対処

e．術後2年経過時足部正面外観所見

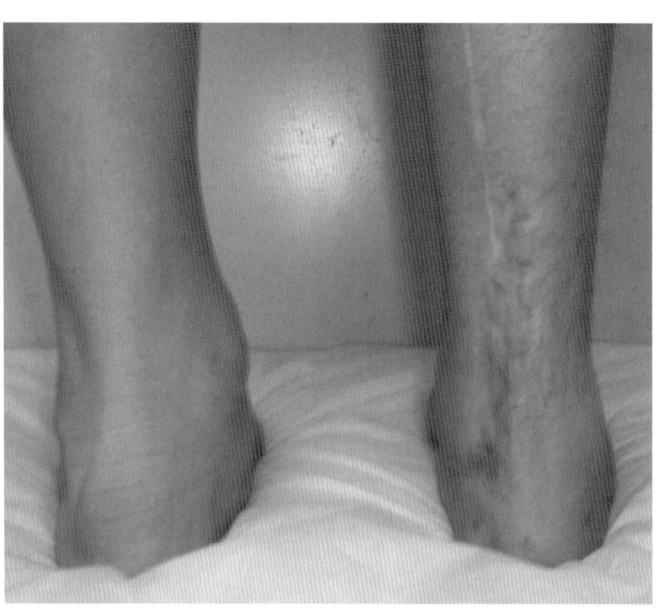

f．術後2年経過時足関節後面外観所見

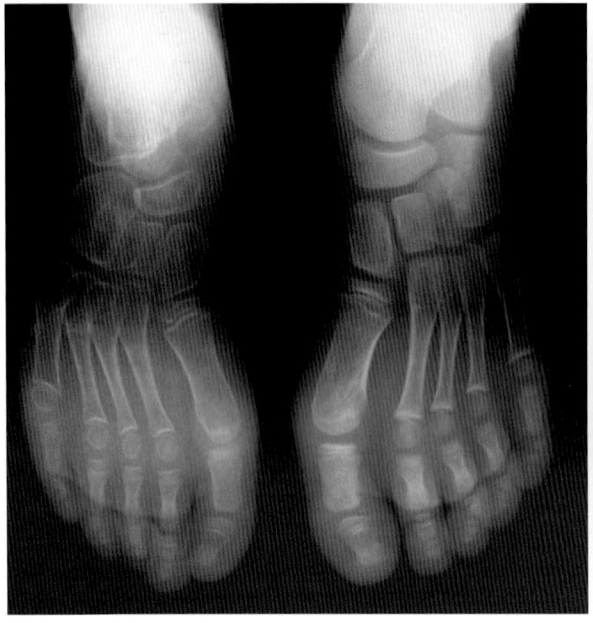

g．術後4.5年経過時（12.5歳）単純X線足部立位正面像

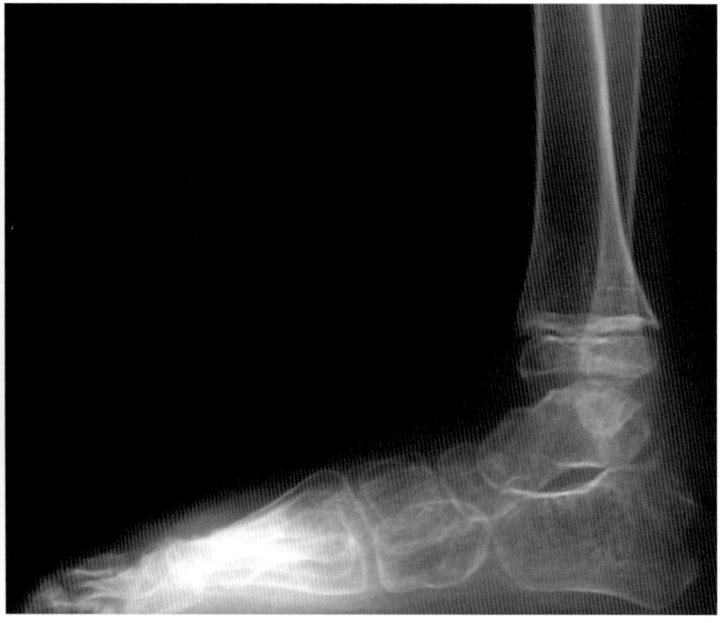

h．術後4.5年経過時（12.5歳）単純X線足部立位側面像

図5（つづき）

も矯正位の維持のためにはむしろ有益であったと考えられる．関節軟骨にできる限り負荷を与えないように軟部組織解離と足根骨間関節の牽引矯正を行うためには，本手法の適応年齢は年長未満と考えるべきであり，特にかなりの年長例の場合には，足根骨間の関節を温存し，かつ恒久的な矯正位を獲得するためには踵骨や楔状骨などの足根骨の仮骨延長が選択されるべきであろう[7,12]．

また，近年ではPonseti法の普及により内反足の治療成績は向上し[22]，深刻な遺残変形を呈する症例は減少していると考えられるが，徒手的にPonseti法を施行すること が困難な重症例に対するオプションとして，Ponseti法の原理に基づく矯正を，Ilizarov法の強い牽引力を用いて行う手法も報告されている[8]．今後Ilizarov法による遺残性内反足の治療手技は日々改良されることが期待されるので，重症の遺残変形例に遭遇した際には骨性手術が必要となる年長期までむやみに待機せず，本手法の適応を積極的に考慮すべきであると考えた．

ま と め

特発性内反足治療後の遺残変形または未治療の重症例に対する全例距骨下関節の解離術を併用した Ilizarov 法の，成長終了期における臨床成績は，おおむね良好であった．

文 献

1) Dobbs MB, Nunley R, Schoenecker PL：Long-term follow-up of patients with clubfeet treated with extensive soft-tissue release. J Bone Joint Surg 88-A：986-996, 2006
2) 中瀬尚長，安井夏生，北野元裕ほか：距骨下関節解離を併用したイリザロフ法による特発性内反足遺残変形の治療―成長終了期における臨床成績．日小整会誌 20：357-360, 2011
3) Nakase T, Yasui N, Ohzono K et al：Treatment of relapsed idiopathic clubfoot by complete subtalar release combined with the Ilizarov method. J Foot Ankle Surg 45：337-341, 2006
4) Reinker KA, Carpenter CT：Ilizarov applications in the pediatric foot. J Pediatr Orthop 17：796-802, 1997
5) Refai MA, Song SH, Song HR：Does short-term application of an Ilizarov frame with transfixion pins correct relapsed clubfoot in children? Clin Orthop 470：1992-1999, 2012
6) Ganger R, Radler C, Handlbauer A et al：External fixation in clubfoot treatment；a review of the literature. J Pediatr Orthop B 21：52-58, 2012
7) Eidelman M, Keren Y, Katzman A：Correction of residual clubfoot deformities in older children using the Taylor spatial butt frame and midfoot Gigli saw osteotomy. J Pediatr Orthop 32：527-533, 2012
8) Tripathy SK, Saini R, Sudes P et al：Application of the Ponseti principle for deformity correction in neglected and relapsed clubfoot using the Ilizarov fixator. J Pediatr Orthop B 20：26-32, 2011
9) Ahmed AA：The use of the Ilizarov method in management of relapsed club foot. Orthopedics 33：881, 2010
10) Prem H, Zenios M, Farrell R et al：Soft tissue Ilizarov correction of congenital talipes equinovarus；5 to 10 years postsurgery. J Pediatr Orthop 27：220-224, 2007
11) Ferreira RC, Costa MT, Frizzo GG et al：Correction of severe recurrent clubfoot using a simplified setting of the Ilizarov device. Foot Ankle Int 28：557-568, 2007
12) Utukuri MM, Ramachandran M, Hartley J et al：Patient-based outcomes after Ilizarov surgery in resistant clubfeet. J Pediatr Orthop B 15：278-284, 2006
13) Freedman JA, Watts H, Otsuka NY：The Ilizarov method for the treatment of resistant clubfoot；is it an effective solution? J Pediatr Orthop 26：432-437, 2006
14) Ferreira RC, Costo MT, Frizzo GG et al：Correction of neglected clubfoot using the Ilizarov external fixator. Foot Ankle Int 27：266-273, 2006
15) El Barbary H, Abdel Ghani H, Hegazy M：Correction of relapsed or neglected clubfoot using a simple Ilizarov frame. Int Orthop 28：183-186, 2004
16) Burns JK, Sullivan R：Correction of severe residual clubfoot deformity in adolescents with the Ilizarov technique. Foot Ankle Clin 9：571-582, ix, 2004
17) Hutchinson RJ, Betts RP, Donnan LT et al：Assessment of Ilizarov correction of club-foot deformity using pedobarography；a preliminary report. J Bone Joint Surg 83-B：1041-1045, 2001
18) Bradish CF, Noor S：The Ilizarov method in the management of relapsed club feet. J Bone Joint Surg 82-B：387-391, 2000
19) Wallander H, Hansson G, Tjernstrom B：Correction of persistent clubfoot deformities with the Ilizarov external fixator；experience in 10 previously operated feet followed for 2-5 years. Acta Orthop Scand 67：283-287, 1996
20) de la Huerta F：Correction of the neglected clubfoot by the Ilizarov method. Clin Orthop 301：89-93, 1994
21) Grill F, Franke J：The Ilizarov distractor for the correction of relapsed or neglected clubfoot. J Bone Joint Surg 69-B：593-597, 1987
22) Zionts LE, Sangiorgio SN, Ebramzadeh E et al：The current management of idiopathic clubfoot revisited；results of a survey of the POSNA membership. J Pediatr Orthop 32：515-520, 2012

* * *

Ⅲ．手術的治療の進歩 ◆ 4．先天性内反足の初期治療と遺残変形への対処

先天性内反足の遺残変形に対する距骨下関節全周解離術*

大関　覚　　垣花昌隆　　沢口直弘**

[別冊整形外科 64：176〜182，2013]

はじめに

先天性内反足（CCF）の治療のむずかしさは，その病因・病態が不明であったことに起因することが多い．新生児では小児足根骨が大部分軟骨で形成されているため，X線像による病態の描出が困難であった．しかし，関節造影法[1]・MRI[2]・超音波画像[3]などの進歩により，これまで剖検例でしかみることができなかった足根骨の配列異常が個々の症例で確認され，病態はより明確になってきた．後足部では，踵骨が距骨の下で距骨下関節面に沿って内転・内反・底屈する回旋を起こしており（図1）[4]，後足部に対して前足部は回内している[5]．正常足を使っても，アキレス腱と後脛骨筋腱を強く牽引し，かつ足底腱膜を牽引することで，内反・底屈・回内・内転した内反足位を再現することができる．先天性内反足の片側例では，患側の下腿筋が明らかに健側より小さいことが知られており，従来"atrophy"とされてきた．日本語では「萎縮」と訳されるため，あたかも存在していた筋が廃用したかのように感じられるが，「低形成（hypoplasia）で伸張量も小さい」と考えるほうが病態を理解しやすい．「アキレス腱・後脛骨筋腱と足底筋の強い牽引は筋の低形成によって起こっている」と仮説すると，徒手的にも手術的にも矯正方法を合理的に理解しやすい．

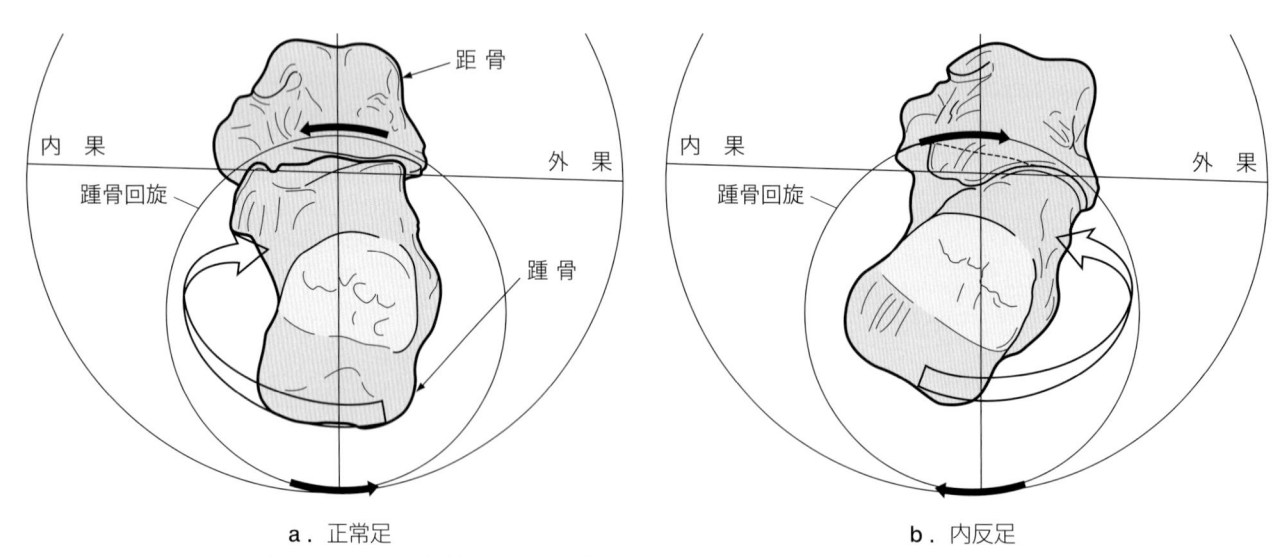

a．正常足　　　　　b．内反足

図1．踵骨のroll in（文献4より引用改変）．足部を後方から観察すると，内反足（b）では水平面で踵骨が距骨の下で内旋し，前額面で内反方向に回旋している．したがって，水平面で踵骨を外旋方向に回旋させると踵骨は距骨下関節面に沿って動き外反し，背屈して正常位となる．

Key words

congenital clubfoot, circumferential subtalar release, bean sign

*Circumferential subtalar release for the residual deformity of the congenital clubfoot
**S. Ozeki（教授），M. Kakihana：獨協医科大学越谷病院整形外科（Dept. of Orthop. Surg., Dokkyo Medical University Koshigaya Hospital, Koshigaya）；N. Sawaguchi：北海道大学整形外科．

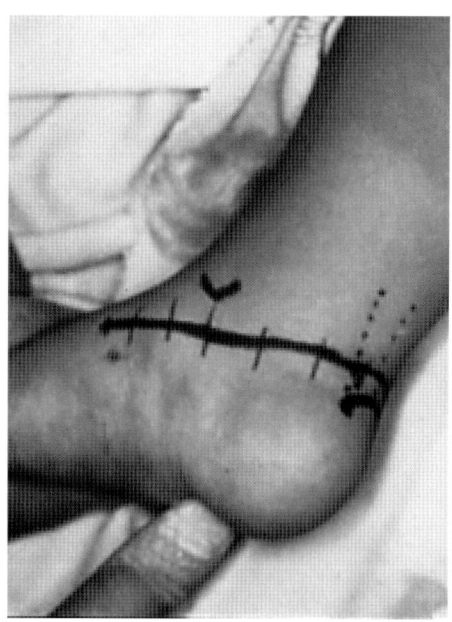

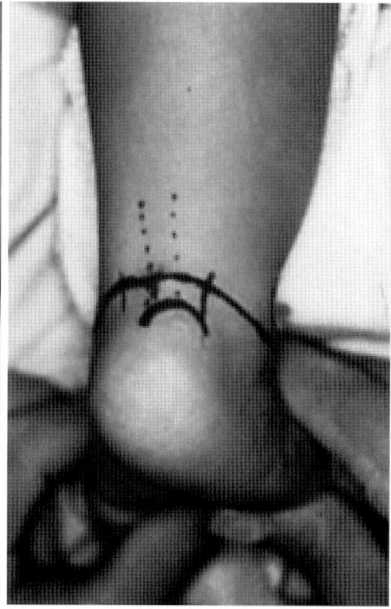

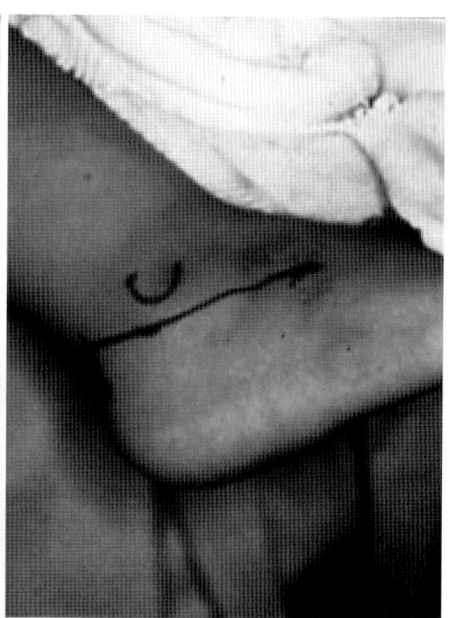

a. 内果　　　　　　　　　　　　b. 後果　　　　　　　　　　　　c. 外果

図2. Cincinnati 皮切. 舟状骨やや前方から内果下方-踵骨結節上方-外果下方を通り，踵立方関節までのU字皮切を用いる．主要な皮静脈は温存する．

　筆者が学んだ北海道大学では，飯坂による足関節・距骨下関節同時造影法の知見をもとに，1983年から踵骨の外旋に矯正の焦点をおき，距骨下関節面に沿って踵骨を回旋させて尖足・内転・内旋を同時に矯正する三次元的な矯正キャストにより保存的治療を開始した[6]．一方，手術的治療では1977年に加藤[7]が開発した後外方解離術（PLR）によって，それまで高率に遺残していた踵骨の内転変形を著明に減少させることに成功していた．McKayの評価法[8]による平均15年の経過観察でのPLRの成績は約60%がgood以上で，これは北海道大学がPLR以前に行っていた後方解離術（PR），後内方解離術（PMR）の成績より著明に改善していた[9~11]．しかし，PLRは外側から距骨下関節を解離して骨間距踵靱帯を外側から完全に解離するため，一部の症例では踵骨を外旋させると三角靱帯距舟関節部や距骨頭部を支点として踵骨が外転方向に回旋し，踵骨後方の著明な内側転位を起こした[11~13]．この欠点を克服し，距骨下関節面に沿って三次元的回旋矯正を実現して踵骨の内外側への側方転位を防止する目的で，McKay[4,14]やSimons[15,16]が報告した完全距骨下解離術（complete subtalar release）をもとに，Cincinnati皮切を用いて距骨下関節の全周を解離して骨間距踵靱帯の中央部を温存する独自の術式を開始し，距骨下関節全周解離術（circumferential subtalar release）と名づけた[17~19]．

　本稿では，三次元同時矯正による矯正キャストでの保存的治療後に遺残した先天性内反足に対して行ってきた距骨下関節全周解離術の方法と成績を報告する．

I. 対象および方法

❶ 対　象

　1986～2005年に，北海道大学と当院で筆者が直接保存的治療と手術的治療にかかわり，7年以上経過観察できた症例は41例53足で，両側例は12例あり，男性31例41足，女性10例12足であった．手術時年齢は2.09±1.47歳（平均±標準偏差）で，経過観察期間は平均12.9±2.40年（平均±標準偏差）であった．

❷ 方　法

　当初はCincinnati皮切を用いてMcKayやSimonsの完全距骨下解離術を追試し完全距骨下関節解離術を開始したが，程なく距踵骨間靱帯の温存が可能であることに気づき，距骨下関節全周解離術を開発した．

　手術では，①まず足底解離術をCincinnati皮切に先立って行い，前足部を回外して足底腱膜の延長を確認する．②次にCincinnati皮切で足部外側から後方，さらに内側へと距骨下関節の高さでU字状に展開する（図2）．③アキレス腱を矢状面でZ状に切開し，足関節後方を展開する．アキレス腱と足関節の間にはしばしば硬い線維組織が存在するが，この組織は切除する．次に，④距骨周囲の靱帯と関節包を解離する．後方から距骨下関節を同定し，外側から踵腓靱帯を延長し，距舟関節と二分靱帯を解離し，内側では三角靱帯浅層と距骨下関節を解離

177

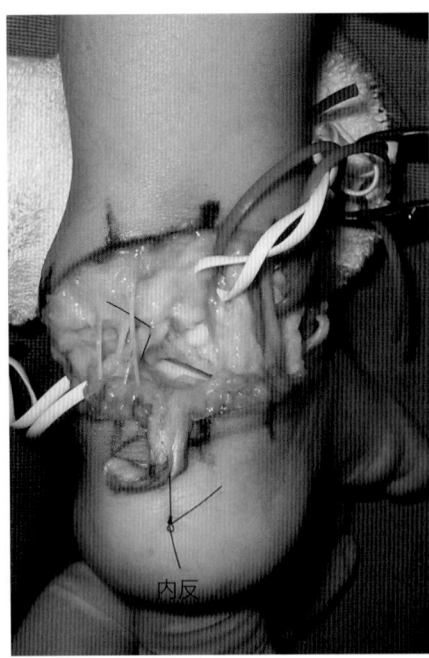

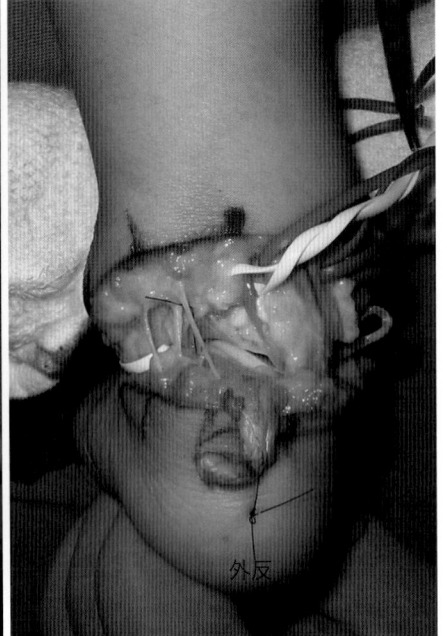

a．矯正前 b．矯正後

図3．軟部組織解離後の矯正．矯正操作前(a)の状態から踵部を外旋・背屈すると，内反位の踵骨は外反し矯正位(b)となる．

し，距舟関節と脛舟靱帯（三角靱帯浅層），底側踵舟靱帯（ばね靱帯）の解離を行う．また，距骨下関節の位置で，関節の動きを妨げている腓骨筋腱鞘，長母趾屈筋腱と長趾屈筋腱の腱鞘を横切する．距骨下関節の動きを妨げている軟部組織の解離により，踵骨は距骨下関節面に沿って回旋し，正常の中間位をとれるようになる．距骨下関節の後方関節面に不適合をつくらないように，距骨下関節の運動軸で踵骨を回旋させて矯正することに留意する（図3）．内側支柱と外側支柱，距骨下関節は Kirschner 鋼線で固定し，術中に2方向の X 線撮影を行い，正面像では距骨頭部と踵骨頭部の重なりが解消し踵骨頭部が十分に外側に出ていること，側面像では踵骨の内反が矯正されて上面が水平になり，載距突起部が濃い凹面の陰影としてみえることを確認する．側面からみたときに凹面の陰影がソラマメの形状に似ているので bean sign と名づけた（図4）．術後2週からは関節や腱の癒着を防止するため，足関節運動を開始する．

機能評価には McKay の評価法を用い，立位での足部 X 線像で足根骨配列を評価した．

II．結　果

McKay の評価法では，excellent 25足，good 15足，fair 10足，poor 3足であった．足関節可動域（ROM）は背屈平均 17.7°±6.7°（平均±標準偏差），底屈 45.9°±8.0°（平均±標準偏差）と良好で，X 線計測でも正面距踵角 32°±4.2°，側面距踵角 29.9°±7.1°，脛踵角 57°±9.2°，Meary 角 4.31°±10.2°，MTB 角 84.7°±10.6°と良好な矯正位を保持していた．Good 以上の群と fair 以下の群を比較すると，足関節 ROM，前足部の内転，靴の項目で有意に減点が fair 以下の群に多かった．Fair 以下の群には，下腿前方区画筋欠損3例5足，足底筋欠損1例1足，絞扼輪症候群1例1足，対側に先天性垂直距骨を伴う症例が1例1足含まれていた．Fair 以下の群ではMeary 角 8.9°±8.6°，MTB 角 74.4°±11.0°と前足部の内転と凹足変形が遺残していた．Fair と評価された3例5足には，Ilizarov 創外固定器により前足部を回外し凹足を矯正する追加手術を行った．

III．症例提示

症　例．1歳3ヵ月，男，右 CCF．

生後2週目に初診し，三次元的同時矯正法で矯正キャストを5週間行った後に，Denis Browne 装具で矯正位を保持した．1歳で歩行開始となったが，前足部の内転と尖足，外縁接地歩行が顕在化し（図5），1歳3ヵ月時に関節造影後（図6）に距骨下関節全周解離術を行った（図7）．

17歳時，足関節 ROM は背屈 20°，底屈 50°と良好で，距骨下関節の可動性にも制限はない．クラブ活動でテニスを行っている．McKay の機能評価では 180 点で excel-

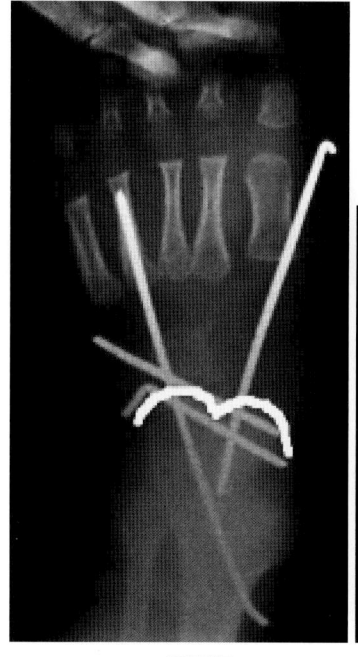

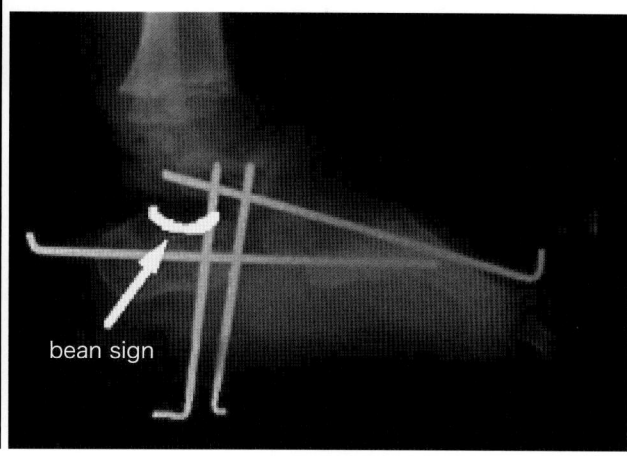

a．正面像　　　　　　　　　　　　　　b．側面像

図4．X線像による矯正確認．正面像（a）では距骨頭部と踵骨頭部の重なりが解消し踵骨頭部が十分に外側に出ていること，側面像（b）では踵骨の内反が矯正され，上面が凹面の陰影としてみえる bean sign を確認する．

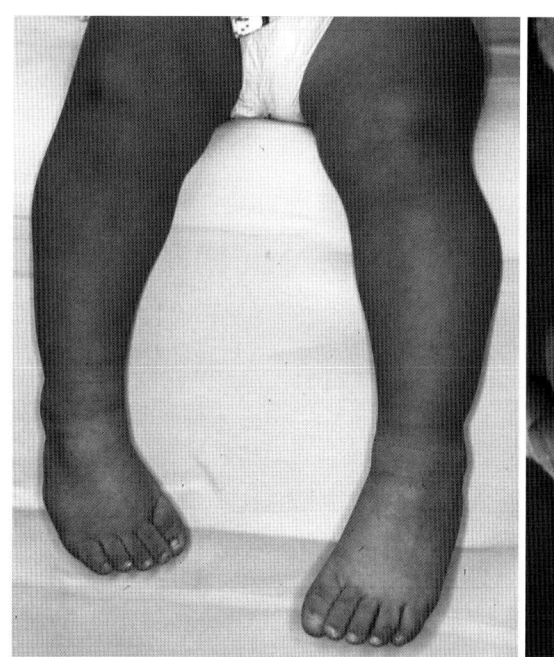

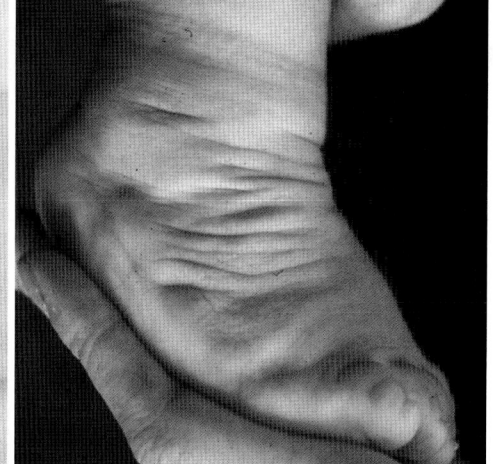

a．膝屈曲位足部正面像　　　　　　　　b．背屈矯正位側面像

図5．症例．1歳3ヵ月，男．右先天性内反足．生後早期から保存的治療を開始できたが，歩行開始後に遺残した足部の内転と内反，強固な尖足変形が顕在化している．

lent であった（図8）．

Ⅳ．考　察

北海道大学の三次元的同時矯正法による保存的治療の

a．正面像　　　　　　　　　　　　b．側面像

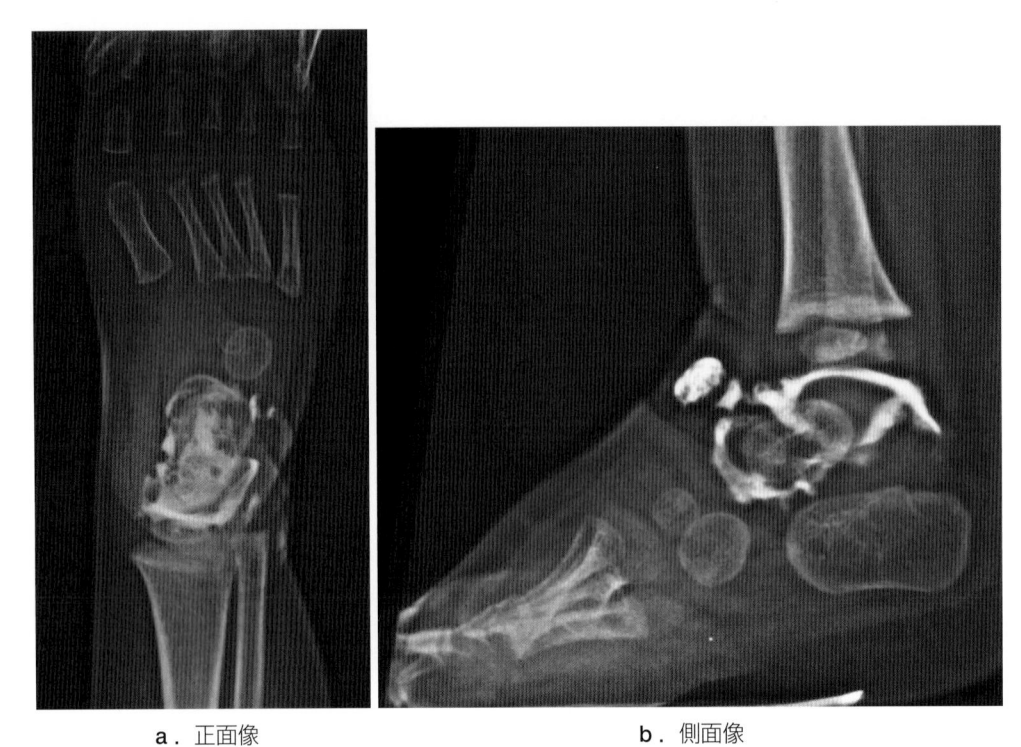

図6．症例．手術直前の関節造影像．X線正面像（a）で，距骨頚部の下に踵骨頭部があり，前足部は内転している．X線側面像（b）では滑車の形状は良好で，前足部は強い凹足変形を呈している．

a．正面像　　　　　　　　　　　　b．側面像

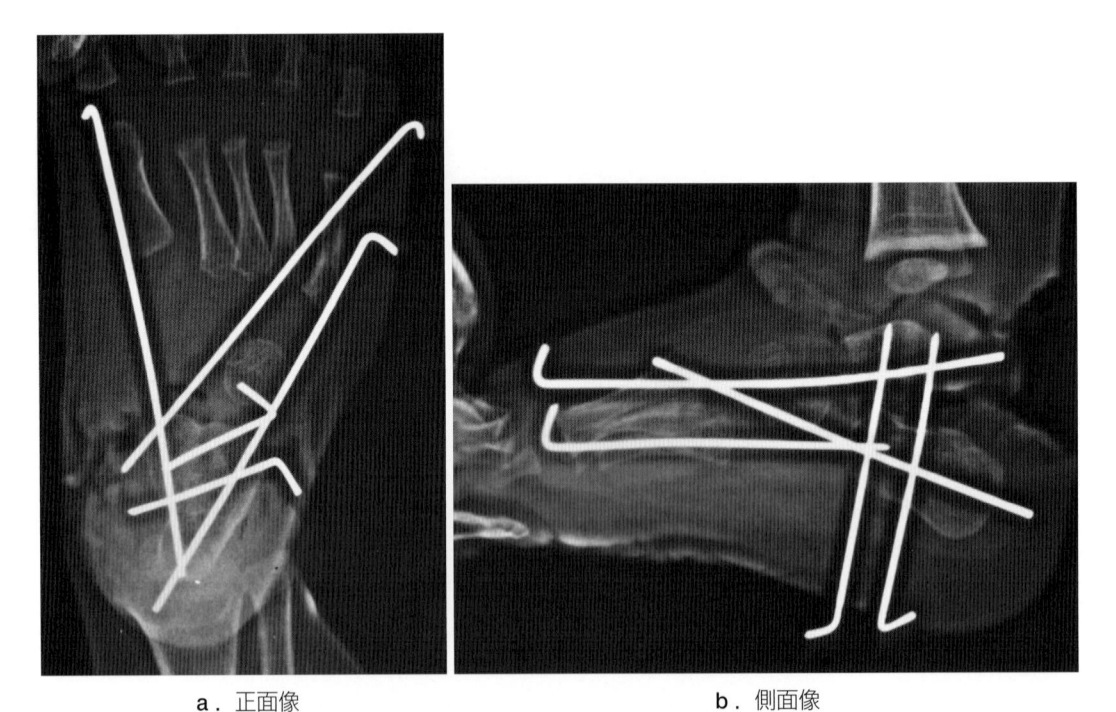

図7．症例．解離術直後のX線像．正面像（a）では距踵関節前方の開きは良好であるが，前足部の内転は矯正しきれていない．側面像（b）では bean sign が良好にみられる．

達成率は，片側例では約70％，両側例では40％であり，保存的治療のスクリーニングを経た後の症例が軟部組織解離手術の対象となっていることを考えると，good以上の症例が75％を超えた自験例の成績は，従来のPMRの成績を凌駕している．距骨への血行が温存されたことにより，距骨滑車が良好に形成されたため，足関節のROMが良好であった．踵骨の外側への亜脱臼による扁平足は"過矯正（over correction）"と呼ばれるが，自験例ではみ

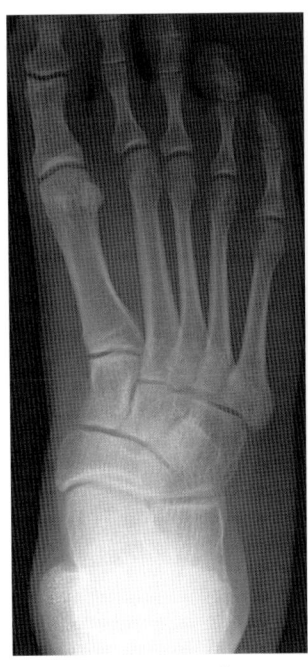

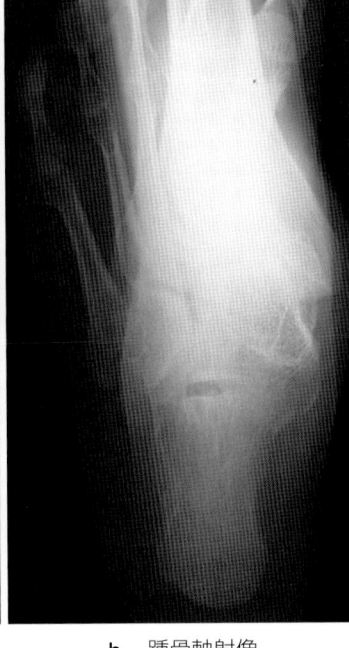

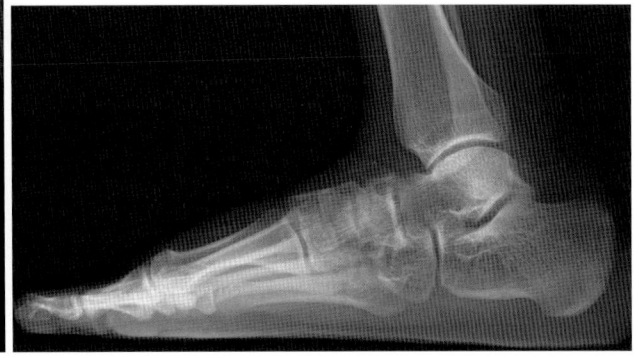

a．立位正面像　　　　b．踵骨軸射像　　　　　　　　c．立位背屈側面像

図8．症例．術後16年のX線像．軽度の前足部内転を認めるが，McKayの機能評価は180点でexcellentであった．

られなかった．

一方，fair以下の症例では前足部の内転と凹足が遺残していたが，これらは足底筋の低形成により起こる前足部の回内と凹足変形を，水平面と矢状面で観察しているものと考えられる．北海道大学の三次元的同時矯正法では，後足部の変形矯正に重点がおかれ，足底筋の低形成による前足部の回内変形に対する注意が行き届かなかったことによる遺残変形であろうと思われた．Ponseti法で回内変形の遺残が少ないことを考えると，保存的治療の早期に足底筋を伸長させることが必要であったのであろう．

内反足変形の矯正には，距骨下関節での踵骨の回旋運動が必須であるが，矯正位を獲得するために，解離しなければならない組織は先行する保存的治療の影響を大きく受ける．Ponseti法以前の保存的治療の場合，踵腓靱帯の延長は多くの症例で必須である．また，内側では舟状骨-内果を結合する三角靱帯浅層と舟状骨-載距突起を結ぶばね靱帯と骨間距踵靱帯内側部の解離は重要である．腓骨筋腱や長母趾屈筋・長趾屈筋の腱鞘は硬く，距骨下関節の高さでの横切を必要とする．足部の過剰な外旋位保持を装具により継続するPonseti法を行った後の遺残変形では，距骨下関節全周にわたる解離術より部分的で限定的な解離術で矯正できる可能性がある．しかし，手術中に矯正状態を確認し目的とする状態まで正確に踵骨を回旋させることは重要であろう．術中に得られない矯正位を，術後に達成することはできない．

まとめ

1）足底筋・下腿三頭筋・後脛骨筋が変形の起因と仮定すると，距骨下関節で三次元的に踵骨を回旋させ正常の足根骨配列を得やすい．

2）距踵骨間靱帯の温存はこの動きの軸となり，足根洞動脈の温存に寄与する．

3）生理的可動性を無視した矯正はきわめて危険である．

4）軟部組織解離術は足根骨の可動性を得るために行うものであり，新たな関節拘縮や足根骨変形を起こさない配慮が必要である．

文献

1) 飯坂英雄，門司順一，安田和則ほか：先天性内反足軟部組織解離術におけるシンシナチ皮切の小経験．臨整外 24：885-887，1989
2) 大関　覚，安田和則，辻野　淳ほか：MRIによる先天性内反足の病態の検討．日小整会誌 2：432-437，1994
3) 福徳修治，安田和則，大関　覚ほか：先天性内反足における超音波診断の検討．日足外研会誌 13：171-175，1992
4) McKay DW：New concept of and approach to clubfoot treatment；section I. principles and morbid anatomy. J Pediatr Orthop 2：347-356，1982
5) Ponseti IV：Treatment of congenital clubfoot. J Bone Joint Surg 74-A：448-454，1992
6) 松野誠夫，金田清志，加藤哲也ほか：先天性内反足の治

療．日整会誌 **52**：101-113，1978
7) 加藤哲也：後外方解離術．整外 MOOK **17**：182-198，1981
8) McKay DW：New concept of and approach to clubfoot treatment；section Ⅲ. evaluation and results. J Pediatr Orthop **3**：141-148, 1983
9) 大関 覚，宮城 登，辻野 淳ほか：先天性内反足治療の長期成績（第1報）―後方解離術及び後内方解離術の長期成績．日足外研会誌 **11**：22-27，1990
10) 大関 覚，福徳修治，宮城 登ほか：先天性内反足治療の長期成績（第2報）―先天性内反足に対する後内方解離術の長期成績．日足外研会誌 **13**：228-231，1992
11) 大関 覚，福徳修治，宮城 登ほか：先天性内反足治療の長期成績（第3報）―先天性内反足に対する後外方解離術の長期成績．日足外研会誌 **13**：183-186，1992
12) 大関 覚，安田和則，宮城 登ほか：先天性内反足に対する後内方解離術―後外方解離術の成績とその問題点．東日臨整外会誌 **3**：341-344，1991
13) 大関 覚，安田和則，宮城 登ほか：先天性内反足に対する後外方解離術の成績．日小整会誌 **1**：173-177，1991
14) McKay DW：New concept of and approach to clubfoot treatment；section Ⅱ. correction of the clubfoot. J Pediatr Orthop **3**：10-21, 1983
15) Simons GW：Complete subtalar release in club feet；part Ⅰ. a preliminary report. J Bone Joint Surg **67-A**：1044-1055, 1985
16) Simons GW：Complete subtalar release in club feet；part Ⅱ. comparison with less extensive procedures. J Bone Joint Surg **67-A**：1056-1065, 1985
17) 大関 覚，安田和則，飯坂英雄：先天性内反足に対するシンシナチ皮切による距骨下関節全周解離術とその短期成績．別冊整形外科 **25**：90-94，1994
18) 大関 覚，金田清志：軟部組織解離術―Cincinnati 皮切による距骨下関節解離術．OS NOW **5**：18-29，1992
19) 大関 覚：先天性内反足に対する距骨下関節全周解離術．OS NOW Instruction **21**：2-13，2012

*　　　*　　　*

先天性内反足治療後の遺残変形*

亀ヶ谷真琴　久光淳士郎　森田光明**

［別冊整形外科 64：183〜187，2013］

はじめに

　先天性内反足の初期治療は，生直後からの保存的治療（ギプス矯正）が原則である．先天性内反足の変形要素とされる尖足・内転・内反（凹足）を徐々に矯正する方法であり，過去いくつかのギプス矯正法が報告されている．それらの矯正法では，軽症例に対しては効果を示したものの，重症例においては後足部の内反尖足をはじめ前足部の内転や凹足変形の遺残がみられる．その後それらが原因となり，足底接地歩行が得られない場合には，手術的治療が適応とされる．しかし，手術的治療によっても前述した遺残変形に加え，医原性の舟状骨壊死や過矯正による skew foot（Z 変形足，ゆがみ足）などが問題となることがあり，それぞれの変形に即した腱移行術や骨切り術を必要とする場合がある．本稿では，それらの適応や術式について説明する．

I．保存的治療の変遷

　われわれは，1989 年の千葉県こども病院開院以来，先天性内反足の保存的治療（ギプス矯正法）として McKay 法を行ってきた．しかし，重症例においては矯正力に限界があることから，1994 年以降は本法にアキレス腱の皮下切腱術（PAT）を組み合わせた方法を考案した[1]．皮下切腱は，4〜5 回のギプス矯正後個々の重症度を Pirani 法（表 1）[2]で評価し，当初は 2 点以上の症例，その後は 1.5 点以上の症例に対し行った．その後，世界的な Ponseti 法の普及により，われわれも 2005 年から本法を導入し，2011 年までに約 120 足について本法を施行した．McKay 法と Ponseti 法の主たる相違点について表 2 に示す．

表1．Pirani 法の評価

	0 点	0.5 点	1 点
posterior contracture			
posterior crease	（−）	（±）	（＋）
empty heel	（−）	（±）	（＋）
rigid equinus	（−）	（±）	（＋）
medial contracture			
curvature of LB	（−）	（±）	（＋）
medial crease	（−）	（±）	（＋）
lateral part of head of the talus	（−）	（±）	（＋）
計			6 点

表2．McKay 法と Ponseti 法の比較

矯正法	McKay 法	Ponseti 法
矯正支点	踵骨	距骨頭
力　点	踵立方関節	第 1 中足骨
前足部	回内〜中間位	回外位

II．保存的治療の成績

　Ponseti 法は，前足部を回外位としたまま中足部および後足部を矯正し，最終的に尖足の矯正は PAT で行う．従来法と比べ，矯正後に問題となる後足部の内反尖足，前足部内転や凹足変形の遺残は減少したといえる．われわれの結果でも，従来法（McKay 法）単独では約 70％の症例で手術的治療を要したが，1994 年以降の PAT 導入後では 46％，Ponseti 法導入後では 26％に減少した．さら

Key words

clubfoot, residual foot deformity, surgical treatment

*Residual foot deformities subsequent to the primary treatment of clubfoot
**M. Kamegaya（院長），J. Hisamitsu（副院長），M. Morita：千葉こどもとおとなの整形外科（〒266-0033 千葉市緑区おゆみ野南 3-24-2；Chiba Child & Adult Orthopaedic Clinic, Chiba）［千葉小児整形外科グループ］．

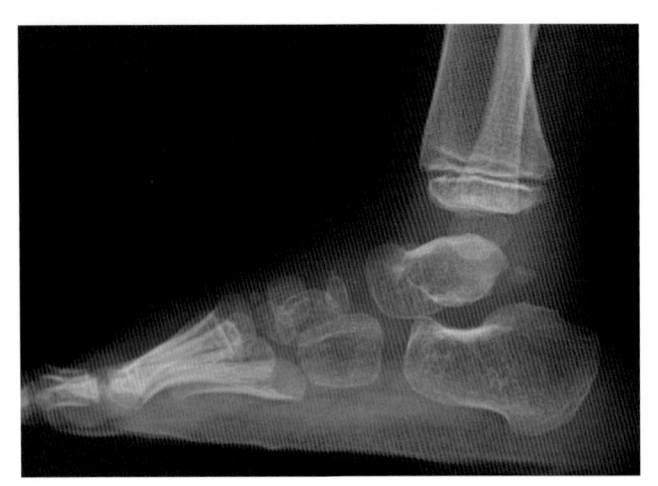

図1. 扁平距骨滑車

に，従来法＋PAT 群と Ponseti 法群の両群について，臨床的には Pirani 評価と，放射線学的には6つの単純 X 線像上の計測値（正面像：距踵角，距骨-第1中足骨角，踵骨-第5中足骨角，側面像：距踵角，脛踵角，脛距角）を用い比較・検討を行った．その結果では，Pirani 評価（PAT 直前）において posterior crease の改善は Ponseti 法群で有意に優れていた．また，単純 X 線像上の計測値（1歳前後）でも踵骨-第5中足角において，同様に Ponseti 法群で有意に改善していた[3]．従来法群に PAT を加えることにより，1歳前後での後足部の矯正に関しては両群間で差はなくなっていた．しかし，前足部の内転矯正に関しては明らかに Ponseti 法群で優れていた．

III. 手術的治療の適応

われわれは保存的治療後の手術適応を，①内反尖足の遺残があり，単純 X 線側面像での脛踵角（最大背屈位）が80°以上の場合，②MRI で距舟関節のアライメントが亀ヶ谷分類 type IA と分類された場合[4]，③歩行開始後，明らかな外側荷重歩行で足部外側に胼胝が認められる場合の三つの場合とした．

術式は，距骨下全周解離術（CSR）を第一選択としてきた．1993〜2003 年に行った CSR 例は 116 足であり，平均手術時年齢は 11.8 ヵ月であった．術後成績は平均 10.8 年の調査期間で，Laaveg & Ponseti 分類評価において excellent 53.4%，good 30.2%，fair 12.1%，poor 4.3% と比較的良好であった．

IV. 先天性内反足後の遺残変形

❶保存的治療後の遺残変形

Ponseti 法導入前では，後足部の内反尖足変形の遺残が多く，前述した手術適応により手術的治療（CSR）を要することが多かった．また，過剰な尖足矯正により距骨の変形（扁平距骨滑車）[図1] を生じることもまれではなかった．しかし導入後は，足根骨に対する過剰な力を加えずに矯正が可能となり，後足部はもちろん中・前足部の変形も遺残することが少なくなった．しかし，Ponseti 法においても遺残変形や変形の再発を 100%防止することはむずかしい．特に，ギプス矯正後の装具による矯正位保持（特に外転装具）は，再発防止の観点から重要であり，その装着状況が予後に大きく影響するとの報告がみられる[5,6]．ギプス矯正直後から使用する外転装具は，Ponseti 自身が述べているように，フルタイムで 3 ヵ月，以降夜間装具として 2〜3 歳くらいまで装着することをすすめている[7]．

❷手術的治療後の遺残変形

術後においては，術中の矯正不足による後足部の内反尖足変形の遺残や，過矯正による後足部の外反扁平足および舟状骨の背側脱臼などがある．外反扁平足に伴う前足部の内転・回外変形の遺残した状態は skew foot（図2）といわれ，もっとも治療のむずかしい遺残変形である．また，医原性である舟状骨の阻血性壊死（図3）も中足部の変形を起こす．舟状骨・中足骨間の背屈位拘縮と第1中足骨・母趾基節骨間の底屈位拘縮を生じる屈曲母趾も，術後の軟部組織の不均衡から生じうる合併症である．

V. 遺残変形に対する治療

❶保存的治療（Ponseti 法）後の遺残変性に対する治療

内反尖足変形が遺残した場合，それが軽度な場合には，再度の PAT とギプス矯正が適応となる．複数回の PAT に関しては，3歳くらいまでは可能であり，われわれの経験でも軽症例であれば非常に有効である．中等度以上の遺残変形の場合には，腱移行（前脛骨筋外方移行）や再度の軟部組織解離術を考慮するが，後者ではさらなる中・後足部の関節拘縮や足根骨の変形を生じ，足のサイズもより小さくなる可能性があり極力避けるほうがよい．腱移行については 3〜4 歳以降に適応となることが多いが，術後の合併症も少なく距踵・距舟関節の可動性が維持されている例ではよい適応となる．多発性関節拘縮例などの症候性内反足では，再発率が非常に高く変形も高度であるため，Ilizarov 法による変形矯正も選択肢の一つになるが，先天性内反足例ではまれである．前足部の内転および凹足変形の遺残は，Ponseti 法の導入によりそれ以前の従来法と比べ頻度は減少した．前足部内転矯正術には

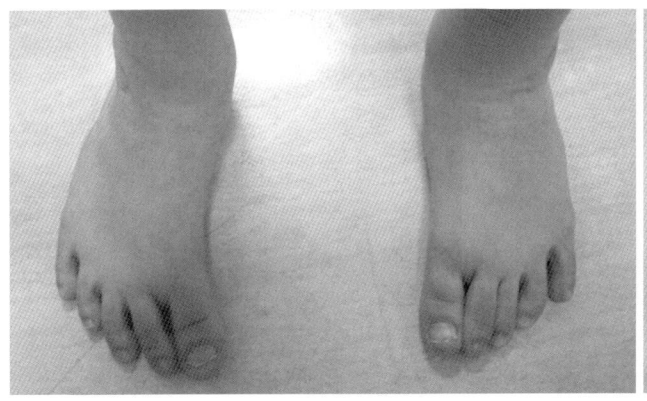

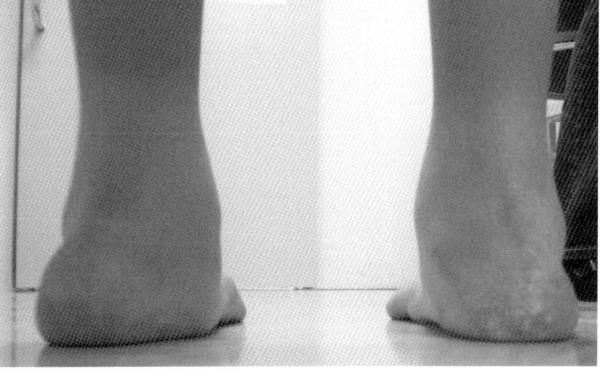

a．前足部（内転・回外）　　　　b．後足部（外反）

図2．Skew foot

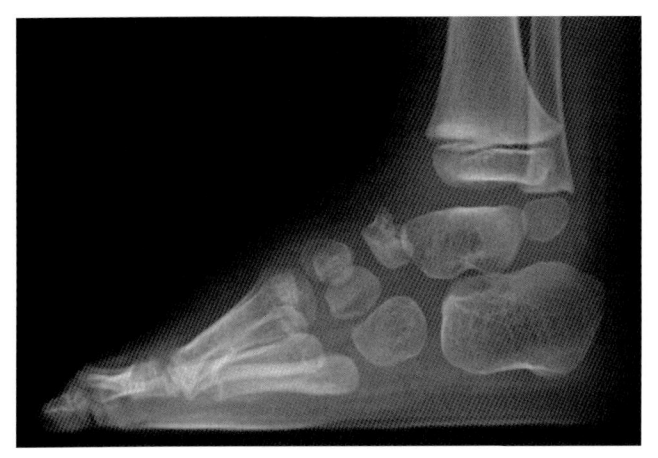

図3．舟状骨骨壊死

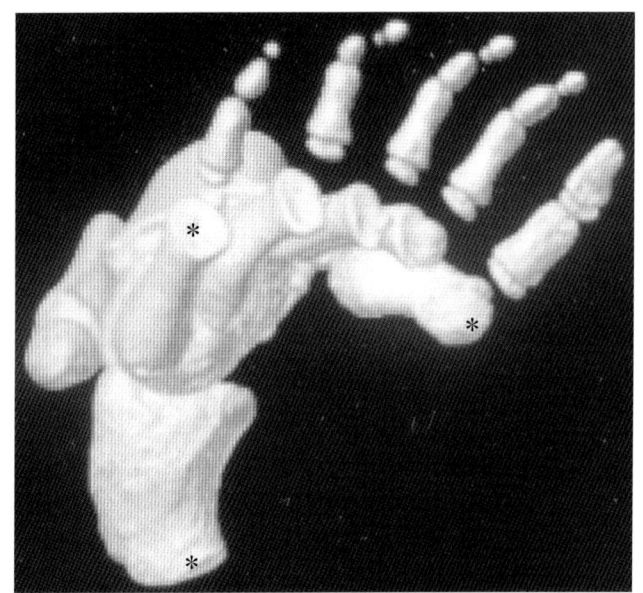

図4．第1中足骨の底屈位（3-D CT，足底より）[*tripod points（3点支持ポイント）]

Heyman法[8]などがすでに報告されているが，現在はあまり施行されていない．凹足については，第1中足骨の底屈と第1中足趾節（MTP）関節の過背屈があり，伸筋腱の移行と第1中足骨骨切り術を行うJones法（変法）が報告されている[9]．本術式が適応となるためには，距踵関節の可動性が条件であり，それを確認するために術前のColemanのブロックテストは有効である[10]．

最近われわれは，後足部の内反尖足変形および前足部の回外変形の遺残により内側接地が困難となり，結果的に安定した足底接地獲得のため第1中足骨が底屈位をとる症例を散見している．いわゆるtripod（3点支持）作用によるものと考えられるが，これにより前足部の内転・凹足傾向は助長される（図4）．これらに対しては，外側wedgeの足底板は効果がなく，内側にwedgeを設け第1中足骨の底屈を矯正したうえで足底全体を外反位とする必要がある．

❷手術的治療後の遺残変形に対する治療

先天性内反足に対する手術的治療は前述した適応に従って行うが，これらの症例は保存的治療に抵抗性である重症度の高い先天性内反足といえる．よって，たとえ手術的治療で矯正位が得られても，その後の成長により変形の再発や悪化が生じる．一方，1回の手術的治療で完璧な矯正をめざすあまり，後足部の過度の矯正を生じることもある．過矯正により生じる代表的変形は，skew footと呼ばれる後足部外反・前足部（回外）内転変形である．CSRでは広汎な軟部組織の解離を要するため，後足部の拘縮が生じやすく，結果的に可動域制限や内反変形の再発，足サイズの減少につながる．よってこれらの再発例では，できるだけ侵襲の少ない術式を選択する必要があ

a. 術前

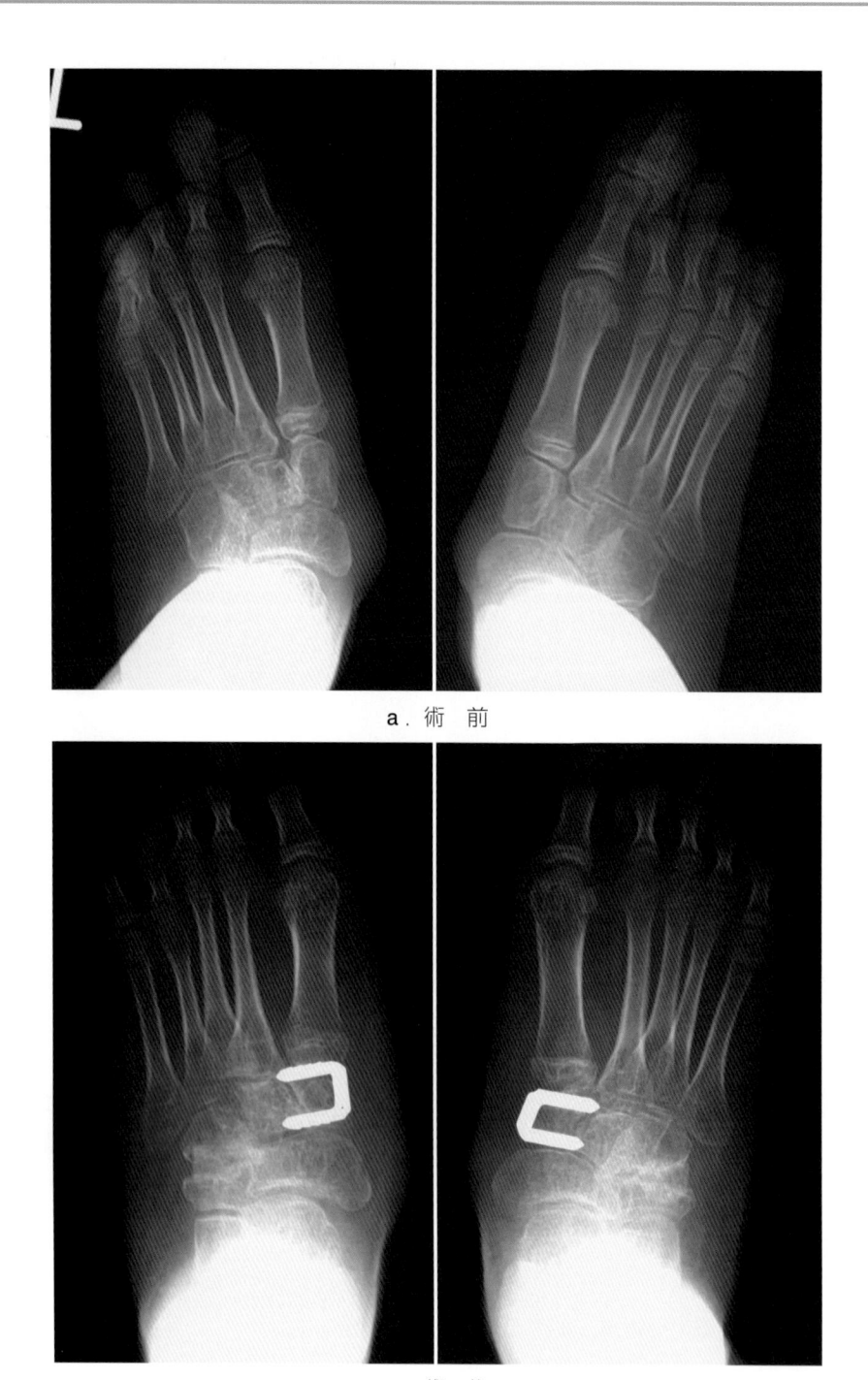

b. 術後

図5. 外反扁平足に対する column procedure（第1楔状骨の短縮および立方骨の延長）

る．代表的な方法は，前脛骨筋腱の外方移行術である．中・後足部の可動性があればよい適応となる[11]．われわれは，この腱移行の最終段階において足底に引き抜いた糸を足関節を一時的に背屈位に固定する Kirschner 鋼線を利用し，固定する方法を考案し使用している[12]．

しかし，変形の再発を生じた例では足部全体が拘縮をきたしている症例も多く，その場合には軟部組織の手術だけでは矯正が期待できない場合も多い．その場合には，足根骨の骨切りを要する場合もある．骨性手術としては，Evans 法[13]，Dwyer 法[14]，距骨下関節固定術，三関節固定術（Lumbrinudi 法[15]），column procedure[16] などが代表的な術式である．最近では Ilizarov 法や Taylor 法などの創外固定器を使用した三次元矯正も症例を選んで行っている．また，過矯正による外反扁平足（skew foot）などに対しては，column procedure として外側列の延長と内側列の短縮を同時に行っている（図5）．

ま と め

1) 現在，保存的治療法としてPonseti法がその良好な長期成績から汎用され，われわれも2005年から本法を導入した．

2) その結果，従来行っていた方法と比べ，広汎な軟部組織解離術を要する症例は半減し，それに伴い遺残変形の率も減少している．

3) しかし，いまだに前述した変形が完全になくなったわけではなく，また症候性内反足に対する治療手段として今回示したさまざまな手術的治療が適応となることもあるため，そのスキルは常に身につけておく必要がある．

文　献

1) 亀ヶ谷真琴，西須　孝，萬納寺誓人ほか：先天性内反足におけるアキレス腱皮下切腱術の適応．日小整会誌 **14**：184-188, 2005
2) Pirani S：A method of clubfoot evaluation；personal communication.
3) 坂本優子，亀ヶ谷真琴，西須　孝ほか：Ponseti法の治療成績―アキレス腱皮下切腱を追加したMcKay法との比較．日小整会誌 **21**：280-283, 2012
4) Kamegaya M, Saisu T, Kuniyoshi K et al：MRI study of talonavicular alignment in clubfoot. J Bone Joint Surg **83-B**：726-730, 2001
5) Boehm S, Sinclair M：Foot abduction brace in the Ponseti method for idiopathic clubfoot deformity；torsional deformities and compliance. J Pediatr Orthop **27**：712-716, 2007
6) Chen RC, Gordon JE, Luhmann SJ et al：A new dynamic foot abduction orthosis for clubfoot treatment. J Pediatr Orthop **27**：522-528, 2007
7) Ponseti IV：Treatment of congenital club foot. J Bone Joint Surg **74-A**：448-454, 1992
8) Heyman CH, Herdon CH, Strong JM：Mobilization of the tarsometatarsal and intermetatarsal joints for the correction of resistant adduction of the fore part of the foot in congenital club-foot or congenital metatarsus varus. J Bone Joint Surg **40-A**：299-309, 1958
9) Giannini S, Girolami M, Ceccarelli F et al：Modified Jones operation in the treatment of pes cavovarus. Ital J Orthop Traumatol **11**：165-170, 1985
10) Coleman SS, Chesnut WJ：A simple test for hindfoot flexibility in the cavovarus foot. Clin Orthop **123**：60-62, 1977
11) Garceau GJ, Palmer RM：Transfer of the anterior tibial tendon for recurrent club foot；a long-term follow-up. J Bone Joint Surg **49-A**：207-231, 1967
12) Kenmoku T, Kamegaya M, Saisu T：New anchoring method for tarsal tendon transfers in myelomeningocele patients. J Child Orthop **1**：369-371, 2007
13) Evans D：Relapsed clubfoot. J Bone Joint Surg **43-B**：722-733, 1961
14) Dwyer FC：Osteotomy of the calcaneum for pes cavus. J Bone Joint Surg **41-B**：80-86, 1959
15) Lumbrinudi C：New operation on drop-foot. Br J Surg **15**：193-200, 1927
16) Mosca VS：Flexible flatfoot and skewfoot. Instr Course Lect **45**：347-354, 1996

*　　　*　　　*

距骨離断性骨軟骨炎に対する関節鏡視下骨穿孔術

加藤智弘　安達伸生　中佐智幸　越智光夫

はじめに

距骨骨軟骨損傷（osteochondral lesion：OCL）は，足関節の外傷によって生じる骨軟骨骨折や明らかな外傷のない離断性骨軟骨炎と考えられる病態の総称とされている．学童期，中学・高校生での損傷も多く，疼痛や可動域（ROM）制限の原因となり，スポーツ活動に制限を要する場合も少なくない．適切な治療がなされなければ最終的には骨軟骨片の遊離，変形性関節症へと進行する．若年者に生じる距骨 OCL では変形性関節症への進行を予防する観点から早期の適切な診断と，より低侵襲な手術的治療の選択が期待されている．近年，関節鏡を用いることにより最小侵襲下に関節内の病態を把握し，処置することが可能であり，関節鏡は足の外科領域においても必要不可欠なツールとなっている．OCL の診断，病態の把握には単純 X 線像で骨軟骨片の剝離に注目するだけでなく，CT や MRI により骨軟骨片と距骨母床部との連続性に着目した病態分類も提唱されてきた．さらに近年では関節鏡所見に基づいた関節軟骨の病態により，OCL の診断と治療が行われるようになっている．手術的治療では病期，年齢，大きさに応じて関節鏡視下骨穿孔術，骨移植術，骨軟骨柱移植術などさまざまな手術方法が選択される．本稿では距骨 OCL に対する関節鏡視下骨穿孔術の手術適応，手術方法および当科における治療成績について述べる．

I．OCL の成因

足関節捻挫を含む足関節外傷は，スポーツ傷害の中でもっとも頻度が高いと報告されている[1]．近年，距骨 OCL はスポーツ傷害を含む外傷に関連した急性の足関節捻挫や骨折に伴って生じると認識されてきている[2,3]．また一方で遺伝的素因，内分泌異常，代謝異常など外傷の既往がなく発症する離断性骨軟骨炎様の病態も報告されており，その病態の解明と治療戦略はいまだ議論されている[4]．

II．OCL の分類（表1）

1959 年に Berndt と Harty が単純 X 線像の重症度に基づいた分類を提唱して以来，広く用いられている[5]．一方で，Berndt & Harty の分類は骨嚢腫病変や X 線像で描出できない OCL 病変に対して有効ではない．近年 CT や MRI 画像技術の進歩により，骨軟骨片と距骨母床部との連続性に着目した病態分類も提唱されている．CT に基づいた分類では Ferkel & Sgaglione の分類[6]，MRI に基づいた分類では Berndt & Harty 分類のほかに，骨嚢腫病変を加えた Anderson らの分類[7]や Hepple ら[8]の分類がある．関節軟骨の病態を考慮した関節鏡所見に基づいた分類では，Pritsch ら[9]や Cheng ら[10]の分類がある．さらに Mintz ら[11]は MRI 所見と関節鏡所見の関係について報告している．

III．OCL の診断

OCL に特徴的な理学所見はないが，外傷後の長引く疼痛と腫脹，クリック，ロッキング，引っかかり感には注意が必要である．特にスポーツ活動時，荷重歩行時に増悪する足関節痛は OCL による症状を念頭において，足関

Key words
osteochondral lesion, arthroscopy, bone marrow stimulation technique

*Arthroscopic bone marrow stimulation technique for osteochondral lesion of talus
**T. Kato, N. Adachi（准教授）, T. Nakasa, M. Ochi（教授）：広島大学大学院整形外科（Dept. of Orthop. Surg., Graduate School of Biomedical Sciences, Hiroshima University, Hiroshima）.

表 1. OCL の分類

a．Berndt と Harty の X 線所見に基づいた分類

I	軟骨下骨の圧迫
II	骨軟骨片不完全剥離
III	転位のない骨軟骨片完全剥離
IV	転位のある骨軟骨片完全剥離

b．Ferkel と Sgaglione らの CT 所見に基づいた分類

I	距骨天蓋部内の骨嚢腫
IIA	関節面と交通した距骨天蓋部骨嚢腫
IIB	骨軟骨片のある開かれた骨嚢腫
III	転位のない透亮像のある骨軟骨病変
IV	転位のある骨軟骨片

c．Anderson らの MRI 所見に基づいた分類

I	軟骨下骨の圧迫
II	骨軟骨片不完全剥離
IIA	軟骨下骨骨嚢腫
III	転位のない骨軟骨片完全剥離
IV	転位のある骨軟骨片完全剥離

d．Hepple らの MRI 所見に基づいた分類

1	関節軟骨損傷のみ
2a	軟骨下骨骨折，浮腫のある軟骨損傷
2b	軟骨下骨の浮腫のない軟骨損傷
3	転位のない骨軟骨片
4	転位のある骨軟骨片
5	軟骨下骨骨嚢腫形成

e．Pritsch らの関節鏡所見に基づいた分類

I	正常な軟骨表面
II	軟らかい軟骨表面
III	毛羽立った軟骨表面

f．Cheng らの関節鏡所見に基づいた分類

A	表面平滑であるが軟らかく浮遊感がある
B	粗雑な表面
C	表面に線維化や亀裂がある
D	軟骨片があり軟骨下骨が露出している
E	骨軟骨片が緩いが転位していない
F	骨軟骨片が転位している

g．Mintz らの MRI および関節鏡所見に基づいた分類

0	正常
1	高輝度変化はあるが形態的に正常な軟骨
2	軟骨表面の線維化や亀裂
3	フラップ状の骨軟骨片または軟骨下骨が露出
4	緩いが転位していない骨軟骨片
5	転位した骨軟骨片

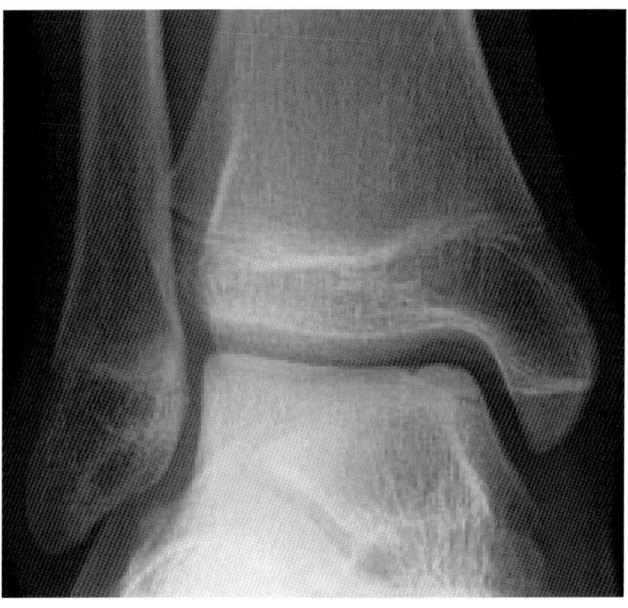

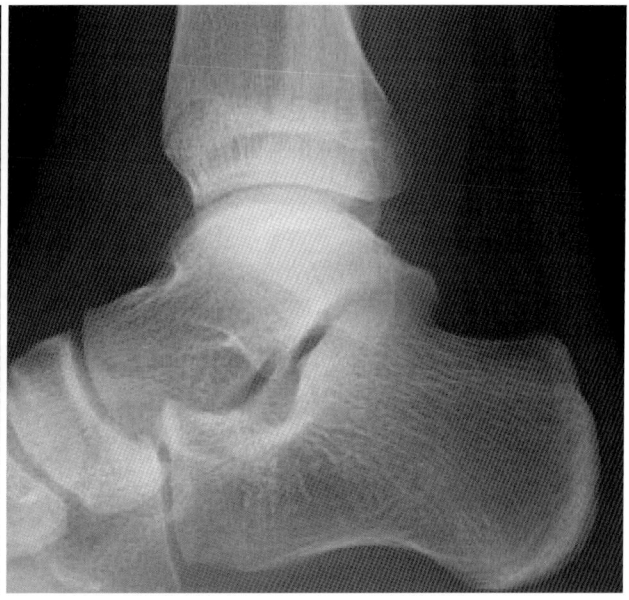

a．正面像　　b．側面像

図 1. OCL の単純 X 線像．Berndt & Harty 分類 stage II 病変

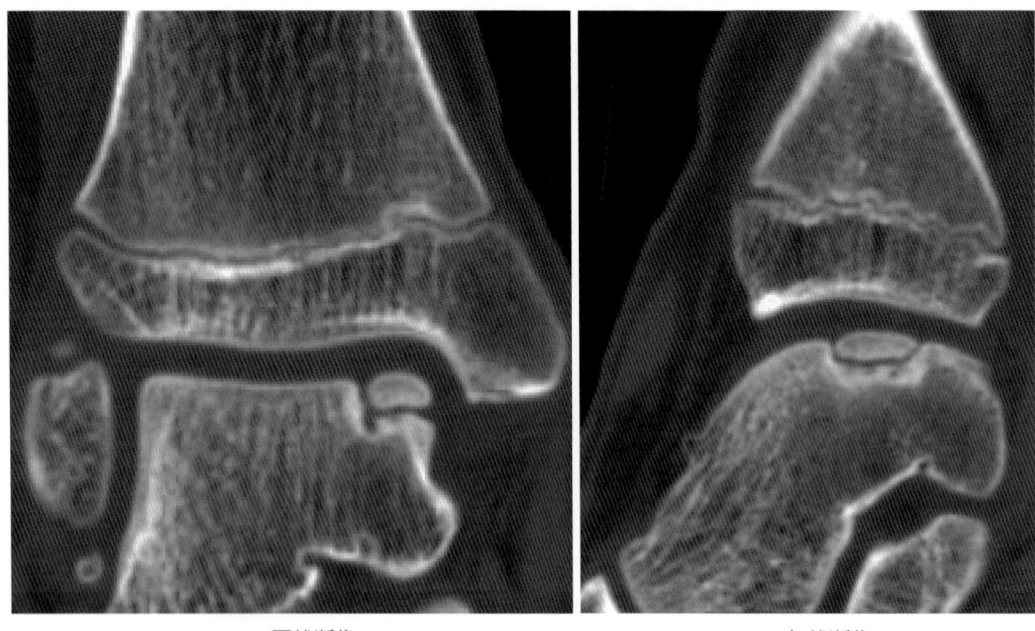

a．冠状断像　　　　　　　　　　　　　　b．矢状断像

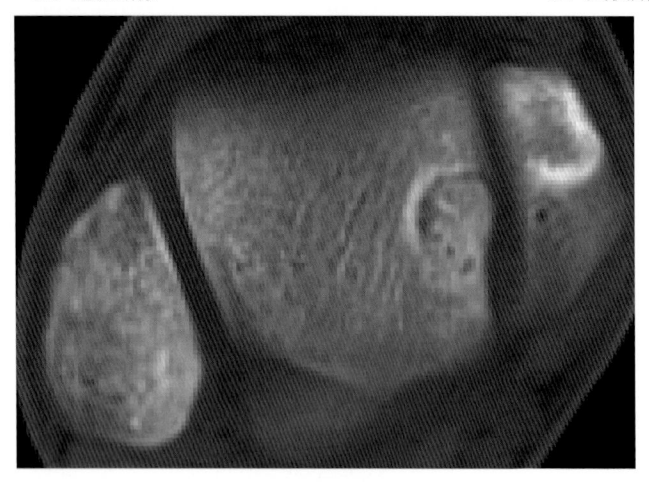

c．横断像

図2．OCL の CT

節内外側の圧痛部位の確認や足関節不安定性の評価，ROM の評価を行う．OCL は損傷早期では単純 X 線像で描出できない症例も多いため，診断が遅れる傾向にある．単純 X 線像（図1）に加え，CT（図2, 3），MRI（図4）を行って早期に診断し，さらに病変の大きさ，病期の診断を行って手術適応を慎重に決定する必要がある．

IV. OCL の治療

❶保存的治療

骨端線閉鎖前の若年者において，安定型 OCL に対しては荷重制限やスポーツ活動の休止などの保存的治療が第一選択であるが，その効果判定には長期を要し，判断に難渋することも多い．また，スポーツ活動性の高い中学・高校・大学生では可及的早期に治療を行ってスポーツ活動への復帰を希望する症例も少なくない．精神的なストレスを軽減するためにも，当科では3ヵ月程度の保存的治療で症状の改善が得られない症例においては積極的に手術的治療をすすめている．さらに CT, MRI で OCL が不安定と判断した場合も早期の手術適応である．

❷手術的治療

単純 X 線像，CT, MRI 所見により病変の大きさ，病期を診断する．さらに関節鏡検査を行って骨軟骨病変の軟骨損傷の程度を十分把握し，最終的に治療方法の決定を行う．術後の臨床成績との相関は，術前 CT や MRI よりも関節鏡所見の OCL 重症度と相関しているという報告[6]もあり，関節鏡で軟骨表面の損傷程度，骨軟骨片の不安定性や欠損の有無を十分把握することが重要である．

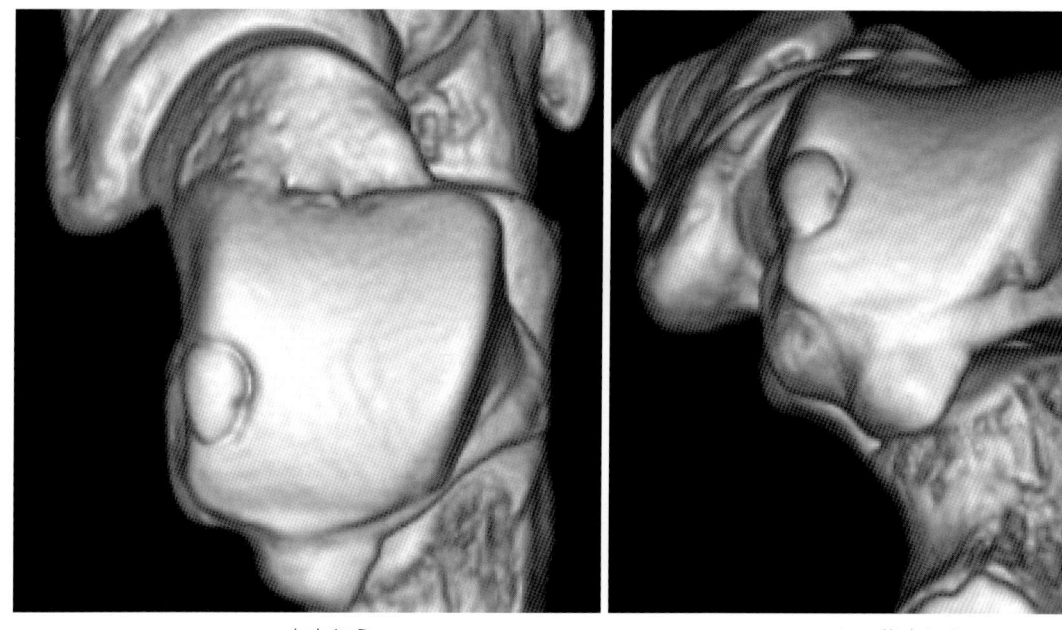

a．上方から　　　　　　　　　　　　　b．後方から

図3．OCL の 3-D CT

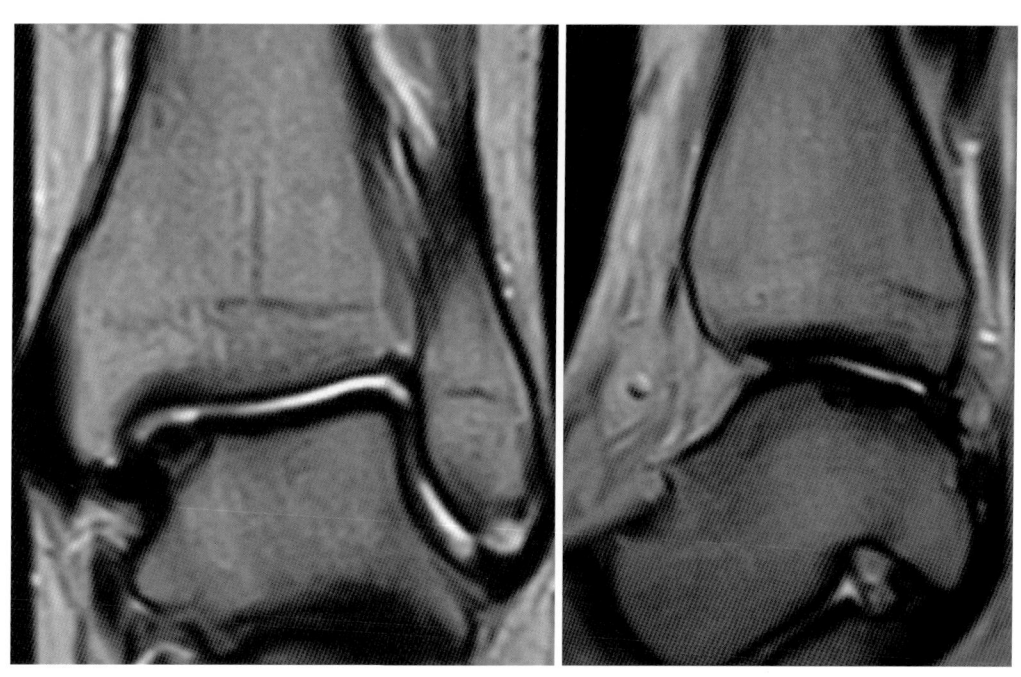

a．冠状断像　　　　　　　　　　　　　b．矢状断像

図4．OCL の MRI

V．足関節鏡検査

　患者を仰臥位として空気止血帯を患側大腿に巻き，足関節牽引装置（Ankle Distractor Foot Strap：Smith & Nephew 社，Memphis）[図5] を用いて牽引する．イメージで距骨と脛骨の関節裂隙を確認し，前脛骨筋腱内側にカテラン針を入れ生理食塩水を注入した後に，前内側ポー

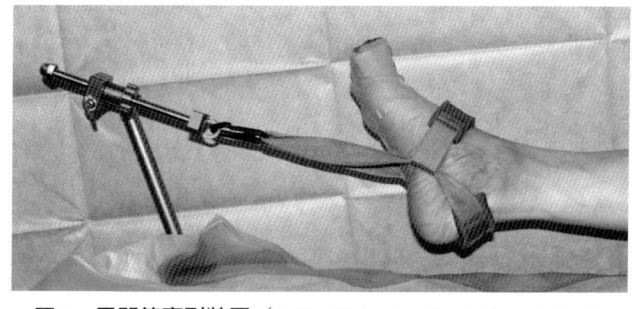

図5．足関節牽引装置（Ankle Distractor Foot Strap：Smith & Nephew 社）

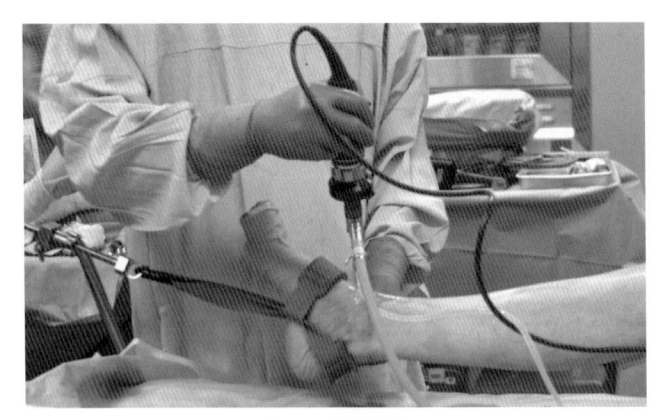

Ⅲ．手術的治療の進歩　5．足部疾患

図6．足関節鏡

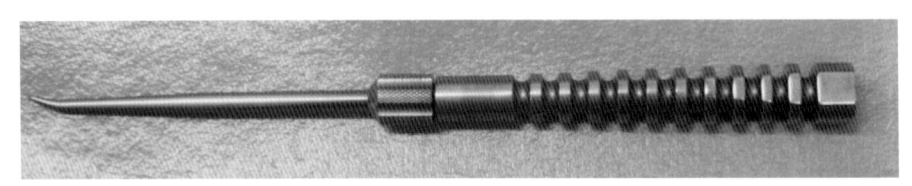

a．コンドラルピック

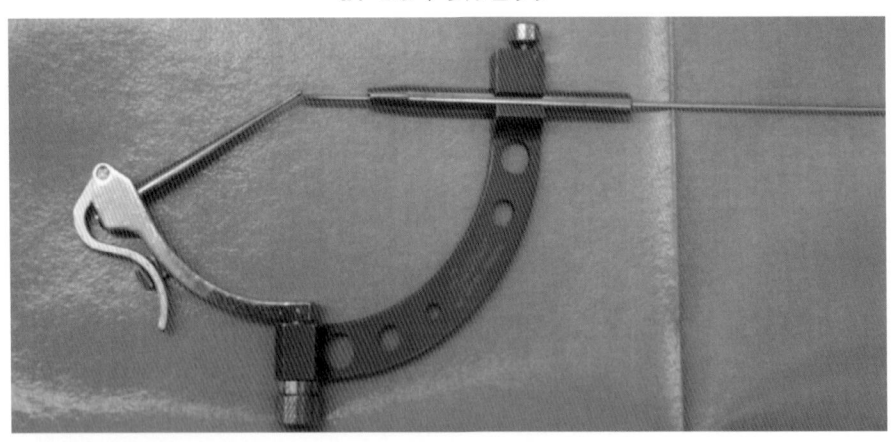

b．Micro Vetor Drill Guide System（Smith & Nephew 社）
図7．骨穿孔術用の器械

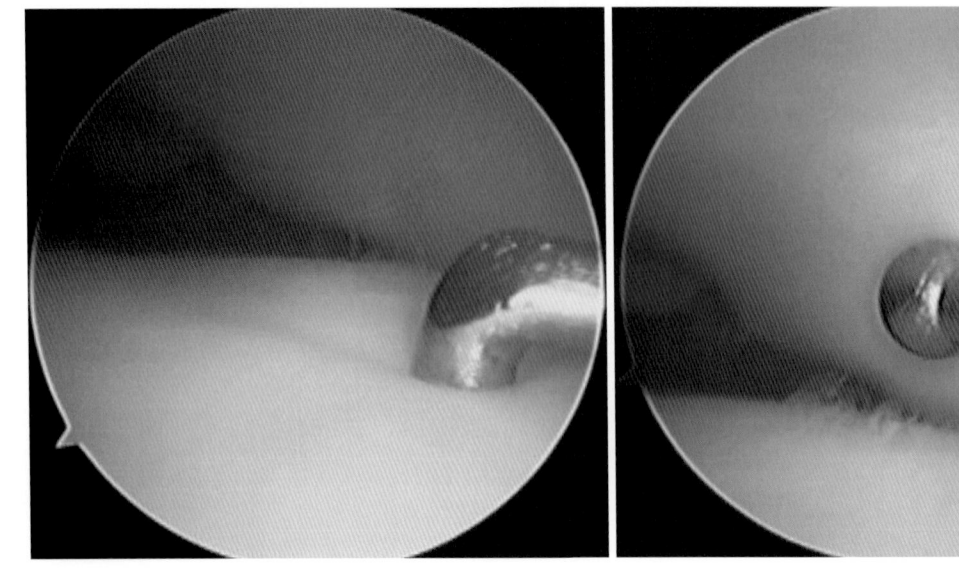

a．Cheng らの関節鏡分類 type C 病変　　　　b．Micro Vetor Drill Guide System で損傷部位を確認
図8．OCL の術中関節鏡所見

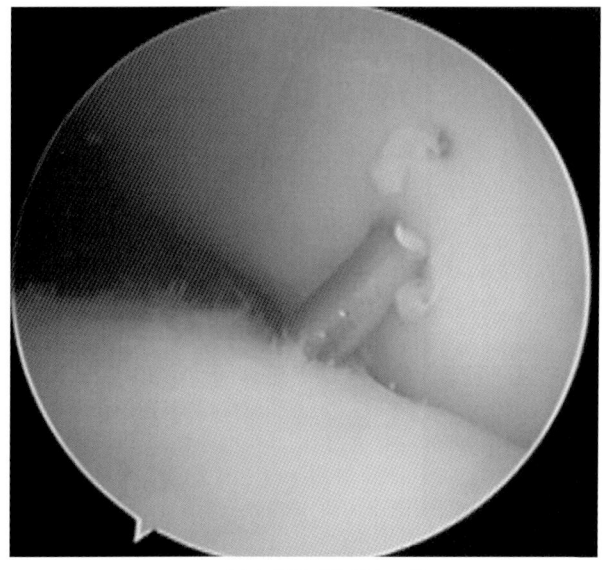

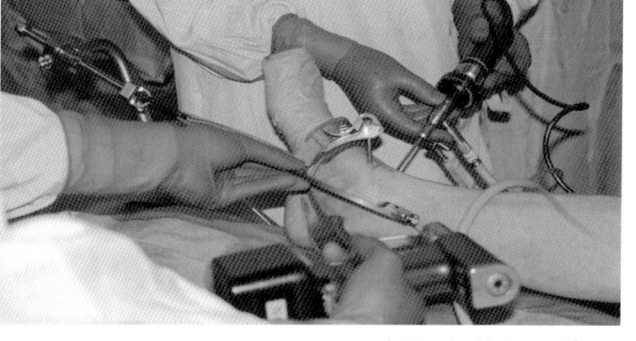

c．経内果的ドリリング　　　　　　　　d．Micro Vetor Drill Guide System を用いたドリリング
図8（つづき）

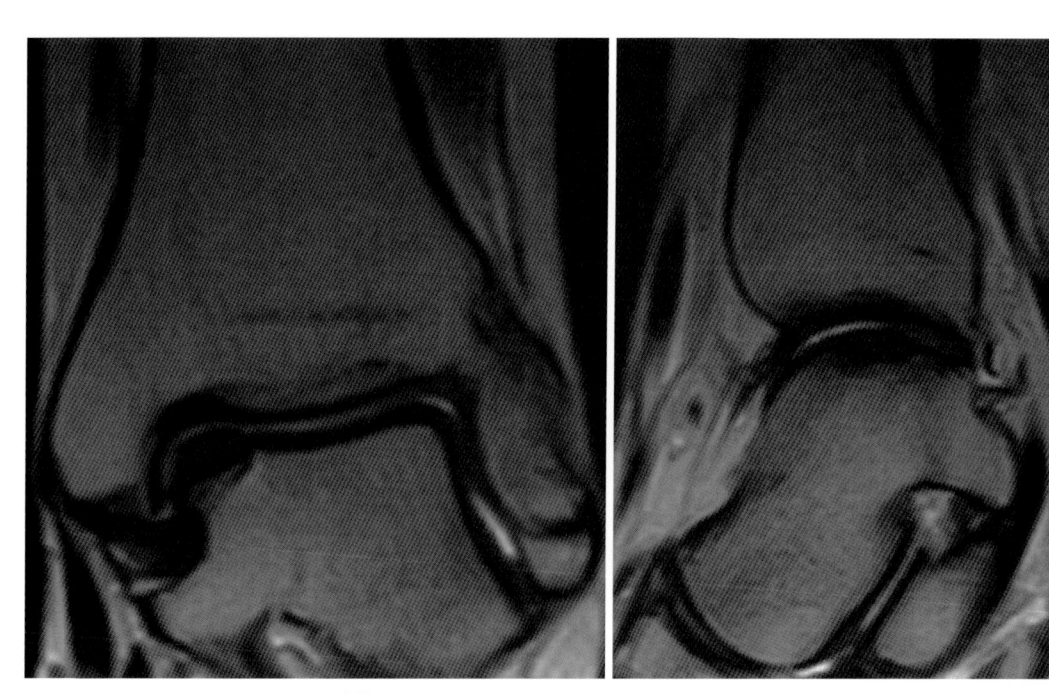

a．冠状断像　　　　　　　　　　　　　　b．矢状断像
図9．OCL 術後1年の MRI．損傷部は軟骨様組織で修復されている．

タルを作製する．外筒，関節鏡（2.7 mm，30°斜視鏡）［図6］を挿入し，続いて第3腓骨筋腱の外側へカテラン針を挿入し，同様に前外側ポータルを作製する．

Ⅵ．関節鏡視下骨穿孔術

当科では，MRI で Berndt & Harty 分類 stage Ⅰ～Ⅱ病変に対しては関節鏡視下骨穿孔術を行うようにしている．関節鏡で関節軟骨損傷が中等度～高度の病変に対しては，損傷軟骨が残存すると軟骨様組織の修復を阻害するため，キュレッターや鉗子で十分に切除する．続いてオウルや Kirschner 鋼線を病変部に数 mm 挿入して，microfracture 法や順行性ドリリング法を行う（図7，8）．この操作により骨髄より出血が起こり，間葉系幹細胞が病変部へ誘導されて軟骨様組織の修復がうながされる．骨囊腫病変には，病変の範囲がごく小さく浅いものについてのみ骨穿孔術を行い，それ以外の症例には内果を骨切りして関節を展開し，骨軟骨移植を行っている．また MRI で軟骨

下骨が比較的保たれる Anderson らの分類で stage I 病変であり，Cheng らの分類で軟骨表面の損傷のほぼない type A～B 病変には逆行性ドリリング法を行っている．

VII. 後療法

術後は足関節固定は行わず，術翌日から疼痛に応じて ROM 訓練を開始している．術後 3 週で部分荷重を開始し，術後 5 週で全荷重としている．術後 3 ヵ月で軽いジョギングを許可し，術後 6 ヵ月で痛みに応じてスポーツ活動への復帰を許可している．

VIII. 当科における治療成績

2005～2012 年に当科で施行した 10～20 歳代の患者に対する関節鏡視下骨穿孔術 10 例の治療成績について検討した．9 例は順行性に microfracture 法またはドリリング法を行い，1 例は逆行性ドリリング法を行った．米国足の外科学会（American Orthopaedic Foot and Ankle Society：AOFAS）スコアでは，術前平均 60 点から術後 1 年で平均 93 点と大きく改善していた．術後 1 年の MRI（図 9）においても，全例で病変部に軟骨様組織の修復像を認めた．

まとめ

1）若年者距骨 OCL の病態・分類・診断・治療について述べた．

2）関節鏡視下骨穿孔術は関節鏡視下に病変部に Kirschner 鋼線や microfracture 用のオウル，コンドラルピックを貫通させて骨髄を刺激し，病変部に間葉系幹細胞を誘導させることで軟骨様組織の修復をうながす治療法である．

3）距骨 OCL に対する関節鏡視下骨穿孔術は病期・大きさ・年齢に応じて適切に適応を選べば，良好な治療成績が得られる有用な手術手技である．

文献

1) Fong DT, Hong Y, Chan LK et al：A systematic review on ankle injury and ankle sprain in sports. Sports Med **37**：73-94, 2007
2) Saxena A, Eakin C：Articular talar injuries in athletes；results of microfracture and autogenous bone graft. Am J Sports Med **35**：1680-1687, 2007
3) Flick AB, Gould N：Osteochondritis dissecans of the talus（transchondral fractures of the talus）；review of the literature and new surgical approach for medial dome lesions. Foot Ankle **5**：165-185, 1985
4) O'Loughlin PF, Heyworth BE, Kennedy JG：Current concepts in the diagnosis and treatment of osteochondral lesions of the ankle. Am J Sports Med **38**：392-404, 2010
5) Berndt AL, Harty M：Transchondral fractures（osteochondritis dissecans）of the talus. J Bone Joint Surg **41-A**：988-1020, 1959
6) Ferkel RD, Zanotti RM, Komenda GA：Arthroscopic treatment of chronic osteochondral lesions of the talus；long-term results. Am J Sports Med **36**：1750-1762, 2008
7) Anderson IF, Crichton KJ, Grattan-Smith T et al：Osteochondral fractures of the dome of the talus. J Bone Joint Surg **71-A**：1143-1152, 1989
8) Hepple S, Winson IG, Glew D：Osteochondral lesions of the talus；a revised classification. Foot Ankle Int **20**：789-793, 1999
9) Pritsch M, Horoshovski H, Farine I：Arthroscopic treatment of osteochondral lesions of the talus. J Bone Joint Surg **68-A**：862-865, 1986
10) Cheng MS, Ferkel RD, Applegate GR：Osteochondral lesions of the talus；a radiologic and surgical comparison. Annual Meeting of the Academy of Orthopaedic Surgeons, New Orleans, p16-21, 1995
11) Mintz DN, Tashjian GS, Connell DA et al：Osteochondral lesions of the talus；a new magnetic resonance grading system with arthroscopic correlation. Arthroscopy **19**：353-359, 2003

* * *

足根骨癒合症に対する癒合部切除・遊離脂肪移植術の治療成績*

蒲生和重　中瀬尚長　栗山幸治　濱田雅之**

はじめに

　足根骨癒合症は発生率がおよそ1%程度とされており，比較的まれな疾患である．保存的治療に抵抗する足根骨癒合症に対して，これまでにさまざまな手術方法が報告されている[1〜4]が，エビデンスレベルの高い手術方法が確立されていないのが現状である．当科では，疼痛による活動制限を訴えた足根骨癒合症に対して，癒合部切除・遊離脂肪移植術を行っている．われわれはその治療成績を調査し，文献的考察を加えて報告する．

I. 対象および方法

　2007年7月〜2013年3月に，当科で治療を行った疼痛による活動制限を訴えた足根骨癒合症10例11足を対象とした．男性5例5足，女性5例6足であった．手術時平均年齢は13歳であった．癒合部位は，距・踵骨癒合症4足，踵・舟状骨癒合症4足，第1舟状・楔状骨癒合症1足，踵・立方骨癒合症1足，踵・立方・舟状骨癒合症1足であった．全例に対して，まず運動を休止するなどの保存的治療を行ったが，症状の改善を認めなかった．手術的治療は，術前の画像を参考に癒合部を切除し，骨蝋（bone wax）を癒合部切除部の露出した海綿骨部に塗布し，同側下腿後面から遊離脂肪を採取し癒合部切除部位に充填した[3]（図1）．手術前後の機能評価を日本足の外科学会足関節・後足部判定基準（JSSFスケール）を用いて調査した．術前後の画像診断および画像評価を，単純X線像と64スライスmulti detector-row CT（MDCT）を用いて行った．JSSFスケールの術前後の変化は，paired

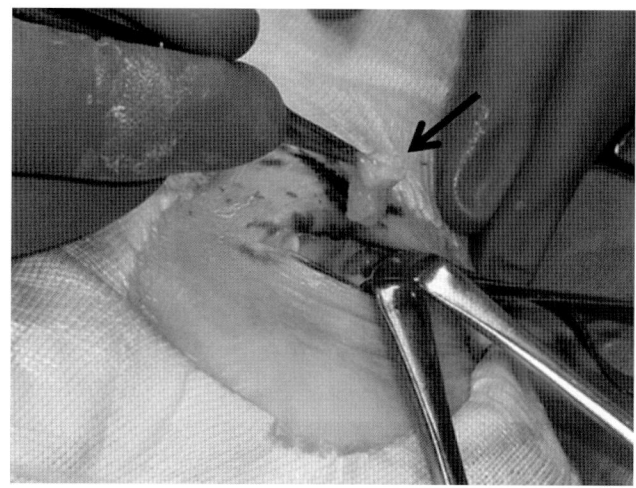

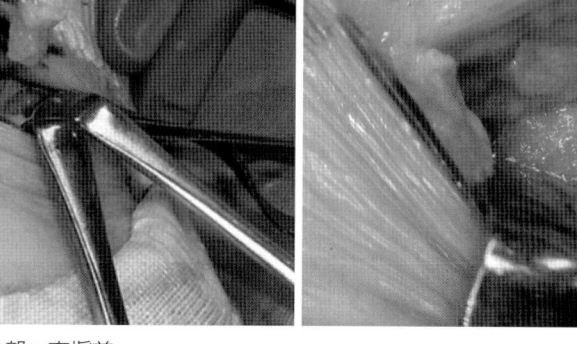

a. 癒合部切除部へ充填前　　　　　　　　　　　b. 充填後
図1. 手術と同側下腿後面から採取した遊離脂肪（矢印）の充填

Key words
tarsal coalition, coalition resection, free fat graft

*Resection of tarsal coalition with interposition of free fat graft
**K. Gamo（医長），T. Nakase（部長），K. Kuriyama（部長），M. Hamada（主任部長）：星ヶ丘厚生年金病院整形外科（〒573-8511　枚方市星丘4-8-1；Dept. of Orthop. Surg., Hoshigaoka Koseinenkin Hospital, Hirakata）．

Ⅲ．手術的治療の進歩　5．足部疾患

表1．症例の詳細

症例	手術時年齢（歳）・性	癒合部位	術後経過観察期間	JSSFスケール（点）術前	JSSFスケール（点）術後
1 左	15・女	距・踵骨	5年半	68	87
右	16・女	距・踵骨	5年	68	87
2	12・女	距・踵骨	2年	71	100
3	9・女	距・踵骨	8ヵ月	69	100
4	12・男	踵・舟状骨	2年	87	100
5	12・男	踵・舟状骨	1年2ヵ月	87	100
6	11・男	踵・舟状骨	9ヵ月	65	90
7	14・男	踵・舟状骨	3ヵ月	87	100
8	14・女	第1舟状・楔状骨	1年3ヵ月	67	67
9	16・男	踵・立方骨	2年	77	100
10	12・女	踵・立方・舟状骨	3ヵ月	87	90
平均	13		1年10ヵ月	75.7	92.8*

*paired t 検定，p＜0.001

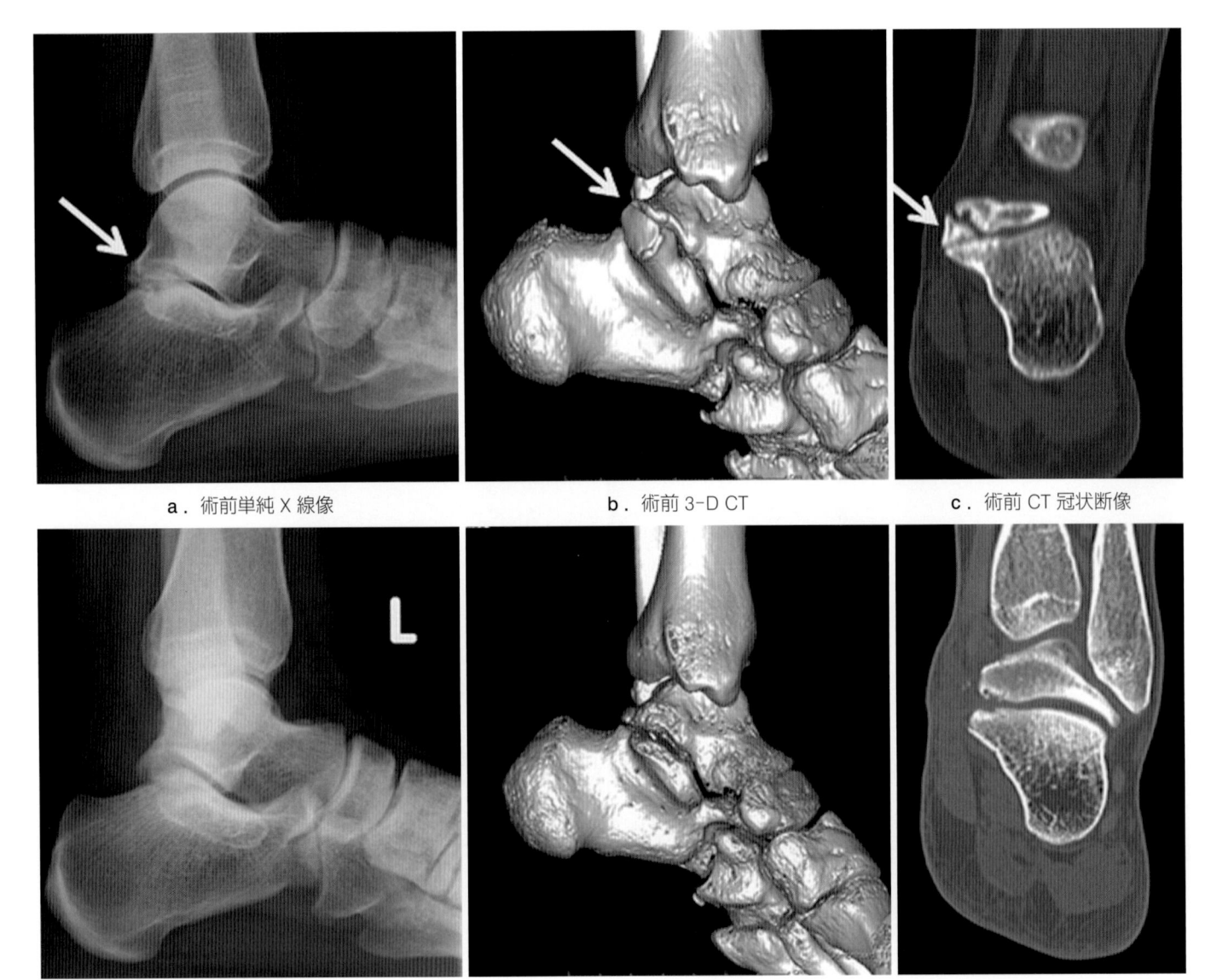

a．術前単純X線像　　b．術前3-D CT　　c．術前CT冠状断像

d．術後単純X線像　　e．術後3-D CT　　f．術後CT冠状断像

図2．症例1．15歳，女．両側距・踵骨癒合症の左足の術前・術後の単純X線像とCT（矢印：癒合部）

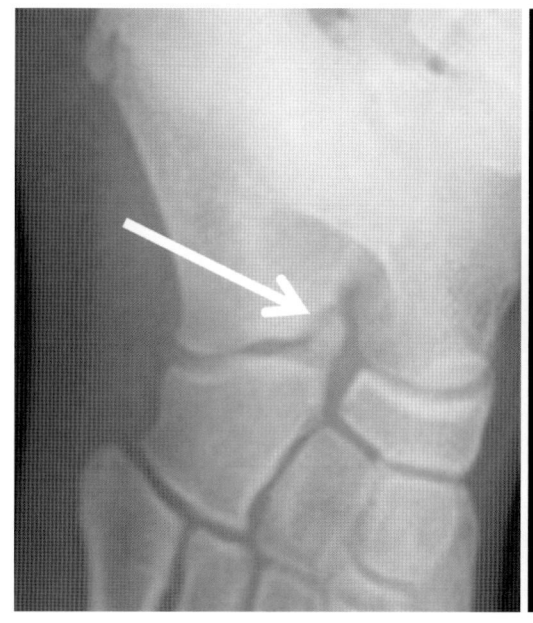

a．術前単純X線像

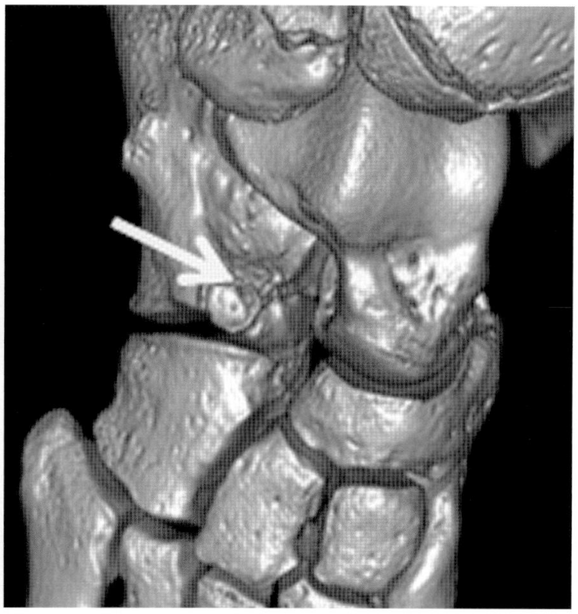

b．術前3-D CT

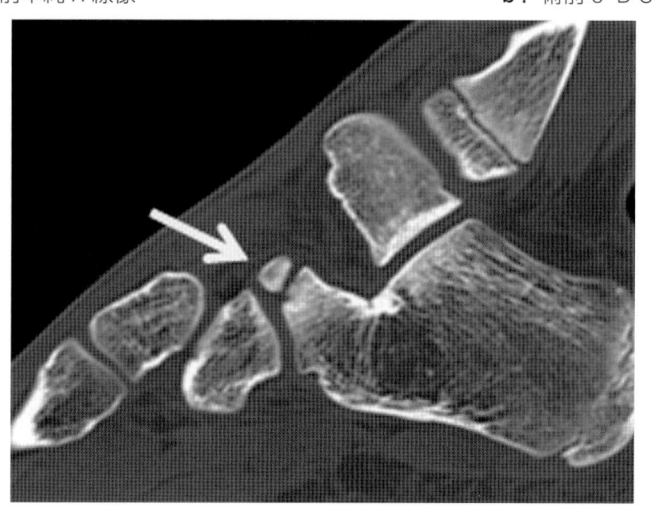

c．術前CT矢状断像

図3．症例9．16歳，男．右踵・立方骨癒合症の術前・術後の単純X線像とCT（矢印：癒合部）

t 検定を用いた統計学的検定を行い，$p<0.05$ の場合に有意差ありと判定した．

II．結　果

術後経過観察期間は平均1年10ヵ月であった．症例の詳細を表1に示す．術後評価のMDCT所見にて，全例で癒合部はほぼ完全に切除され，再癒合を認めなかった．合併症は1例にのみ術後早期の皮膚縫合不全を認めたが，局所麻酔下での皮膚縫合処置で治癒した．全例再発はなく，JSSFスケールは術前平均75.7（65〜87）点であったのが術後平均92.8（67〜100）点と有意な改善（$p<0.001$）を認めた．

III．症例提示

症例1． 15歳，女．両側距・踵骨癒合症．

日常生活動作（ADL）で両足の距骨下関節の内外側に疼痛があり，JSSFスケールは左右ともに68点であった．術前の単純X線側面像で内側から後方の距踵関節裂隙の不鮮明化を認め，MDCTでも広範囲の癒合を認めた（図2a〜c）．両側ともに同様の画像所見であった．まず左足の距・踵骨間の癒合部切除，遊離脂肪移植術を行った．左足の術後3ヵ月の単純X線側面像で内側から後方の距踵関節裂隙の不鮮明化は軽減し，MDCTでも癒合部が十分に切除されているのがわかった（図2d〜f）．左足の術後半年で右足も同様の手術を行った．左足の術後5年半

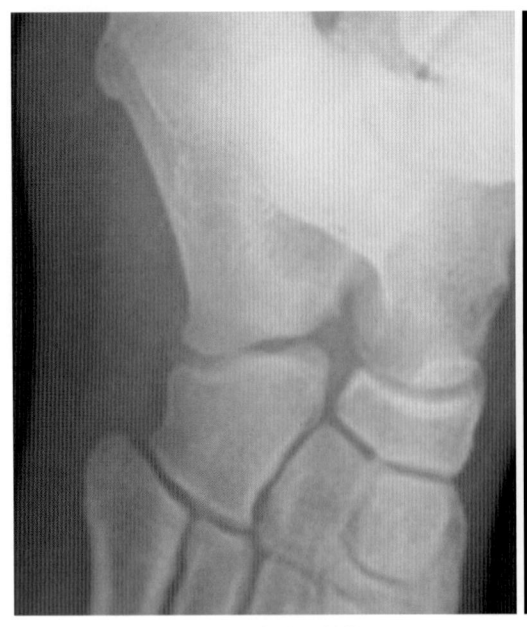

d．術後単純X線像　　e．術後3-D CT

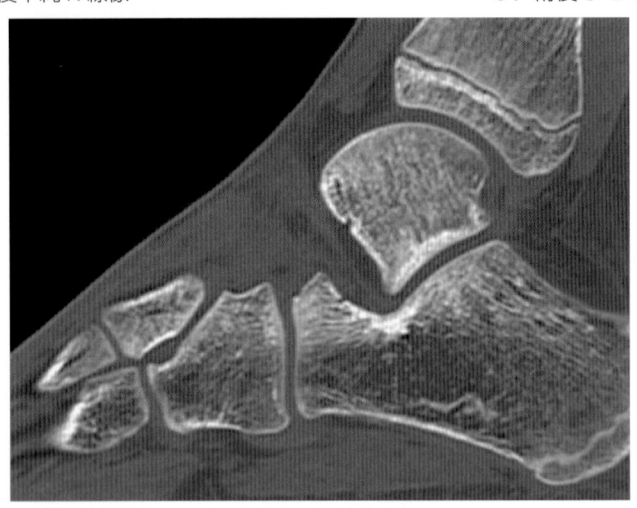

f．術後CT矢状断像
図3（つづき）

が経過した現在，両足ともにADLでの疼痛は消失し，距骨下関節の可動性も保たれている．JSSFスケールは左右ともに87点に改善している．

症例9． 16歳，男．右踵・立方骨癒合症．

術前の単純X線側面像とMDCTで，踵立方関節に広範囲な癒合を疑う画像所見を認めた．術前の症状は，同部位の圧痛とサッカーのクラブ活動中の疼痛であり，可動域制限は認めずJSSFスケールでは77点であった．踵骨前方突起骨折後の癒合不全による遺残変形の可能性も考え，手術的治療を行った．二分靱帯は遊離骨に付着しておらず，遊離骨と立方骨間で線維軟骨性癒合を確認し，踵・立方骨癒合症と診断した．踵・立方骨間の癒合部切除，遊離脂肪移植術を行った．病理組織検査でも線維軟骨性癒合を確認した．術後6ヵ月の単純X線斜位像とMDCTで同部の内側関節裂隙の癒合は消失していた（図3）．術後2年の最終経過観察時にサッカー活動中の疼痛は完全に消失しており，JSSFスケールは100点であった．

IV．考　察

足根骨癒合症は見過ごされることもまれではない疾患であるが，近年の画像診断の進歩により，病態のより詳細な把握が可能となってきている[5]．実際にわれわれが経験した症例でも，単純X線像に比しMDCTでは癒合部の具体的な局在や範囲がより確実に判断可能となり，本疾患の診療においてはMDCTが不可欠な検査であることが示唆された．

足根骨癒合症の好発部位は，距・踵骨癒合症と踵・舟状骨癒合症である[6]．また第1舟状・楔状骨癒合症は日本人に比較的多くみられる[7]．われわれはこれらのほかに，発生頻度が全足根骨癒合症の中で約1.3％とされている[6]，比較的まれな踵・立方骨癒合症を1例経験した．病変部の病理検査を行い，線維軟骨性癒合を確認している．また非常にまれな踵・立方・舟状骨癒合症も経験した．

　足根骨癒合症の治療は，運動制限，ギプス固定，装具などの保存的治療が第一選択であるとされているが，治療効果のない場合には手術的治療が選択される．以前は関節固定術が主流であった[8]が，画像診断の進歩に伴い癒合部切除術の適応が広がっている．しかし，癒合部切除術は必ずしも全例術後成績が良好というわけではなく，その成績不良因子がいくつかあげられているものの，明確なカットオフ値は示されていない[9]．自験例の症例1の右側では，病巣が距骨下関節の内側から後方まで比較的広範囲にわたっていたが，関節症性変化が明らかでなかったため癒合部切除術を選択した．本例に関しては，今後関節症性変化の進行について注意深く経過観察する必要がある．過去の報告では，特に距・踵骨癒合症に関しては，切除術では必ずしも良好な術後成績が保証されていない[9]．実際に症例1と2ではJSSFスケールで満点を得ることができなかった．また第1舟状・楔状骨癒合症の症例8は，癒合の再発を認めていないものの術後も痛みを訴えており，JSSFスケールの改善は得られなかった．手術による過剰な期待は控えなければならない．しかし，日本の生活様式において後足部の動きを保つことが重要であるとされており[4]，われわれもこの考えに基づき癒合部切除を第一選択とするべきであると考えている．

　癒合部切除を行う際，再発を予防するためになんらかの介在物を挿入することは，癒合の再発予防に有効であるとされている[9]．ところが，その介在物自体の具体的な素材については統一された見解がなく，脂肪や腱，筋腹や骨蝋などが用いられている[9]．われわれはこれらの中で，量的・位置的に制限がなく手技的に容易な骨蝋の塗布と生体組織である遊離脂肪の移植を行うのが適当と考え治療を行った．

まとめ

　9～16歳における有痛性の足根骨癒合症に対して癒合部切除と遊離脂肪移植術を施行し，良好な術後成績を得た．

文　献

1) Kumar SJ, Guille JT, Lee MS et al：Osseous and non-osseous coalition of the middle facet of the talocalcaneal joint. J Bone Joint Surg 74-A：529-535, 1992
2) Mubarak SJ, Patel PN, Upasani VV et al：Calcaneonavicular coalition；treatment by excision and fat graft. J Pediatr Orthop 29：418-426, 2009
3) Olney BW, Asher MA：Excision of symptomatic coalition of the middle facet of the talocalcaneal joint. J Bone Joint Surg 69-A：539-544, 1987
4) Takakura Y, Sugimoto K, Tanaka Y et al：Symptomatic talocalcaneal coalition；its clinical significance and treatment. Clin Orthop 269：249-256, 1991
5) Crim J：Imaging of tarsal coalition. Radiol Clin North Am 46：1017-1026, 2008
6) Stormont DM, Peterson HA：The relative incidence of tarsal coalition. Clin Orthop 181：28-36, 1983
7) Kumai T, Tanaka Y, Takakura Y et al：Isolated first naviculocuneiform joint coalition. Foot Ankle Int 17：635-640, 1996
8) Zaw H, Calder JD：Tarsal coalition. Foot Ankle Clin 15：349-364, 2010
9) Lemley F, Berlet G, Hill K et al：Current concepts review；tarsal coalition. Foot Ankle Int 27：1163-1169, 2006

*　　　*　　　*

III. 手術的治療の進歩 ◆ 6. 外 傷

小児前腕両骨骨幹部骨折に対する髄内固定法*

山上信生　山本宗一郎　熊橋伸之　内尾祐司**

はじめに

小児の前腕骨折は変形矯正力が期待されるため，徒手整復後，保存的治療が第一選択といわれている．しかし両骨骨幹部骨折では整復位の保持が困難である場合が多く，近年では手術が行われる傾向にある．同骨折に対して，Kirschner鋼線を用いて髄内固定を行った症例の治療成績を検討したので報告する．

I. 対象および方法

対象は2002〜2012年に，前腕両骨骨幹部骨折に対して髄内固定を行った13（男性10，女性3）例，手術時平均年齢9（4〜13）歳，平均経過観察期間8（2〜22）ヵ月であった．骨折部位の内訳は，橈骨では近位5例，中央7例，遠位2例，尺骨では中央9例，遠位3例であった．

手術は骨折部の整復を行った後，髄腔径に応じて径1.2〜3.0 mmのKirschner鋼線を用いて髄内固定を施行した．橈骨・尺骨とも固定したのが12例，橈骨のみ固定したのが1例であった．刺入部位については，橈骨はすべて遠位橈側から逆行性に刺入し，尺骨では11例で肘頭部からの順行性刺入，1例のみ遠位端からの逆行性刺入を行った．回旋転位が最小となる位置をX線透視下に確認し，中間位〜回外位で長上肢ギプス固定を行った（平均58日）．抜釘は，X線像上，少なくとも3方向の皮質に橋渡し仮骨（bridging callus）の形成を確認した後に行った．

調査項目はX線学的評価として橈骨・尺骨それぞれの骨癒合期間，最終調査時 maximum radial bow（MRB）を調べた[1]．MRBは橈骨弯曲度の指標であり，橈骨粗面から遠位橈尺関節までの距離をy，最大弯曲点からyへの垂線距離をrとしてr/y×100（％）で表した（図1）．機能評価として関節可動域（ROM）を調査し，術後合併症も調べた．

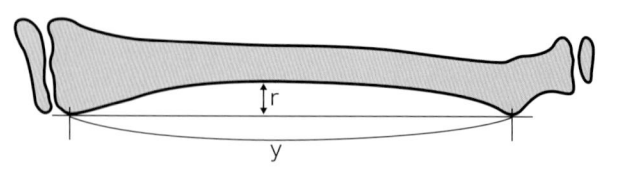

図1. MRBの測定．y：橈骨粗面から遠位橈尺関節までの距離，r：最大弯曲点からyへの垂線距離，MRB（％）＝r/y×100

II. 結 果

全例骨癒合が得られ，平均骨癒合期間は橈骨89±37日，尺骨126±55日であり，平均MRBは5.9±1.1％であった．平均前腕ROMは回内84.1°±9.2°，回外88.6°±3.2°であった．合併症はピン刺入部の感染を2例に認め，抜釘により治癒した．再骨折は1例に認め，再手術を必要とした．また，骨癒合に6ヵ月以上かかった遷延治癒例が2例あった．1例はそのまま経過観察し，1例は超音波治療により骨癒合が得られた．

III. 考 察

近年，小児前腕両骨骨幹部骨折に対して解剖学的整復

Key words
forearm fracture, child, delayed healing, intramedurally fixation

*Intramedurally fixation for pediatric unstable forearm fractures
**N. Yamagami, S. Yamamoto(講師), N. Kumahashi, Y. Uchio(教授)：島根大学整形外科 (Dept. of Orthop. Surg., Shimane University School of Medicine, Izumo).

と再転位防止を目的として手術的治療が行われる傾向にある[2,3]．手術方法として，Kirschner鋼線による髄内固定とプレート固定があるが，髄内固定には深部感染や固定材料折損といった合併症が少ない，手術侵襲が小さい，抜釘が容易であるといった利点があるため好まれる傾向にある．しかしプレート固定に比べて正確な解剖学的整復が困難であるといわれている．

プレート固定と髄内固定の比較を，MRBを用いて行った報告は二つあり，TeohらはM髄内固定とプレート固定でMRBは各々5.8%と6%[4]，Shahらは各々5.6%と5.9%であり，両群ともにMRB値に有意差はなく，機能的にも良好な成績であったとしている[5]．Firlらは1～15歳の小児100例の健側X線像を評価し，MRB正常値は7.2%であったと報告している[1]．自験例は平均5.9%であり，過去の報告とほぼ同様であったが，正常例に比べれば弯曲が小さくなる傾向にあった（表1）．

合併症として，自験例では遷延治癒例を2例，再骨折例を1例認めた．骨癒合不全の危険因子としてFernandezらは尺骨中央1/3の骨折，開放骨折例や観血的整復を必要とした症例，年長児であることをあげている[6]．本研究の遷延治癒例も，2例とも尺骨中央の骨折で年長児（11歳，13歳）であった（図2）．

遷延治癒が尺骨に多い理由として，Ogondaらは尺骨の順行性ネイルは遠位骨片を押しながら挿入されるため，骨折部にギャップを生じやすいことをあげている[7]．このため，対策として先端がまっすぐなワイヤーを使用したり，遠位骨片を骨把持鉗子で把持しながら挿入するといった工夫が必要と報告している．また，髄内固定後の再骨折は8.5%と報告されており，保存的治療の再骨折と差がないといわれている[8]．再骨折の原因としては，抜釘後の骨強度の低下[8,9]，若木骨折例における部分的硬化障害が考えられており[10]，自験例の再骨折例は若木骨折ではなく，抜釘後3ヵ月で生じていることから，抜釘後の骨強度の低下が原因と考えられた（図3）．骨癒合確認後も再

表1．小児前腕両骨骨折に対して行った髄内固定とプレート固定との比較

	MRB（%）	
	髄内固定	プレート固定
Teohら	5.8	6.0
Shahら	5.6	5.9
自験例	5.9	
Firlら	MRB正常値：7.2（7.0～7.4）	

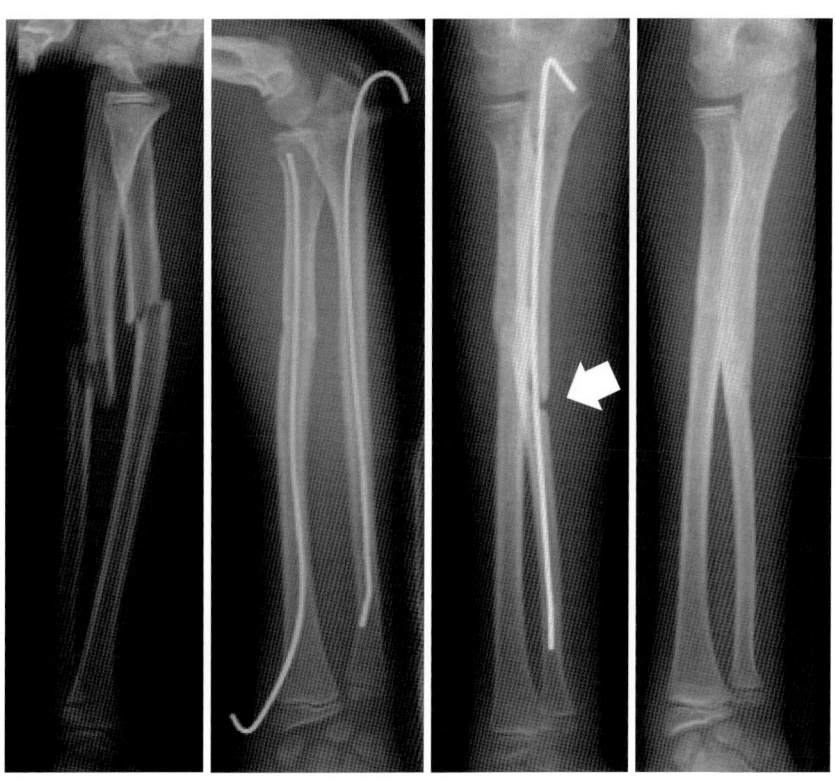

a. 受傷時
b. 術直後．両骨とも先端を曲げた径1.8 mm Kirschner鋼線で固定
c. 術後3ヵ月．尺骨は骨癒合が遷延している（矢印）．
d. 術後8ヵ月．骨癒合良好でMRBは5.2%である．

図2．11歳，男．遷延治癒例

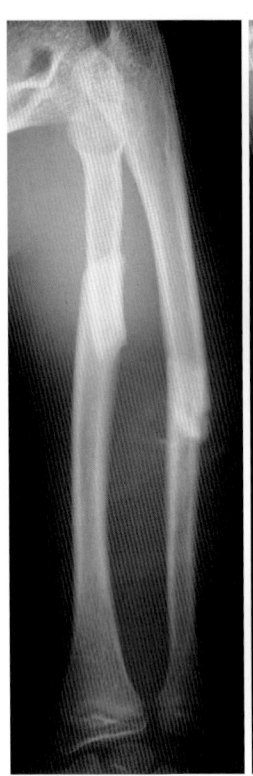

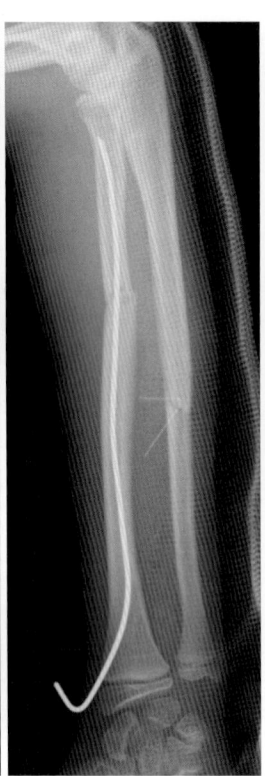

a. 受傷時.尺骨は開放骨折
b. 術直後.橈骨のみ径1.8mm Kirschner 鋼線で固定
c. 術後3ヵ月.橈骨骨癒合が得られたため抜釘
d. 抜釘後3ヵ月.転倒し橈骨再骨折
e. 橈骨再手術
f. 再手術後8ヵ月

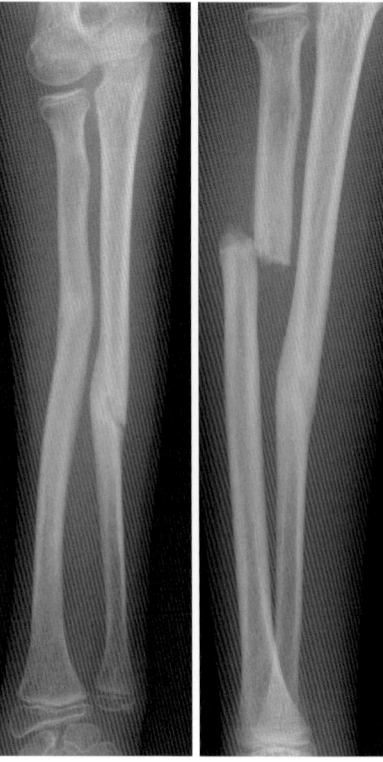

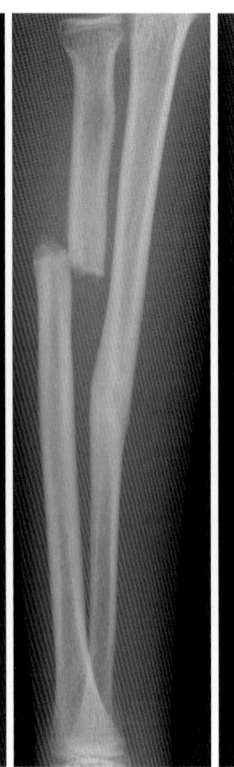

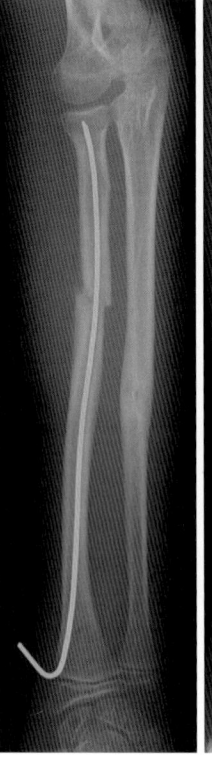

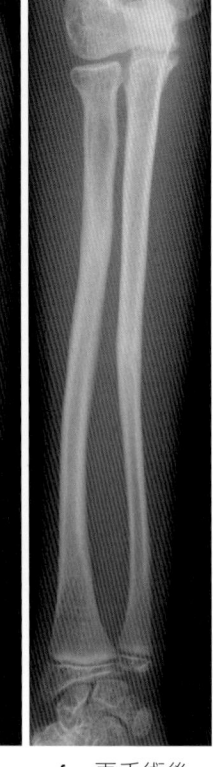

図3. 11歳, 女. 再骨折例

骨折の可能性を十分に説明し，必要に応じてスポーツの制限など行う必要があると考えた[3]．

まとめ

1) 小児前腕両骨骨幹部骨折に対する髄内固定の臨床成績はおおむね良好であった．

2) 最終調査時のMRB値は正常値に近く，良好な橈骨の弯曲が得られていた．

3) 年長児の尺骨中央部の骨折は，遷延治癒の危険因子であり注意が必要である．

4) 骨癒合確認後も再骨折の可能性を十分に説明し，必要に応じて活動の制限を行う必要がある．

文献

1) Firl M, Wünsch L：Measurement of bowing of the radius. J Bone Joint Surg 86-B：1047-1049, 2004
2) 高井盛光，長田伝重，亀田正裕ほか：小児前腕骨骨折に対する髄内固定術の治療成績．日手会誌 28：223-226, 2011
3) 黒木綾子，野口雅夫，辻 正二ほか：小児前腕骨骨幹部骨折の治療成績．整外と災外 61：245-248, 2012
4) Teoh KH, Chee YH, Shortt N et al：An age- and sex-matched comparative study on both-bone diaphyseal paediatric forearm fracture. J Child Orthop 3：367-373, 2009
5) Shah AS, Lesniak BP, Wolter TD et al：Stabilization of adolescent both-bone forearm fractures；a comparison of intramedullary nailing versus open reduction and internal fixation. J Orthop Trauma 24：440-447, 2010
6) Fernandez FF, Eberhardt O, Langendörfer M et al：Nonunion of forearm shaft fractures in children after intramedullary nailing. J Pediatr Orthop B 18：289-295, 2009
7) Ogonda L, Wong-Chung J, Wray R et al：Delayed union and non-union of the ulna following intramedullary nailing in children. J Pediatr Orthop B 13：330-333, 2004
8) Sinikumpu JJ, Lautamo A, Pokka T et al：Complications and radiographic outcome of children's both-bone diaphyseal forearm fractures after invasive and non-invasive treatment. Injury 44：431-436, 2013
9) Chia J, Soh CR, Wong HP et al：Complications following metal removal；a follow-up of surgically treated forearm fractures. Singapore Med J 37：268-269, 1996
10) Schwarz N, Pienaar S, Schwarz AF et al：Refracture of the forearm in children. J Bone Joint Surg 78-B：740-744, 1996

Ⅲ. 手術的治療の進歩　6. 外　傷

小児大腿骨骨幹部骨折に対する治療法の選択*

川上 幸雄**

はじめに

　小児大腿骨骨幹部骨折は仮骨形成が早く，自家矯正能力が高いという小児骨折の特徴から，保存的治療により良好な成績が得られるとされている．牽引およびギプス固定が本骨折に対する標準的な治療法であり（図1），単発の外傷としてはもっとも長期の入院加療を要する外傷の一つである．近年，学童期の小児大腿骨骨幹部骨折に対して elastic nail，創外固定，横止め髄内釘，プレート固定などの手術的治療法が発展し，早期離床が可能となることから入院期間の短縮をもたらし，家族の負担の軽減にもつながっている．しかしながら年長児においては自家矯正能力が減少し，手術的治療を行っても固定力不足から変形癒合や短縮をきたすことが懸念される．本稿では，11歳以上の小児大腿骨骨幹部骨折の治療成績およ

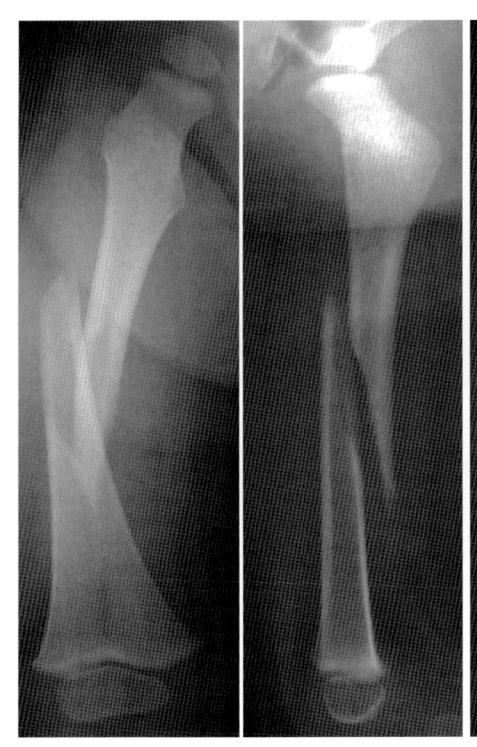

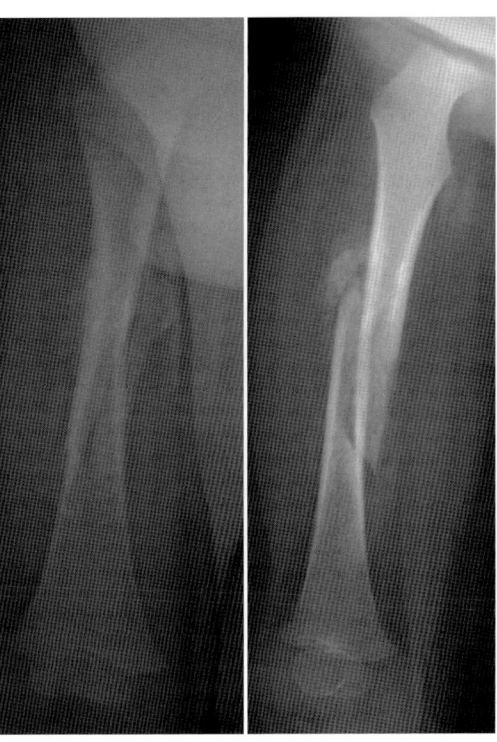

　a．受傷時　　　　　b．2週間の垂直牽引の後スパイカキャストに　　　c．受傷後8ヵ月
　　　　　　　　　　　変更

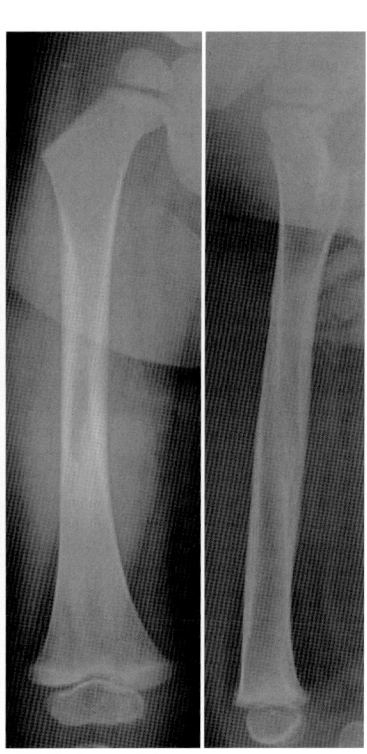

図1．1歳10ヵ月，男．単純X線像

Key words

femoral shaft fracture, elastic nail, external fixation

*Surgical treatment of femoral shaft fractures in children
**Y. Kawakami（主任医長）：岡山済生会総合病院整形外科（〒700-8511　岡山市北区伊福町1-17-18；Dept. of Orthop. Surg., Okayama Saiseikai General Hospital, Okayama).

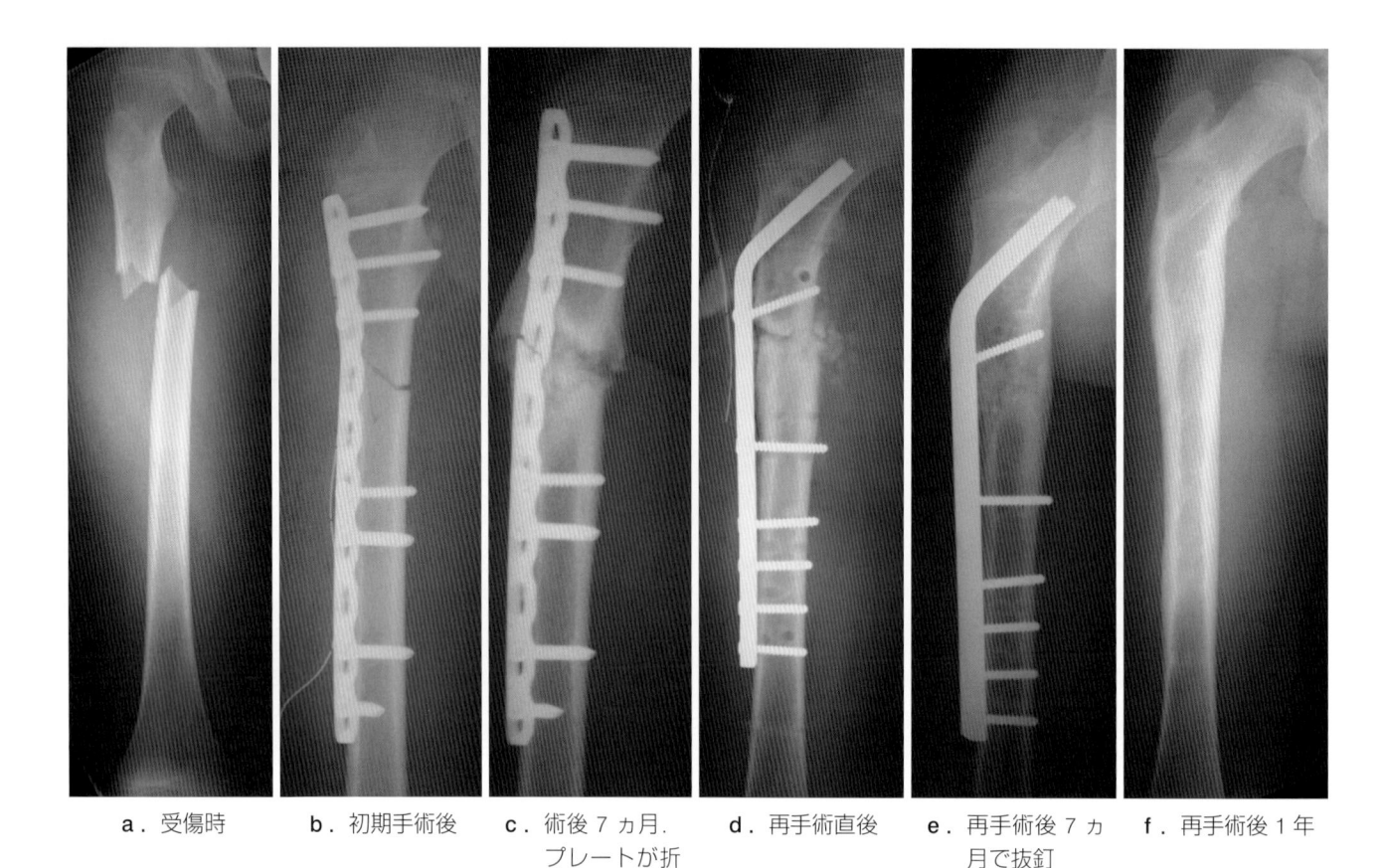

a．受傷時　　b．初期手術後　　c．術後7ヵ月．プレートが折損している．　　d．再手術直後　　e．再手術後7ヵ月で抜釘　　f．再手術後1年

図2．症例1．11歳，男．単純X線像

び問題点について検討した．

I．対象および結果

　対象は，2004年以降当院において治療を行った11歳以上の大腿骨骨幹部骨折4例である．全例男性であり，受傷時年齢は平均12.2歳であった．骨折型はAO分類32-A1が2例，A2が1例，A3が1例であった．
　螺旋骨折2例のうち1例はプレート固定，1例は保存的治療が選択されていた．横骨折の1例はプレート固定，斜骨折の1例はEnder釘に創外固定を併用した．螺旋骨折にプレート固定を行った症例の入院期間は3週であり，6週で全荷重となっていた．螺旋骨折で保存的治療を選択した症例は，9週で全荷重となると同時に退院していた．横骨折でプレート固定を行った症例は，偽関節となったため再手術を行っており，斜骨折でEnder釘に創外固定を併用した症例は，本人の希望もあり12週で全荷重となるまで入院加療を行った．

II．症例提示

　症例1．11歳，男．
　交通事故で右大腿骨近位骨幹部横骨折を受傷し，当院へ救急搬入となった．同日narrow LC-LCP（シンセス社，東京）を用いて内固定を行ったが，対側骨皮質にわずかにギャップを残していた．術後7ヵ月で偽関節となりプレートの破損をきたしたため，ブレードプレートを用いて偽関節手術を行った．このときコンプレッションデバイスを用いて対側骨皮質に圧迫をかけ，ディコルティケーションを追加した．再手術後7ヵ月で骨癒合が得られ抜釘を行った（図2）．
　症例2．13歳，男．
　転落で右大腿骨近位骨幹部斜骨折を受傷し，当院へ救急搬入となった．初期治療として創外固定を行い，受傷5日目にEnder釘により内固定を行った．このとき創外固定ピンを近位・遠位ともに1本ずつ残しておき，創外固定を併用した．術後6週で創外固定を抜去し，部分荷重を開始した．以後順調に骨癒合が得られ，術後9ヵ月でEnder釘を抜去した（図3）．

a．受傷時　　b．内固定後　　c．術後6週で創外固定抜去　　d．術後9ヵ月で抜釘　　e．術後1年4ヵ月

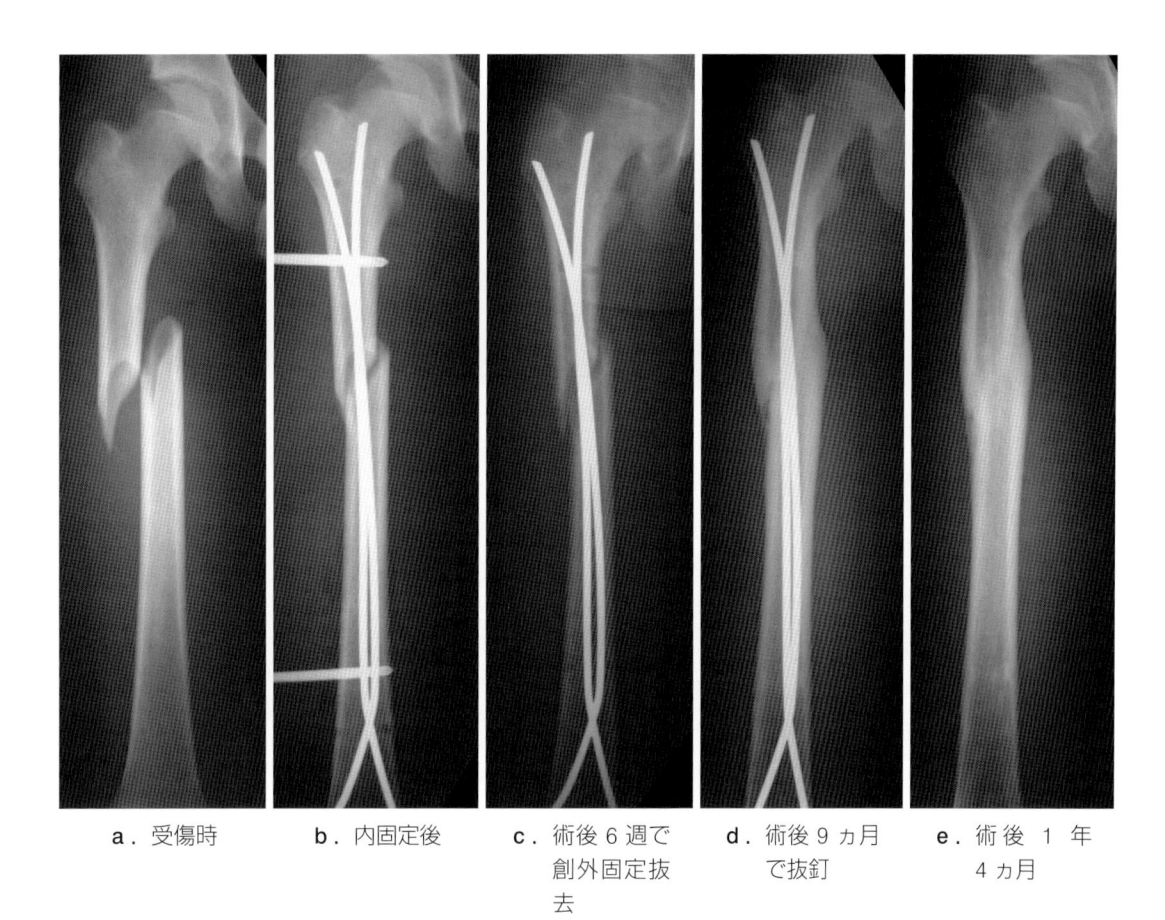

図3．症例2．13歳，男．単純X線像

III．考　　察

　小児の大腿骨骨幹部単独骨折に対する治療オプションとしては，乳児期では早期のギプス固定，幼児期では初期の牽引療法から仮骨形成をまってのギプス固定への転換，学童期ではelastic nailの選択などが考えられる[1]．しかし年長児においては自家矯正能力の減弱，体重増加による内固定材の相対的固定力不足などさまざまな問題点を有し，しばしば治療に難渋する．

　プレート固定は単純骨折においては従来の圧迫固定法により強固な固定性が得られ，術後早期からの離床が可能となる．しかしプレート全長にわたる皮切が必要となり，軟部組織に対する侵襲も大きく，プレート直下の骨萎縮なども懸念される．また自験例の症例1のように，横骨折に対して対側骨皮質にわずかでもギャップを残したままで強固に固定してしまうと偽関節にいたる可能性があり，ひいてはプレート折損の危険性もある．粉砕骨折例においては，架橋プレート法を用いれば侵襲も少なく良好な仮骨形成が得られよい方法であるが，単純骨折においてはかえって偽関節の危険性が高まると思われる．

　順行性の横止め髄内釘は骨折部に侵襲を加えることなく強固に固定することが可能であり，良好な仮骨形成を伴った骨癒合が期待できる．また中枢側および末梢側をロックするため短縮や回旋に対する抵抗力も強い．しかしながらもっとも大きな問題点は，刺入部付近に外側大腿回旋動脈が走行しており，骨成熟期にあるため大転子窩-骨頭間が狭く，梨状窩のみならず大転子頂部から挿入した場合であっても骨頭の栄養血管を損傷し，大腿骨頭壊死に陥る危険性が常に存在するという点である[2]．小児という背景を鑑みても，わずかでもそういった危険性をはらんでいるのであれば積極的に用いるべき術式ではないと考える．

　創外固定は成人の場合と同様に，開放骨折や多発外傷例に一時的に用いるのに適している．迅速かつ低侵襲な手技で，良好なアライメントで骨折部を安定化させることができる．しかし創外固定で骨癒合までもっていくのはピン刺入部の感染[3]や瘢痕形成，また創外固定抜去後の再骨折の問題などにより困難をきたす場合が多い．

　学童期の大腿骨骨幹部骨折に対するelastic nailによる固定は旺盛な仮骨形成をうながす適度なストレスが骨折部にかかり，挿入・抜去も容易であるため一般的に用いられる方法である[4]．プレート固定における偽関節や横止め髄内釘における大腿骨頭壊死，あるいは創外固定抜去

後の再骨折などの合併症発生の危険性も低いことがその理由と思われる．ただ固定力という点では前述の固定法と比較して劣っているのは事実であり，体重の重い年長児においては短縮，変形，ピンの突出，それに伴う膝周囲の疼痛などの合併症が危惧される．それを恐れるあまり術後の安静期間が長期化してしまうのでは，手術的治療の利点が損なわれることになる．自験例の症例2は斜骨折であり，elastic nail のみでは短縮も懸念された．13歳という年齢から自家矯正もそれほど期待できず，かといってプレート固定は侵襲が大きくなってしまう．そこでわれわれは elastic nail に一時的に創外固定を追加する方法を選択した．そして仮骨の出現をまって創外固定を抜去し，部分荷重を開始した．結果的に大きな侵襲を加えることなく，良好なアライメントで骨癒合を得ることができた症例である．本人の希望もあり入院期間が長期化したが，創外固定を抜去した時点で通院に切り替えることも可能であったと思われた．本法は，elastic nail および創外固定のそれぞれの利点を兼ね備えた術式であり，侵襲性，固定性，ホスピタリゼーションの点で有利であり，生物学的骨癒合を期待できる優れた術式であると考えた．

まとめ

1）小児大腿骨骨幹部骨折に対する治療法は年齢，骨折型，合併損傷，経済的側面など患者背景に応じた治療法の選択が重要である．

2）年長児においては elastic nail と創外固定の併用が有用であり，本骨折治療の選択肢の一つになりうると思われた．

文 献

1) Flynn JM, Skaggs DL（ed）：Femoral shaft fractures. Rockwood and Wilkins' Fractures in Children, Lippincott Williams & Wilkins, Philadelphia, p797-841, 2010
2) MacNeil JAM, Francis A, El-Hawary R：A systematic review of rigid, locked, intramedullary nail insertion sites and avascular necrosis of the femoral head in the skeletally immature. J Pediatr Orthop 31：377-380, 2011
3) Mishra V, Perkins RD：Recalcitrant soft tissue pin-tract infection；a delayed complication of pediatric femoral shaft fracture treated with external fixator. J Trauma 57：895-897, 2004
4) Baldwin K, Hsu JE, Wenger DR et al：Treatment of femur fractures in school-aged children using elastic stable intramedullary nailing；a systematic review. J Pediatr Orthop B 20：303-308, 2011

* * *

小児の色素性絨毛結節性滑膜炎の診断と治療

宮本健太郎　中島浩敦　吉田雅博　山田健志　西田佳弘
酒井忠博

はじめに

色素性絨毛結節性滑膜炎（PVNS）は良性の特発性滑膜増殖疾患であり，関節・腱鞘・滑液包などに絨毛状もしくは結節状の腫瘤を形成する[1]．滑膜病変の発生形態によってびまん型と限局型に分類され，それぞれ75％，25％を占める[2]．膝関節発生が約80％ともっとも多く[3]，性差は認めず20～40歳を好発年齢とする[4]．PVNSの小児期の発症はまれなため，しばしば診断が遅れ関節機能障害を残すとされる[5]．

本稿では，小児期発生PVNSの本施設治療例の臨床的特徴や成績を過去の報告例と比較し，その診断と治療について検討する．

I．対象および方法

2002年～2012年4月に当院および関連施設で組織学的にびまん型PVNSと診断された6例のうち，半年以上経過観察可能であった5例を対象とした．男性1例，女性4例で，初診時年齢は平均10.2（8～12）歳，平均経過観察期間は44.4（8～120）ヵ月，発生部位は膝関節4例，距腿関節1例であった．外傷歴の有無，症状発現から診断までの期間，前医での診断，画像所見，手術方法，再発，合併症について検討した．

II．結　果

表1に症例の詳細を示す．外傷歴を有したものは5例

表1．症例一覧

症例	年齢（歳）・性	部位	外傷歴	診断までの期間	前医での診断	画像所見	手術	再発	合併症
1	8・女	距腿関節	なし	2年	腫瘍性病変	単純X線像：骨びらん MRI：結節状腫瘤，関節外病変	なし	なし	なし
2	9・男	膝	なし	6ヵ月	腫瘍性病変	MRI：結節状腫瘤，膝窩部病変	前方鏡視下＋後方関節切開	なし	なし
3	12・女	膝	あり	1年	膝蓋骨亜脱臼	MRI：結節状腫瘤	前方鏡視下	あり	関節拘縮
4	11・女	膝	あり	1年	腫瘍性病変	MRI：結節状腫瘤，膝窩部病変	前方鏡視下＋後方関節切開	なし	なし
5	11・女	膝	なし	5年	関節水症	単純X線像：骨びらん MRI：結節状腫瘤，膝窩部病変，関節外病変	前方関節切開	なし	なし

Key words

pigmented villonodular synovitis (PVNS), child, MRI

*The diagnosis and treatment of pigmented villonodular synovitis in children
要旨は第119回中部日本整形外科災害外科学会において発表した．
**K. Miyamoto：名古屋大学整形外科（Dept. of Orthop. Surg., Nagoya University School of Medicine, Nagoya）；H. Nakashima（主任医長）：岐阜県立多治見病院整形外科；M. Yoshida（医長）：愛知県がんセンター中央病院整形外科；K. Yamada（部長）：愛知県がんセンター愛知病院整形外科；Y. Nishida（特命教授），T. Sakai（講師）：名古屋大学整形外科．

a．T1強調画像　　　　　　　b．T2強調画像　　　　　　　c．T1強調造影像

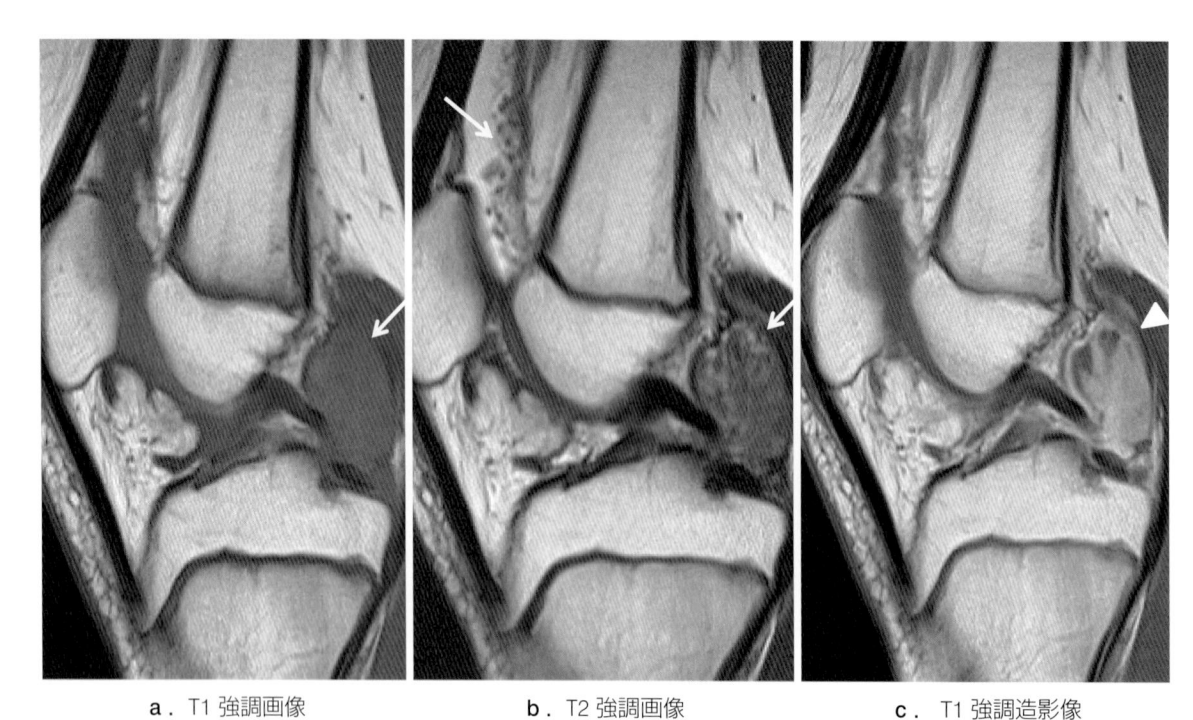

図1．症例4．11歳，女．初診時MRI．T2強調画像で膝蓋上嚢にびまん性の低信号，十字靱帯後方にT1，T2強調画像ともに低信号の結節状腫瘤を認める（矢印）．十字靱帯後方の結節状腫瘤に造影効果がみられる（矢頭）．

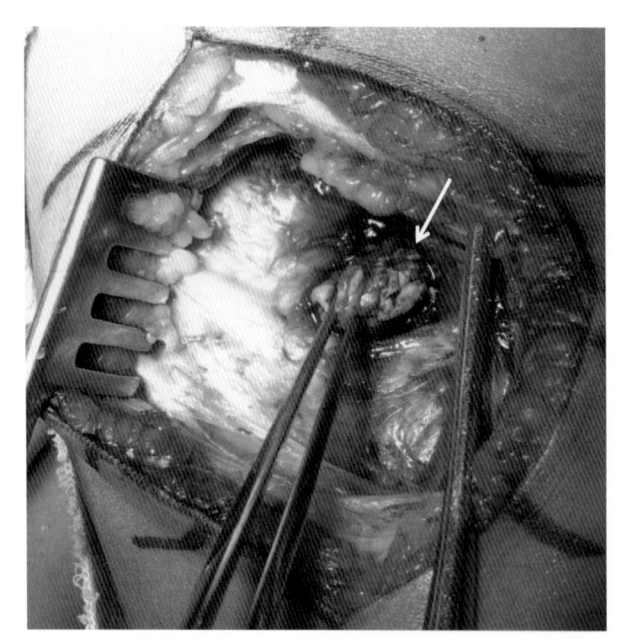

図2．症例4．手術所見．後方は関節切開で結節状腫瘤（矢印）を摘出した．

中2例であった．症状発現から診断までの期間は6ヵ月～5年（平均22.8ヵ月）であった．前医での診断は腫瘍性病変3例，膝蓋骨亜脱臼1例，関節水症1例であった．画像所見では単純X線像で骨びらんを認めたものが2例，MRIでは全例に結節状腫瘤を認め，3例で膝窩部病変，2例で関節外病変を認めた．治療は，膝関節では前方を関節鏡視下に，後方は関節切開で腫瘍切除を行ったものが2例，前方鏡視下，前方関節切開で切除を行ったものがそれぞれ1例であった．距腿関節の1例は手術的治療を行わず，切開生検で診断確定後に画像での経過観察を行った．手術後の再発例は1例であった．合併症は，膝関節の1例で術後関節拘縮を認めたが鏡視下授動術を行い改善した．

III．症例提示

症例4．11歳，女．
階段から転落後より右膝の腫脹があった．MRIではT2強調画像で膝蓋上嚢にびまん性の低信号，十字靱帯後方にT1，T2強調画像ともに低信号の結節状腫瘤を認めた．十字靱帯後方の結節状腫瘤には造影効果がみられた（図1）．前方は関節鏡視下に絨毛状に増殖した滑膜を可及的に切除し，後方は関節切開で結節状の腫瘍を摘出した（図2）．

症例5．11歳，女．
5年ほど前から右膝の疼痛・腫脹を認めるも，近医で関節水症の診断で経過観察された．単純X線像では関節面に骨びらんを認めた（図3）．MRIでは，膝蓋腱後方を中心にびまん性にT2強調画像で高信号の病変を認めたた

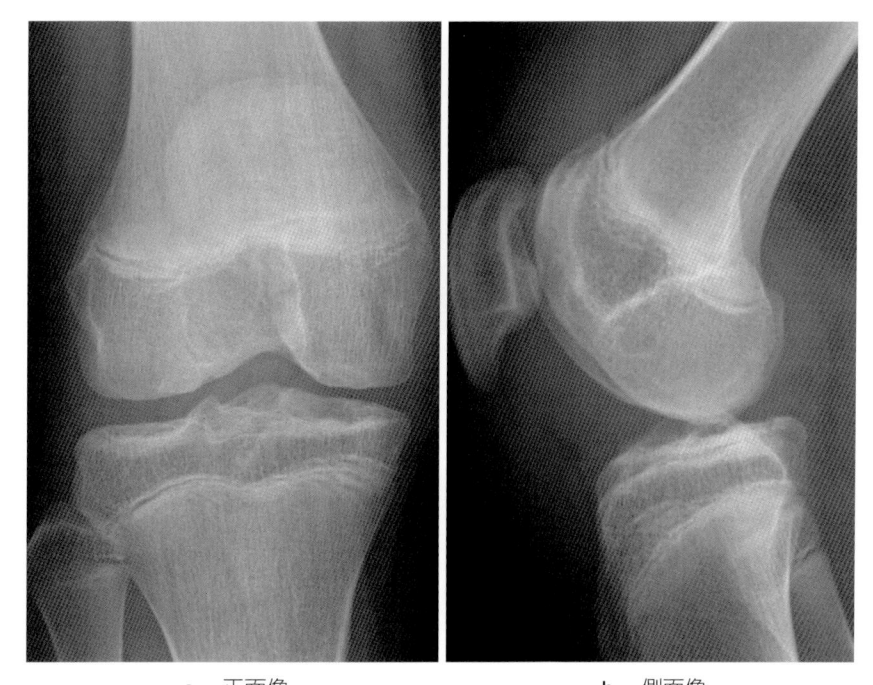

a．正面像　　　　　　　　　　　　b．側面像

図3．症例5．11歳，女．初診時単純X線像．関節面に骨びらんを認める．

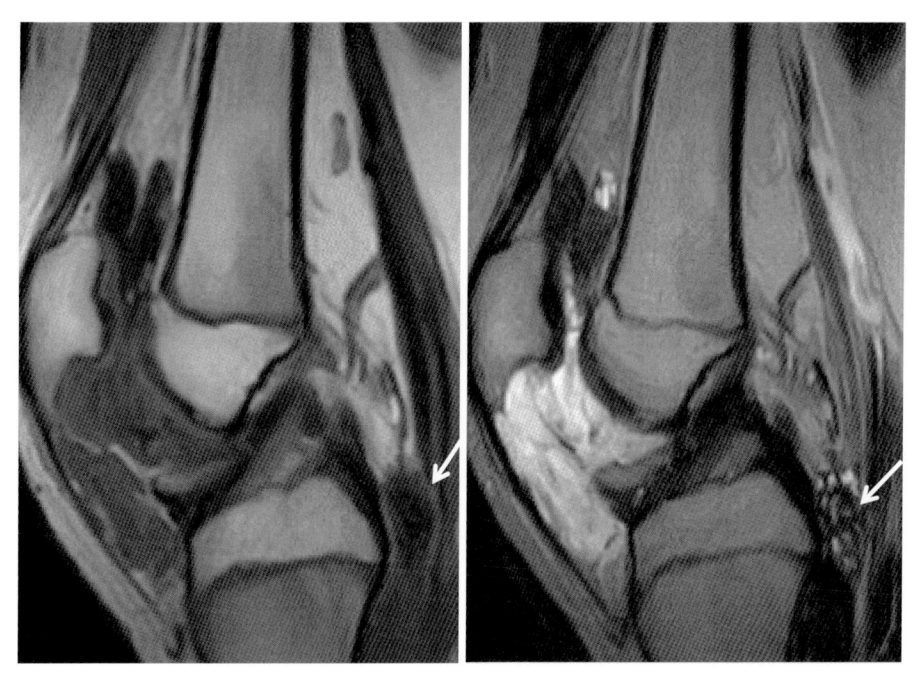

a．T1強調画像　　　　　　　　　　b．T2強調画像

図4．症例5．初診時MRI．膝蓋腱後方を中心にびまん性にT2強調画像で高信号の病変を認める．生検の結果は血管腫であったため，内側傍膝蓋切開で腫瘍切除を行ったが，術後病理検査ではPVNSと診断された．後方視的にみると膝窩部にもT1強調画像で低信号，T2強調画像で高信号と低信号の混在する結節状腫瘤を認める（a，b矢印）．

め（図4），腫瘍を疑い切開生検を行った．生検後の病理検査では血管腫と診断されたため，内側傍膝蓋切開で可及的に腫瘍を摘出した．切除後の病理検査でPVNSと診断された．後方視的にみると膝窩部にT1強調画像で低信号，T2強調画像で高信号と低信号の混在する結節状腫瘤を認めた（図4a，b矢印）．

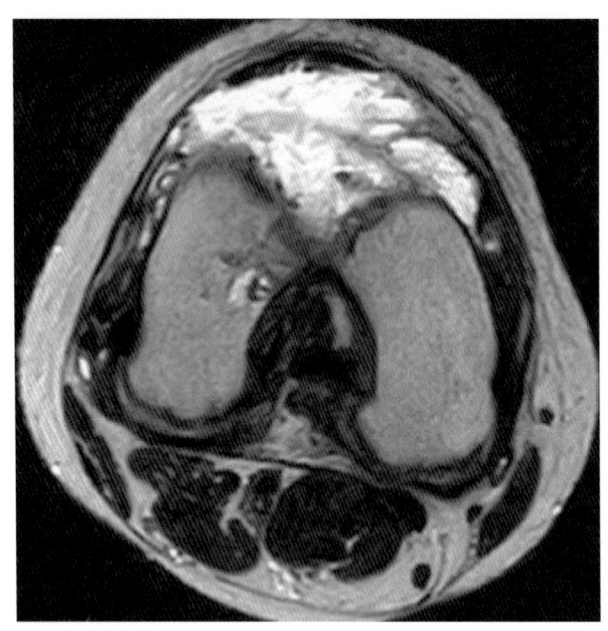

c．T2強調横断像

図4（つづき）

表2．小児びまん型PVNSの報告例

報告者（年）		症例数	年齢（歳）	性	部位	外傷歴	診断までの期間	前医での診断	再　発
Sundaram ら	(1989)[21]	1	4	不明	膝	なし	2週		なし
Kang ら	(1992)[11]	1	12	女	仙腸関節		6ヵ月		なし
Bruns ら	(1993)[22]	1	11	女	膝	あり		外傷	なし
Meehan ら	(1994)[23]	1	10	男	膝		3ヵ月	Baker囊腫	なし
de Visser ら	(1999)[6]	2	12, 15	男1, 女1	膝1, 足関節1				あり1, なし1
Kaneko ら	(2000)[24]	1	14	女	足関節		1年	腫瘍性病変	なし
Aydingoz ら	(2002)[25]	1	6	女	肘	あり	4ヵ月	腫瘍性病変	なし
Saulsbury	(2004)[19]	1	9	女	膝		1年	JIA	なし
Eckhardt ら	(2004)[7]	5	10〜16	男4, 女1	膝5		6〜48ヵ月		
石田ら	(2005)[26]	1	15	男	距踵関節	あり	1年6ヵ月		なし
西池ら	(2006)[27]	1	10	女	膝	なし	1ヵ月	外傷	なし
Sekiya ら	(2007)[28]	1	6	女	肘	なし	8ヵ月		なし
Neubauer ら	(2007)[12]	5	8〜15	男3, 女2	膝4, 足関節1		6〜24ヵ月	JIA 4, 滑膜炎1	あり1, なし4
Kan ら	(2008)[8]	1	15	男	膝				
Patel ら	(2010)[29]	1	9	女	股関節	あり	2年6ヵ月	化膿性関節炎	なし
Baroni ら	(2010)[5]	5	2〜15	男1, 女4	膝5		3〜38ヵ月	JIA 2	なし5
Higuchi ら	(2012)[30]	1	7	女	股関節	なし	2年		あり

IV. 考　察

PVNSは20〜40歳を好発年齢とし小児期での発生はまれであり，Byersらは80例のPVNSの発生年齢について，21〜40歳が39例と約半数で0〜10歳の発生例はなく，最低年齢が11歳であったと報告している[4]．小児のPVNSに関する過去の報告は少なくそのほとんどが症例報告であるが，今回われわれが報告した単関節型のびまん型PVNSに絞ると，渉猟しえた限りでは国内外合わせて30例であった（表2）．その内訳は男性12例，女性17例，性別不明1例，年齢は2〜16（平均11.1）歳であっ

た．発生部位は膝関節21例，足関節3例，股関節2例，肘関節2例，距踵関節1例，仙腸関節1例であり，成人のPVNSと同様であった[4]．また，外傷歴を有するものは8例中4例であったが，30〜50％の症例で外傷に関連して発症するとされる成人例の報告と同様であった[6]．自験例でも5例中2例で外傷歴を有していた．症状発現から診断までの期間は0〜48（平均14.5）ヵ月，前医での診断は若年性特発性関節炎（JIA）7例，外傷2例で，再発は24例中3例であった．

Baroniらは，9例の小児PVNSに関して発症から診断まで3〜48ヵ月を要し，特に単関節型のJIAと診断された症例で平均33.5ヵ月と診断が遅れ，小児期での本疾患の認識の欠如により診断・治療が遅れると述べている[5]．自験例でも診断まで平均22.8ヵ月を要していた．小児PVNSの診断が遅れる要因として，画像上非腫瘍性の滑膜病変と鑑別が困難なことがあげられる．PVNSの診断にはMRIが有用であり[7]，その特徴はT1，T2強調画像ともに低信号を呈する結節状・葉状の滑膜肥厚または腫瘤の存在，滑膜造影効果[8]，膝窩部，特に十字靱帯後方の低信号腫瘤やBaker嚢腫の存在[7]などである．単純X線像では約50％に骨の変化がみられ[9,10]，特に股関節や足関節など関節腔の狭い関節では腫瘤の骨への浸潤が多く[9〜11]，また症状発現から診断までの期間が長いほど骨への浸潤が多い傾向にあるとされるが[10]，小児では骨への浸潤は少ないとする報告もある[7,12]．自験例では，距踵関節の1例と診断まで5年を要した膝関節の1例で骨びらんを認めた．

小児PVNSの鑑別診断として，外傷，JIA，血友病性関節症，化膿性関節炎，滑膜性腫瘍などがあげられるが，MRIで関節内に結節状・葉状腫瘤，また膝関節では膝窩部腫瘤を認めた場合にはPVNSを疑い，切開生検または切除生検が必要である．Neubauerらは，膝の腫脹と疼痛を主訴とする小児で，血液検査や臨床所見から細菌性関節炎やJIAが否定的な場合にはPVNSを考慮すべきであると述べている[12]．

PVNSの治療は外科的切除が第一選択であるが，膝関節のびまん型に対する最良の治療法はいまだ明らかになっていない．関節鏡視下，関節切開，またはその組み合わせによる滑膜切除術が行われているが，8〜56％と高い再発率が報告されている[13〜15]．鏡視下切除は関節の早期機能回復が可能であり術後拘縮も少ないとされるが，再発率は関節切開と比較すると高いとされており，経験のある執刀医でも完全切除は困難との指摘やポータル周囲への腫瘤の播種の可能性を指摘する報告が多い[5,16]．一方，大きな膝窩部病変や関節外病変を認める場合には鏡視下手術は適応外となり，関節切開による腫瘤切除が必要と

の指摘があるが[17]，膝の関節切開は長期の入院とリハビリテーションを必要とし，しばしば関節拘縮を合併するとされる[14]．自験例では，膝関節の4例のうち前方鏡視下切除を行った1例で再発と術後拘縮の合併症を認め，前方鏡視下＋後方関節切開の2例と前方関節切開の1例では再発や拘縮などの合併症はなかった．また，外科的腫瘍切除と放射線治療の併用により再発率が低下するとの報告もみられるが[15,18]，小児では成長障害の危険性があるため適応外である[19]．一方，足部や足関節発生例に関して，無症状であれば必ずしも外科的切除の必要はなく保存的治療可能との報告があり[20]，自験例の距踵関節例は手術を行わず画像での経過観察を行った．

ま と め

1）まれな小児びまん型PVNSの5例の臨床的特徴と治療成績を検討した．

2）症状発現から診断までに平均22.8ヵ月を要した．

3）距踵関節例は生検で診断確定後，経過観察を行い，膝関節例4例に対し3例は前方関節鏡視下に，1例は前方関節切開で腫瘍切除・滑膜切除を行ったが，前方鏡視下例の1例で再発と術後膝関節拘縮をきたした．

4）小児PVNSの診断には本疾患の認識と，膝関節であればMRIでの関節内結節状腫瘤・膝窩部腫瘤の存在が重要である．

文　献

1) Jaffe HL, Lichtenstein L, Sutro CJ：Pigmented villonodular synovitis, bursitis and tenosynovitis. Arch Pathol Lab Med **31**：731-765, 1941

2) Johansson JE, Ajjoub S, Coughlin LP et al：Pigmented villonodular synovitis of joints. Clin Orthop **163**：159-166, 1982

3) Myers BW, Masi AT：Pigmented villonodular synovitis and tenosynovitis；a clinical epidemiologic study of 166 cases and literature review. Medicine（Baltimore）**59**：223-238, 1980

4) Byers PD, Cotton RE, Deacon OW et al：The diagnosis and treatment of pigmented villonodular synovitis. J Bone Joint Surg **50-B**：290-305, 1968

5) Baroni E, Russo BD, Masquijo JJ et al：Pigmented villonodular synovitis of the knee in skeletally immature patients. J Child Orthop **4**：123-127, 2010

6) de Visser E, Veth RP, Pruszczynski M et al：Diffuse and localized pigmented villonodular synovitis；evaluation of treatment of 38 patients. Arch Orthop Trauma Surg **119**：401-404, 1999

7) Eckhardt BP, Hernandez RJ：Pigmented villonodular synovitis；MR imaging in pediatric patients. Pediatr Radiol **34**：943-947, 2004

8) Kan JH, Hernanz-Schulman M, Damon BM et al：MRI fea-

tures of three paediatric intra-articular synovial lesions ; a comparative study. Clin Radiol **63** : 805-812, 2008

9) Dorwart RH, Genant HK, Johnston WH et al : Pigmented villonodular synovitis of synovial joints ; clinical, pathologic, and radiologic features. AJR **143** : 877-885, 1984

10) Nishida Y, Tsukushi S, Nakashima H et al : Osteochondral destruction in pigmented villonodular synovitis during the clinical course. J Rheumatol **39** : 345-351, 2012

11) Kang GH, Chi JG, Choi IH : Pigmented villonodular synovitis in the sacral joint with extensive bone destruction in a child. Pediatr Pathol **12** : 725-730, 1992

12) Neubauer P, Weber AK, Miller NH et al : Pigmented villonodular synovitis in children ; a report of six cases and review of the literature. Iowa Orthop J **27** : 90-94, 2007

13) Ogilvie-Harris DJ, McLean J, Zarnett ME : Pigmented villonodular synovitis of the knee ; the results of total arthroscopic synovectomy, partial, arthroscopic synovectomy, and arthroscopic local excision. J Bone Joint Surg **74-A** : 119-123, 1992

14) Flandry FC, Hughston JC, Jacobson KE et al : Surgical treatment of diffuse pigmented villonodular synovitis of the knee. Clin Orthop **300** : 183-192, 1994

15) Chen WM, Wu PK, Liu CL : Simultaneous anterior and posterior synovectomies for treating diffuse pigmented villonodular synovitis. Clin Orthop **470** : 1755-1762, 2012

16) van der Heijden L, Gibbons CL, Dijkstra PD et al : The management of diffuse-type giant cell tumour (pigmented villonodular synovitis) and giant cell tumour of tendon sheath (nodular tenosynovitis). J Bone Joint Surg **94-B** : 882-888, 2012

17) Colman MW, Ye J, Weiss KR et al : Does combined open and arthroscopic synovectomy for diffuse PVNS of the knee improve recurrence rates? Clin Orthop **471** : 883-890, 2013

18) Blanco CE, Leon HO, Guthrie TB : Combined partial arthroscopic synovectomy and radiation therapy for diffuse pigmented villonodular synovitis of the knee. Arthroscopy **17** : 527-531, 2001

19) Saulsbury FT : Pigmented villonodular synovitis of the knee in a 9-year-old child. South Med J **97** : 80-82, 2004

20) Stevenson JD, Jaiswal A, Gregory JJ et al : Diffuse pigmented villonodular synovitis (diffuse-type giant cell tumour) of the foot and ankle. Bone Joint J **95-B** : 384-390, 2013

21) Sundaram M, Chalk D, Merenda J et al : Case report 563 ; pigmented villonodular synovitis (PVNS) of knee. Skeletal Radiol **18** : 463-465, 1989

22) Bruns J, Schubert T, Eggers-Stroeder G : Pigmented villonodular synovitis in children ; a case report. Arch Orthop Trauma Surg **112** : 148-151, 1993

23) Meehan PL, Daftari T : Pigmented villonodular synovitis presenting as a popliteal cyst in a child ; a case report. J Bone Joint Surg **76-A** : 593-595, 1994

24) Kaneko K, Nakahara D, Tobe M et al : Pigmented villonodular synovitis of the ankle in an adolescent. Int Orthop **24** : 234-237, 2000

25) Aydingoz U, Leblebicioglu G, Gedikoglu G et al : Pigmented villonodular synovitis of the elbow in a 6-year-old girl. J Shoulder Elbow Surg **11** : 274-277, 2002

26) 石田　航, 村瀬伸哉, 戸口　淳ほか：足関節部に発生した色素性絨毛結節性滑膜炎の3例. 神奈川整災誌 **17** : 171-176, 2005

27) 西池　修, 眞島任史, 三浪明男ほか：10歳女児の膝関節に発症した色素性絨毛結節性滑膜炎の1例. 北海道整災誌 **47** : 71-75, 2006

28) Sekiya H, Ozawa H, Sugimoto N et al : Pigmented villonodular synovitis of the elbow in a 6-year-old girl ; a case report. J Orthop Surg (Hong Kong) **15** : 106-108, 2007

29) Patel AM, Brown AG, Galambos C et al : Pediatric pigmented villonodular synovitis mimicking a septic hip. J Clin Rheumatol **16** : 71-73, 2010

30) Higuchi C, Ohno I, Yoshikawa H : Hip joint pigmented villonodular synovitis in a young girl ; a case report. J Pediatr Orthop B **21** : 335-338, 2012

*　　　*　　　*

Ⅲ．手術的治療の進歩　7．腫瘍性疾患

小児期に発生した類骨骨腫に対するCTガイド下経皮的手術*

渡部逸央　中山ロバート　須佐美知郎　鈴木禎寿
穴澤卯圭　矢部啓夫　戸山芳昭　森岡秀夫**

はじめに

類骨骨腫は骨形成性の良性骨腫瘍で，病理組織学的には未熟な骨梁や類骨と血管の増生を認める．1935年にJaffeによりはじめて報告され，良性骨腫瘍の13.5%を占める．性差では男性に多く，大半が10〜20歳代までに発生する[1]．好発部位は下肢の長管骨（大腿骨・脛骨）が多く約半数を占め，症状は夜間痛が特徴で局所の圧痛・発赤・腫脹を伴うこともある．小児期に発生した場合，診断・治療に難渋することが多く，疼痛を訴えず，跛行に親が気づき医療機関を受診する場合もある．発生部位によっても症状はさまざまであり，大腿骨近位発生例では関節炎症状を呈し，単純性股関節炎との鑑別を要する．また，脊椎発生例では疼痛性側弯を呈することもある．画像では骨皮質の肥厚を認め，通常大きさが2cm以内の周辺に骨硬化を伴う円形もしくは卵円形の骨透亮像を呈する病巣が特徴的である．病巣は単純X線像よりCTで良好に描出される．MRIでは病巣周辺の骨髄や軟部組織まで及ぶ浮腫が特徴であり，骨シンチグラムでは病巣に一致して集積を認める．治療は非ステロイド性抗炎症薬（NSAIDs）が著効し，保存的治療では数年で消失する報告もある[2]が，NSAIDsの長期服用による胃腸障害や，小児では骨の変形，関節炎から続発する関節可動域（ROM）制限や二次性関節症といった成長障害が問題となる．そのため外科的治療が行われる場合が多く，その際は確実な病巣の切除が必要となる．従来行われてきた一塊切除では，病巣が小さく，術中の病巣の同定が困難なため骨切除量が多くなり，下肢骨例では骨折予防で術後の長期免荷が必要であった．

近年，類骨骨腫に対する低侵襲手術としてCTガイド下経皮手術が行われるようになっている．利点としては術中の病巣の局在把握が容易で，一塊切除に比して骨切除量が少なく低侵襲で，下肢骨では早期荷重が可能となることがあげられる．当院では1996年から類骨骨腫に対して，症例の局在から適応を考慮し，CTガイド下経皮手術を行っている．

Ⅰ．当科におけるCTガイド下経皮手術

当科でのCTガイド下経皮手術の適応として，腫瘍が神経血管束に近接していないこととしている．麻酔は全身麻酔か腰椎麻酔下で行っている．手技の手順は，まずマーカーを設置した状態でCT撮影を行い（図1），カテラン針を用いて刺入部位の位置を確認する．次に，病巣の中央に2mmのガイドピンを刺入し，3.8mm径の中空ドリル（CCSスクリューシステム：日本MDM社，東京）でドリリングし，病巣を切除する（図2）．こうして作成した骨孔を通し，パンチ・鋭匙で十分に掻爬した後（図3），電気メスで病巣周囲を焼灼する（図4）．刺入部位は1ヵ所で，手術による創は1cm弱である．

Ⅱ．対象および結果

1999〜2012年にCTガイド下経皮手術を行った小児発生の類骨骨腫は18（男性16，女性2）例，平均年齢は

Key words
osteoid osteoma, CT, child

*Computed tomography-guided percutaneous resection of osteoid osteoma in pediatric patients
**I. Watanabe, R. Nakayama, M. Susa：慶應義塾大学整形外科（Dept. of Orthop. Surg., School of Medicine, Keio University, Tokyo）；Y. Suzuki(部長)：公務員共済組合立川病院整形外科；U. Anazawa(准教授)：東京歯科大学市川総合病院整形外科；H. Yabe(院長)：伊豆慶友病院；Y. Toyama(教授)，H. Morioka(講師)：慶應義塾大学整形外科．

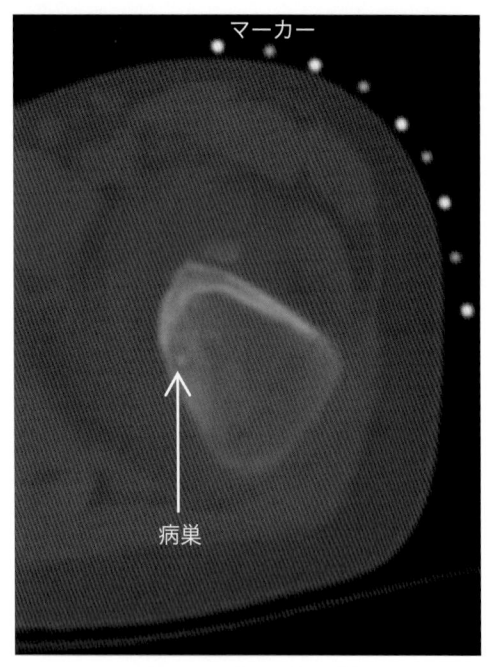

図1. CT（マーキング）

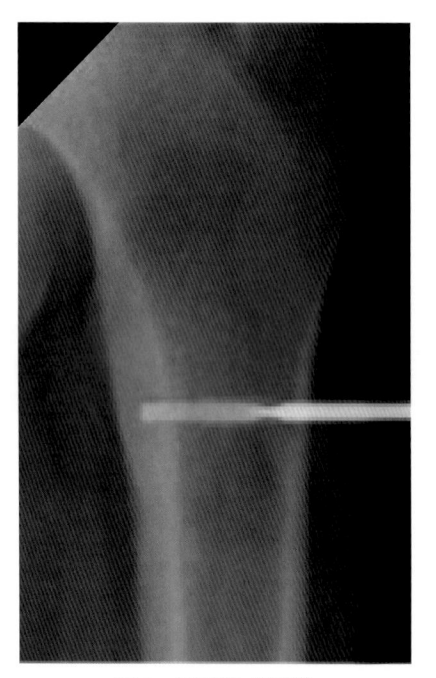

図2. CT（ドリリング）

図3. X線像（掻爬）

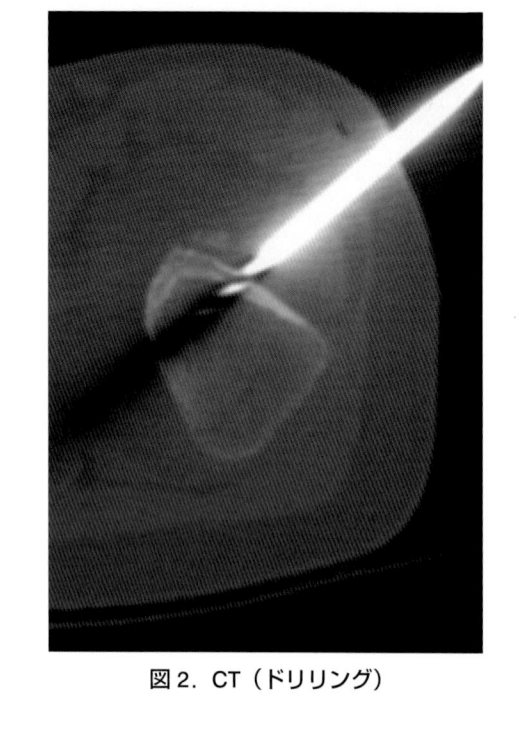

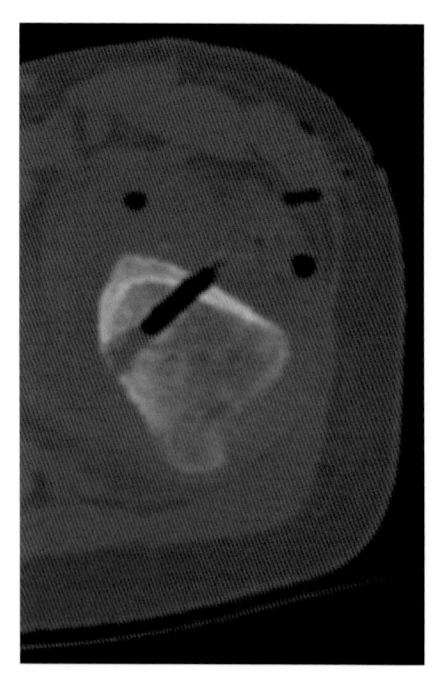

図4. 焼灼後CT

10（2〜15）歳であった．発生部位は大腿骨11例，脛骨6例，距骨1例で，全例下肢骨発生であった．病巣の大きさは直径で平均6.2（5〜10）mmであった．16例に大腿四頭筋萎縮（健側に比して1.5cmの差），大腿骨近位部発生例7例中4例に股関節ROM制限，距骨発生例では足関節ROM制限をそれぞれに認めた．発症から当科受診までは平均7.8（1〜19）ヵ月，術後観察期間は平均35.1（1〜132）ヵ月であった．

術後の安静度は，全荷重を術翌日より許可し，術後2週までに全例全荷重歩行可能となった．病理組織診断確定率は72.2%（13/18例）であり，合併症は熱傷3例を脛骨発生例に認めたが，保存的治療で治癒した．術直後より，類骨骨腫特有の疼痛は消失し，再発は1例も認めなかった．

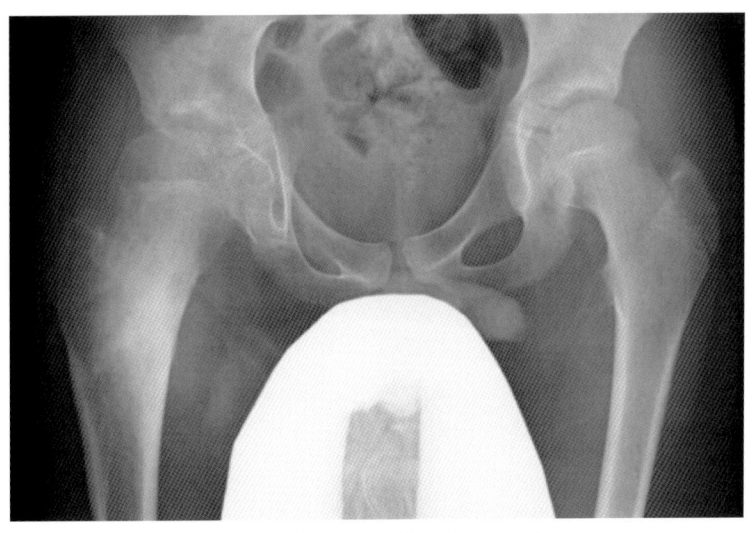

図5. 症例1. 10歳, 男. X線像

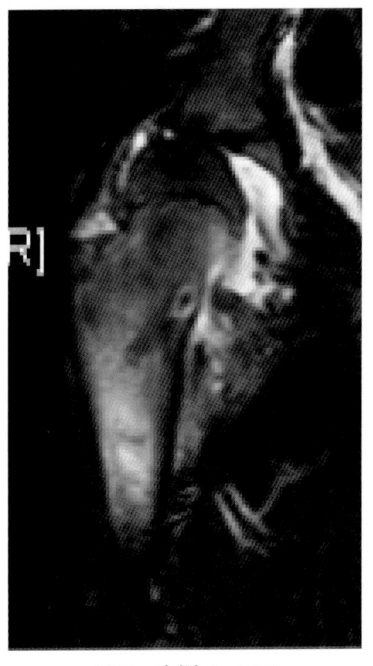

図6. 症例1. MRI

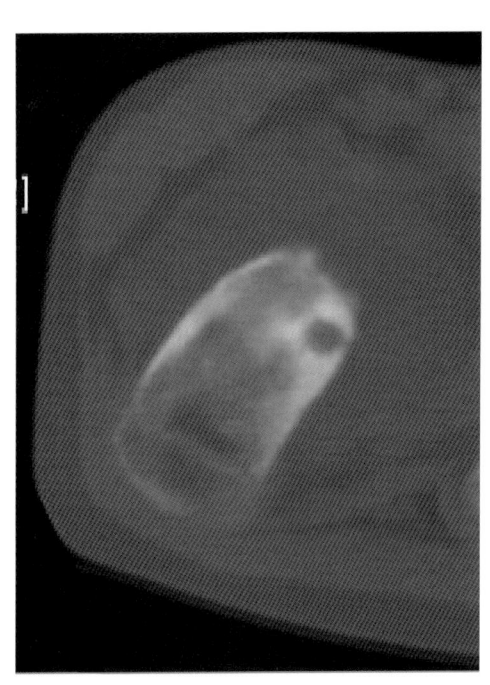

図7. 症例1. CT

Ⅲ. 症例提示

症例1. 10歳, 男. 右大腿骨近位部類骨骨腫.
発症後4ヵ月で当院受診となった. X線像では大腿骨近位内側の骨皮質の肥厚を認め (図5), MRIでは股関節炎を呈し (図6), CTでは大腿骨近位内側皮質骨に病巣を認めた (図7). CTガイド下経皮手術を行い, 術後1.5年の現在, 疼痛はなく股関節のROM制限も認めていない.

症例2. 11歳, 男. 右距骨類骨骨腫.
近医で小児リウマチの診断となり, 治療を受けていた.

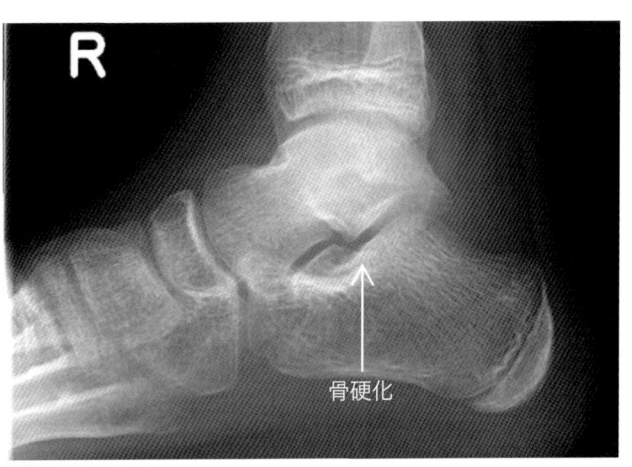

図8. 症例2. 11歳, 男. X線像

骨硬化

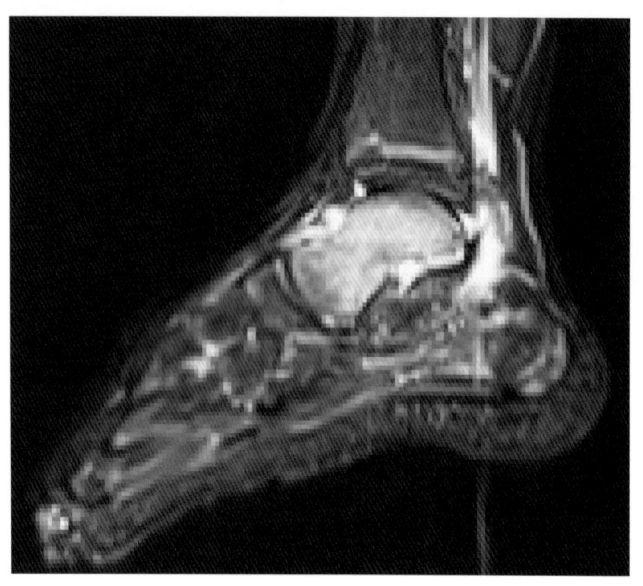

図9. 症例2. MRI

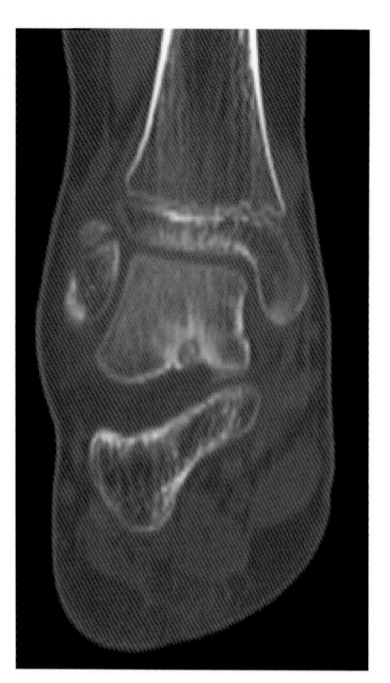

図10. 症例2. CT

表1. 小児類骨骨腫に対するCTガイド下経皮手術の治療成績

	骨孔の大きさ(mm)	再発率	病理組織診断確定率	合併症	合併症の内容
レーザー焼灼 (Moserら, 2008年)	1.8	8/68 (11.8%)	27/68 (39.7%)	0/68 (0%)	なし
ラジオ波焼灼 (Peyserら, 2009年)	3～4.2	2/22 (9.1%)	12/22 (54.5%)	2/22 (9.1%)	皮膚熱傷（脛骨例）1例 関節症変化（関節近傍部例）1例
切除 (Sierreら, 2006年)	3～9	1/18 (5.6%)	9/18 (50%)	0/18 (0%)	なし
切除＋焼灼 (自験例, 2013年)	3.8	0/18 (0%)	13/18 (72.2%)	3/18 (16.7%)	皮膚熱傷（全例脛骨例）3例

発症後8ヵ月で当院受診となった．X線像で距骨に反応性骨硬化を認め（図8），MRIでは距骨および周辺軟部組織に浮腫を認め（図9），CTでは距骨下部に病巣を認めた（図10）．CTガイド下経皮手術を行い，術後3ヵ月の現在，疼痛は消失している．

IV. 考　察

類骨骨腫に対するCTガイド下経皮手術は，1989年にDoyleらによってはじめて報告された[3]．以後，CTガイド下経皮手術による切除[4]や，ラジオ波[5]，レーザー[6]などによる焼灼による治療が導入され，従来の一塊切除と比べても遜色ない治療成績が報告されている．小児類骨骨腫に対するCTガイド下経皮手術はSierreら[7]による切除，Peyserら[8]によるラジオ波，Moserら[9]のレーザーによる焼灼が報告されており，再発率は5.6〜11.8％，病理組織診断率は39.7〜54.5％，合併症は0〜9.1％とされている（表1）．CTガイド下でのラジオ波焼灼治療を行ったVanderschuerenらは，類骨骨腫の再発リスクは年齢が低いこととしている[10]．Ascheroらはその理由として，病巣周囲骨膜の血流が成人より豊富なため冷却効果が働き，腫瘍の焼灼が不十分になる可能性をあげている[11]．また，9mm径のドリルを用いたCTガイド下経皮手術を行ったSansらによれば，病巣が直径15mm以上の症例では1回の切除では不完全な切除となり，複数回切除を行うと骨折の可能性が高まると報告している[4]．

自験例での病巣の大きさは全例10mm以下であり，経3.8mm径のドリリングによる病巣切除後に搔爬および焼灼を行っている．作成する骨孔も1ヵ所であるが，再発は認めず，良好な成績であった．病理組織診断確定率に

おいては72.2％と，ほかのCTガイド下経皮手術と比べて診断確定率は高かった．また合併症，自験例では熱傷の3例全例が脛骨例であり，Peyserらの合併症の熱傷も脛骨例であり，もともと脛骨周辺は軟部組織が疎であることが原因と考えられ，ドリリングの際において皮切の延長，焼灼の際において軟部組織の保護などの必要性を考えた．

当科で行っているCTガイド下経皮手術において，発生部位で神経が近接している脊椎発生例では適応を慎重にせざるをえないが，大腿骨近位の関節近傍例や足根骨例では従来の一塊切除と比べて骨切除量が少なく，低侵襲であり，有用な方法と考えた．

ま と め

1）小児期に発生した類骨骨腫に対しCTガイド下経皮手術を行い，良好な治療成績を得た．

2）特に大腿骨近位の関節近傍例や足根骨例では，従来の一塊切除と比して低侵襲で有用な方法と考えた．

文 献

1) Unni K：Dahin's Bone Tumors, Lippincott-Raven, Philadelphia, p121-123, 1996
2) Kneisl JS, Simon MA：Medical management compared with operative treatment for osteoid osteoma. J Bone Joint Surg **74-A**：179-185, 1992
3) Doyle T, King K：Percutaneous removal of osteoid osteomas using CT control. Clin Radiol **40**：514-517, 1989
4) Sans N, Galy-Fourcade D, Assoun J et al：Osteoid osteoma；CT-guided percutaneous resection and follow-up in 38 patients. Radiology **212**：687-692, 1999
5) Rosenthal DI, Hornicek FJ, Torriani M et al：Osteoid osteoma；percutaneous treatment with radiofrequency energy. Radiology **229**：171-175, 2003
6) Gangi A, Alizadeh H, Wong L et al：Osteoid osteoma；percutaneous laser ablation and follow-up in 114 patients. Radiology **242**：293-301, 2007
7) Sierre S, Innocenti S, Lipsich J et al：Percutaneous treatment of osteoid osteoma by CT-guided drilling；resection in pediatric patients. Pediatr Radiol **36**：115-118, 2006
8) Peyser A, Applbaum Y, Simanovsk N et al：CT-guided radiofrequency ablation of pediatric osteoid osteoma utilizing a water-cooled tip. Ann Surg Oncol **16**：2856-2861, 2009
9) Moser T, Giacomelli MC, Clavert JM et al：Image-guided laser ablation of osteoid osteoma in pediatric patients. J Pediatr Orthop **28**：265-270, 2008
10) Vanderschueren GM, Taminiau AH, Obermann WR et al：Osteoid osteoma；factors of increased risk of unsuccessfull thermal coagulation. Radiology **233**：757-762, 2004
11) Aschero A, Gorinocour G, Glard Y et al：Percutaneous treatment of osteoid osteoma by laser thermocoagulation under computed tomography guidance in pediatric patients. Eur Radiol **19**：679-686, 2009

＊　　＊　　＊

脳性麻痺児の痙縮に対する選択的後根切断術

粟國敦男　金城　健　上原敏則　安里　隆**

はじめに

　脳性麻痺における痙縮は，姿勢や移動など運動機能の障害を引き起こす．痙縮が持続すると筋短縮から関節拘縮を生じ，運動機能はさらに低下する．今日，下肢の限局した痙縮に対するボツリヌス療法，年長児の全身性痙縮に対するバクロフェン髄腔内投与療法，整形外科的選択的痙性コントロール手術など多様な痙縮治療法が確立している．われわれは脳性麻痺児の下肢痙縮治療の第一選択として選択的後根切断術（SDR）を行い，痙縮軽減後残存した関節拘縮や股関節亜脱臼・脱臼に対して筋解離術や骨切り術などを行うことを主な治療方針としている．SDRは，脊髄反射の求心性入力線維であるIa線維を含む根細糸を術中電気生理検査に基づいて選択的に切断し，痙縮を減弱する手術である．第2腰髄神経後根（L2後根）〜L5後根および第1仙髄神経後根（S1後根）またはS2後根の左右5〜6本の後根を対象とする．

　本邦におけるSDRの位置づけは，2009年6月発行の『脳性麻痺リハビリテーションガイドライン』［日本リハビリテーション医学会（監修）］に示されている[1]．粗大運動能力分類システム（GMFCS）レベルIIIとレベルIVの3〜8歳の脳性麻痺児や重度の脳性麻痺児で多くの利益を得る可能性があると，グレードBで行うようすすめられている（GMFCSは患児の運動能力と運動の制限について分類するシステム．レベルI：制限なしに歩く，レベルII：制限を伴って歩く，レベルIII：手にもつ移動器具を使用して歩く，レベルIV：制限を伴って自力移動可能，レベルV：手動車椅子で移送される）．三つのランダム化比較試験90例のデータを検討した報告[2]では，SDR＋理学療法（PT）はPTのみに比べ有意に痙縮を減弱し，粗大運動能力尺度（GMFM）のスコアを改善させると結論している．

I．手術適応

　手術適応となるのは，下肢の痙縮が運動機能や介護の妨げとなっている脳性麻痺児である．痙縮軽減後に何が得られるか明確にし，患児と両親の希望にかなっていることが大切と考える．術後積極的な理学療法ができること，重度の脊椎側弯や関節拘縮がないことが望ましい．

II．手術方法

　執刀前の準備として術中電気生理検査のため前脛骨筋，内転筋，内側ハムストリング，腓腹筋，大腿四頭筋に使い捨ての針電極を刺入する．陰部神経の刺激電極は，男児では陰茎の背側と腹側に，女児では陰核と大陰唇に貼付する．体位は腹臥位で，椎弓切離しやすいように腰部を前屈位とする．SDRの麻酔は術中電気生理検査への影響を避けるため，筋弛緩薬の使用は挿管時のみとし吸入麻酔薬は使用しない．腹臥位にしたら笑気麻酔を切ってプロポフォールとフェンタニルの完全静脈麻酔で行う．

　Th12およびL1からL5およびS1まで棘突起軟骨を縦切し，棘突起基部から切離して骨膜下に左右に剝離し，椎弓を展開する．棘突起軟骨は閉創時，棘突起基部に再

Key words

selective dorsal rhizotomy, spasticity, cerebral palsy

*Selective dorsal rhizotomy for spasticity in cerebral palsy
**A. Aguni（小児整形外科部長），T. Kinjo（医長），T. Uehara（整形外科部長），T. Asato（リハビリテーション科部長）：沖縄県立南部医療センター・こども医療センター小児整形外科・整形外科（〒901-1105　沖縄県島尻郡南風原町新川118-1；Division of Pediatric Orthop. Surg. & Orthop. Surg., Okinawa Prefectural Nanbu Medical Center, Children's Medical Center, Okinawa）．

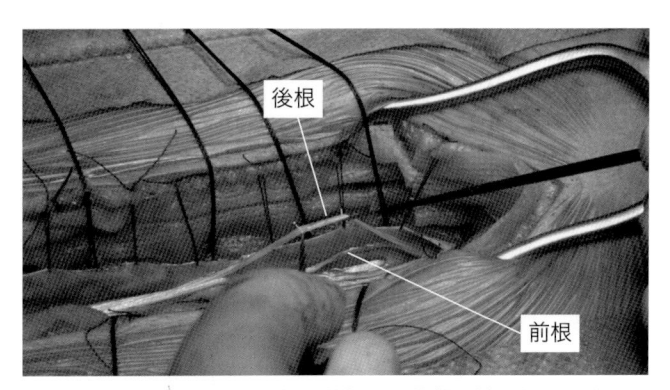

図1. 神経根を同定し後根を前根から分離. 神経根の同定は硬膜内の出口のある椎弓レベルで行う. すなわちL5椎弓レベルにある出口はS1根の出口, L4椎弓レベルはL5根の出口である. 前根と後根の分離は出口から数cm中枢寄りで容易に行われる.

表1. 神経根とその主な支配筋. 各々の後根を刺激して×印の筋肉に反応がみられる場合は異常な広がりとみなす.

	L2	L3	L4	L5	S1
内転筋	○	○	○	×	×
大腿四頭筋	○	○	○	×	×
前脛骨筋	×	○	○	○	×
ハムストリング	×	×	○	○	○
腓腹筋	×	×	×	○	○

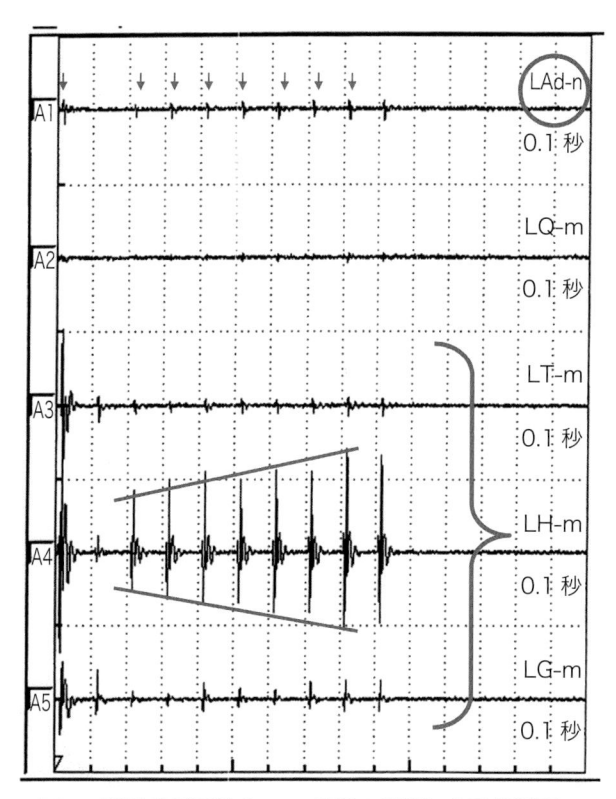

図2. 誘発筋電図検査. L5後根の刺激による筋電図. 0.2 mAから始めて10 Hzで1秒間刺激する. 内転筋に筋電図の異常な広がりがあり, 支配筋であるハムストリングには漸増現象を認める. 切断の対象であり, 以後これを根細糸に分けて同様の検査を行う. LAd-n：左内転筋, LQ-m：左大腿四頭筋, LT-m：左前脛骨筋, LH-m：左ハムストリング, LG-m：左腓腹筋

縫合する. L5/S1の黄色靱帯を切除し, エアトームを用いて椎弓をL5から始めてL1まで両側椎間関節内側で頭側に向かって切離する. Th12/L1黄色靱帯は温存し, 椎弓を頭側に翻転する. 閉創時, 椎弓を環納し縫合固定するため, あらかじめ椎弓両端に骨孔を形成し糸をかけておく. 硬膜およびくも膜を切開し馬尾を露出する. 神経根の同定は硬膜内の出口のある椎弓レベルで行う（図1）. 後根は前根より太く, 術野で手前にある. 陰部神経のマッピングを行う. 陰部を20 mAで電気刺激しS3, S2, S1の順に記録する. ほとんどの場合, S3とS2に陰部神経刺激波形が記録される. 以後の操作で主に陰部神経が含まれるS2-S3を温存する. 著しい下腿三頭筋痙縮の場合でS3優位に陰部神経が含まれていれば, S2も切断対象とする. 次いでS2から始めてL2まで6つの後根を順次電気刺激する. 0.2 mAから始めて筋電図反応が出るまで刺激強度を上げ閾値を決定する. 誘発筋電図検査中は担当の理学療法士が触診する. 異常反応の判断は, 一つは髄節支配筋以外への異常な筋収縮の広がりである.

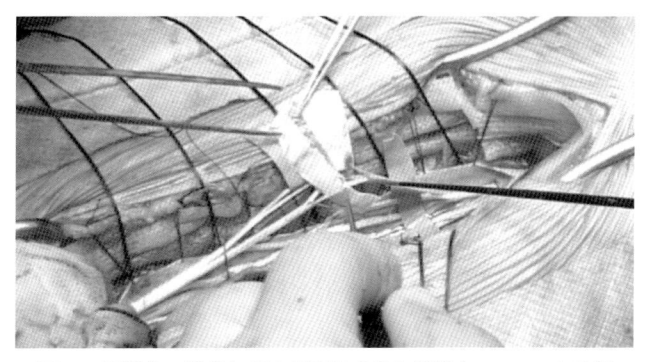

図3. 根細糸. 異常な反応が認められた後根を4〜10本の根細糸に分け, 各々を電気刺激する.

神経根とその主な支配筋を示す（表1）. 二つ目の異常の判断は, 高頻度刺激（1秒間に10回）時に抑制効果がみられず漸増現象を示す場合である（図2）. 異常な反応が認められた後根を4〜10本の根細糸に分け, 各々を電気刺激する（図3）. すべての根細糸を刺激した後で筋電図を見比べ, 相対的に異常反応の強いものを切断する. 術

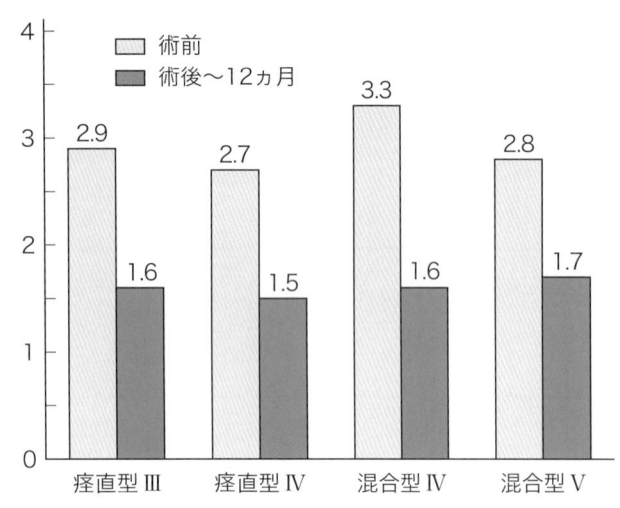

図4. Ashworth scale の術前・術後 12 ヵ月以内の変化
(*すべて p<0.001 で有意差あり). 関節に加えた急速な他動運動に対する抵抗を 1～5 のスケールで表し痙縮の重症度を評価している. 評点が増すほど痙縮が著しい.

中, 理学療法士の触診も参考にする. 後根を 5 本に分けたうち 1 本の切断で 20％, 2 本の切断で 40％と記録する.

III. 対象および方法

対象は 81（男性 49, 女性 32）例であった. 病型は痙直型両麻痺 52 例, 混合型 29 例であった. GMFCS レベルは痙直型のうちレベル I・II が 11 例, レベル III が 6 例, レベル IV が 35 例, 混合型のうちレベル IV が 8 例, レベル V が 21 例であった. 手術時年齢は 2 歳 11 ヵ月～14 歳 9 ヵ月（平均 5 歳 10 ヵ月）であった. 2 歳の例は股関節脱臼を有するレベル V の重度例, 14 歳の例は介護困難なレベル IV と V の重度例であった.

評価項目は後根切断率（左右合わせて 10 根の切断率の平均）, GMFM のスコア（％）とした. 下肢の痙縮評価として Ashworth scale および modified Ashworth scale, 関節に加えた急速な他動的運動（股関節外転, 膝屈曲・伸展, 足関節背屈）に対する抵抗を評点し平均で表した. 下肢の他動的関節可動域（ROM）として Thomas テストによる股関節屈曲拘縮角度, 膝窩角（popliteal angle）, 股関節外転角, 足関節背屈角を調べた. SDR 後筋解離術または骨切り術などの施行率を調べた.

IV. 結　果

後根切断率は最小 9～最多 65（平均 35.1）％, 混合型が痙直型より高く, GMFCS レベルの重度な例ほど高かった. レベル別平均切断率は痙直型 I および II で 19.5％, 痙直型 III で 28.0％, 痙直型 IV で 32.8％, 混合型 IV で 44.3％, 混合型 V で 45.8％であった. 根別の切断率はどの根でも混合型の切断率が高かった. 痙直型では, レベル I・II は L2 など高位の根の切断率が低く, L5-S1 根の切断率が高かった. 術後の GMFM は痙直型レベル I・II とレベル IV で有意差があり, 特にレベル IV で＋4.7 であった. 自然経過の 12 ヵ月以内の平均変化, ＋2.45～＋3.87 より大きな差を認めた. 痙縮は Ashworth scale で痙直型・混合型ともに－1.1～－1.7 の有意な減少を認めた（図 4）. Modified Ashworth scale でも同様に, 痙直型・混合型ともに－0.7～－1.6 の有意な減少を認めた. Thomas テストによる股関節屈曲角度の変化は術前平均 10°から術後平均 4°であり, 痙直型および混合型のすべてのレベルにおいて有意な改善を認めた. 膝窩角の変化は術前平均 59°から術後平均 53°で, 痙直型レベル III を除いて有意な減少を認めたが, いずれも術後膝窩角 50°以上でありハムストリング短縮を残存した. 下肢伸展位での股関節外転角は術前平均 25°から術後平均 34°で, 痙直型レベル I～II を除き有意な拡大を認めたが, 術前内転拘縮の強い混合型レベル V で脱臼のリスクといわれる 25°以下であり, 外転制限を残存した. 膝伸展位での足関節背屈角では術前平均 4°から術後平均 8°で, 痙直型レベル I・II と混合型レベル IV で有意な改善を認めたが, 背屈角は 10°以下であり正常 ROM に達していなかった. 術後関節 ROM は拡大したが, 筋短縮が強いものほど正常 ROM には達せず術前の強い筋短縮は残存する傾向があった.

SDR 術後の下肢の筋骨手術の施行率は 43～70％, 全体平均では 53％（119 例中 63 例）で, 混合型に高い傾向であった. SDR 術後筋骨手術の内訳を表 2 に示す. 痙直型レベル V および混合型レベル IV・V の重度例ほど, 股関節脱臼に対する骨切り術の施行率が高くなっていた. 軽症例でも歩容改善のための筋解離術や大腿骨減捻骨切り術, 踵骨延長術などを行った.

V. 症例提示

症　例. 5 歳, 男, 痙直型両麻痺, GMFCS レベル II. 3 歳 3 ヵ月時に SDR を施行した. 切断率 18.7％, 術後尖足は残存したが, 立位・歩行が安定化ししゃがみ姿勢が可能となった. GMFM は 87％から 98％と著明に向上し, 特に立位の項目で 82％から 92％, 歩行・走行・ジャンプの項目で 60％から 92％と著明に改善した.

表2. SDR 術後の筋骨手術の内訳. 足部筋解離はアキレス腱および腓骨筋解離, 足部骨切りは踵骨延長術, 大腿骨骨切りは大腿骨転子部減捻内反骨切り術などを指す.

	痙直型 I・II	痙直型III	痙直型IV	痙直型V	混合型IV	混合型V
症　例（例）	17	11	50	7	10	24
短縮筋群解離術（例）	7	3	13	1	1	2
足部筋解離術（例）	1	0	1	0	0	0
足部骨切り＋筋解離術（例）	1	1	1	0	0	0
大腿骨骨切り＋筋解離術（例）	0	1	7	2	3	13
骨盤・大腿骨骨切り＋筋解離術（例）	0	0	1	0	3	1
筋骨手術なし（例）	8	6	27	4	3	8

VI. 考　察

　SDR の効果は下肢の痙縮が軽減し坐位が安定化する, 床上移動が円滑になる, 術前歩行器歩行から術後杖歩行が可能となる, 術前独歩例では立位が安定し歩行が円滑になるなど移動能力の向上がみられることである. また更衣, 排泄介助など介護が容易になる. 痙縮を利用して立位をしている患児では術後支持性低下が懸念されるが, 術前にスクワットができれば体重を支えて立つ力が十分あると予想される. また術後膝折れを生じた例をレベルIII の2例, レベルIVの2例に認め, L3 を36％以上切断すると膝折れを生じることがわかり, 支持性低下を防ぐため L3 の切断は33％以下にとどめている.

　SDR 後の知覚障害について, 意思疎通良好な患児12例で術後の下肢関節位置覚, 振動覚, 表在感覚を調べたところ, 1.7％で一時的な知覚鈍麻を認めた. Abbott は1.6％の知覚障害を報告している[3]. また, 術後1年以上の脊椎 X 線調査から, 20°以上の側弯を 95例中9例（9％）に認めた. 新規の側弯発生は 3例（3％）, 6例（6％）は既存の側弯残存または進行であった. 成書には脳性麻痺では移動可能児で 7％, 移動不能児で 35％に側弯が発生し, 施設入所中の 272例中 64％に側弯を認めたと記載されている[4].

　当科の症例では術後膀胱直腸障害や髄液漏はなかった. 術直後の無気肺を10％, 縫合糸感染を3％に認めた. 股関節亜脱臼の進行を 23％に認め, 73％は一時的に進行防止または改善した. van Schie らは長期にわたり痙縮の再発はなく, 粗大運動能力の改善を認め, 30％の患児が追加手術, 39％の患児がボツリヌス療法を受けたが, 91％の両親は SDR 後機能的に改善したと認識していたと述べている[5]. Tedroff らも 19例の術後10年の調査で膝と足関節にわずかな痙縮の再発がみられ, 関節 ROM は3年をピークとして以後減少し, GMFM も低下するが術前よりもよく, 16例が筋解離術などを受けたと述べている[6].

　SDR の痙縮軽減効果は確実であるが, 長期的には拘縮が進行し運動機能は徐々に低下する. この結果は, 脳性麻痺の拘縮が痙縮だけによって引き起こされるのではないことと, 筋解離術や骨切り術の必要性を示唆している. 自験例も同様の結果であり, 脳性麻痺の拘縮は随意性の障害によるものであり, 拘縮の改善のためには筋解離術が必要と考えた.

ま と め

　1) 自験例は, 術後短期成績ではあるが, 痙直型レベル I・II とレベルIV で SDR 後 GMFM の有意な改善を認め, レベルIV では自然経過に比べ大きな改善がみられた.

　2) すべてのレベルで痙縮の改善を認めた.

　3) レベルV の重度例でも, 痙縮軽減によって陰部ケアなど介護の際の患児の苦痛を和らげ介護者の負担を軽減した.

　4) 術後下肢の関節 ROM は拡大傾向を認めたが拘縮は残存し, 53％に筋解離術などを行った.

　5) 脳性麻痺児の運動機能改善や制限緩和のためには痙縮を SDR で軽減し, 筋短縮やアライメント異常に対しては筋解離術や骨切り術で対処するという治療戦略が有効であると思われた.

　6) 脳性麻痺の治療は対症療法の域を出ないが, 幸いにも現在多様な治療法が確立されているので個々の患児について適応を十分検討し, 長期的な視点に立ち包括的な治療を計画していくことが大切と考えた.

文　献

1) 日本リハビリテーション医学会（監）：脳性麻痺リハビリテーションガイドライン, 医学書院, 東京, p119-120, 2004

2) McLaughlin J, Bjornson K, Temkin N et al : Selective dorsal rhizotomy ; meta-analysis of three randomized controlled trials. Dev Med Child Neurol 44 : 17-25, 2002
3) Abbott R : Complications with selective posterior rhizotomy. Pediatr Neurosurg 18 : 43-47, 1992
4) Canale ST, Beaty JH : Campbell's Operative Orthopaedics, Elsevier-Mosby, Philadelphia, p1379-1380, 2008
5) van Schie PE, Schothorst M, Dallmeijer AJ et al : Short-and long-term effects of selective dorsal rhizotomy on gross motor function in ambulatory children with spastic diplegia. J Neurosurg Pediatr 7 : 557-562, 2011
6) Tedroff K, Löwing K, Jacobson DN et al : Does loss of spasticity matter? ; a 10-year follow-up after selective dorsal rhizotomy in cerebral palsy. Dev Med Child Neurol 53 : 724-729, 2011

* * *

Ⅲ．手術的治療の進歩　9．変形矯正など

多発性軟骨性外骨腫症の前腕再建*

森澤　妥　　高山真一郎　　関　敦仁　　福岡昌利**

はじめに

　多発性軟骨性外骨腫症（以下，外骨腫症）では，30～60％に前腕の変形を伴いさまざまな障害を呈する[1]．すなわち，外観上の腫瘤の突出，手関節の尺側偏位，橈尺骨の短縮・弯曲変形，前腕回旋障害などである．しかし，その治療方針については一定の見解が得られていない．本稿では障害を，①骨腫瘍摘出と再発（全身および前腕），②前腕回旋制限に対する治療，③前腕成長軟骨障害と尺骨延長という三つの項目に分けて検討した．外骨腫症における外骨腫切除の適応は，①外観上，腫瘍の突出が著しいもの，②腫瘍が骨端軟骨の成長を阻害しているもの，③隣接骨を著しく圧迫しているものなどとしている．しかし取り残しによる再発が生じることはよく知られており，過去の報告の再発率は13.3～23.2％[2,3]である．本稿では，再発に関して部位・年齢・原因などの要素を検討した．前腕は外骨腫症の好発部位であるが，著明な前腕回旋制限を訴える症例は比較的少ない[4]．しかし日常生活に支障をきたす高度の前腕回旋障害例もあり，その病態，治療方針，成績などについて筆者らが行ってきた手術例を分析した．尺骨遠位端外骨腫による尺骨遠位成長軟骨障害は，尺骨の成長障害・短縮の原因となる．Solomon[5]のthethering theory にもあるが，尺骨短縮が骨間膜を介して橈骨遠位の弯曲，橈骨の短縮を引き起こすこともあり，遠位橈尺関節不適合，手関節尺屈変形，橈骨頭脱臼，前腕全体の短縮などのさまざまな症状が生じうる．しかし外骨腫症では尺骨遠位の成長軟骨を温存しつつ外骨腫を完全に切除することは不可能で，外骨腫切除に加えて骨延長が行われているが，その適応・治療成績などについて見解の統一は得られていない．

Ⅰ．対象および方法

❶骨腫瘍摘出と再発

　外骨腫切除後1年以上を経過した外骨腫症の60（男性40，女性20）例，切除部位186ヵ所を対象とした．切除部位は肩甲骨7例8ヵ所，肋骨1例1ヵ所，上腕骨6例6ヵ所，橈骨遠位22例29ヵ所，尺骨遠位30例38ヵ所，手および手指26例31ヵ所，骨盤1例1ヵ所，大腿骨遠位26例32ヵ所，脛骨近位11例14ヵ所，腓骨近位7例7ヵ所，脛骨遠位7例7ヵ所，腓骨遠位3例3ヵ所，足および趾8例9ヵ所であった．手術時年齢は平均9.5（2～20）歳で，術後平均観察期間は44.4（12～140）ヵ月であった．各症例の平均手術回数は1.97（1～6）回であった．外骨腫切除部位に明らかな骨隆起を認めたものを再発とし，再発時年齢・部位を検討した．併せて再手術例の部位，再手術までの期間も検討した．

❷前腕回旋制限に対する治療

　著明な前腕回旋制限により日常生活上支障をきたしたため手術を行った8例8肢を分析した．症例は男性7例7肢，女性1例1肢，右5肢，左3肢，初回手術時年齢は平均12.1（7～17）歳，術後平均経過観察期間は43.1（11～92）ヵ月，術前の可動範囲は平均43.1°（0°～90°）であった．前腕回旋制限の内訳は回内制限5例，回外制限2例，中間位付近での回旋制限1例であった．回内制限のうち回外位固定は2例，回外制限のうち回内位固定

Key words

multiple cartilaginous exostosis, forearm, recurrence, deformity, limited rotation

*Reconstruction of the forearm deformity caused by multiple osteocartilaginous exostosis
**Y. Morisawa（医長）：国立病院機構埼玉病院リハビリテーション科（〒351-0102　和光市諏訪2-1；Dept. of Rihabilitation, Saitama National Hospital, Wako）；S. Takayama（部長），A. Seki（医長），M. Fukuoka：国立成育医療研究センター病院整形外科．

は1例で認めた（図1）．尺骨はマイナス変異4例，ゼロ変異3例，プラス変異1例であった．橈骨頭脱臼は1例で認めた．回旋制限の原因となった外骨腫の発生部位，手術所見から判断した病態，合併症，最終診察時の可動域（ROM）について検討した．

❸前腕成長軟骨障害と尺骨延長

外骨腫切除と尺骨骨延長を26例30肢に施行した．そのうち3肢で，短縮の再発のため尺骨に対して再延長に加えて矯正骨切りも併施した．1肢で橈骨延長，1肢で橈骨尺骨同時延長を施行した．骨幹部中央で骨切りを行い，延長器はOrthofix M103またはM101創外固定器（小林メディカル社，大阪）を用いた．尺骨延長は外骨腫による変形・ROM制限を主訴とする尺骨マイナス変異例が対象で，その適応は原則として尺骨短縮15 mm以上としたが，著明な橈骨の弯曲（前腕型内反肘），橈骨頭脱臼傾向がみられる症例では15 mm未満の短縮例でも尺骨延長を行った．また年齢については，特に下限を設けずに延長術を施行した．また尺骨の再短縮を考慮し，延長量は0～5 mmプラス変異を目標とした．本検討例は，上記26例30肢のうち外骨腫切除と尺骨骨延長を施行した症例で，単純X線像での三つのパラメータ［%radial bowing（%RB），radial articular angle（RAA），carpal slip（CS）］（図2）を術前，最終診察時に計測しえた11例13肢とした．男性8例10肢，女性3例3肢，手術時年齢は平均8.6（3～14）歳，術後経過観察期間は平均26（8～49）ヵ月であった．検討項目は骨延長量，創外固定装着期間，healing index，%RB，RAA，CSの変化（術前と最終診察

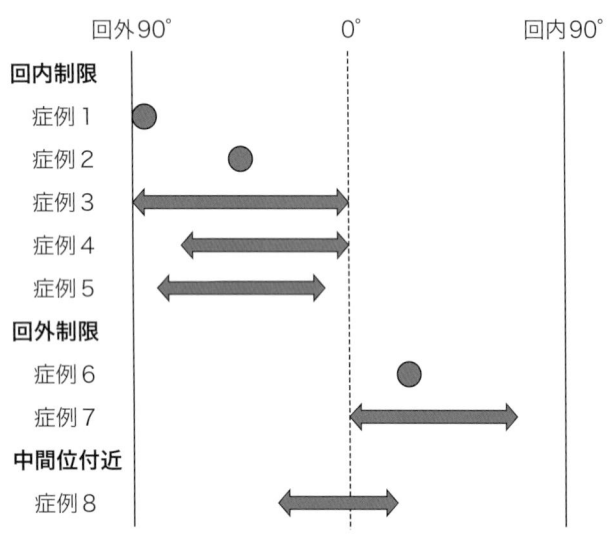

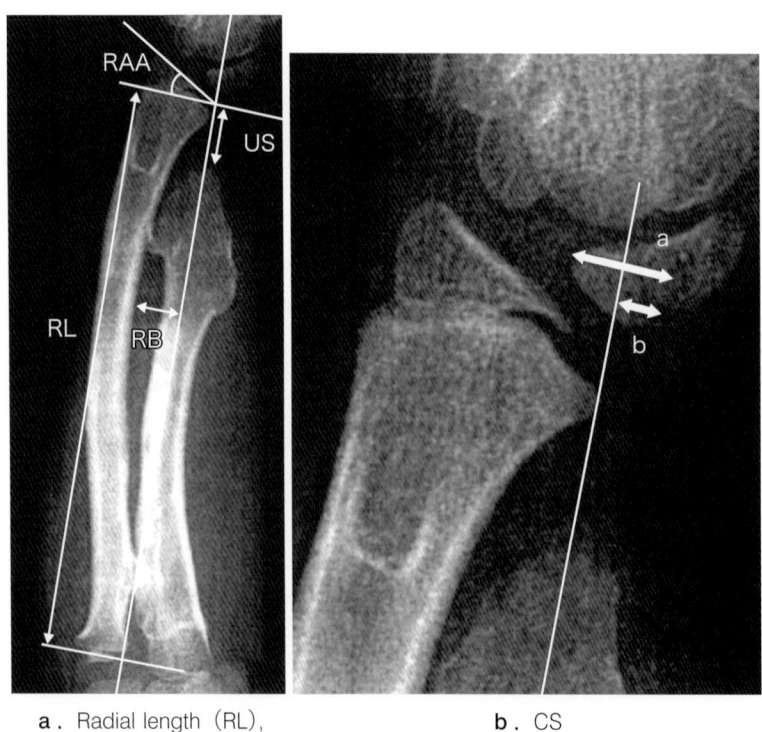

図1．8例の術前前腕ROM（●：固定）

a．Radial length（RL），radial bow（RB），RAA, ulnar shortening（US）

b．CS

図2．単純X線像のパラメータ（RL，RB，RAA，US，CS）［CS＝b/a×100，%RB＝RB/RL×100］

時）の統計学的評価［Wilcoxon 符号付き順位検定（$p<0.05$）］，再発の有無とした．

II．結 果

❶骨腫瘍摘出と再発

外骨腫の再発は 60 例中 20 例にみられた．再発例の初回手術時年齢は平均 7.5（2～16）歳で，非再発例の平均 9.9（3～24）歳より有意（$p<0.05$）［t 検定］に低かった．再発は 186 ヵ所中 35 ヵ所（18.8％）で認められ，部位は橈骨遠位 9 例 9 ヵ所，尺骨遠位 9 例 9 ヵ所，手中節骨 1 例 1 ヵ所，大腿骨遠位 5 例 7 ヵ所，脛骨近位 2 例 2 ヵ所，脛骨遠位 5 例 5 ヵ所，腓骨近位 1 例 1 ヵ所，腓骨遠位 1 例 1 ヵ所であった．肩甲骨，肋骨，上腕骨，骨盤では再発を認めなかった．再発例で再度同部位の切除をしたのは橈骨遠位 6 例 6 ヵ所，尺骨遠位 3 例 3 ヵ所，手中節骨 1 例 1 ヵ所，大腿骨遠位 1 例 1 ヵ所，脛骨近位 1 例 1 ヵ所，脛骨遠位 1 例 1 ヵ所，腓骨遠位 1 例 1 ヵ所であった．初回手術から再手術までの期間は平均 32.5（15～84）ヵ月であった．再発外骨腫の切除後，再々発を認めたのは橈骨遠位 3 例 3 ヵ所，手中節骨 1 例 1 ヵ所，脛骨遠位 1 例 1 ヵ所，腓骨遠位 1 例 1 ヵ所の 5 例 6 ヵ所であった．再切除した外骨腫の病理所見は通常の外骨腫と同様に軟骨帽を認め，悪性化はなかった．前腕に関してまとめると，切除は橈骨外骨腫 22 ヵ所，尺骨外骨腫 33 ヵ所であった．再手術は橈骨 6 ヵ所，尺骨 5 ヵ所，再々手術は橈骨 2 ヵ所であった．

❷前腕回旋制限に対する治療

回旋制限の原因となった外骨腫の発生部位は橈骨・尺骨遠位 1/3 に 5（橈骨と尺骨 3，橈骨のみ 1，尺骨のみ 1）例，遠位橈尺関節内およびその近傍 3（橈骨と尺骨 2 例，尺骨のみ 1）例であった．発生部位と回内外制限の病態の関連は橈骨・尺骨遠位 1/3 発生の 5 例では回内位固定 2 例，回内制限 3 例，遠位橈尺関節部発生の 3 例では回外位固定 1 例，回外制限 1 例，中間位付近での制限 1 例であった（図 3）．外骨腫の初回手術は外骨腫切除が 8 例全例，尺骨延長が 3 例，尺骨短縮が 1 例，遠位橈尺関節授動術が 1 例であった．再手術は 3 例で施行し，外骨腫の再切除に加えて遠位橈尺関節授動術が 2 例，骨間膜切離が 1 例であった．橈骨尺骨の外骨腫の切除後に両骨間の骨癒合は認めなかった．前腕回旋 ROM（回内外）は術前 43.1°が最終診察時平均 103°（75°～135°）で，獲得可動範囲は平均 60°（30°～115°）であった．

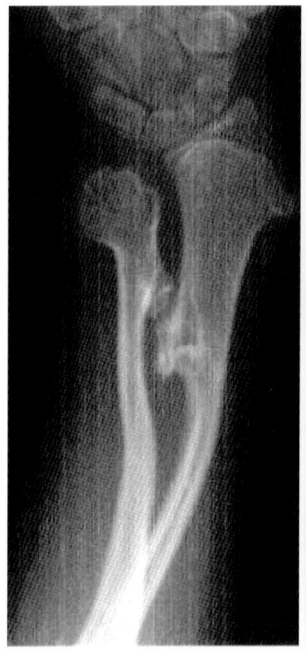

a．橈骨・尺骨遠位 1/3 5 例（回内位固定 2 例，回内制限 3 例）
b．遠位橈尺関節部 3 例（回外位固定 1 例，回外制限 1 例，中間位付近での制限 1 例）

図 3．外骨腫発生部位と回内外制限の病態の関連

❸前腕成長軟骨障害と尺骨延長

延長量は平均 18.6（9.87～25.26）mm，創外固定装着期間は平均 115（67～201）日，healing index は平均 66.4（34～157.3）日/cm であった（表 1）．％RB は術前平均 8.9（6～13）％が最終診察時平均 7.2（5.6～11）％，RAA は術前平均 37.3°（24°～50°）が最終診察時平均 28.4°（18.9°～39.8°），CS は術前平均 61.5（48～89）％が最終診察時平均 46.7（34～60）％と％RB，RAA，CS の三つのパラメータで統計学的有意差を認めた（表 2）．尺骨短縮の再発は 2 肢で認めた．

III．考 察

❶骨腫瘍摘出と再発

外骨腫の発生割合の高い部位は膝周囲および前腕遠位であることは Solomon[5] が報告しているが，本検討でも同様であった．また，肩甲骨・肋骨・上腕骨では再発を認めていなかった．再発の原因の大部分は切除不足とされている．再発防止のため，外骨腫の軟骨帽および周囲の軟骨膜の確実な切除が基本ではあるが，以下の理由で切除不足となる可能性がある．

1）外骨腫では正常部位の組織学的境界を定めることが困難である．具体的には外骨腫の基部が細くなるもの

表1. 各症例の創外固定装着期間，延長量，healing index（HI），術前と創外固定除去時の変化と橈骨長（RL）

症例	年齢（歳）・性	創外固定装着期間（日）	延長量（mm）	HI（日/cm）	変異（術前）[mm]	変異（創外固定除去時）[mm]	変異差（mm）	RL（術前）[mm]	RL（創外固定除去時）[mm]	橈骨長差（mm）
1	5・男	111	18.55	59.8	−14	0	14	127	132.12	5.12
2	14・男	124	25.26	49	−19	5	24	173	193	20
3	10・男	90	14.67	61.3	−7	5	12	193.64	198.35	4.71
4	3・女	97	18.15	53.4	−8	3.22	11.22	108.27	113.28	5.01
5	6・女	161	22.37	72	−14.73	0	14.73	130.93	140.13	9.2
6	8・男	104	22.99	45.3	−14.15	3.8	17.95	164.85	176.54	11.69
7	4・男	125	20.64	60.6	−12.92	−1	11.92	119.56	128.29	8.73
8	8・男	145	15.61	92.9	−13	3	16	125.1	134.06	8.96
9	10・男	67	15.8	42.4	−9.61	4	13.61	148	148.15	0.15
10	9・男	89	9.87	90.2	−4	5	9	136.16	137.56	1.4
11	9・男	88	19.82	44.4	−10.9	5.1	16	141.49	150.53	9.04
12	12・男	86	25.26	34	−7	5	12	193.64	198.35	4.71
13	14・女	201	12.78	157.3	−14.01	3	17.01	163.53	165	1.47
平均	8.6	114.5	18.6	66.4	−11.4	3.2	14.6	148.1	155	6.9

表2. 各症例の%RB，RAA，CSの術前と最終診察時の変化

症例	年齢（歳）・性	術後経過観察期間（月）	%RB 術前（%）	%RB 最終診察時（%）	RAA 術前（°）	RAA 最終診察時（°）	CS 術前（%）	CS 最終診察時（%）
1	5・男	49	9.7	7.2	35	27.4	62	57
2	14・男	19	6.9	5.6	24	27	50	46
3	10・男	17	8.8	6.6	31	20.9	56	34
4	3・女	31	9.3	6.3	24	18.9	—	37
5	6・女	10	11	11	40	29	67	50
6	8・男	8	10	9	40.9	23.9	48	44
7	4・男	41	13	6	32	30.1	—	57
8	8・男	26	11	7.4	48	32	50	40
9	10・男	12	6.8	6.9	44	33	75	40
10	9・男	35	6	6	32	30.1	75	57
11	9・男	34	7.7	6.6	39	25.1	66	51
12	12・男	39	6.9	7.1	50	32	89	60
13	14・女	15	8.4	7.8	44.7	39.8	39	35
平均	8.6	26	8.9	7.2	37.3	28.4	61.5	46.7

は判別しやすいが，基部が平坦なものは境界の判別は困難である．前腕については，橈骨遠位で弯曲するところに発生している場合は境界を判別しにくい（図4）．

2）外骨腫が手術操作の煩雑な部位にある場合に切除不足になりやすい．橈骨遠位，尺骨遠位など隣接骨との間に発生した場合，術野の展開は狭く完全切除は困難である（図5）．

3）外骨腫が骨端軟骨付近に発生している場合である．骨端部では外骨腫切除より骨端軟骨温存を優先するので切除不足になりやすい（図6）．

年齢に関しては，Shinら[6]は前腕外骨腫症の再発は10歳以上では11.0％，10歳未満では53.8％と報告している．本検討でも再発例の手術時年齢は有意に低かった．一方，手術時期を遅らせることで関節変形・成長障害が増悪する可能性も高いため，再発のリスクのみで手術適応年齢を判断することはむずかしいと考える．

❷前腕回旋制限に対する治療

外骨腫による著明な前腕回旋制限の改善目的の治療報告は少なく，大沼ら[7]の報告のみであった．笹ら[8]は前腕変形が生じても日常生活に支障をきたすほどの回旋制限が生じることは少なく，手術による再建例は限られてい

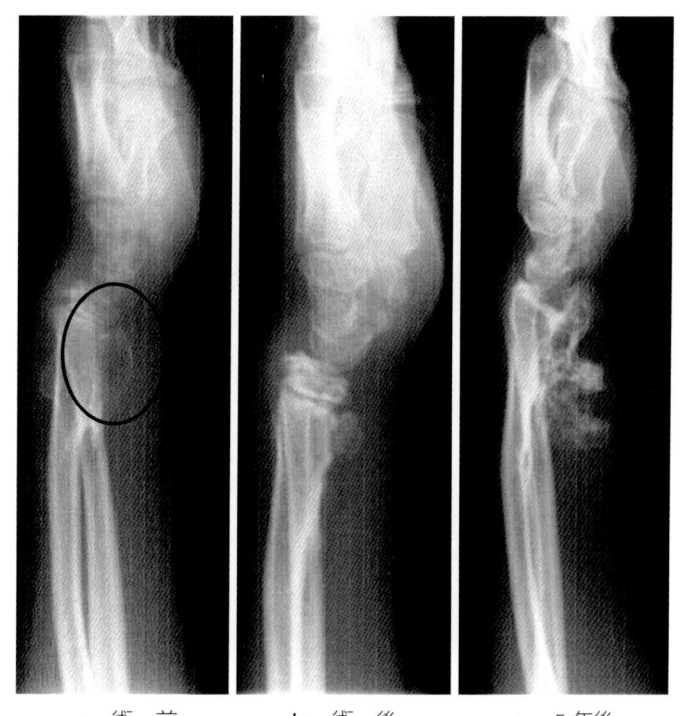

a．術　前　　　　b．術　後　　　　c．5年後

図4．橈骨遠位発生例．弯曲するところ（円内）に発生している場合は境界が判別しにくい．

a．術　前　　　　　　　b．術　後　　　　　　　c．5年後

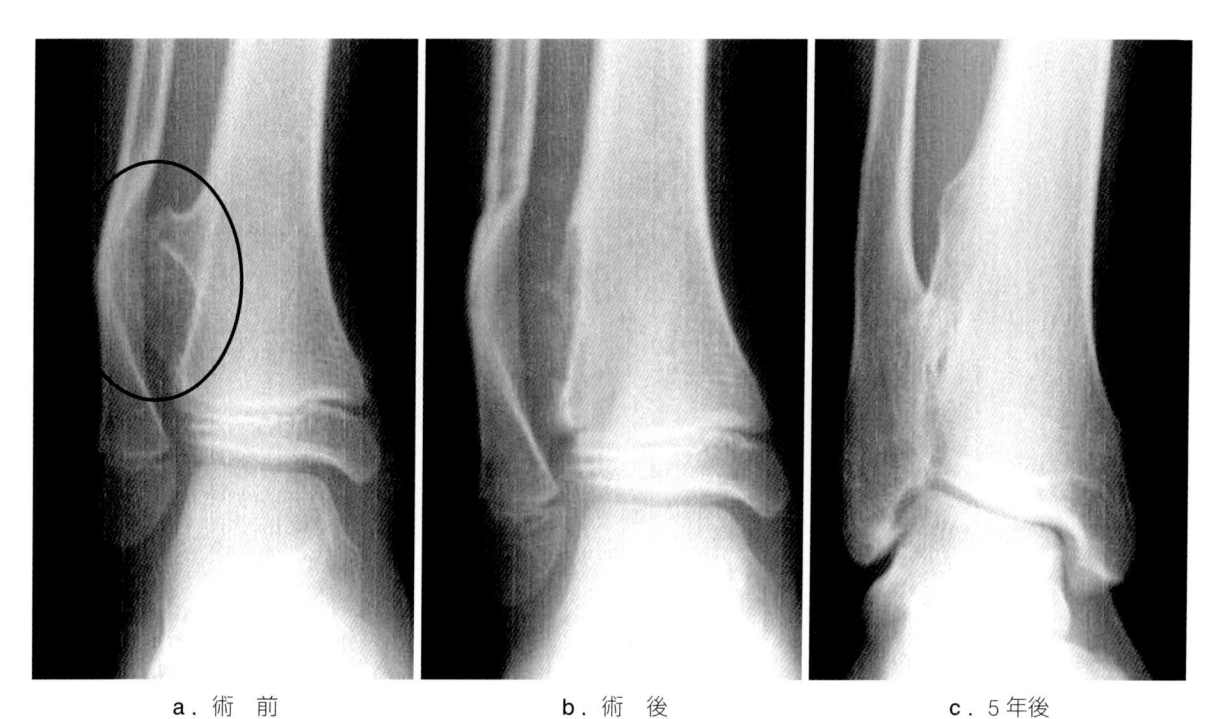

図5．脛骨遠位発生例．隣接骨の間（円内）に発生している場合は術野の展開が狭く切除しにくい．

るとしている．前腕回旋制限の原因としては，a．外骨腫の衝突，b．遠位・近位橈尺関節の変形，c．軟部組織（骨間膜）による拘縮，d．前腕骨の弯曲変形が考えられる．本検討から，以下の点が明らかになった．

a．外骨腫の衝突

主に回内制限例で橈骨・尺骨遠位1/3に外骨腫が生じていた．すなわち，回内時に橈骨・尺骨の距離は縮まり，橈骨・尺骨遠位1/3に生じた外骨腫が衝突することでROM制限の原因となっていた（図7）．

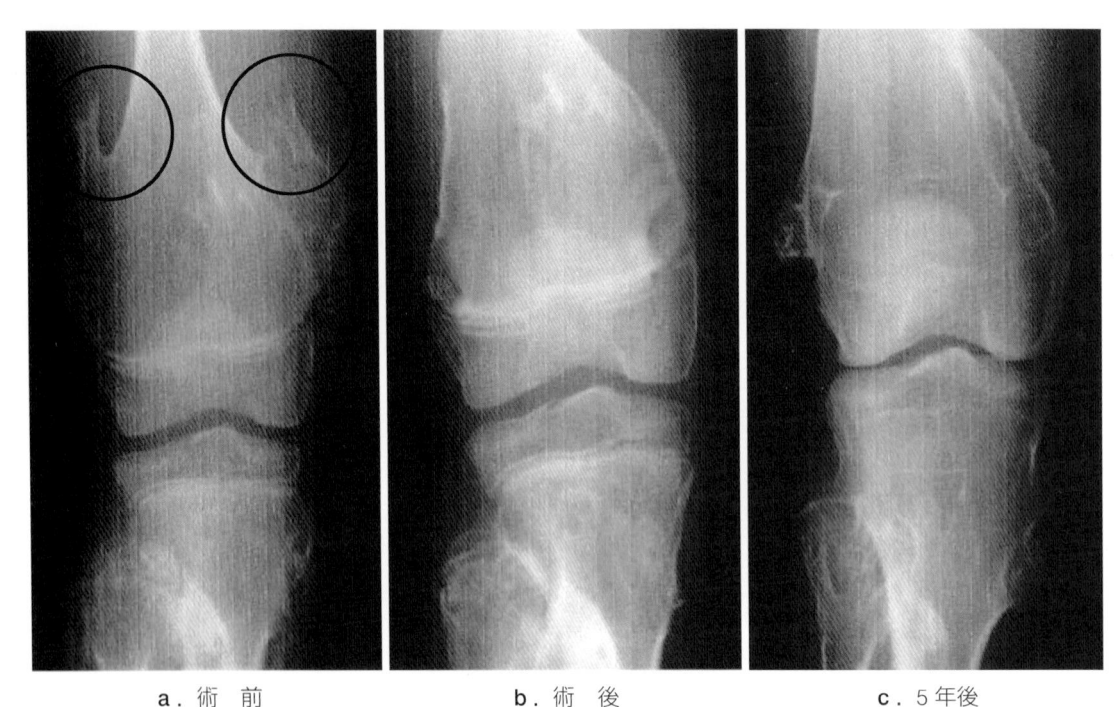

a．術前　　　　　　　　b．術後　　　　　　　　c．5年後

図6．大腿骨遠位発生例． 骨端部では外骨腫切除より骨端軟骨温存を優先するため切除不足になりやすい．

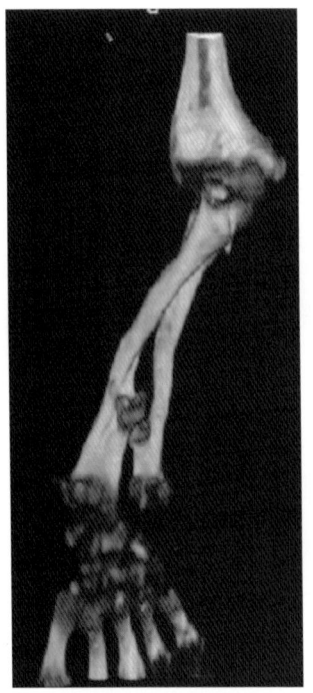

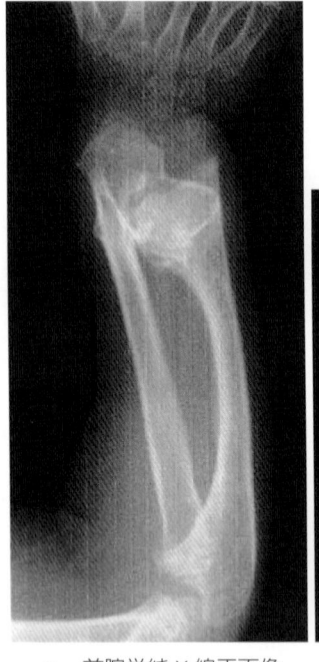

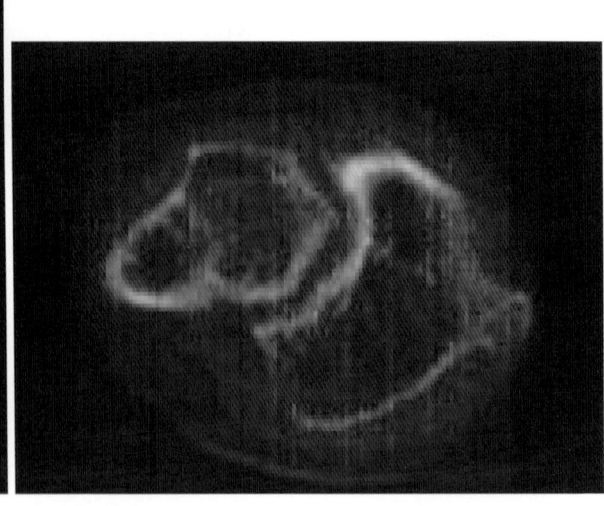

a．前腕単純X線正面像　　　　b．CT（遠位橈尺関節高位）

図7．回内制限の機序．
橈骨・尺骨遠位1/3の外骨腫→回内時に橈骨・尺骨の衝突→回内制限

図8．回外制限の機序． 遠位橈尺関節の変形をきたした症例→尺骨頭が回外時に掌側に移動できない．尺骨頭に対する橈骨の回旋が妨げられる．

b．遠位・近位橈尺関節の変形

回外制限例で外骨腫の突出により，①偏位した尺骨頭が回外時に掌側へ移動できないこと，②尺骨頭の回旋が妨害されることが考えられた（図8）．

c．軟部組織（骨間膜）による拘縮

骨間膜の過緊張が回旋制限の主原因と考えられた症例

はなかったが，外骨腫摘出によって軟部組織の緊張が和らぎ，回旋制限の改善に寄与した可能性が考えられた．

d．前腕骨の弯曲変形

外骨腫の増大・変形が緩徐に生じるため，著明な前腕弯曲変形や橈骨頭の脱臼が生じても著明な前腕回旋制限は生じにくいと思われた．

治療は，全例で原因となっている部位の外骨腫切除によりROMが増加した．尺骨延長術は回旋ROM獲得を目的とはしないが，回旋ROMに悪影響は及ぼさず，単純切除術との併施で良好な成績が得られた．また尺骨プラス変異例では，尺骨短縮術により遠位橈尺関節が改善しROM改善に有効であった．

❸ 前腕成長軟骨障害と尺骨延長

本検討から外骨腫切除と尺骨延長で%RB，RAA，CSは改善し，前腕の変形矯正に有効であった．外骨腫による前腕変形に対する手術として，外骨腫切除のみと，切除に加えて尺骨延長するものがある．単純X線像での上記三つのパラメータで切除のみの結果[9]と，筆者らの切除と延長の結果を比較すると，後者のほうがより改善がみられた．腫瘍切除と尺骨延長という二つの手技が，変形矯正に各々どの程度寄与するのかを判別するのは困難であるが，腫瘍切除のみの結果よりもよい結果が得られたことで尺骨延長併施の有効性が示された．尺骨遠位の外骨腫切除の際は，外骨腫と骨端軟骨を分離して切除が行えない．そのため腫瘍切除の効果は不確実であり，尺骨の短縮がある症例では延長は不可欠と考えている．外骨腫による前腕変形の治療において，尺骨短縮の再発は手術をしても完全回避は不可能である．尺骨延長中に橈骨長も延長（表1）されており，橈骨の変形矯正が得られていることがわかる．本検討でも2肢で短縮の再発はあったが，橈骨の弯曲変形の再発は軽度で再延長は行っていない．筆者らは尺骨短縮の再発も考慮に入れて0〜5 mmプラス変異を目標として尺骨延長している．自験例でも創外固定除去時では平均3.2 mmプラス変異と過調整となっていたが，術前に高度な尺骨短縮例では延長量・創外固定装着期間の限界もあり，症例7では創外固定除去時1 mmマイナス変異であった．また，年齢にかかわらず尺骨短縮が15 mmを超えた症例を手術適応としたが，就学前に延長を行っても特に悪影響はなく，矯正不能な高度変形をきたす前に治療を行うべきと考えた．

まとめ

1) 多発性軟骨性外骨腫症による前腕の変形に伴う障害を，① 骨腫瘍摘出と再発，② 前腕回旋制限に対する治療，③ 前腕成長軟骨障害と尺骨延長の3項目に分けて検討した．

2) 腫瘍の再発・術後変形の再燃などの未解決な問題は残されているが，上記三つの障害に対する外科的治療は有効であった．

文献

1) Akita S, Murase T, Yonenobu K et al：Long-term results of surgery for forearm deformities in patients with multiple cartilaginous exostosis. J Bone Joint Surg **89-A**：1993-1999, 2007
2) Saglik Y, Altay M, Unal VS et al：Manifestations and management of osteochondromas；a retrospective analysis of 382 patients. Acta Orthop Belg **72**：748-755, 2006
3) Bottner F, Rodl R, Kordish I et al：Surgical treatment of symptomatic osteochondroma；a three to eight-year follow-up study. J Bone Joint Surg **85-B**：1161-1165, 2003
4) Noonan KJ, Levenda A, Snead J et al：Evaluation of the forearm in untreated adult subjects with multiple hereditary osteochondromatosis. J Bone Joint Surg **84-A**：397-403, 2002
5) Solomon L：Hereditary multiple exostosis. J Bone Joint Surg **45-B**：292-304, 1963
6) Shin EK, Jones NF, Lawrence JF et al：Treatment of multiple hereditary osteochondromas of the forearm in children. J Bone Joint Surg **88-B**：255-260, 2006
7) 大沼弘幸，木村 元，浜辺正樹ほか：前腕回旋制限をきたした多発性外骨腫の1例．神奈川整災誌 **16**：59-62, 2003
8) 笹 益雄，長尾悌夫，山崎 誠ほか：多発性軟骨性外骨腫における前腕変形について．東日臨整外会誌 **3**：212-215, 1991
9) Ishikawa J, Kato H, Fujioka F et al：Tumor location affects the results of simple excision for multiple osteochondromas. J Bone Joint Surg **89-A**：1238-1247, 2007

* * *

成長障害による下肢短縮変形に対する骨延長術の臨床成績
――創外固定装着期間と合併症発生リスクの予測に関する検討*

中瀬尚長　安井夏生　北野元裕　廣島和夫
濱田雅之　上田孝文　樋口周久　吉川秀樹**

はじめに

近年,下肢のアライメント異常や脚長差が変形性膝関節症の発症や進行のリスクファクターであることが,大規模な臨床研究に基づくエビデンスとして示されるにいたった今日[1〜3],成長期の成長障害に起因する下肢の変形と短縮に対する治療の必要性が改めて見直されつつある.このような病態に対し,創外固定を用いた仮骨延長術は脚長の補正と変形矯正を同時に行えるという点で第一選択となりうるが,煩わしい創外固定の装着と,治療期間中に生じうるさまざまな合併症が大きな問題となる.本法の適応に際し,症例ごとに創外固定装着期間と合併症の発生リスクを術前に予測することは,適応の是非や手術時期のプランニング上重要である.われわれは以前から成長障害に起因する下肢短縮変形に対して仮骨延長術を用いて治療を行ってきたが[4〜8],本稿ではこれらの症例について後ろ向きに検討し,関連因子に基づいた装着期間の簡易算出式作成と合併症発生リスクの割り出しを試みたので報告する.

I. 対象および方法

1996〜2005年に,筆者が術者または第1助手として関与した成長障害による下肢短縮変形に対し骨延長術を施行した症例のうち,術後2年以上経過観察しえた45例

表1. 対象例の詳細

年　齢（歳）	5〜65（平均 18.9）
性（男：女）	29：16
部　位（肢）　大腿骨	24（近位 6, 骨幹 1, 遠位 17）
脛　骨	28（近位 13, 骨幹 11, 遠位 4）
使用創外固定器（肢）	単支柱型 11, リング型 41
変形の矯正手法（肢）	一期的 16, 漸次的 36

52肢を対象とした後ろ向き研究を行った(表1).原因疾患の内訳は外傷14例,骨髄炎6例,骨系統疾患16例,その他の疾患9(先天性下腿偽関節症3,Blount病1,腫瘍4,不明1)例であった.手術時年齢,手術部位,矯正角度,延長距離,延長率,矯正方法,原疾患を説明変数,創外固定装着期間と合併症の発生の有無を目的変数として設定し,重回帰分析およびロジスティック回帰分析を施行した.合併症についてはPaleyの報告を参考に項目を設定した[9].統計学的検討は,StatView 4.5を用いて行い,$p<0.05$を有意差ありとした.

II. 結　果

各変数の平均値および最大値,最小値を表2に示す.合併症は,具体的には抗生物質投与を要するピン刺入部感染4肢,関節拘縮8肢,延長仮骨変形または骨折8肢,延長途中での早期癒合1肢,膝蓋骨亜脱臼1肢で

Key words

growth disorder, bone lengthening, external fixation, complication

*Surgical outcome after bone lengthening for shortening with deformities due to growth disorders ; prediction of an external fixation period and a rate of occurrence of complications

**T. Nakase(部長)：星ヶ丘厚生年金病院整形外科（〒573-8511　枚方市星丘 4-8-1；Dept. of Orthop. Surg., Hoshigaoka-kouseinenkin Hospital, Hirakata）; N. Yasui(教授)：徳島大学整形外科；M. Kitano, K. Hiroshima(名誉院長)：国立大阪医療センター整形外科；M. Hamada(院長補佐)：星ヶ丘厚生年金病院整形外科；T. Ueda(部長)：国立大阪医療センター整形外科；C. Higuchi, H. Yoshikawa(教授)：大阪大学整形外科.

表2. 手術結果の詳細

延長距離（cm）	0.5～12　（4.2）
延長率（％：延長距離/延長前の骨長×100）	4.0～43　（15）
創外固定装着期間（日）	55～526　（195.8）
EFI（日/cm：装着期間/延長距離）	20.5～123　（56）
矯正角度（°）	
前額面（内外反）	3～52　（17.0）
矢状面（前方後方凸）	3～55　（15.5）
横断面（内外旋）	5～30　（15.0）

カッコ内は平均値

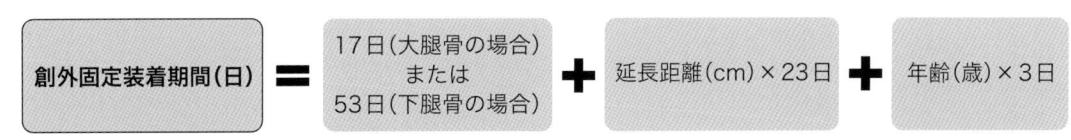

創外固定装着期間（日） ＝ 17日（大腿骨の場合）または53日（下腿骨の場合） ＋ 延長距離(cm)×23日 ＋ 年齢（歳）×3日

図1. 重回帰分析に基づく創外固定装着期間算出式 ($p<0.0001$). たとえば，20歳で大腿骨を5 cm延長する場合の創外固定装着期間は，17＋5×23＋20×3＝192日間で，60歳で下腿骨を2 cm延長する場合の創外固定装着期間は，53＋2×23＋60×3＝279日間ということになる．

あった．創外固定装着期間と合併症の発生の有無を目的変数とした重回帰分析の結果，装着期間に関与する因子として部位，年齢，延長量が同定され，この3因子をもとに延長期間の予測式が算出された（図1）．また，ロジスティック回帰分析の結果，合併症発生の危険因子として手術時年齢と延長距離が同定され，オッズ比は各々1.3，2.6であった（表3）．

III. 考　察

創外固定を用いた骨延長術における合併症の発生頻度は決して低いものではなく[10]，特に経験の浅い術者により施行された場合には総数で計算すると発生率が100％を超え，100例以上の手術経験を重ねた術者の場合でもかろうじて20～30％程度となることが報告されている[11]．合併症発生のリスク因子について言及した報告は意外と少なく，小児例や外傷後短縮例における合併症発生の関連因子を検討した報告の結果では，唯一延長率が相関する因子として同定されており今回の結果と多少異なるものであったが[12,13]，対象とする疾患群の差異によるものであろうと推測される．今回の表3の結果をおおまかに理解すると，合併症の発生リスクは年齢が1歳増加すると1.3倍に，延長距離が1 cm増加すると2.6倍に増加するということになる．骨延長術の経験が豊富な医師であればなんとなく実感できる結果であろうと思われるが，統計学的裏づけが得られた点では有意義であろう．本検討では年齢や延長距離以外の項目として，先天性下腿偽関

表3. ロジスティック回帰分析による合併症発生の危険因子

因　子	オッズ比	95％信頼区間
年　齢*	1.3	1.08～1.58（$p=0.006$）
延長距離**	2.6	1.06～6.46（$p=0.038$）

*高齢ほどリスク大，**大きいほどリスク大

節症や指列欠損症において合併症の発生頻度がやや高いような印象を受けたが，症例数が十分でないこともあり統計学的な有意差は認められなかった．今後さらなる症例を重ねたうえで再検討する余地が残されているものと思われた．

創外固定装着期間については，1 cmあたりの延長に要する日数を示すexternal fixation index（EFI）がさまざまな報告で呈示されており，延長距離が創外固定装着期間を規定する因子の一つである点はもはや周知の事実としてとらえられており，高齢になるほど装着期間が長くなるという点も多くの医師が感じていることであると思われるが，今回のように統計学的に関連因子を抽出し，これらに基づく具体的な日数の算出式を明らかにした報告ははじめてであり，実際の臨床の現場で装着期間を予測するうえで有用となるであろう．特に手術時年齢を考慮することは重要で，たとえば50歳の場合，たとえ延長が1 cm未満であっても，最低でも50×3＝150日間を要することになり，手術の適応やプランニングの際のインフォームド・コンセントを行ううえで，重要な基礎データとなるであろう．

ま と め

1）成長障害に関連する下肢変形を伴う短縮例に対する仮骨延長術の創外固定装着期間は部位，手術時年齢，延長距離と関連し，これらに基づく統計学的算出が可能であった．

2）合併症発生率は手術時年齢および延長距離と有意に関連していた．

3）今回の結果は，成長障害由来の下肢変形に対し仮骨延長術を考慮する際に，症例に応じた適応の決定や治療のプランニングを行うための重要な参考データとして役立つことが期待される．

文 献

1) Harvey WF, Yang M, Cooke TD et al：Association of leg-length inequality with knee osteoarthritis；a cohort study. Ann Intern Med **152**：287-295, 2010
2) Sharma L, Song J, Dunlop D et al：Varus and valgus alignment and incident and progressive knee osteoarthritis. Ann Rheum Dis **69**：1940-1945, 2010
3) Tanamas S, Hanna FS, Cicuttini FM et al：Does knee malalignment increase the risk of development and progression of knee osteoarthritis？；a systematic review. Arthritis Rheum **61**：459-467, 2009
4) Nakase T, Kitano M, Kawai H et al：Distraction osteogenesis for correction of three-dimensional deformities with shortening of lower limbs by Taylor Spatial Frame. Arch Orthop Trauma Surg **129**：1197-1201, 2009
5) Nakase T, Ohzono K, Araki N et al：A case of Paget's disease treated by distraction osteogenesis. Clin Orthop **451**：279-282, 2006
6) Nakase T, Ohzono K, Shimizu N et al：Correction of severe post-traumatic deformities in the distal femur by distraction osteogenesis using Taylor Spatial Frame；a case report. Arch Orthop Trauma Surg **126**：66-69, 2006
7) Nakase T, Yasui N, Kawabata H et al：Correction of deformity and shortening due to post traumatic epiphyseal arrest by distraction osteogenesis. Arch Orthop Trauma Surg **127**：659-663, 2007
8) 中瀬尚長，安井夏生：骨延長術の臨床．整形外科 **53**：581-589，2002
9) Paley D：Problems, obstacles, and complications of limb lengthening by the Ilizarov technique. Clin Orthop **250**：81-104, 1990
10) 中瀬尚長：創外固定・脚延長．整形外科 治療と手術の合併症―起こさない対策・起きたときの対応，冨士武史（編），金原出版，東京，p369-375，2011
11) Dahl MT, Gulli B, Berg T：Complications of limb lengthening；a learning curve. Clin Orthop **301**：10-18, 1994
12) Antoci V, Ono CM, Antoci Jr V et al：Bone lengthening in children；how to predict the complications rate and complexity？ J Pediatr Orthop **26**：634-640, 2006
13) Oostenbroek HJ, Brand R, van Roermund PM：Lower limb deformity due to failed trauma treatment corrected with the Ilizarov technique；factors affecting the complication rate in 52 patients. Acta Orthop **80**：435-439, 2009

* * *

難治性先天性脛骨偽関節症に対する緩徐矯正後内固定術

野村一世　渡邊孝治　松原秀憲　相川敬男　白井寿治
土屋弘行

はじめに

先天性脛骨偽関節症（congenital pseudoarthrosis of the tibia：CPT）は難治性小児整形外科疾患の一つであり，なかでも El-Rosasy & Paley 分類[1] type II は手術既往があり可動性のある萎縮した偽関節で，特に難治性である．血管柄付き腓骨移植術の骨癒合率は 60〜88%[2,3]で比較的良好であるが，長期間の免荷を要し，手術に特殊技術が必要であることが問題である．Dobbs らの報告[4]によれば，髄内釘の骨癒合率は 86%であるが再骨折率は 57%と高く，骨癒合期間は平均 16 ヵ月と長期である．また髄内釘の踵骨からの挿入により，足関節・距骨下関節の拘縮や強直を起こすことも問題点として指摘されている．Ilizarov 法の骨癒合率は 75%[5]であり，その手法により正確な矯正が可能であるが，再骨折率は 31%とほかの手術と同様に高い[6]．また近年では，Ilizarov 法に髄内釘，骨膜移植と骨移植を組み合わせることにより 100%の骨癒合と 40%の再骨折が報告されている[1]．いずれの手法でも骨癒合を得ることは可能であるが，特に再骨折の予防が困難であり，その成績はまだまだ満足できるものではない．CPT の機能予後を調査した European Pediatric Orthopaedic Society の報告では，10%が切断にいたり，60%以上でスポーツ活動が不能であった[2,7]．われわれは El-Rosasy & Paley 分類 type II の CPT に対し，正確な矯正，創外固定使用期間の短縮，再骨折予防を目的として，Taylor Spatial Frame（TSF）[Smith & Nephew 社，Memphis]での緩徐矯正後にロッキングプレート内固定に変更する手術（conversion 手術）を行い良好な結果を得ている．本稿ではその治療成績を報告する．

I．対象および方法

対象は男性 3（神経線維腫症 I 型 2，骨線維性異形成症 1）例で，手術時平均年齢は 10.3 歳，平均既往手術回数 3.7 回であった．全例で偽関節部は萎縮し可動性があり，遠位骨片は近位前方に転位し，脚短縮していた．

手術方法は以下のとおりである．

1）最低限の脚短縮で解剖学的アライメントを得るよう，術前に矯正のシミュレーションを行う．プレートのテンプレーティングを行い，プレート設置が可能であることを確認する（図 1）．

2）初回手術では偽関節をまたいで TSF を設置する（図 2a）．Full ring を脛骨近位に設置する．足部に foot ring を設置し，脛骨遠位骨片も足部と一塊にして固定する．脛骨遠位骨片のワイヤーやハーフピンは，conversion 手術の際にプレートと干渉しない位置に刺入する．

3）手術翌日から 1 日 1mm の速度で軟部延長を開始し（図 2b），予定のアライメントが得られたら骨片間に接触が得られるまで短縮を行う（図 2c）．

4）続いて conversion 手術を行う（図 2d）．まず腹臥位で，後上腸骨棘から採骨を行う．次に仰臥位とし，患肢と TSF を消毒する．TSF の消毒は霧吹きで消毒液を噴霧して行う．展開する部分以外はデッキや覆布テープでアイソレーションする．偽関節部を展開し，新鮮化とドリリングを行い，ロッキングプレートを設置する．線維性

Key words

congenital pseudoarthrosis of the tibia, external fixator, plate conversion

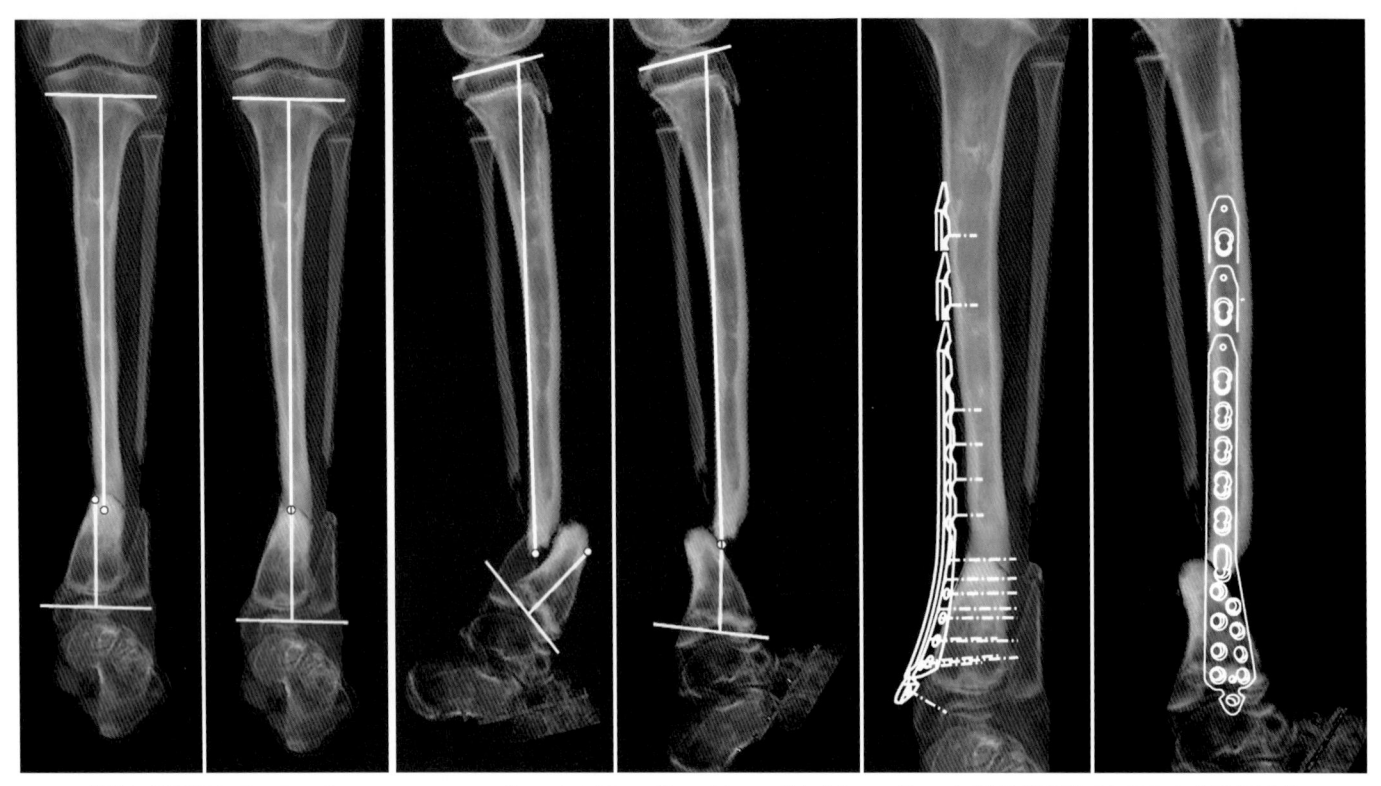

Ⅲ．手術的治療の進歩 ◆ 9．変形矯正など

a．術前に矯正のシミュレーションを行う．　　b．プレートのテンプレーティングを行い，プレート設置が可能であることを確認する．

図1．術前シミュレーション

a．まずTSF設置手術を行う．

b．翌日より軟部延長を開始し，遠位骨片と近位骨片が接触しアライメント良好な位置まで矯正する．

c．予定のアライメントが得られたら骨片間に接触が得られるまで短縮を行う．

d．骨が接触した時点でconversion手術を行う．

図2．緩徐矯正後内固定術の模式図

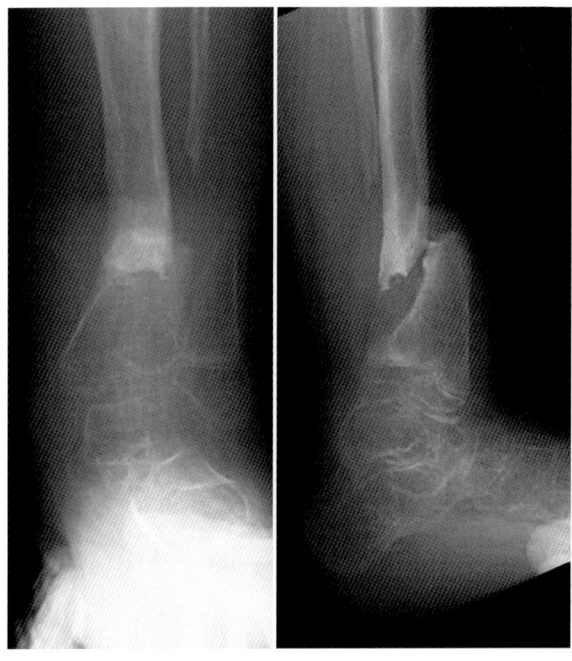

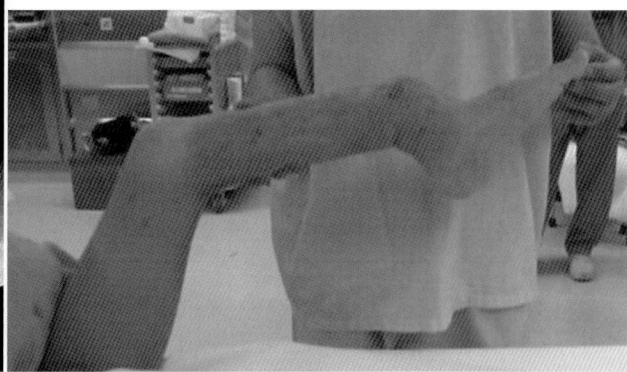

a. 術前の状態. 偽関節部に異常な可動性を認める.

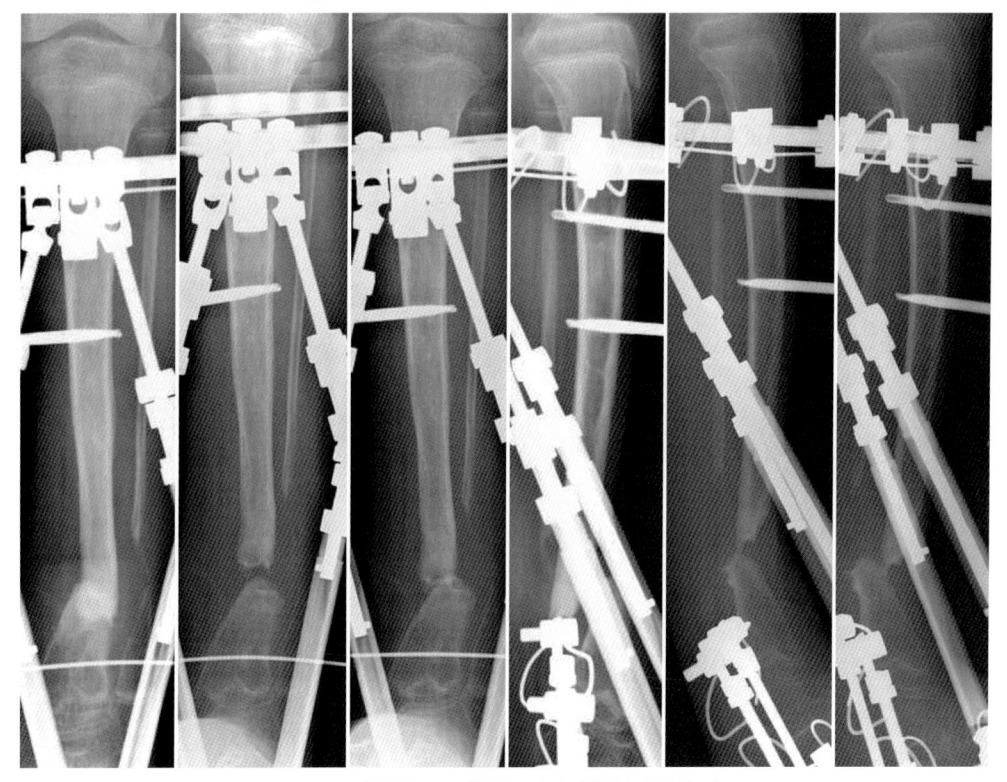

b. TSF を設置し, 術翌日から矯正を開始した.
図3. 症例1. 13歳, 男

過誤腫や骨膜の切除は行わない. TSF を抜去し偽関節部に骨移植を行い, ドレーンを留置し手術を終了する.

5）術後はギプス固定を行い, 骨形成に応じて膝蓋腱支持（PTB）装具に変更し荷重を許可する. 装具の継続期間は, リモデリングの進行に応じ慎重に検討する. 再骨折予防のため, 設置したロッキングプレートの抜釘は行わない.

II. 結　果

術後平均3ヵ月で骨癒合が得られ, 平均経過観察期間は22ヵ月で, 合併症なく, 荷重歩行は自立している.

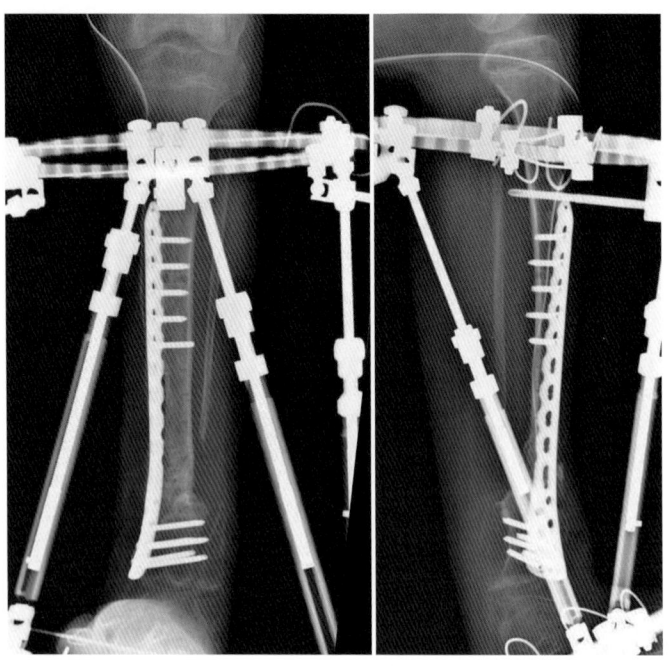

c．矯正位を得た時点で，ロッキングプレートへのconversion手術を行った．

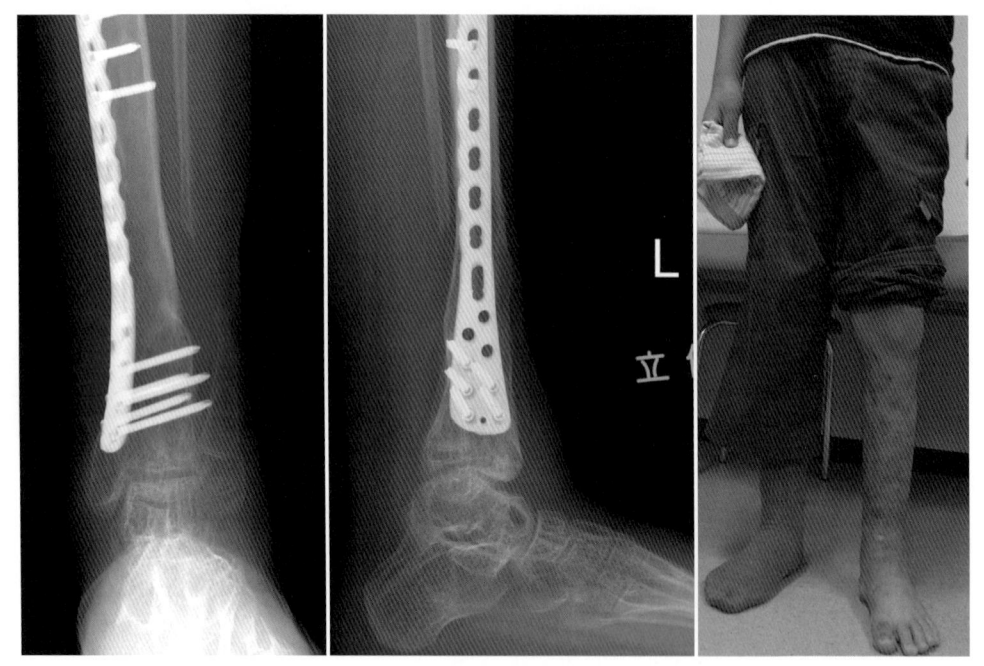

d．術後3年の最終経過観察時．良好な骨癒合が維持され，リモデリングも起きている．

図3（つづき）

Ⅲ．症例提示

症例1．13歳，男．既往歴に神経線維腫症Ⅰ型，精神発達遅滞．

生後10ヵ月時に初回骨折を起こし，以後合計3回の骨折と7回の再建手術を受けた．再建手術は髄内釘が1回，創外固定術が6回であった．今回4回目の骨折をきたし手術を行った（図3a）．TSFを設置し，術翌日から矯正を開始した（図3b）．20日間で矯正を終了し，conversion手術を行った（図3c）．術後はギプス固定を行い，術後8週からPTB装具での荷重を許可した．術後3ヵ月で骨癒合が得られ，術後9ヵ月で独歩可能となった．術後3年の最終経過観察時，再骨折は起こしていない（図3d）．

症例2．8歳，男．既往歴に神経線維腫症Ⅰ型．

1歳時に右下腿骨折を起こしCPTと診断された．2歳時に創外固定術を施行しいったん骨癒合したが，再骨折を起こした．5歳時に再度創外固定術を施行したが骨癒

合が得られず，以後偽関節のまま経過した．症例1と同様に手術を行った．術後9週で骨癒合が得られ，術後8ヵ月現在PTB装具で独歩可能である．

IV. 考　察

CPTの多くは幼少期に発症し，いったん骨癒合しても骨折を繰り返す．原因はいまだ明らかにされておらず，神経線維腫症に合併するものが約50％である[5,7]．髄内釘[4,8,9]，血管柄付き腓骨移植[10,11]，Ilizarov法[5,12]により70％以上でいったんは骨癒合するが[3,5]，再骨折，脚長差や足関節の外反変形が生じ，再手術が必要となることが多い[5]．そのため治療成績をより向上させる治療法の開発が期待されている．

CPTの治療は，骨癒合の獲得，再骨折の予防，下肢アライメント悪化や足関節障害の予防が重要である．CPTの高度な短縮・屈曲変形では，骨同士が干渉するため矯正を十分に行えないことが多い．これを一期的に矯正するには，癒着した偽関節部の剝離と干渉する骨の切除を行い，患肢を短縮する必要がある．小児期に脚長差が生じることは跛行や脊柱側弯を引き起こし，骨延長の追加治療を必要とする．TSFはヘキサポッドシステムと呼ばれる制御方法を採用しており，6本のストラットが伸縮することにより三次元のすべての変形を矯正できる．偽関節部での骨短縮が高度な場合でも，TSFによる緩徐組織延長は可能であり，最低限の脚短縮で解剖学的アライメントを獲得できる．矯正後は偽関節部に圧迫を加えることで骨癒合の促進も期待できる．解剖学的アライメントは再骨折の予防にも重要である．

創外固定の長期間の装着は，患児にとって精神的・肉体的負担が大きいという問題がある．そのためわれわれは，TSFは緩徐組織延長のみで使用し，矯正終了後は生活の質（QOL）の改善のためロッキングプレート固定に変更している．また骨癒合率を向上させるため，腸骨より採取した自家骨を移植している．

本法では再骨折の予防のため，設置したロッキングプレートの抜釘は行わない．髄内釘も再骨折の予防に効果的とされるが[4]，踵骨からの挿入により足関節・距骨下関節は固定され，関節軟骨の線維化や関節の強直を生じることが大きな問題である．また脛骨遠位の骨端線の成長を抑制するため，脚長差や足関節の変形も危惧される．ロッキングプレートも髄内釘同様に再骨折の予防に効果的であり，さらに固定範囲は足関節や骨端線には及ばないため髄内釘より有用性が高い．われわれはconversion手術の際に感染予防のため，チタンプレートに独自で開発したヨード担持技術を施した抗菌作用を有するプレートを使用している[13]．今回使用したプレートは，そのサイズの面から7歳以下の患児への適応はむずかしく，今後はサイズの小さいプレートの使用で手術適応の拡大が可能かを検討する必要がある．

ま　と　め

1）難治性CPTに対し，Taylor Spatial Frameでの緩徐矯正後にロッキングプレート内固定へのconversion手術を行い良好な結果を得た．

2）本法は創外固定期間が短く，手術手技も容易で，解剖学的アライメントやプレート留置により再骨折も予防する優れた方法である．

文　献

1) Thabet AM, Paley D, Kocaoglu M et al：Periosteal grafting for congenital pseudarthrosis of the tibia；a preliminary report. Clin Orthop **466**：2981-2994, 2008
2) Gilbert A, Roberta B：Congenital pseudarthrosis of the tibia. Clin Orthop **314**：37-44, 1995
3) Ohnishi I, Sato W, Matsuyama J et al：Treatment of congenital pseudarthrosis of the tibia；a multicenter study in Japan. J Pediatr Orthop **25**：219-224, 2005
4) Dobbs MB, Rich MM, Gordon JE et al：Use of an intramedullary rod for treatment of congenital pseudarthrosis of the tibia；a long-term follow-up study. J Bone Joint Surg **86-A**：1186-1197, 2004
5) Grill F, Bollini G, Dungl P et al：Treatment approaches for congenital pseudarthrosis of tibia；results of the EPOS multicenter study. J Pediatr Orthop B **9**：75-89, 2000
6) Paley D, Catagni M, Argnani F et al：Treatment of congenital pseudarthrosis of the tibia using the Ilizarov technique. Clin Orthop **280**：81-93, 1992
7) Hefti F, Bollini G, Dungl P et al：Congenital pseudarthrosis of the tibia；history, etiology, classification, and epidemiologic data. J Pediatr Orthop B **9**：11-15, 2000
8) Nguyen NH：Use of an intramedullary Kirschner wire for treatment of congenital pseudarthrosis of the tibia in children. J Pediatr Orthop B **18**：79-85, 2009
9) Kim HW, Weinstein SL：Intramedullary fixation and bone grafting for congenital pseudarthrosis of the tibia. Clin Orthop **405**：250-257, 2002
10) Korompilias AV, Lykissas MG, Soucacos PN et al：Vascularized free fibular bone graft in the management of congenital tibial pseudarthrosis. Microsurgery **29**：346-352, 2009
11) Sakamoto A, Yoshida T, Uchida Y et al：Long-term follow-up on the use of vascularized fibular graft for the treatment of congenital pseudarthrosis of the tibia. J Orthop Surg Res **3**：13, 2008
12) Cho T, Choi IH, Lee KS et al：Proximal tibial lengthening by distraction osteogenesis in congenital pseudarthrosis of the tibia. J Pediatr Orthop **27**：915-920, 2007
13) Tsuchiya H, Shirai T, Nishida H et al：Innovative antimicrobial coating of titanium implants with iodine. J Orthop Sci **17**：595-604, 2012

『別冊整形外科』要旨募集

『別冊整形外科』No. 66「整形外科の手術手技 ── 私はこうしている」

　整形外科が診療・研究の主な対象としている運動器は，頭部および腔内臓器を除く全身の広い範囲に及んでいます．1906年にわが国で整形外科が外科から独立しましたが，これはそれまで貧弱であった，運動器を対象とする外科的治療の領域において，大きな進展の可能性が期待とともに手の届くものとして実感され始めたことに由来すると思います．以来この100年間，整形外科が用いる治療法として薬物やリハビリテーションと並び，手術は中心的な位置を占めてきました．整形外科手術では全身に分布している運動器へのアプローチが必須であるのみならず，対象とする臓器（骨・軟骨・筋・腱・靱帯・神経など）や病態の違いなどにより，実にさまざまな手術手技が開発されてきています．

　例をあげれば，腰椎椎間板ヘルニアに伴う下肢神経障害に対する手術としては，椎弓切除術，Love法，顕微鏡手術，MED法，内視鏡手術，レーザー焼灼手術，経皮的髄核摘出術，前方除圧術など，枚挙にいとまがありません．手術法の優劣は学会や論文などで競い合っていると思いますが，どの方法にも名人がおり，独自の工夫やちょっとしたコツによって成績が左右される場合もあるようです．そこで，このような練達の士である方，一家言をおもちの方，一工夫をなさっている方などから，奥義，工夫，コツや想いの程を惜しみなく誌上でご披露いただく特集号を編むこととなりました．

　外来での小手術から重装備での人工関節手術や脊椎手術まで，あらゆる領域での整形外科手術の話題を歓迎いたしますので，積極的なご寄稿をお願い申しあげます．読者諸氏が日常行っている整形外科手術がより安全で確実なものとなるべく，本企画がその一助となることを期待しております．

募集テーマ

Ⅰ．総　論：各部位の手術に共通する事項
　1．皮膚切開法：目立たない手術創とするにはなど
　2．皮膚縫合法：きれいな創とする極意など
　3．腱縫合法：強固な縫合法など
　4．神経縫合法：どのくらい縫合するかなど
　5．血管縫合法：細い動脈，静脈など
　6．術後創管理：消毒の功罪，創傷被覆材
　7．抗生物質の用い方：感染予防投与の是非，基本的事項
　8．麻酔の工夫：局所麻酔，伝達麻酔のコツ
　9．術後疼痛管理：薬物の使用法
　10．皮膚瘢痕の処置：瘢痕の予防
　11．放射線治療と手術：手術のタイミング
　12．再生医療：軟骨移植，椎間板移植，脊髄損傷など
　13．ハイテク手術機器：ナビゲーション，手術支援ロボット，術中CTなど
　14．その他

Ⅱ．上　肢
　1．肩関節：腱板損傷，拘縮，人工肩関節，脱臼など
　2．肘関節：靱帯損傷，野球肘，人工肘関節，肘部管症候群，脱臼など
　3．手関節：手根管症候群，橈骨遠位端骨折，手根骨障害など
　4．指関節：ばね指，槌指，脱臼骨折，ボクサー骨折，挫滅創，Dupuytren拘縮，人工指関節など
　5．上腕骨：頚部骨折，骨幹部骨折，顆上部骨折，粉砕骨折，骨粗鬆症，腫瘍など
　6．前腕骨：両骨骨折，単独骨折，橈尺骨癒合，Monteggia骨折など
　7．上肢の神経障害：腕神経叢，肩甲上神経，腋窩神経，くびれ症候群，橈骨神経，筋皮神経など
　8．上肢の血行障害：スポーツ，振動病など

　9．痙性手：小児，成人
　10．先天異常
　11．その他

Ⅲ．下　肢
　1．股関節：OA，CDH，RA，脱臼，骨切り術，人工関節，人工骨頭，FAI，骨壊死など
　2．膝関節：OA，RA，脱臼，骨切り術，軟骨移植，人工関節，骨壊死，Baker囊腫，靱帯損傷，半月損傷など
　3．足関節・足根骨：骨折，靱帯損傷，変形，RA，人工関節など
　4．足趾関節：OA，RA，外反母趾，趾変形，骨折など
　5．大腿骨：近位部骨折，骨幹部骨折，非定型的骨折，顆部骨折，偽関節，骨腫瘍，骨延長など
　6．下腿骨：骨折，偽関節，変形，骨延長，骨腫瘍など
　7．下肢の神経障害：坐骨神経，腓骨神経，脛骨神経，足根管など
　8．下肢の血行障害：ASO，Buerger病，DMなど
　9．痙性麻痺：腱切り，腱移行など
　10．その他

Ⅳ．脊椎・骨盤・体幹
　1．頚椎：OPLL，RA，CSM，CR，腫瘍，変形，ヘルニア，外傷など
　2．胸椎：OPLL，OLF，側弯，腫瘍，ヘルニア，外傷など
　3．腰椎：ヘルニア，LSS，すべり，分離，腫瘍，外傷，骨粗鬆症など
　4．仙椎・尾骨：外傷，腫瘍など
　5．骨盤：外傷，腫瘍など
　6．体幹：胸骨・肋骨など

Ⅴ．その他

『整形外科』編集委員会

＊　　　＊　　　＊

　ご応募くださる方は，要旨を1,000字以内にまとめて，**2014年2月末日**までに下記『整形外科』編集室・『別冊整形外科』係宛にお送りください（E-mailでも受け付けます）．2014年3月末日までに編集委員会で採否を決めさせていただき，その後ご連絡いたします．なお，ご執筆をお願いする場合の原稿締め切りは採用決定から2ヵ月後（2014年5月末日），発行は2014年10月予定となります．

送付先：〒113-8410　東京都文京区本郷三丁目42番6号
株式会社南江堂　『整形外科』編集室・『別冊整形外科』係
（TEL 03-3811-7619／FAX 03-3811-8660／E-mail：pub-jo@nankodo.co.jp）

＜『整形外科』編集室＞

『別冊整形外科』No. 64
小児整形外科疾患診断・治療の進歩

2013年10月20日　発行	編集者　岩本幸英
	発行者　小立鉦彦
	発行所　株式会社　南　江　堂
	〒113-8410　東京都文京区本郷三丁目42番6号
	☎（出版）03-3811-7619　（営業）03-3811-7239
	ホームページ　http://www.nankodo.co.jp/
	振替口座　00120-1-149
	印刷　三報社／製本　ブックアート

Ⓒ Yukihide Iwamoto, 2013

定価は表紙に表示してあります．
落丁・乱丁の場合はお取り替えいたします．

Printed and Bound in Japan
ISBN 978-4-524-27764-3

本書の無断複製・転載を禁じます．

[JCOPY] <(社)出版者著作権管理機構　委託出版物>
本書の無断複写は著作権法上での例外を除き禁じられています．複写される場合は，そのつど事前に，(社)出版者著作権管理機構（電話 03-3513-6969, FAX 03-3513-6979, e-mail：info@jcopy.or.jp）の許諾を得てください．

別冊整形外科　ORTHOPEDIC SURGERY

監修　「整形外科」編集委員

No. 1	救急の整形外科	*品切	No. 26	肘関節外科	*品切
No. 2	頸椎外科の進歩	*品切	No. 27	整形外科領域における疼痛対策	*品切
No. 3	人工股関節	*品切	No. 28	一人で対処する整形外科診療	*品切
No. 4	義肢・装具	*品切	No. 29	頸部脊髄症	*品切
No. 5	プアーリスクと整形外科	*品切	No. 30	整形外科鏡視下手術の評価と展望	*品切
No. 6	肩関節	*品切	No. 31	手関節部の外科	*品切
No. 7	対立する整形外科治療法（その1）	*品切	No. 32	小児の下肢疾患	*品切
No. 8	骨・軟骨移植の基礎と臨床	*品切	No. 33	骨粗鬆症	*品切
No. 9	対立する整形外科治療法（その2）	*品切	No. 34	慢性関節リウマチ	*品切
No. 10	骨・関節外傷に起りやすい合併障害	*品切	No. 35	特発性大腿骨頭壊死症	*品切
No. 11	整形外科用器械	*品切	No. 36	肩関節	*品切
No. 12	高齢者の脊椎疾患	*品切	No. 37	外傷治療のControversies	*品切
No. 13	新しい画像診断	*品切	No. 38	画像診断技術	*品切
No. 14	慢性関節リウマチとその周辺疾患	*品切	No. 39	人工股関節の再置換・再手術の現況	*品切
No. 15	骨・関節感染症	*品切	No. 40	整形外科手術の周術期管理	
No. 16	人工関節の再手術・再置換	*品切	No. 41	四肢骨折治療に対する私の工夫	
No. 17	骨・軟部悪性腫瘍	*品切	No. 42	変形性膝関節症および周辺疾患	*品切
No. 18	先端基礎研究の臨床応用	*品切	No. 43	骨・軟部腫瘍の診断と治療	*品切
No. 19	創外固定	*品切	No. 44	私のすすめる診療器械・器具	*品切
No. 20	腰椎部のインスツルメンテーション手術	*品切	No. 45	脊柱靱帯骨化症	
			No. 46	関節不安定性と靱帯再建	
No. 21	経皮的もしくは小切開からの整形外科手術	*品切	No. 47	骨・軟骨移植	
			No. 48	骨壊死	
No. 22	膝関節の外科	*品切	No. 49	末梢神経障害の基礎と治療戦略	*品切
No. 23	外傷性脱臼の治療	*品切	No. 50	脊椎疾患における鑑別診断と治療法選択の根拠	
No. 24	整形外科疾患の理学療法	*品切	No. 51	整形外科office-based surgery	
No. 25	足の外科	*品切	No. 52	高齢者骨折に対する私の治療法	

No. 53　変形性関節症
最近の知識
京都大学教授　中村　孝志　編集

No. 54　上肢の外科
最近の進歩
浜松医科大学教授　長野　昭　編集

No. 55　創外固定の原理と応用
基礎から新しい臨床展開まで
東京医科歯科大学教授　四宮　謙一　編集

No. 56　関節周辺骨折
最近の診断・治療
大阪市立大学名誉教授　高岡　邦夫　編集

No. 57　股関節疾患の治療
up-to-date
九州大学教授　岩本　幸英　編集

No. 58　肩関節・肩甲帯部疾患
病態・診断・治療の現状
浜松医科大学名誉教授　長野　昭　編集

No. 59　運動器疾患に対する最小侵襲手術
東京医科歯科大学名誉教授
横浜市立みなと赤十字病院院長　四宮　謙一　編集

No. 60　骨粗鬆症
新たなる骨折を防ぐ最新の治療戦略
新潟大学教授　遠藤　直人　編集

No. 61　難治性骨折に対する治療
自治医科大学教授　星野　雄一　編集

No. 62　運動器疾患の画像診断
広島大学教授　越智　光夫　編集

No. 63　腰椎疾患up-to-date
東京医科歯科大学教授　大川　淳　編集

No. 64　小児整形外科疾患診断・治療の進歩
九州大学教授　岩本　幸英　編集

No. 65　人工関節置換術
最新の知見
新潟大学教授　遠藤　直人　編集（2014年4月発売予定）

No. 66　整形外科の手術手技
私はこうしている
とちぎリハビリテーションセンター所長　星野　雄一　編集
（2014年10月発売予定）

〒113-8410　東京都文京区本郷三丁目42-6／☎03（3811）7619（編集）・7239（営業）

南江堂

最新刊

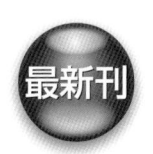

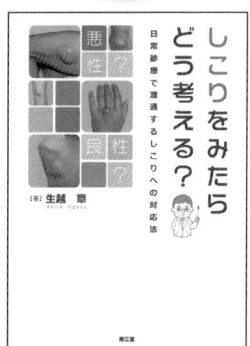

プライマリケアでの見立ての精度を上げるコツが学べ，軟部腫瘍（瘤）の基本的知識が身につく。

しこりをみたらどう考える？
日常診療で遭遇するしこりへの対応法

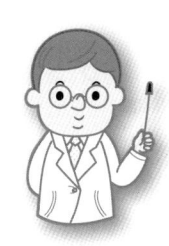

【著】生越 章
Akira Ogose

日常診療で遭遇することの多い軟部の"しこり"に対する正しい診療知識は浸透しているとは言いがたい．放っておいてよい"しこり"なのか，そうでないのか．
軟部腫瘍（瘤）を見たときの初診医が注意すべきポイント，見逃さないポイント，良・悪性の鑑別の要点，専門医への紹介の判断など，プライマリケアでの見立ての精度を上げるコツが学べ，かつ豊富なカラー写真により軟部腫瘍（瘤）の基本的知識が身につく実際書．

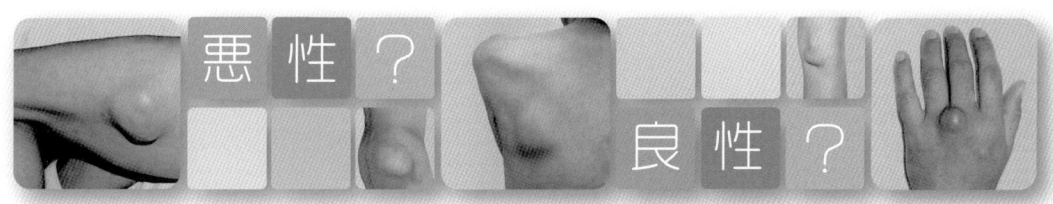

悪性？　　良性？

しこりについて、こんなふうに思っていませんか？

『小さいから良性だ』
『やわらかいから良性だ』
『生まれつきあるから良性だ』
『よく動くから良性だ』
『痛くないから良性だ』
『境界明瞭だから良性だ』

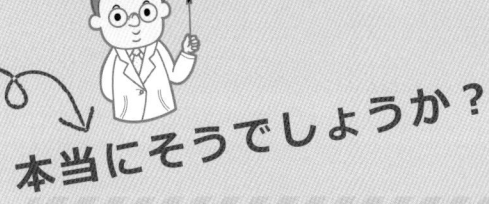

本当にそうでしょうか？

しこりのプライマリケアにあたる整形外科医、内科医、外科医、皮膚科医、形成外科医、小児科医に読んでほしい軟部腫瘍の入門書！

■B5判・168頁　2013.6.　ISBN978-4-524-26999-0　定価4,935円（本体4,700円+税5%）

南江堂　〒113-8410　東京都文京区本郷三丁目42-6　（営業）TEL 03-3811-7239　FAX 03-3811-7230

発売中

整形外科の新たなスタンダード。
Textbook of Orthopaedics

整形外科専門医テキスト

整形外科専門医になるために，
優れた専門医であり続けるために

エビデンスに基づいて運動器診療の知識・技術を結集！

編集 Editors
長野　昭　Akira Nagano
松下　隆　Takashi Matsushita
戸山芳昭　Yoshiaki Toyama
安田和則　Kazunori Yasuda
石黒直樹　Naoki Ishiguro

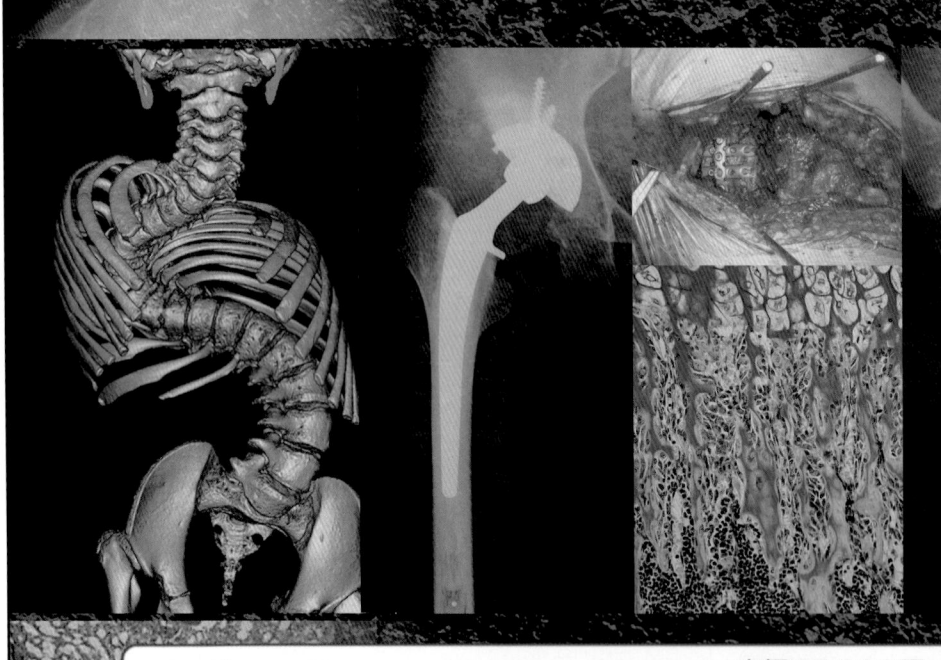

■B5判・1,012頁　2010.6.　ISBN978-4-524-24231-3　定価25,200円（本体24,000円+税5%）

日本整形外科学会認定の整形外科専門医に必須な高水準の知識と技術の全体像を，運動器疾患各分野の第一人者が分担して執筆．

最新のEBMを踏まえた精確で行き届いた解説は，専門医を目指す医師の学習ガイドとして最適．

また，すでに専門医として活躍中の医師の知識更新や整理，さらには専門医試験問題の作成にも有用な，整形外科の新たなスタンダードとなる一冊．

**専門医必須14分野を
カバーする充実の構成！**

基礎科学／外傷性疾患／小児整形外科疾患／退行性・代謝性骨疾患／退行性・代謝性関節疾患／整形外科的感染症／リウマチ性疾患とその他類縁疾患／骨・軟部腫瘍，腫瘍類似疾患／脊椎・脊髄疾患／神経・筋疾患／循環障害・脈管疾患／肩甲帯・肩疾患／肘関節疾患／手関節・手疾患／骨盤・股関節疾患／膝疾患／足関節・足疾患／医用材料・薬の知識／リハビリテーション（理学療法を含む）／医療倫理・安全医療，医療制度等

南江堂　〒113-8410 東京都文京区本郷三丁目42-6　(営業) TEL 03-3811-7239　FAX 03-3811-7230

20110303tsu

整形外科医のための手術解剖学図説

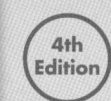

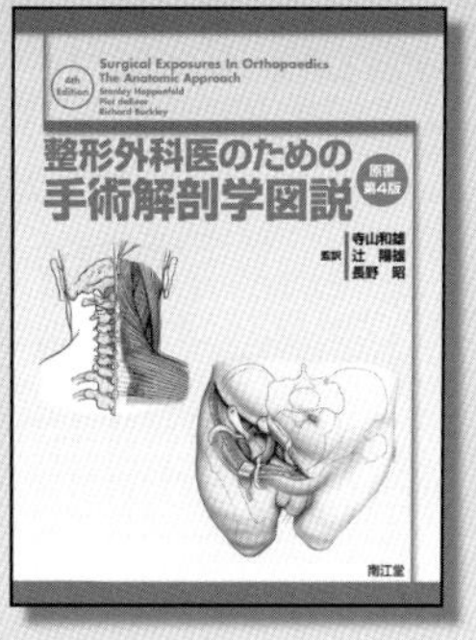

発売中

監訳 寺山和雄／辻 陽雄／長野 昭

Surgical Exposures In Orthopaedics
The Anatomic Approach
4th Edition
Stanley Hoppenfeld
Piet deBoer
Richard Buckley

原書第4版

整形外科手術における代表的なアプローチについて局所の手術解剖を基軸として，美麗なわかりやすい図を数多く用いて解説した，安全・確実に手術を行うための定本．

今改訂では，ほぼすべての部位に「最小切開によるアプローチ」の項が新設され，随所に"より安全かつ侵襲の小さいアプローチ"を行うための改訂が加えられている．

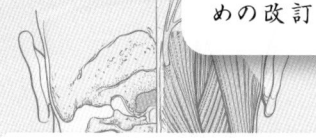

■A4変型判・766頁　2011.7.
ISBN978-4-524-26247-2
定価 39,900円（本体 38,000円＋税 5%）

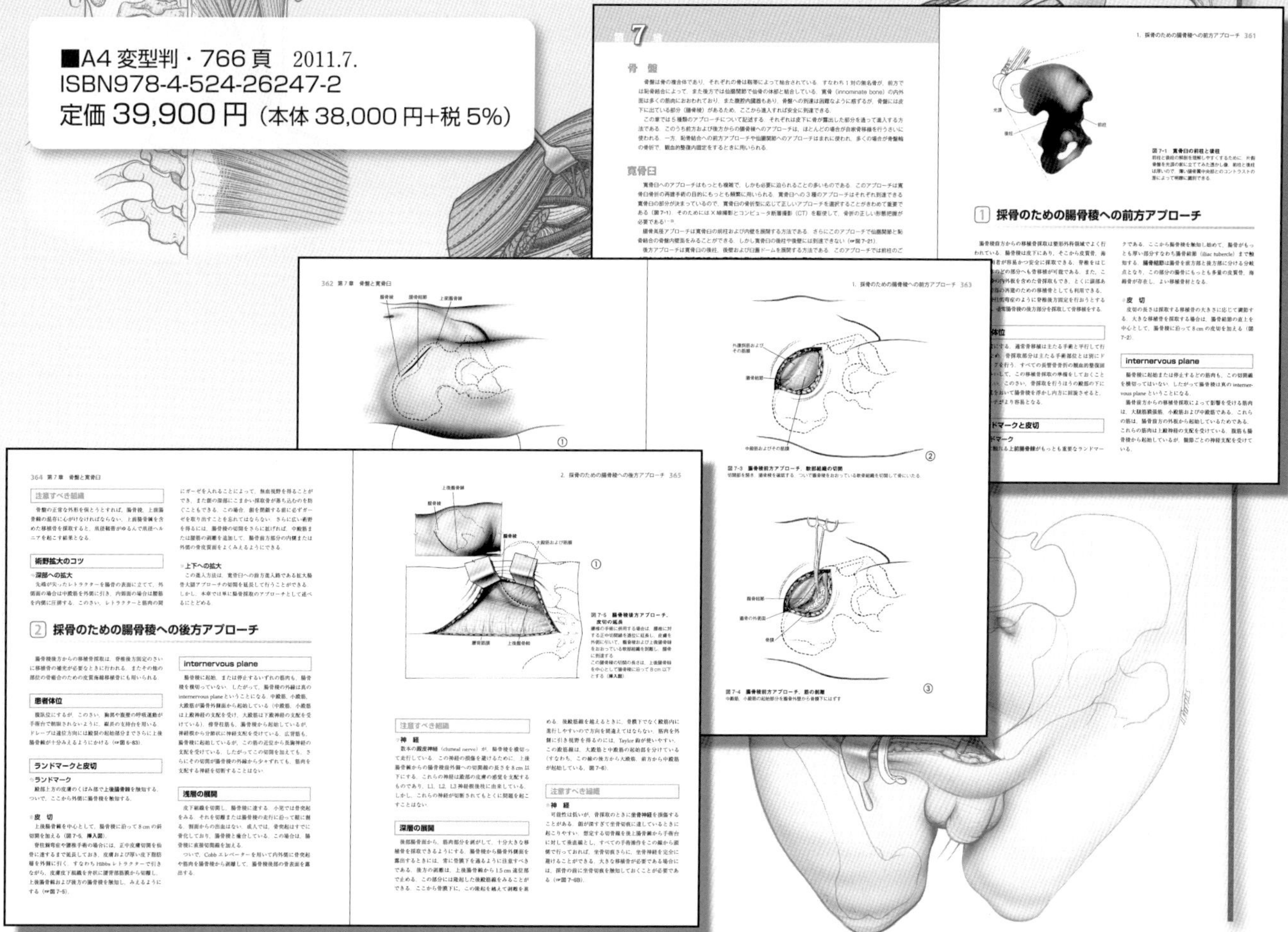

南江堂　〒113-8410　東京都文京区本郷三丁目42-6　（営業）TEL 03-3811-7239　FAX 03-3811-7230

20120316tsu

発売中

変形性股関節症
基本とUP TO DATE

久保俊一　杉山　肇
[編集]

変形性股関節症診療のベーシックな内容と新しい知見・エビデンスなど，要点を押さえたコンパクトなテキスト．股関節外科の基本とトピックスの要覧としても役立つ一冊．

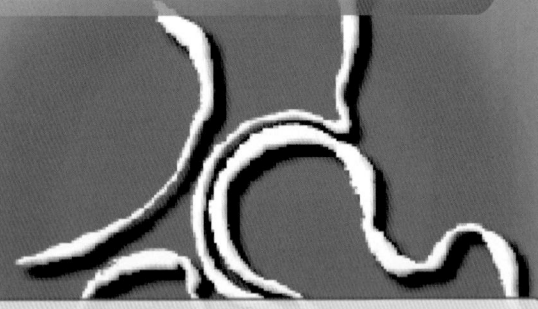

■B5判・256頁　2010.6.　ISBN978-4-524-25099-8　定価8,400円（本体8,000円+税5%）

内容目次

I章　分類と診断基準
A．変形性股関節症の分類と診断基準

II章　疫学
A．変形性股関節症の有病率，発症年齢
B．変形性股関節症の発症のリスクファクターと遺伝の影響
C．変形性股関節症の進行のリスクファクターと自然経過

III章　病態
A．股関節の解剖と神経支配
B．股関節のバイオメカニクスとその異常
C．臼蓋形成不全症の骨形態と病態
D．変形性股関節症に関連するその他の病態
　骨粗鬆症／隣接関節障害／脊椎アライメント障害／関節唇断裂

IV章　診断
A．臨床評価基準
B．健康関連QOL評価
C．問診，身体所見
D．X線診断
E．CT, MRI診断
F．血液マーカー
G．鑑別診断

V章　治療
A．治療の流れ
B．保存療法
C．手術療法
　大腿骨骨切り術／臼蓋形成術／Chiari骨盤骨切り術／寛骨臼移動術，寛骨臼回転骨切り術／鏡視下手術／関節固定術，筋解離術
D．THA
　セメント使用THAとセメント非使用THA/THAの進入方法／人工股関節の摺動面の種類と問題点／コンピュータナビゲーションTHA/高位脱臼に対するTHA/THAの術後脱臼/THAの術後感染/THA術後の静脈血栓塞栓症/THA術後の人工関節の弛み／その他のTHA術後合併症
E．再置換術
　骨欠損の評価と分類／寛骨臼側の再置換術／大腿骨側の再置換術
F．リハビリテーション
　関節温存手術のリハビリテーション/THAのリハビリテーション

巻末資料
1．診断基準，臨床評価基準
2．人工股関節関連のX線計測法
　術前股関節形態評価／人工股関節周囲の部位表記/THA術直後評価/THA術後経過評価

Topics
変形性関節症のコンセプト—パラダイムシフト／変形性関節症の大規模疫学調査—ROADプロジェクト/femoroacetabular impingement (FAI)／人工関節周囲感染のUp to Date/静脈血栓塞栓症のトピックス

南江堂　〒113-8410　東京都文京区本郷三丁目42-6　（営業）TEL 03-3811-7239　FAX 03-3811-7230

治療法や日常生活に不安を持つ患者さんに，変形性股関節症に関する最新の医学的知識や情報をわかりやすく伝えるやさしいテキスト。

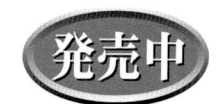

発売中

変形性股関節症テキスト
疾患理解と治療法

[著] **安藤 謙一**
Kenichi Ando

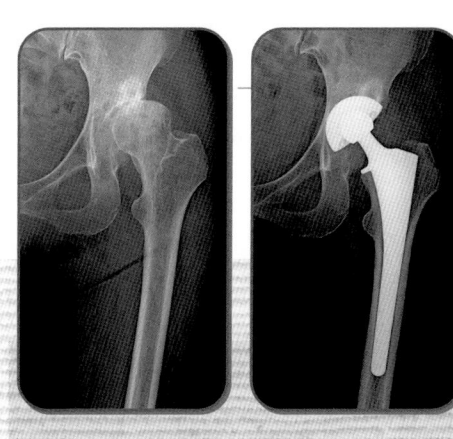

運動器の生活習慣病といわれる変形性股関節症は高齢化に伴い増加傾向にあり，治療法や日常生活に不安を持つ患者は多い．

本書は，患者自身が本症の病態・病因，治療法を理解することと，患者に関わるコメディカルスタッフが治療や患者指導に役立つことを目的とした．

■B5判・98頁　2010.8.
ISBN978-4-524-23995-5
定価2,415円（本体2,300円＋税5％）

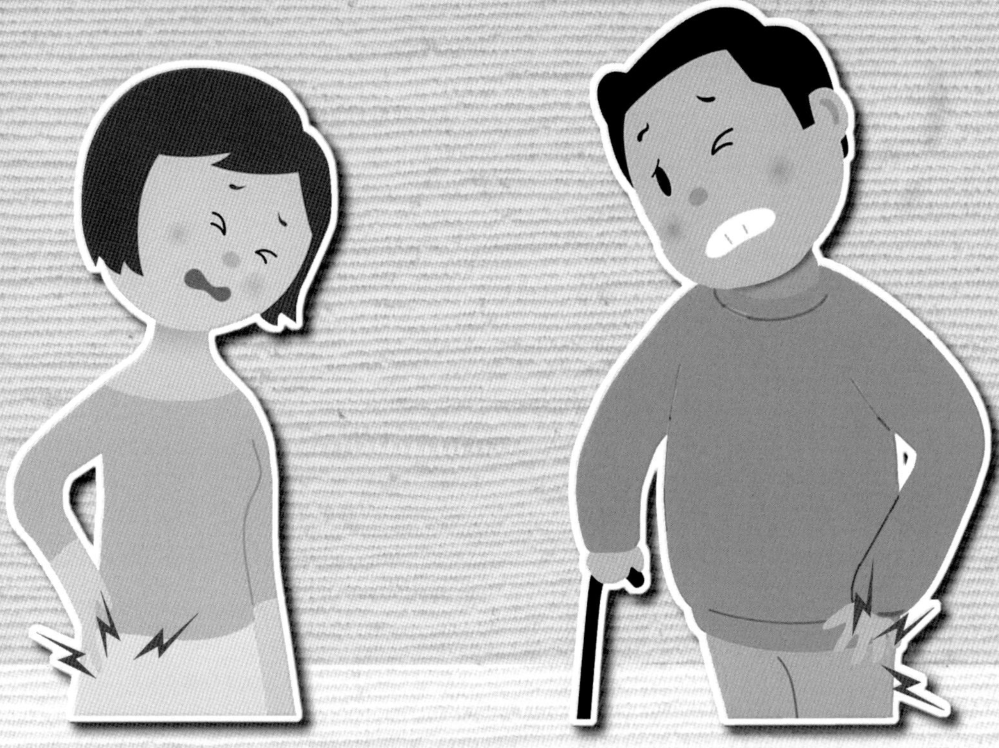

南江堂　〒113-8410 東京都文京区本郷三丁目42-6　(営業) TEL 03-3811-7239　FAX 03-3811-7230　www.nankodo.co.jp

患者立脚型で多面的評価に耐える評価法を目指して学会主導で作成。

発売中

JOABPEQ JOACMEQ マニュアル

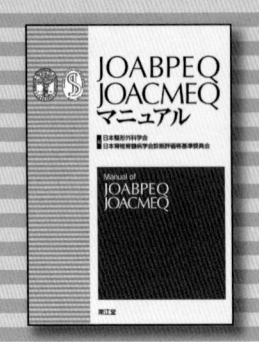

編 日本整形外科学会
　 日本脊椎脊髄病学会診断評価等基準委員会

Manual of JOABPEQ JOACMEQ

患者立脚型で多面的評価に耐える評価法を目指して学会主導で作成された，日本整形外科学会腰痛疾患質問票（JOABPEQ），日本整形外科学会頚部脊髄症（JOACMEQ）の使用マニュアル．

入手法や臨床への適用例などの実際面から，統計学的処理や開発の経緯などの本評価法の根拠はもちろん，英文誌に投稿する際の注意まで，すべてを網羅して解説している．

■B5判・96頁　2012.4.
ISBN978-4-524-26887-0
定価1,890円(本体1,800円+税5%)

南江堂　〒113-8410 東京都文京区本郷三丁目42-6（営業）TEL 03-3811-7239　FAX 03-3811-7230

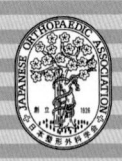

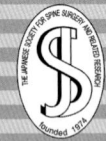

刺入点を示すカラー解剖図により，早く，効果的に，リスクの少ない注射療法が容易に理解，習得できる。

発売中

痛みの注射法アトラス

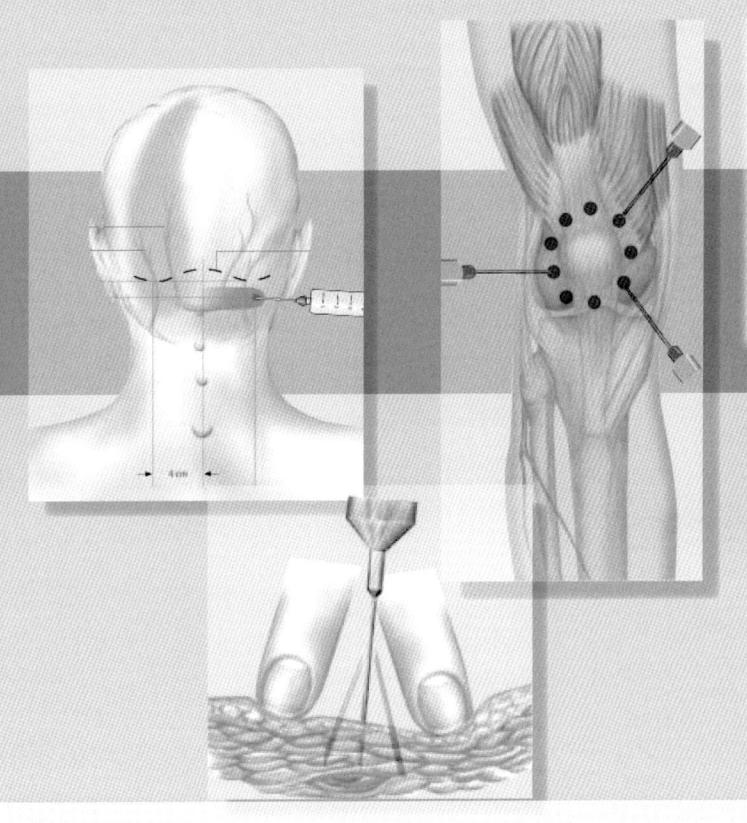

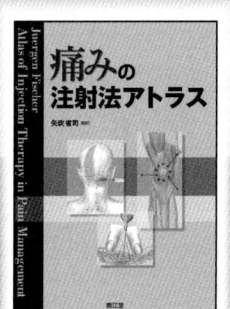

監訳　矢吹省司（福島県立医科大学教授）

Juergen Fischer
Atlas of Injection Therapy in Pain Management

運動器の痛みに対する注射療法テクニックを簡潔な解説とカラー解剖図で示したビジュアル・テキスト．副作用が少なく即効性のある局所麻酔薬注入の正確な手技と適応，そしてリスクに対する知識，さらに併用療法を解説．刺入点を示すカラー解剖図により，早く，効果的に，そしてリスクの少ない注射療法が容易に理解，習得できる．

■B5判・192頁　2012.12.　ISBN978-4-524-26876-4　定価5,985円（本体5,700円+税5%）

南江堂　〒113-8410　東京都文京区本郷三丁目42-6　(営業) TEL 03-3811-7239　FAX 03-3811-7230

20121112tsu

別冊整形外科 ORTHOPEDIC SURGERY 63

編集 大川 淳 東京医科歯科大学教授

発売中

特集● 腰椎疾患up-to-date

■A4判・280頁 2013.4. ISBN978-4-524-27763-6 定価6,615円（本体6,300円+税5%）

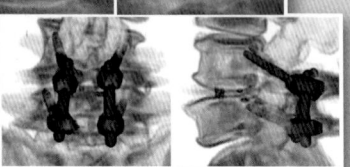

腰椎疾患は整形外科日常診療で最も患者数の多い領域であるが，診断ではMRI・X線像の工夫やJOABPEQの使用化，保存的治療では新規薬剤の登場およびオピオイドの使用，手術的治療では低侵襲化・姿勢制御がキーワードとなるなど，近年診断・治療において大きな進歩があった．脊椎外科専門医から一般整形外科医までが必要とする最新のトピックを盛り込んだ．

I．腰椎疾患に対する診断・評価の進歩

1．画像および機能診断
- 腰仙椎移行部の外側病変に対する神経根造影後CTの有用性　阿部恭久
- MRI矢状面二軸斜位撮像による腰椎椎間孔部神経根絞扼の診断　鈴木信治
- 第4腰椎変性すべり症の不安定性様式による画像所見と臨床症状の特徴　安田剛敏
- 腰椎変性側弯進行のX線学的危険因子　村上秀樹
- 腰部脊柱管狭窄症における腰部脊柱筋の筋収縮と血流動態　中間季雄
- 胸腰椎椎体骨折後偽関節に対する椎体形成術後の腰背部筋活動評価—表面筋電図を用いた検討　請川 大

2．疼痛の評価と病態の検討
- 日本整形外科学会腰痛評価質問票（JOABPEQ）の特徴と使用法　宮本雅史
- 日本整形外科学会腰痛評価質問票（JOABPEQ）による腰部脊柱管狭窄の手術成績評価の妥当性と限界—腰痛の程度と機能障害の乖離例からみた治療評価・前向き研究　二階堂琢也
- 腰椎椎間板ヘルニア手術に対する患者の満足度と日本整形外科学会腰痛評価質問票（JOABPEQ）における評価　金森昌彦
- 一次医療の初診時における日本整形外科学会腰痛評価質問票（JOABPEQ）の診断的意義　高橋 弦
- プロスタグランジンE₁製剤の効果からみた腰部脊柱管狭窄症における腰痛性間欠跛行　伊藤全哉
- 腰部脊柱管狭窄症に対する椎弓切除術の腰痛評価と危険因子　井上泰一

II．腰椎疾患に対する保存的治療

1．オピオイドの利用
- 腰椎疾患に対するオピオイド療法　古志貴和
- 腰椎疾患由来の疼痛に対するトラマドール塩酸塩・アセトアミノフェン配合錠の効果—44例の前向き臨床研究の結果より　尾形直則
- 慢性疼痛に対するオピオイド製剤　宮崎 潔
- オピオイド鎮痛薬を用いた難治性疼痛治療の取り組み—フェンタニル貼付剤の使用経験　男澤朝行

2．神経症状に対する薬物治療
- 高齢者慢性腰痛症に対するプレガバリンの効果　酒井義人
- 腰部脊柱管狭窄症に伴う根性痛に対するプレガバリンの効果と投与上の留意点　西田康太郎
- 腰部脊柱管狭窄症に伴うこむら返りに対するリマプロストアルファデクスの有効性　網代泰充

3．その他の治療法
- 超音波療法による腰部脊柱管狭窄症の治療　鈴木信治
- 腰椎分離症の装具療法—各種コルセット間の伸展抑制効果の比較　中野和彦
- 持続神経根ブロックの小経験　原 真一郎

III．骨粗鬆症性椎体骨折に対する診断・治療の進歩

1．診断・検査
- 骨粗鬆症性新鮮椎体骨折診断時における単純X線動態撮影の有用性　元文芳和
- 骨粗鬆症性椎体骨折偽関節における坐位前屈位CTの有用性　糸井 陽
- 尿中ペントシジン値は骨粗鬆症性椎体骨折の重症度の予測マーカーになりうるか　野坂光司
- 骨粗鬆症性椎体骨折後偽関節に対する経椎弓根的椎体造影および椎体ブロックを用いた椎体形成術前評価　加藤 剛

2．治療
- テリパラチド連日皮下投与製剤の治療成績　新美 塁
- β-リン酸三カルシウム（β-TCP）充填による椎体形成術を併用した後方固定術　茶薗昌明
- 骨粗鬆症性椎体骨折に対する局所麻酔下鏡視下でのリン酸カルシウムセメントを用いた経皮的椎体形成術　加藤 剛
- 骨粗鬆症性脊椎椎体骨折新鮮例における椎体形成術でのハイドロキシアパタイトブロックの適性　松木健一

IV．手術的治療の進歩

1．最小侵襲手術（MIS）
- 多裂筋温存椎間板ヘルニア摘出術　稲田 充
- 腰部脊柱管狭窄症に対する内視鏡下筋肉温存型椎弓間除圧術（ME-MILD）の臨床成績—2年以上経過例について　吉本三徳
- 透析患者に対する脊椎内視鏡手術の有用性　中西一夫
- 腰椎変性すべり症に対する経筋膜的刺入椎弓根スクリューシステム併用椎間関節固定術　宮下智大
- 低侵襲腰椎椎体間固定術の治療成績と合併症—従来法と比較して　山根健太郎
- 基礎疾患合併例における再発性化膿性脊椎炎に対する低侵襲手術—経皮的病巣搔爬ドレナージ　山田 圭
- 化膿性脊椎炎に対する経皮的挿入椎弓根スクリューの使用経験　男澤朝行
- 皮質骨軌道のスクリューを用いた低侵襲椎体間固定術　稲田 充
- Cortical bone trajectory（CBT）法による脊椎固定術—強固な固定性を有する新しい低侵襲手術法　加藤貴志
- 低侵襲外側腰椎固定術（XLIF）の適応と手技の実際　出沢 明

2．脊椎固定術と姿勢の制御
- 後方経路腰椎椎体間固定術（PLIF）における骨移植—PLIFにおける椎体間移植骨の体積変化　伊藤全哉
- 腰椎変性側弯症に対する椎体間解離・経椎間孔的腰椎椎体間固定術の手術成績　和田明人
- 腰椎変性側弯症に対する多椎間矯正固定術の長期臨床成績—特に腰仙椎アライメントの推移と各種合併症の影響について　岩村祐一
- 成人脊柱変形に対する骨切り術の選択　笹生 豊
- 起立・歩行困難を主訴とするrigidな変性後側弯症に対する非対称pedicle subtraction osteotomy（PSO）の手術手技と治療成績　豊根知明
- 思春期の胸腰椎・腰椎側弯症に対する後方矯正固定法　山崎 健

V．特殊病態
- 仙腸関節障害の診断と治療—10年間の進歩　黒澤大輔
- "牽引性脊髄損傷"の概念の提唱　糸井 陽
- 腰椎化膿性椎間関節炎の臨床的特徴　菊池一馬

南江堂　〒113-8410 東京都文京区本郷三丁目42-6（営業）TEL 03-3811-7239　FAX 03-3811-7230　www.nankodo.co.jp

The Journal of Bone & Joint Surgery

JB&JS

無料オンライン付き
※ただし個人・レジデントに限ります
※団体のオンラインについては弊社まで
お問い合わせください．

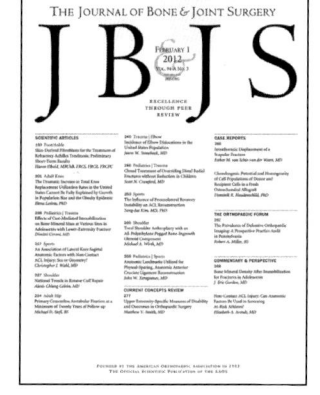

もっとも著名な整形外科雑誌．整形外科・外傷・リウマチを網羅し，整形外科と関連領域の外科の進歩と改善，新しい知識や新技術をすべての整形外科関連の医師に伝えることを目的に発行され，100年以上の歴史を有している．常にこの領域の最新・最善の情報を提供する雑誌として高い評価を得てきた．

本誌のご注文・お問い合わせは下記南江堂洋書部まで

The Journal of Bone & Joint Surgery

● 2014年（Vol.96）　年24冊発行　● ISSN: 0021-9355
● プリント版　年間購読価（税込）

個　　人	□ ¥ 38,115
レジデント	□ 未　定
Tier 1	□ ¥ 81,375
Tier 2	□ ¥ 90,090
Tier 3	□ ¥176,295
Tier 4	□ ¥270,585

※購読期間：ご希望の開始月から1年間
※レジデントでのお申し込みには証明書が必要です．
※団体価格は施設規模に応じたTier制が採用されています．
　詳細は弊社までお問い合わせください．
※表示価格は消費税5％で計算しております．
　消費税率の変更によって変動いたします（2013年9月現在）．

(株)南江堂洋書部　　nkd

〒113-8410　東京都文京区本郷3-42-6　☎ (03)3811-9957
E-mail : nkdyosho@nankodo.co.jp
URL: http://www.nankodo.co.jp/yosyo/

The British Editorial Society of Bone and Joint Surgery

The Bone & Joint Journal

無料
オンライン付き

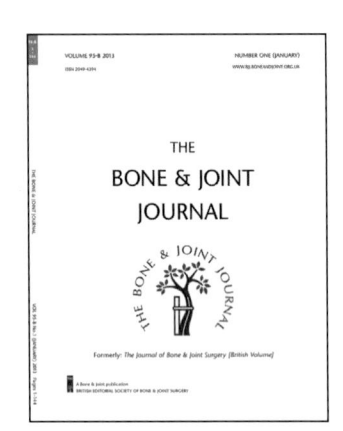

本誌は"The British Editorial Society of Bone and Joint Surgery"発行の雑誌である．Societyの創立の目的は，「整形外科学および関連する外科の"branch"（＝枝，ここでは分野・領域の意）の教育の進歩および向上，そしてそのすべての"branch"における整形外科学の指導・実践について新たな手法・改良された手法に関する知識の普及」である．即ち，整形外科・外傷・リウマチを網羅し，整形外科と関連領域の外科の進歩と改善，新しい知識や新技術をすべての整形外科関連の医師に伝えることを目的に発行されてきた．

本誌の前身は，"The Journal of Bone and Joint Surgery（British Volume）"であり，2013年1月に名称が変更された．1948年2月に初号が発行され，以降，"JBJS（American Volume）"とタイトルを共有．それぞれは編集上も財政的にも独立していたが，ビジネス面では長年協同してきた．そして2011年9月に将来的な分離について合意に達し，今後の方針と戦略について，各Volumeの自主性が増すこととなった．

The Bone & Joint Journal (BJJ)

●2014年（Vol.96）　年12冊発行　●ISSN: 2049-4394
●プリント版　年間購読価（税込）

個　　人	□ ¥ 32,025
Tier 1	□ ¥ 53,865
Tier 2	□ ¥ 63,210
Tier 3	□ ¥112,455
Tier 4	□ ¥164,640

※購読期間：ご希望の開始月から1年間
※団体価格は施設規模に応じたTier制が採用されています．
　詳細は弊社までお問い合わせください．
※表示価格は消費税5％で計算しております．
　消費税率の変更によって変動いたします（2013年9月現在）．

（株）南江堂洋書部　　nkp　　〒113-8410　東京都文京区本郷3-42-6　☎ (03)3811-9957
E-mail：nkdyosho@nankodo.co.jp
URL: http://www.nankodo.co.jp/yosyo/

Mosby USA　＜キャンベル整形外科学, 第12版（全4巻）＞

Campbell's Operative Orthopaedics, 12th ed.

in 4 vols.

By S.T. Canale & J.H. Beaty

- 978-0-323-07243-4〔Mosby USA〕
- 2013　4,253pp.　9,000illus.
- 定価82,551円（本体78,620円＋税5％）

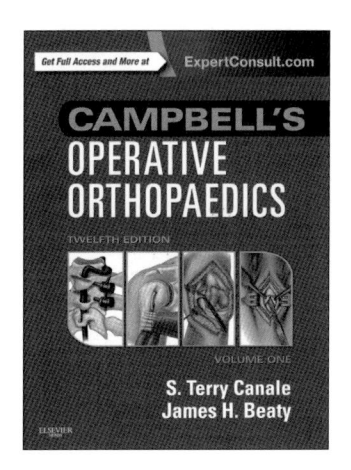

定期的に更新される無料オンライン付き

1939年に初版が刊行されて以来，常に整形外科学の発展を支えてきた金字塔キャンベルの改訂第12版．ウェブサイトで閲覧可能な45の外科手術手順ビデオと7,000枚の新しい挿図を含む9,000枚もの挿図によって，最新の施術法のすべてが供覧されている．とくに股関節をはじめとする関節の修復・形成についての新知見の集成は今回改訂の焦点の1つとなっている．Expert Consult Premium が付属しており，全文検索や画像のダウンロードのほか前述のビデオの閲覧も可能である．また本文の記述内容も定期的にアップデートされる．

Contents

VOLUME 1
- Part 1: General Principles
- Part 2: Reconstructive Procedures of the Hip in Adults
- Part 3: Reconstructive Procedures of the Knee in Adults
- Part 4: Reconstructive Procedures of the Ankle in Adults
- Part 5: Reconstructive Procedures of the Shoulder and Elbow in Adults
- Part 6: Amputations
- Part 7: Infections
- Part 8: Tumors

VOLUME 2
- Part 9: Congenital and Developmental Disorders
- Part 10: Nervous System Disorders in Children
- Part 11: Fractures and Dislocations in Children
- Part 12: The Spine

VOLUME 3
- Part 13: Sports Medicine
- Part 14: Arthroscopy
- Part 15: Fractures and Dislocations in Adults

VOLUME 4
- Part 16: Peripheral Nerve Injuries
- Part 17: Microsurgery
- Part 18: The Hand
- Part 19: The Foot and Ankle

Index

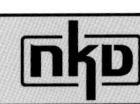

（株）南江堂洋書部

〒113-8410　東京都文京区本郷3-42-6　☎ (03)3811-9957
E-mail : nkdyosho@nankodo.co.jp
URL: http://www.nankodo.co.jp/yosyo/

AAOS 　　　　　　　　　　　　　　　　　　　　＜米国整形外科学会コースレクチャー，第62巻＞

Instructional Course Lectures, Vol.62 (2013)

By M.W. Pagnano, R.A. Hart
- 978-0-89203-967-8〔AAOS〕
- 2013　621pp.
- 定価36,708円（本体34,960円＋税5％）

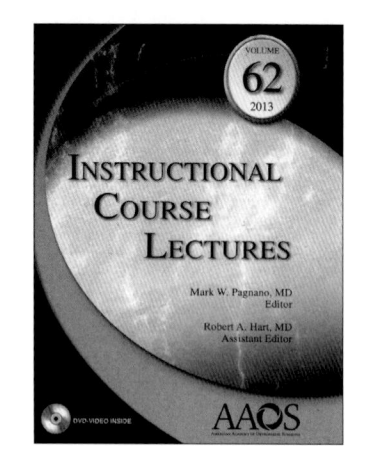

with DVD-ROM

　第一線で活躍する整形外科医130名が最新の見解・技術を提示する"Instructional Course Lectures"シリーズ第62巻．領域別の構成で使いやすく，すばやく内容を確認でき，何百もの精彩な画像と図解で理解を助ける．

　2012年AAOS年次総会における臨床的意義のある発表が包括的に編集されており，ただちに応用可能な，実際的で経験に基づいた解決策を提示する．テキストとビデオを通じて，日々の整形外科診療で遭遇する難題に対する専門医の解決法を学ぶことができる．

　レクチャーを自分のものにすることで，専門医による一般整形外科と下位専門分野の知識を広げて吸収し，技術を磨き，新技術を学び，リハビリテーション・ケアの行動計画を更新するのに役立つシリーズである．

Contents

Section 　1: Trauma
Section 　2: Shoulder
Section 　3: Hand and Wrist
Section 　4: Adult Reconstruction: Hip
Section 　5: Adult Reconstruction: Knee
Section 　6: Spine
Section 　7: Pediatrics
Section 　8: Sports Medicine
Section 　9: Orthopaedic Medicine
Section 10: The Practice of Orthopaedics

日本総代理店（株）南江堂洋書部

〒113-8410　東京都文京区本郷3-42-6　☎ (03)3811-9957
E-mail：nkdyosho@nankodo.co.jp
URL: http://www.nankodo.co.jp/yosyo/

Neurotropin®

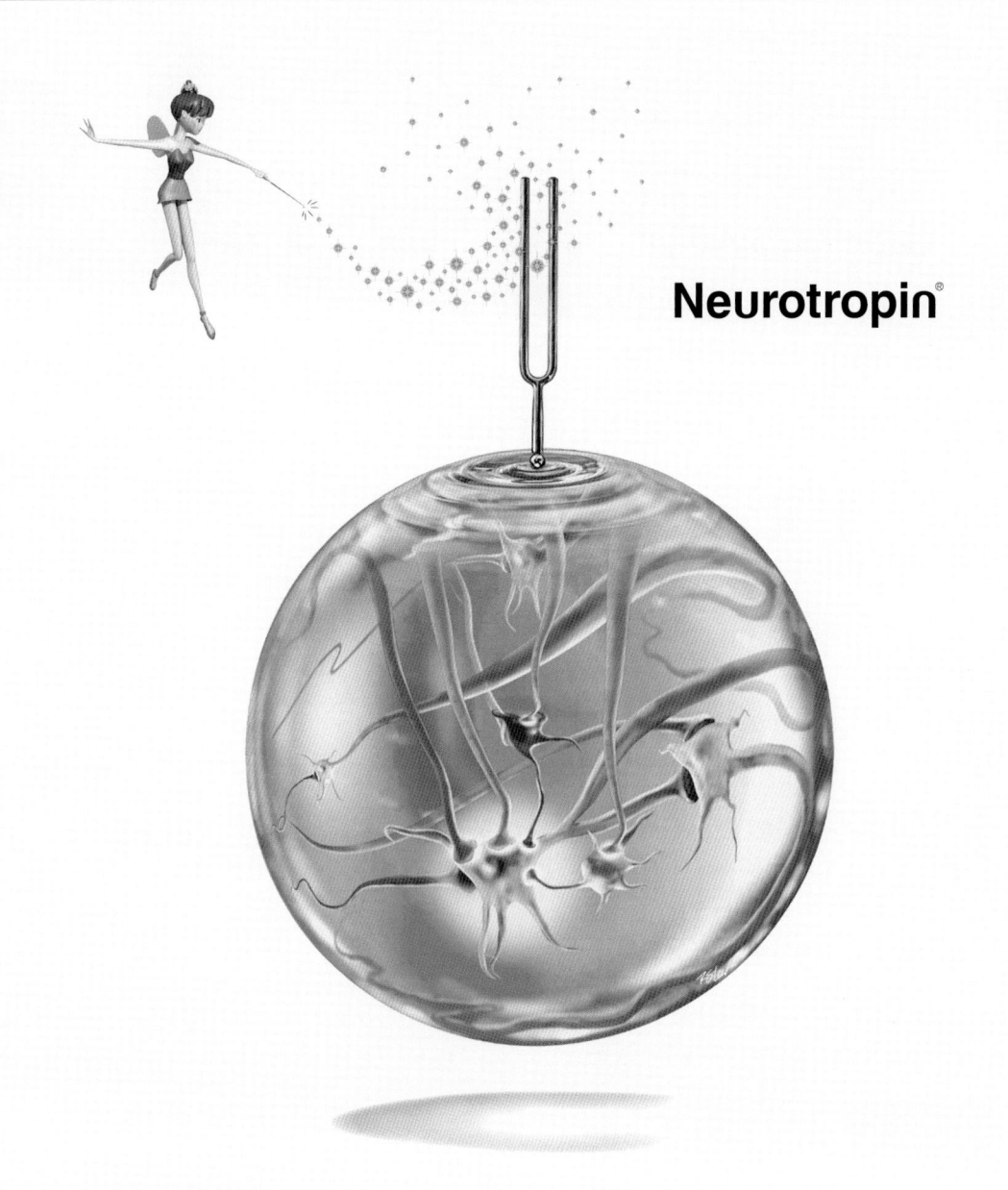

下行性疼痛抑制系賦活型
疼痛治療剤（非オピオイド、非シクロオキシゲナーゼ阻害）
ノイロトロピン®錠4単位
ワクシニアウイルス接種家兎炎症皮膚抽出液含有製剤　〈薬価基準収載〉

疼痛（非オピオイド、非シクロオキシゲナーゼ阻害）
スモン後遺症状（冷感・異常知覚・痛み）、アレルギー性鼻炎・そう痒
ノイロトロピン®注射液3.6単位
生物由来製品　処方せん医薬品注　ワクシニアウイルス接種家兎炎症皮膚抽出液含有製剤　〈薬価基準収載〉
注）注意—医師等の処方せんにより使用すること

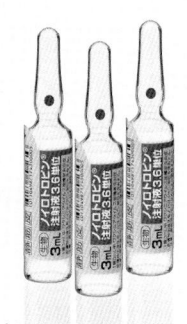

効能・効果、用法・用量、禁忌を含む使用上の注意等については、添付文書をご参照ください。

製造販売元　日本臓器製薬
〒541-0046 大阪市中央区平野町2丁目1番2号
資料請求先：学術部

くすりの相談窓口 ☎06・6233・6085
土・日・祝日を除く 9:00〜17:00

2010年1月作成

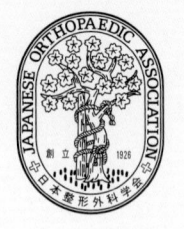

日本整形外科学会 診療ガイドライン

文献アブストラクトCD-ROM付

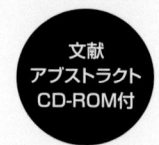

エビデンスに基づいた診断・治療，
患者さんへの説明のよりどころとなる，
整形外科医必携のシリーズ。
文献アブストラクトを収載したCD-ROM付き。

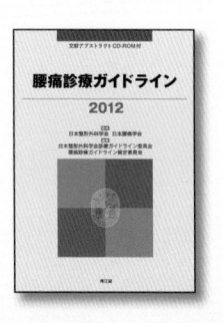

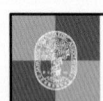

腰痛 診療ガイドライン 2012

定価は消費税 5%で計算しております．消費税率の変更によって変動いたします（2013.9月現在）．

- ■監修■ 日本整形外科学会／日本腰痛学会
- ■編集■ 日本整形外科学会診療ガイドライン委員会／腰痛診療ガイドライン策定委員会

腰痛のプライマリケアに焦点を絞り，腰痛に苦しむ患者に対して的確なトリアージを行うために必要な知識を網羅．腰痛の定義・疫学・診断・治療・予防に関して17のクリニカルクエスチョンを設け，最新のエビデンスに基づいて推奨・要約と解説を示した．腰痛診療に携わるすべての医療者，腰痛患者にとって有益な指針となる一冊．

■B5判・96頁 2012.11. ISBN978-4-524-26942-6 定価2,310円（本体2,200円＋税5%）

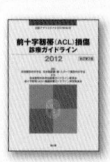

前十字靱帯（ACL）損傷 診療ガイドライン 2012 改訂第2版

- ■監修■ 日本整形外科学会／日本関節鏡・膝・スポーツ整形外科学会
- ■編集■ 日本整形外科学会診療ガイドライン委員会 前十字靱帯（ACL）損傷診療ガイドライン策定委員会

「疫学」「自然経過・病態・予防」「診断」「治療」について95のクリニカルクエスチョンを設け，最新のエビデンスに基づき推奨gradeを定めた．

■B5判・220頁 2012.5. ISBN978-4-524-26981-5 定価4,200円（本体4,000円＋税5%）

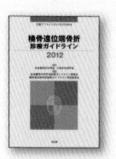

橈骨遠位端骨折 診療ガイドライン 2012

- ■監修■ 日本整形外科学会／日本手外科学会
- ■編集■ 日本整形外科学会診療ガイドライン委員会 橈骨遠位端骨折診療ガイドライン策定委員会

橈骨遠位端骨折の疫学，合併損傷を含めた診断法から，保存的治療，手術的固定術，リハビリテーションまでを網羅．

■B5判・142頁 2012.3. ISBN978-4-524-26939-6 定価3,780円（本体3,600円＋税5%）

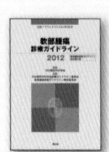

軟部腫瘍 診療ガイドライン 2012 改訂第2版

- ■監修■ 日本整形外科学会／日本脊椎脊髄病学会
- ■編集■ 日本整形外科学会診療ガイドライン委員会 軟部腫瘍診療ガイドライン策定委員会

『軟部腫瘍診断ガイドライン』をもとに，新たに「治療」についても言及し，45のリサーチクエスチョンを設定．2009年までの文献から信頼性と有益性を評価し，最新のエビデンスに基づいた診断・治療の推奨度と根拠を示した．

■B5判・132頁 2012.3. ISBN978-4-524-26922-8 定価3,780円（本体3,600円＋税5%）

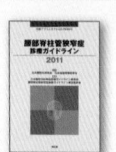

腰部脊柱管狭窄症 診療ガイドライン 2011

- ■監修■ 日本整形外科学会／日本脊椎脊髄病学会
- ■編集■ 日本整形外科学会診療ガイドライン委員会 腰部脊柱管狭窄症診療ガイドライン策定委員会

腰痛の原因となる代表的な疾患である腰部脊柱管狭窄症について，17のクリニカルクエスチョンを設け推奨・要約と解説を示した．

■B5判・78頁 2011.11. ISBN978-4-524-26438-4 定価2,310円（本体2,200円＋税5%）

大腿骨頚部／転子部骨折 診療ガイドライン 改訂第2版

■B5判・222頁 2011.6. ISBN978-4-524-26076-8 定価3,990円（本体3,800円＋税5%）

腰椎椎間板ヘルニア 診療ガイドライン 改訂第2版

■B5判・108頁 2011.7. ISBN978-4-524-26486-5 定価2,730円（本体2,600円＋税5%）

外反母趾 診療ガイドライン

■B5判・134頁 2008.11. ISBN978-4-524-25389-0 定価3,150円（本体3,000円＋税5%）

変形性股関節症 診療ガイドライン

■B5判・170頁 2008.5. ISBN978-4-524-25097-4 定価3,990円（本体3,800円＋税5%）

アキレス腱断裂 診療ガイドライン

■B5判・92頁 2007.6. ISBN978-4-524-24786-8 定価2,730円（本体2,600円＋税5%）

頚椎後縦靱帯骨化症 診療ガイドライン 2011 改訂第2版

■B5判・182頁 2011.11. ISBN978-4-524-26922-8 定価3,990円（本体3,800円＋税5%）

骨・関節術後感染予防ガイドライン

■B5判・102頁 2006.6. ISBN978-4-524-24353-2 定価2,940円（本体2,800円＋税5%）

上腕骨外側上顆炎 診療ガイドライン

■B5判・64頁 2006.6. ISBN978-4-524-24346-4 定価2,100円（本体2,000円＋税5%）

頚椎症性脊髄症 診療ガイドライン

■B5判・100頁 2005.6. ISBN978-4-524-24074-6 定価2,940円（本体2,800円＋税5%）

南江堂　〒113-8410 東京都文京区本郷三丁目42-6　（営業）TEL 03-3811-7239　FAX 03-3811-7230

発売中

『整形外科』編集委員　監修
東京医科歯科大学整形外科教授　大川 淳　編集

臨床雑誌　整形外科
ORTHOPEDIC SURGERY
Vol.64　No.8
2013-7月増刊号

特集　脊柱変形 A to Z

日本整形外科学会のシンボルマークにあるように，脊柱変形に対する矯正術は整形外科治療の根幹である．

思春期側弯症については，学校検診を通じて適切な保存的治療と比較的安全な手術的治療の体系がほぼ確立した．就学以前の側弯症に関して早期発症側弯という概念が提唱され，肺胞形成に対する側弯の影響がクローズアップされている．

さらに，高齢者の姿勢異常を手術により制御しようという試みが大きなトピックになっている．年をとると背中が曲がり，慢性的な腰背部痛を我慢しつつ杖をついて歩くのが当たり前の時代が，もうすぐ終わるかもしれない．

本特集は，脊柱変形の矯正と姿勢制御に関する，現在の脊椎外科の知識と技術を総括した．脊柱変形に関する進歩と新しい治療法を，脊椎外科専門医だけでなく一般整形外科医にも知っていただければ幸いである．

（「編集にあたって」より抜粋）

東京医科歯科大学整形外科教授　大川 淳

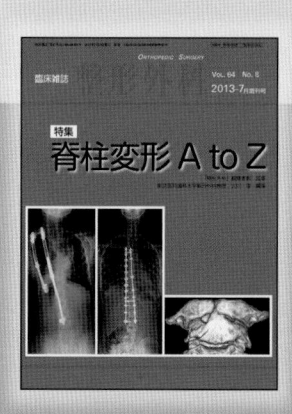

■A4変型判・246頁
定価6,090円（税込）

主要目次

◆編集にあたって　　　　　　　　　大川 淳

I．側弯症総論

1. 側弯症治療の歴史——脊柱変形の分類と側弯症治療の史的概観　　鐙 邦芳
2. 正常の成長と側弯症の自然経過　　柳田晴久
3. 側弯症の診察とX線診断　　　　　伊東 学

II．小児の脊柱変形

1. 早期発症側弯症（early onset scoliosis）の概念　　宇野耕吉
2. 先天性側弯症の治療総論——非専門医が先天性側弯をみた場合どうしたらよいのか　　長谷川智彦
3. 胸郭変形と vertical expandable prosthetic titanium rib（VEPTR）　　川上紀明
4. Growing rod 法　　　　　　　　渡辺航太
5. 症候性（症候群性）側弯症の自然経過と保存的治療　　辻 太一
6. 神経筋原性側弯症　　　　　　　　黒木浩史
7. Marfan症候群　　　　　　　　　田中雅人
8. von Recklinghausen病　　　　　松原祐二

III．思春期の脊柱変形

1. 思春期脊柱変形の分類　　　　　　平野 徹
2. 思春期特発性側弯症の原因　　　　八木 満
3. 思春期脊柱変形の自然経過　　　　茶薗昌明
4. 側弯症検診——問題点と対策　　　司馬 立
5. 装具治療——治療原則　　　　　　瀬本喜啓
6. 装具治療——適応と限界　　　　　山崎 健
7. 手術的治療——後方法　　　　　　高相晶士
8. 手術的治療——前方法　　　　　　播广谷勝三
9. 手術的治療——CT-based ナビゲーションシステム併用法　　高橋 淳
10. 手術的治療——モニタリング（日本脊椎脊髄病学会モニタリング委員会による多施設調査）　　伊藤全哉
11. 手術的治療——長期成績　　　　　赤澤 努

IV．成人の脊柱変形

1. 成人脊柱変形の QOL 障害に関連する画像パラメータ　　大和 雄
2. 胸椎後弯——カリエス　　　　　　斉藤正史
3. 胸椎後弯——Scheuermann病　　竹下克志
4. 高齢者に多い脊柱変形の評価と保存的治療　　小林徹也
5. 骨粗鬆症性椎体骨折後の変形——hydroxyapatite block と balloon kyphoplasty の使い分け　　星野雅洋
6. 骨粗鬆症性後弯——椎体圧潰に対する後方 short fusion　　前田 健
7. 骨粗鬆症性後弯——後方矯正手術（pedicle subtraction osteotomy）の手術手技と治療成績　　豊根知明
8. 変性後側弯——分類と治療原則　　種市 洋
9. 変性後側弯——表面筋電計を用いた腰椎後弯症患者の腰背筋活動の特徴　　榎本光裕
10. 変性後側弯——多椎間後方経路腰椎椎体間固定術を用いた矯正固定術　　松村 昭
11. 変性後側弯——pedicle subtraction osteotomy と vertebral column resection　　金山雅弘
12. 変性後側弯——後方・前方・後方三段階矯正固定術　　大谷和之

V．頚椎変形

1. 筋性斜頚　　　　　　　　　　　　下村哲史
2. 環軸関節回旋位固定　　　　　　　石井 賢
3. 首下がり　　　　　　　　　　　　星野雄一
4. 頚椎後弯変形に対する後方矯正固定術　　放生憲博
5. 頭蓋頚椎移行部における整復困難な後弯変形の矯正固定術　　清水敬親

南江堂　〒113-8410 東京都文京区本郷三丁目42-6　（営業）TEL 03-3811-7239　FAX 03-3811-7230　www.nankodo.co.jp

骨折部位毎に標準的な手術法を丁寧に解説。若手に役立つ実践書！

大腿骨近位部骨折
いますぐ役立つ！手術の実際

編集 佐藤 克巳 東北労災病院院長
　　　 吉田 健治 聖マリア病院整形外科部長

大腿骨近位部骨折は，そのほとんどが手術的に治療され，治療成績が予後に影響するが，骨折部位毎に，その治療法・対応法は異なる。そこで，さまざまな種類の骨折に対応できるよう，エキスパートがコツとピットフォールを解説。総説的・教科書的な内容を敢えて避けて実践的な内容に絞った。大腿骨近位部に生じうる5つの骨折，大腿骨骨頭骨折，大腿骨頚部骨折，大腿骨頚基部骨折，大腿骨転子部骨折，大腿骨転子下骨折を取り上げた。

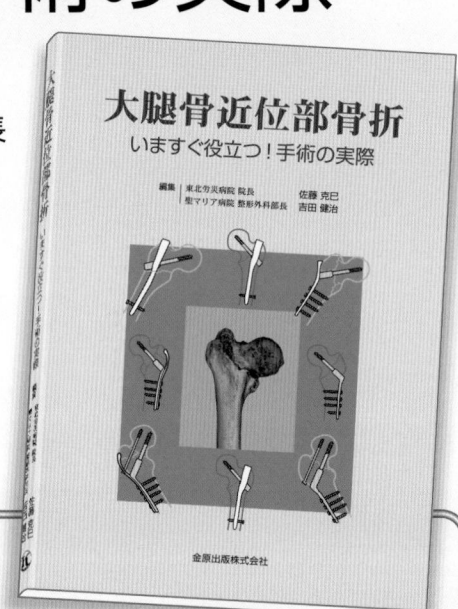

主な内容

第1章 総論 ◆大腿骨近位部骨折治療の歴史的変遷
　　　　　　　◆大腿骨近位部骨折周術期の合併症

第2章 大腿骨骨頭骨折 手術法の決定／観血的治療法／前方脱臼／術中・術後の合併症／荷重開始時期　ほか

第3章 大腿骨頚部骨折 【CCS】手術適応・術前計画／整復の指標／整復法・手術体位／CCS手術手技　ほか
　　　　　　　　　　　　【SHS+CCSおよびツインフック】内固定法／術前計画　ほか
　　　　　　　　　　　　【Hansson pin】骨接合を基準とした骨折型による治療方針の相違点／整復方法　ほか

第4章 大腿骨頚基部骨折 【SHS】術前準備／麻酔／手術体位／手術手技／術中・術後の合併症　ほか
　　　　　　　　　　　　　【SFN】術前の準備（検査・術前計画）／麻酔・手術体位・整復方法　ほか

第5章 大腿骨転子部骨折
　【SFN】SFNの特徴／SFNの適応／術前の準備（術前計画・麻酔）　ほか
　【SHS】入院から手術までの準備／骨折の分類／手術／後療法　ほか
　【sliding hip screw（SHS）に種々のインプラントを併用する方法】
　　大腿骨転子部骨折に対する
　　　　術前評価・処置／
　　SHSと各種インプラントの
　　　　併用手術　ほか

第6章 大腿骨転子下骨折
　【SFN・Long Gamma Nail】
　　術前準備（麻酔と術前計画）／
　　手術体位・手術手技／
　　術中整復／荷重開始　ほか
　【Ender法】
　　Ender釘について／
　　Ender釘による内固定方法　ほか

読者対象 整形外科医，外科医

◆B5判　184頁　197図　原色1図　◆定価7,140円（本体6,800円+税5％）ISBN978-4-307-25156-3

2013・9

金原出版 〒113-8687 東京都文京区湯島2-31-14　TEL03-3811-7184（営業部直通）FAX03-3813-0288
本の詳細，ご注文等はこちらから　http://www.kanehara-shuppan.co.jp/